"十四五"时期国家重点出版物出版专项规划项目

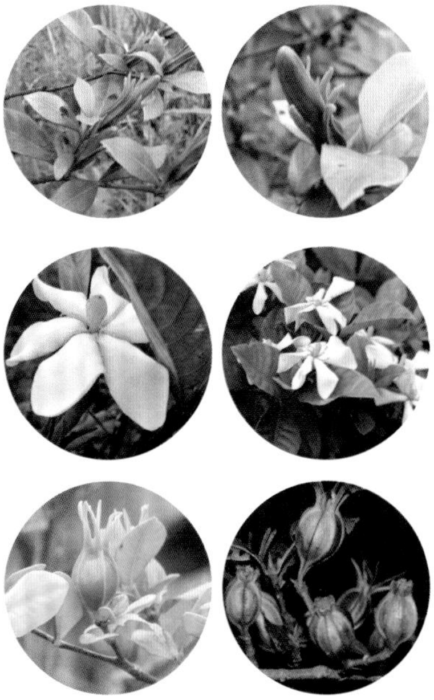

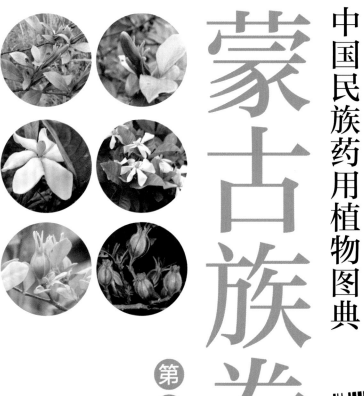

中国民族药用植物图典

蒙古族卷

第三册

U0276470

总 主 编： 肖培根　诸国本

主　　编： 李其信　谢　宇　周重建

副 主 编： 齐　菲　杨　芳　马　华　刘士勋　高楠楠　项　红　孙　玉　薛晓月

编　　委： 马　楠　王　俊　王忆萍　王丽梅　王郁松　王梅红　卢　军　卢立东　田大虎　冯　倩　吕凤涛　刘　芳　刘　艳　刘士勋　刘卫华　刘立文　孙　宇　孙瑗琨　严　洁　李　惠　李远清　李俊勇　杨　帆　杨冬华　余海文　邹智峰　宋　伟　张　坤　张印辉　陈艳蕊　陈朝霞　罗建锋　郑小玲　赵白宇　赵卓君　段艳梅　饶　佳　秦　臻　耿赫兵　莫　愚　贾政芳　翁广云　郭春芳　黄　红　蒋思琪　程宜康　翟文慧　戴　峰　鞠玲霞　魏献波

图片摄影： 周重建　谢　宇　裴　华　邬坤乾　袁井泉　孙骏威　谢　言　钟炯平　李　萍　夏云海

湖南科学技术出版社 · 长沙

国家一级出版社　全国百佳图书出版单位

“十四五”时期国家重点出版物出版专项规划项目

《中国民族药用植物图典》丛书编委会

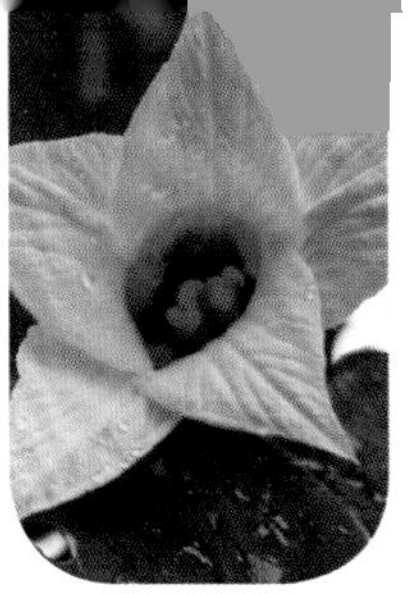

目录

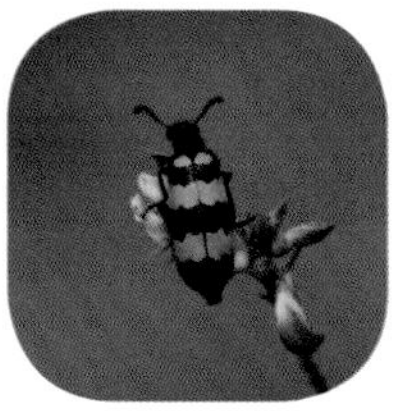

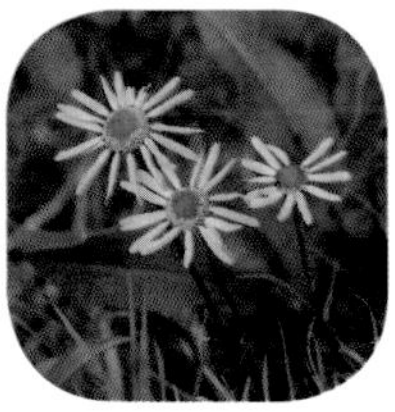

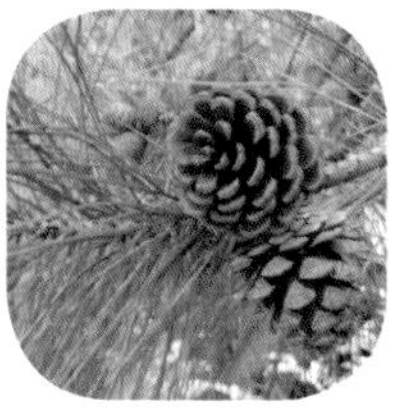

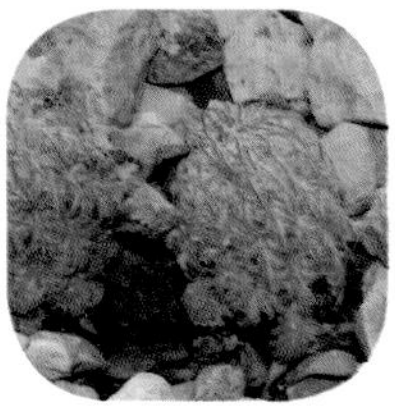

荜茇……0641
草豆蔻……0655
草果……0669
茵陈……0677
茯苓……0689
胡椒……0703
南沙参……0715
栀子……0731
枸杞子……0747
柿子……0761
砂仁……0771
骨碎补……0787
钩藤……0801
独活……0813
姜黄……0827
桔梗……0843

夏枯草……0861
党参……0875
射干……0891
狼毒……0907
拳参……0927
益母草……0941
浙贝母……0955

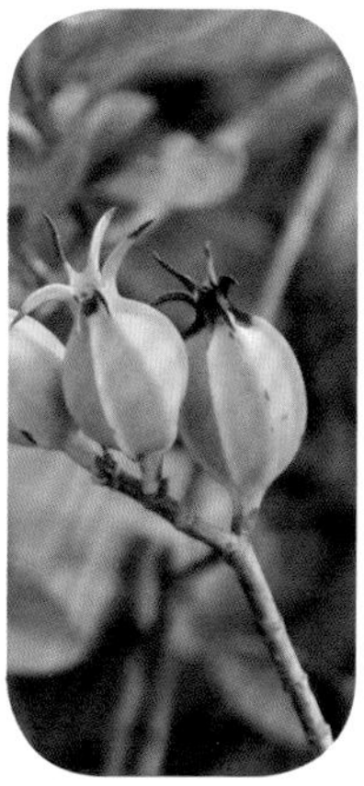

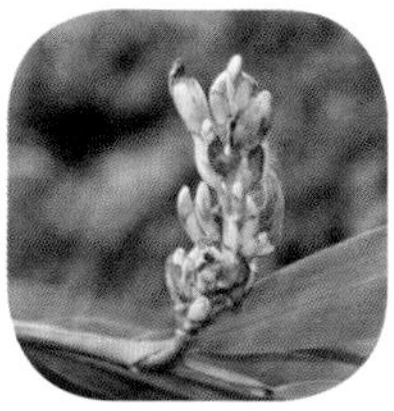

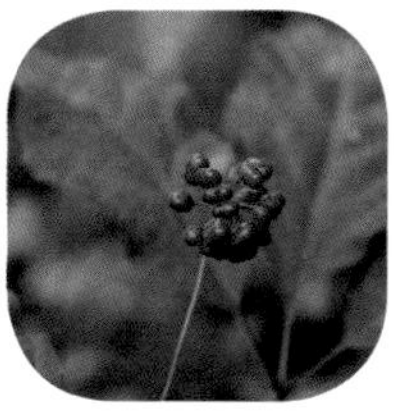

中国民族药用植物图典（第一辑）

蒙古族卷（第三册）

中国民族药用植物图典·苗族卷
中国民族药用植物图典·壮族卷
中国民族药用植物图典·藏族卷
中国民族药用植物图典·蒙古族卷
中国民族药用植物图典·水族卷
中国民族药用植物图典·维吾尔族卷

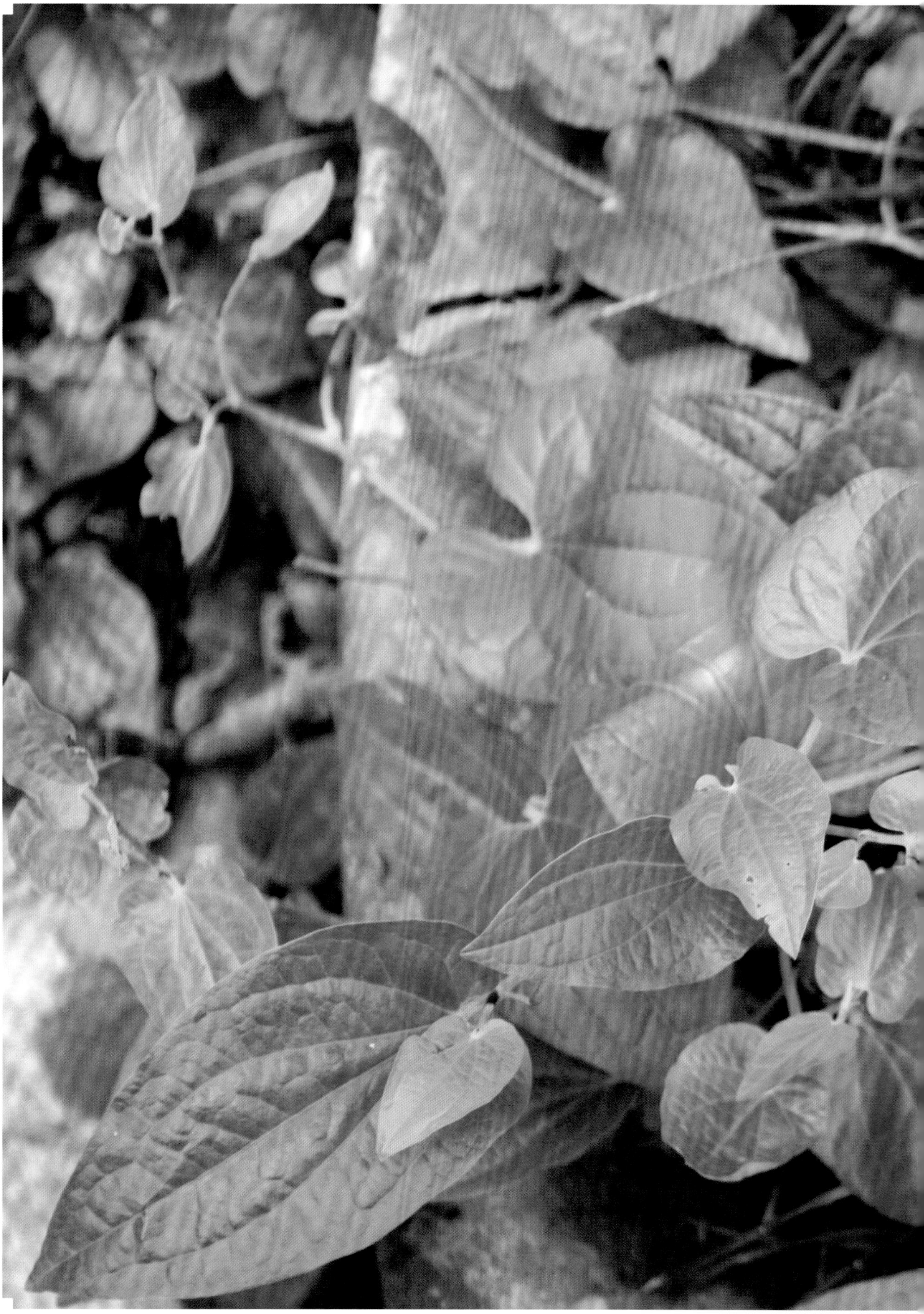

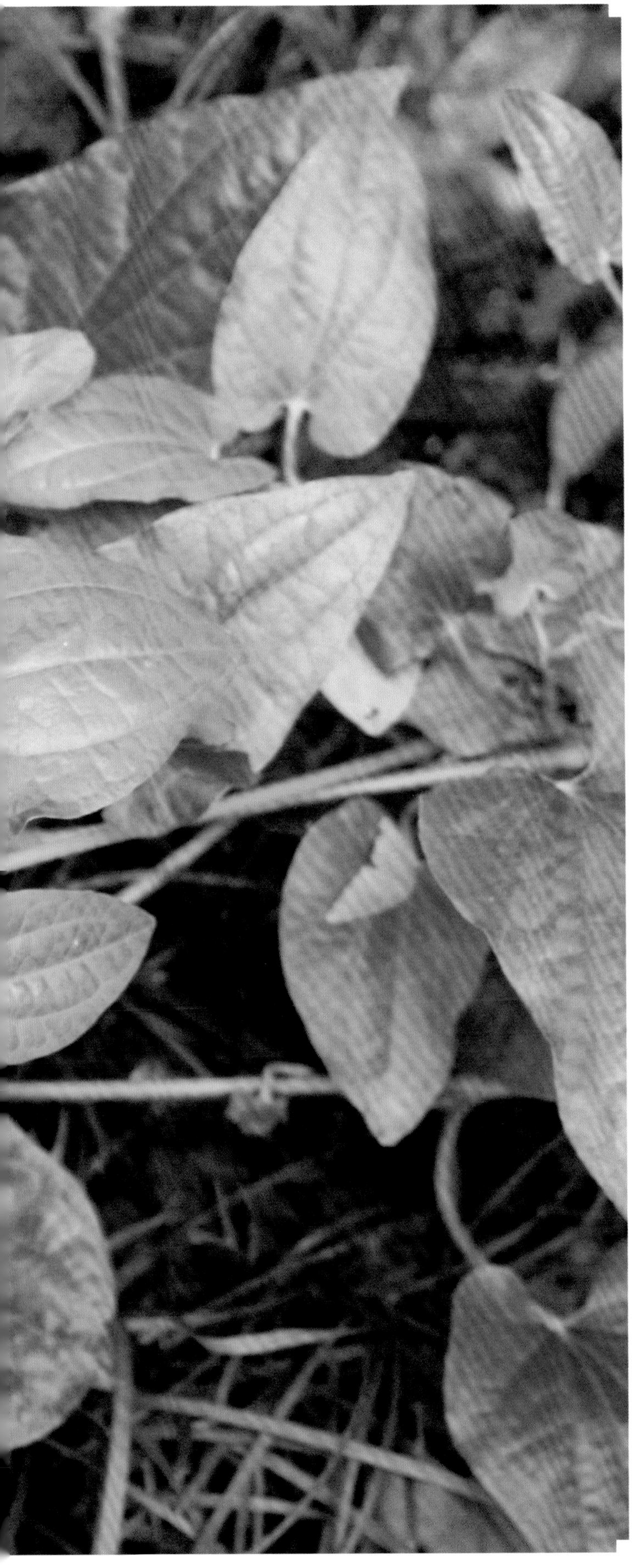

荜茇

【蒙药名】荜毕灵。

【别　名】荜拔、布力颜、希日古勒金。

【来　源】本品为胡椒科植物荜茇 *Piper longum* L. 的干燥近成熟或成熟果穗。

【性味归经】味辛，性热。归胃、大肠经。

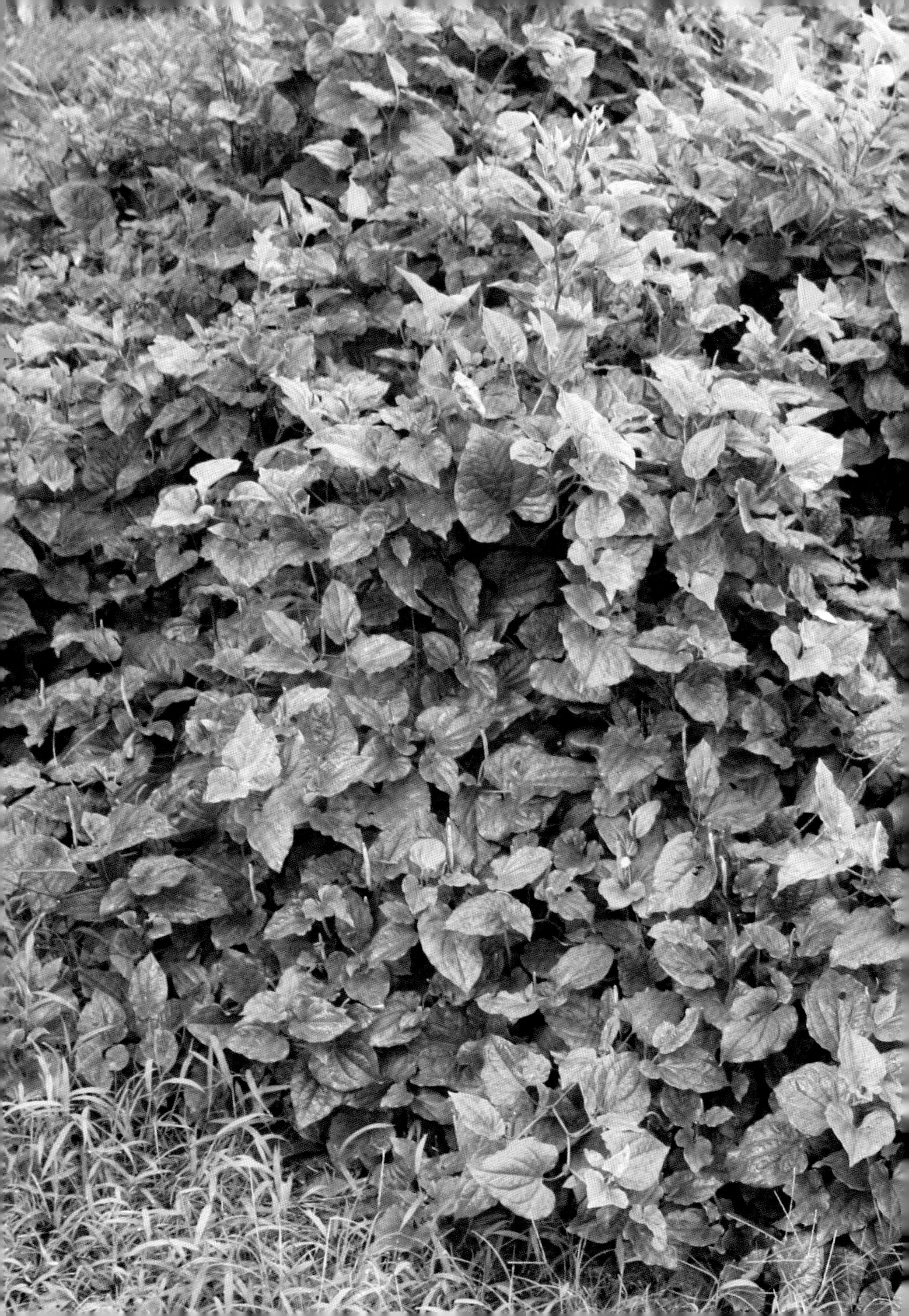

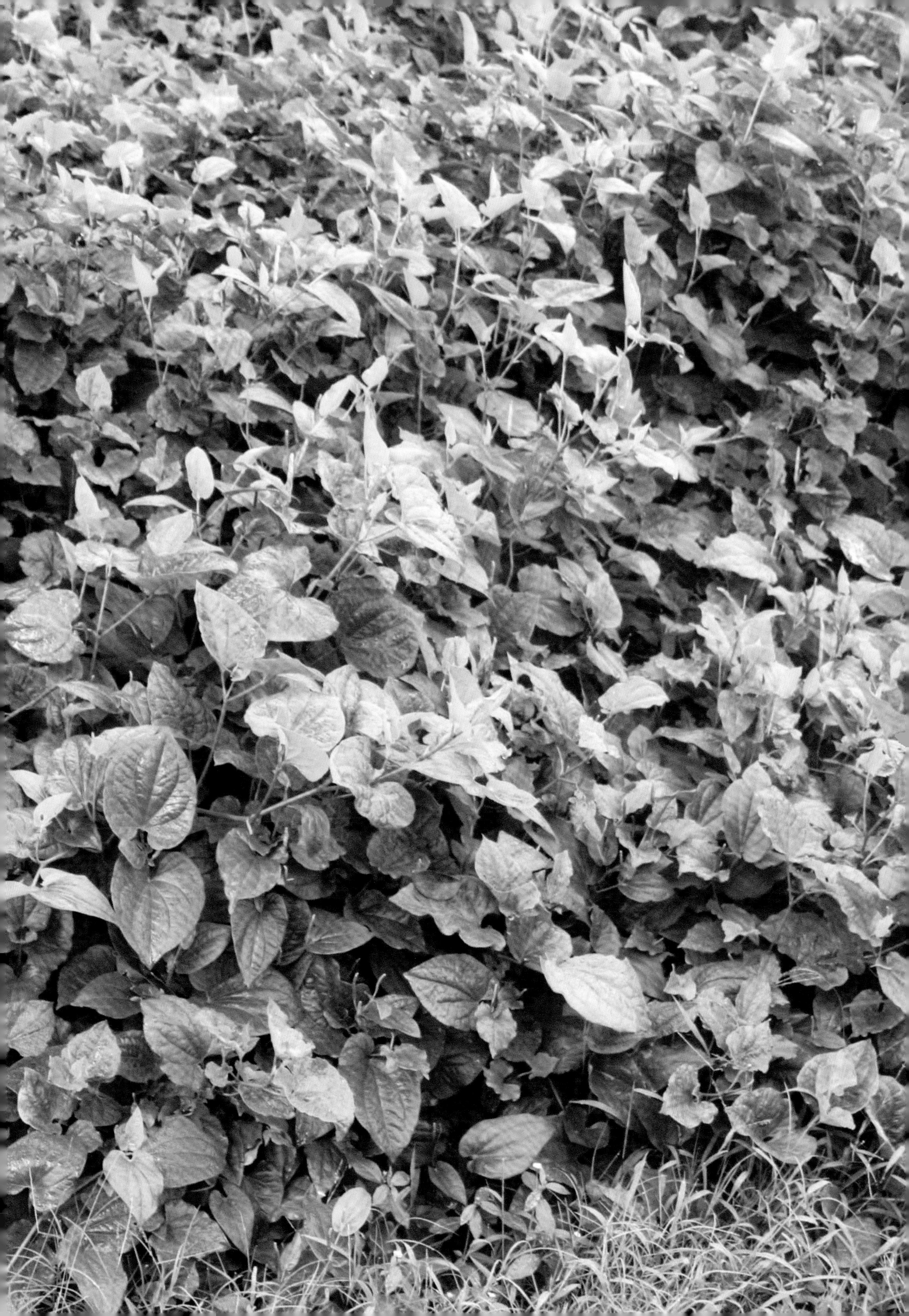

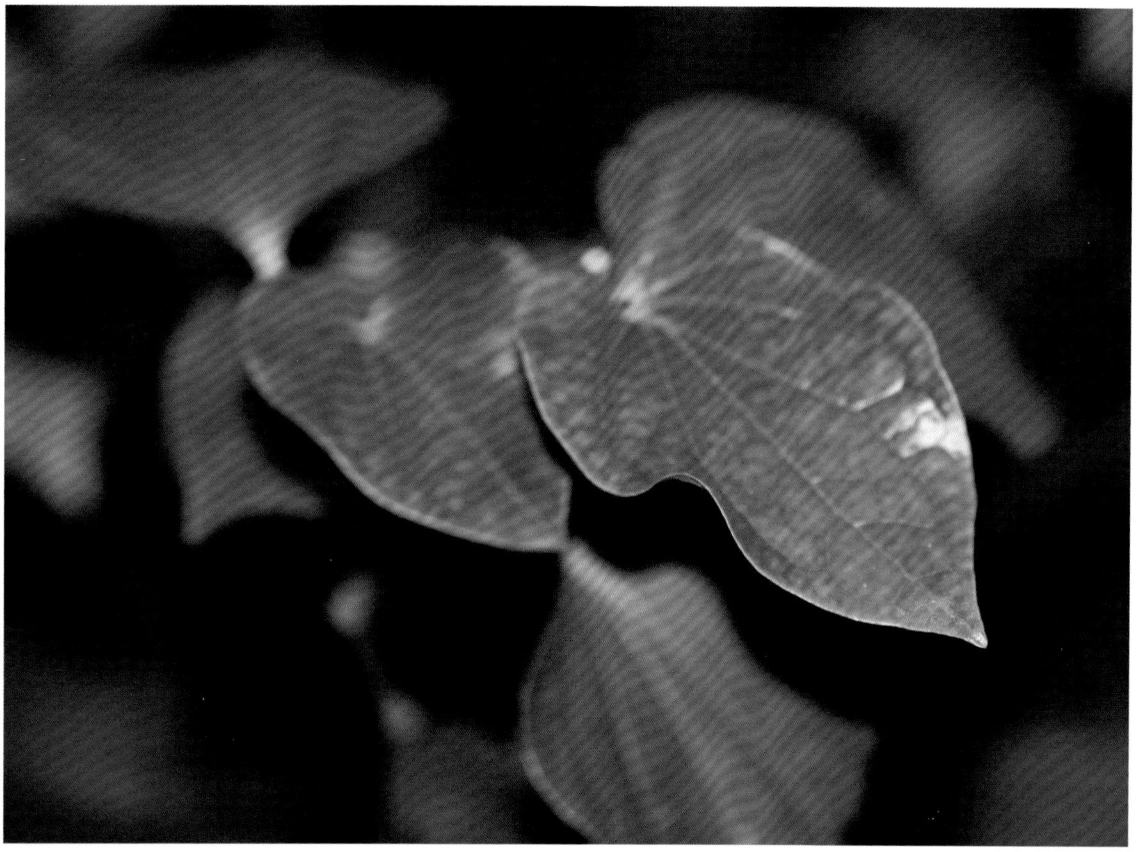

荜茇

识别特征

多年生攀缘藤本，茎下部匍匐，枝有粗纵棱，幼时密被粉状短柔毛。单叶互生，叶柄长短不等，下部叶柄最长，顶端近无柄，中部长 1 ~ 2 cm，密被毛；叶片卵圆形或卵状长圆形，长 5 ~ 10 cm，基部心形，全缘，脉 5 ~ 7 条，两面脉上被短柔毛，下面密而显著。花单性异株，穗状花序与叶对生，无花被；雄花序长约 5 cm，直径 3 mm，花小，苞片 1，雄蕊 2；雌花序长约 2 cm，于果期延长，花的直径不及 1 mm，子房上位，下部与花序轴合生，无花柱，柱头 3。浆果卵形，基部嵌于花序轴并与之结合，顶端有脐状突起。果穗圆柱状，有的略弯曲，长 2 ~ 4.5 cm，直径 5 ~ 8 mm。果穗柄长 1.0 ~ 1.5 cm，多已脱落。果穗表面黄褐色，由多数细小浆果紧密交错排列聚集而成。小果部分陷于花序轴并与之结合，上端钝圆，顶部残存柱头呈脐状突起，小果略呈球形，被苞片，直径 1 ~ 2 mm。质坚硬，破开后胚乳白色，有胡椒样香气，味辛辣。花期 5—8 月，果期 7—10 月。

生境分布

生长于海拔约 600 m 的疏林中。分布于海南、云南、广东等省区。

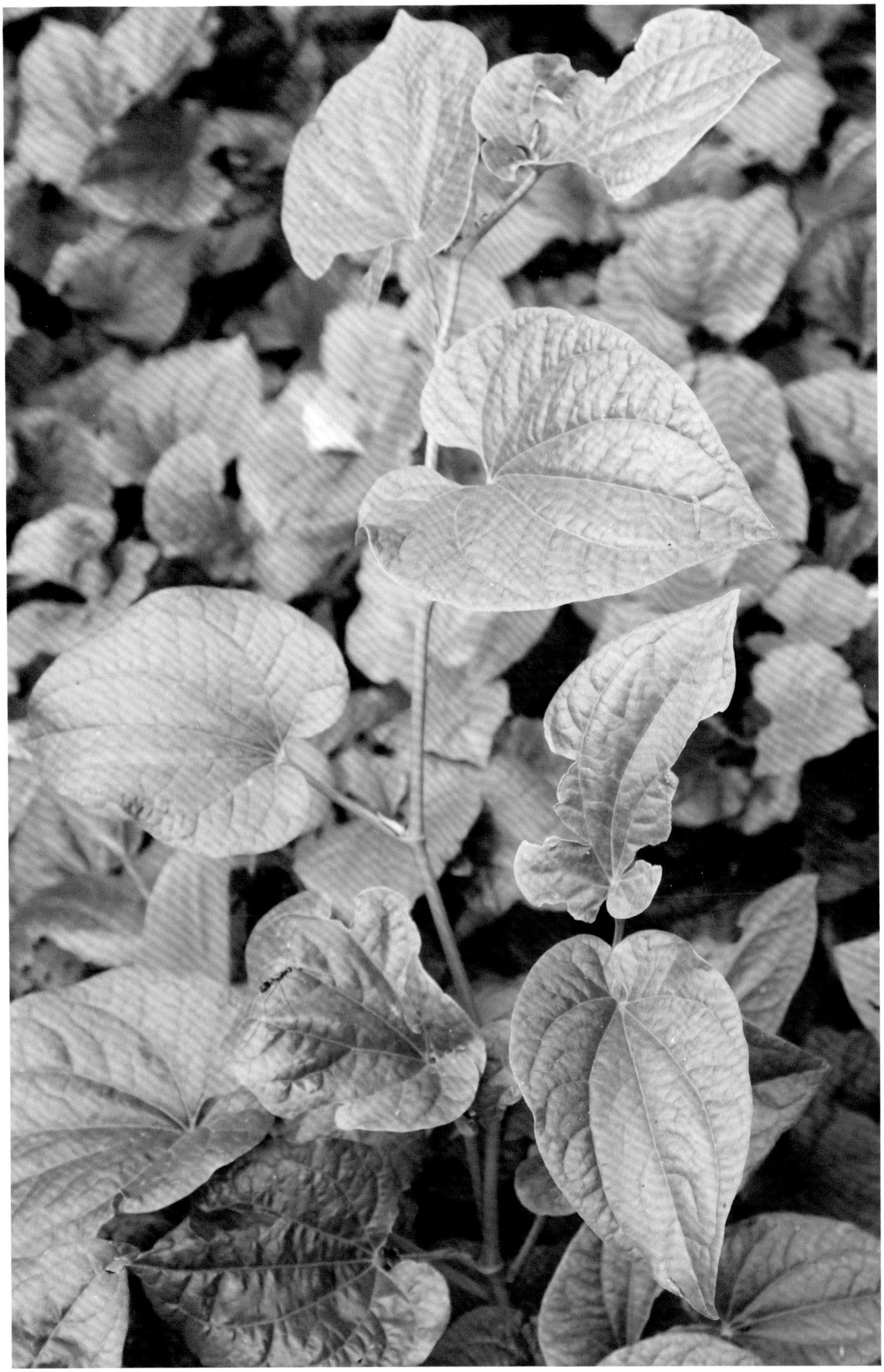

萆薢

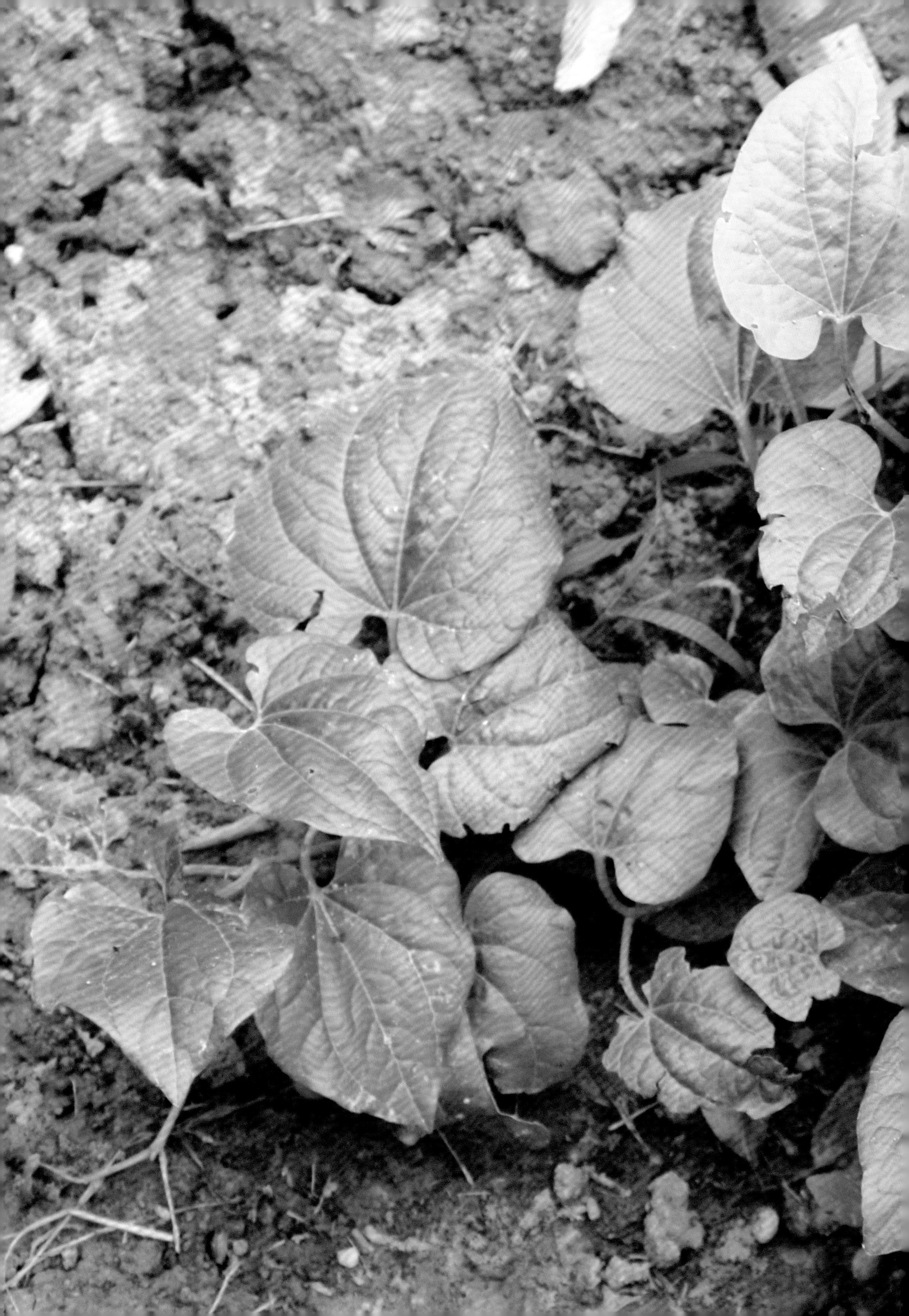

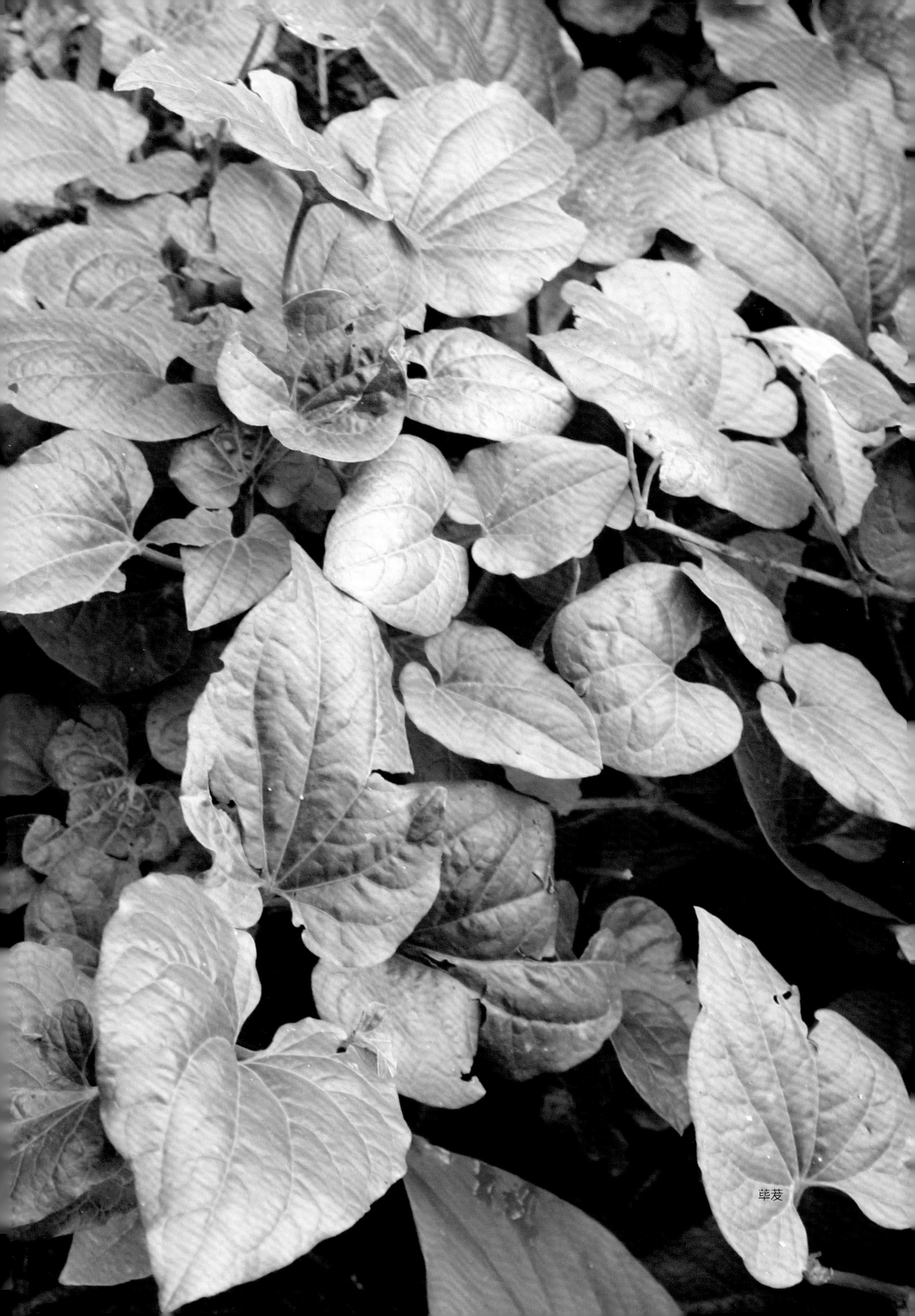
萆芨

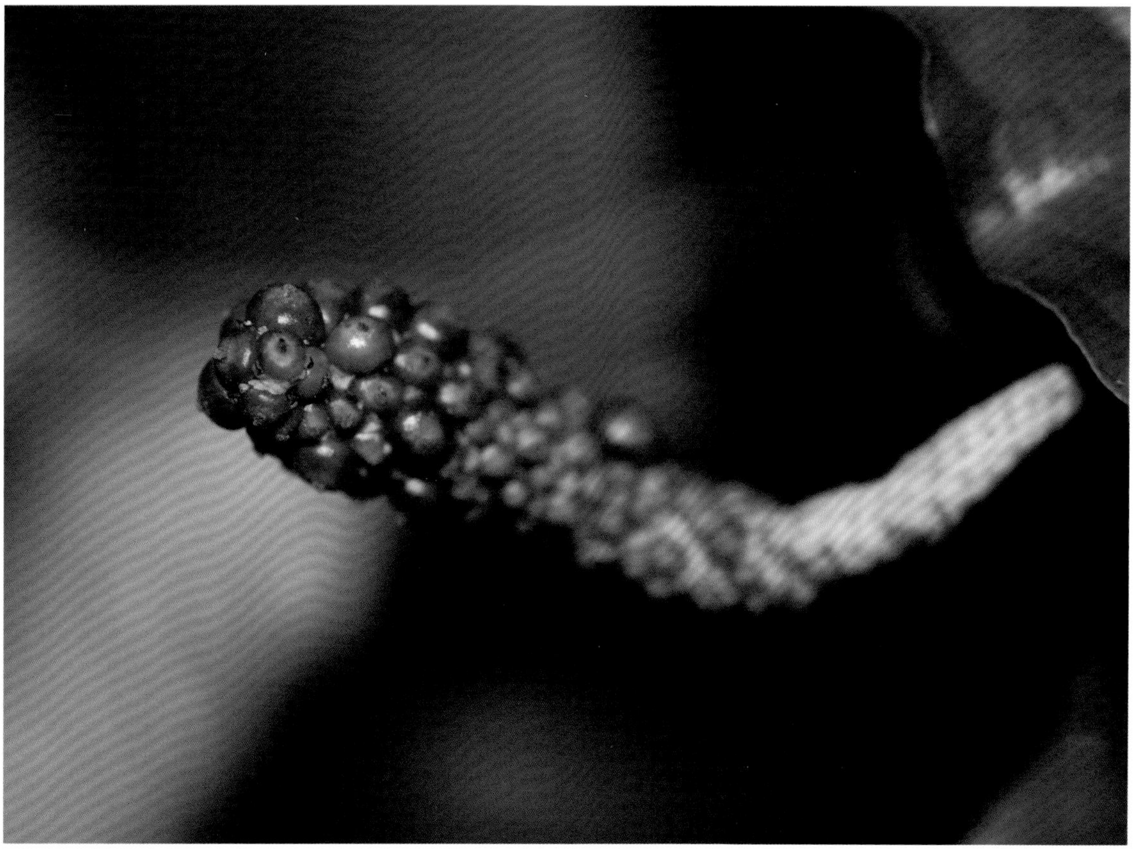

荜茇

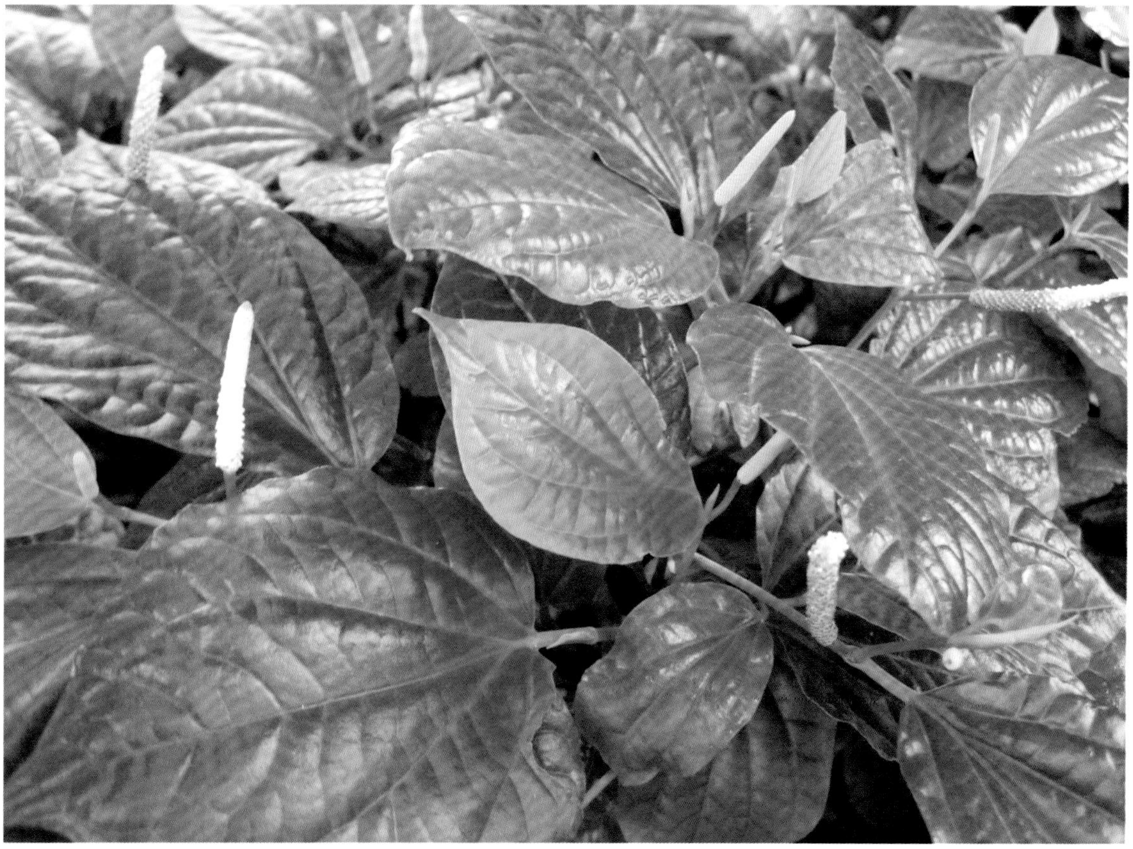

荜茇

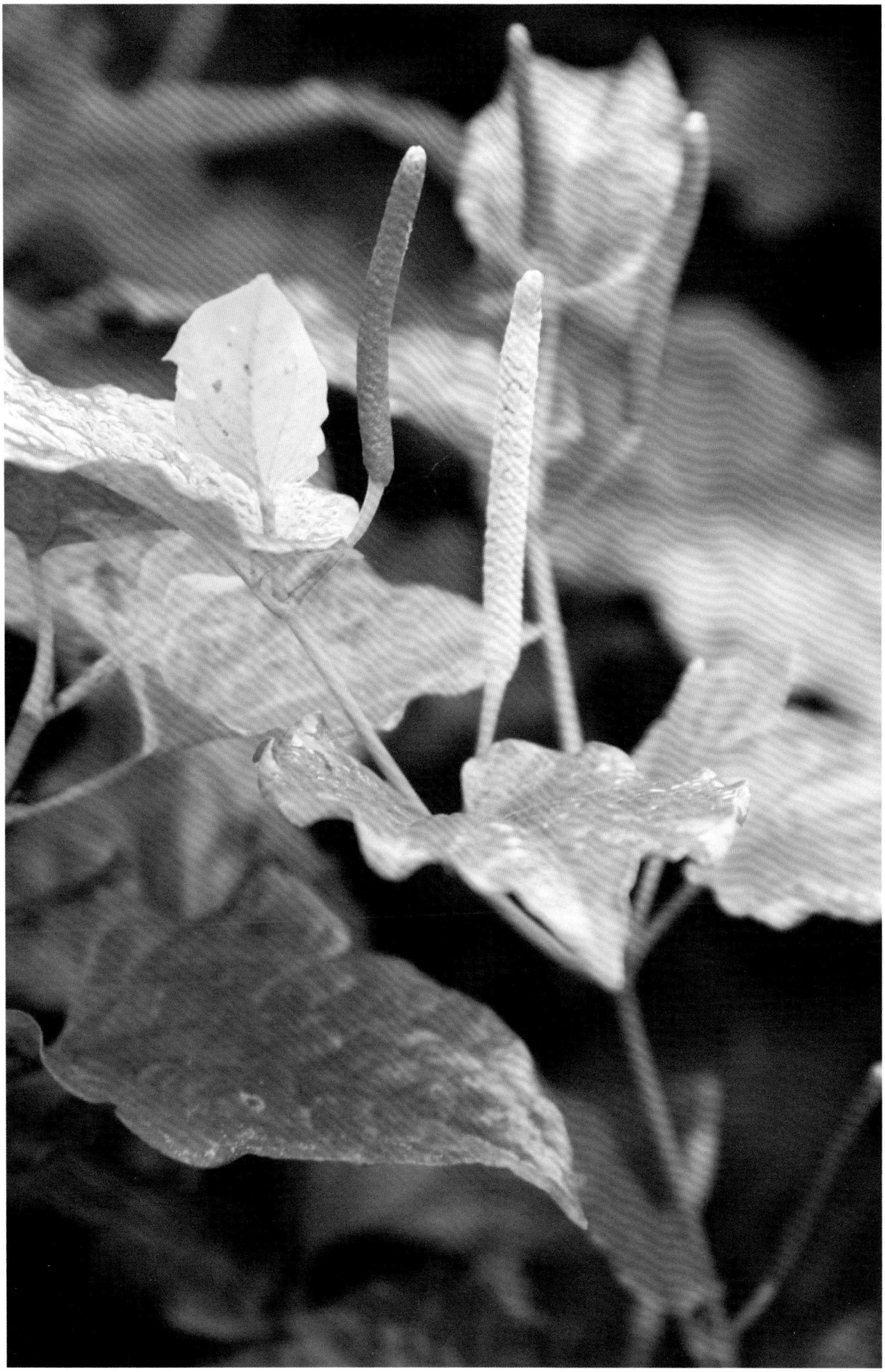

荜茇

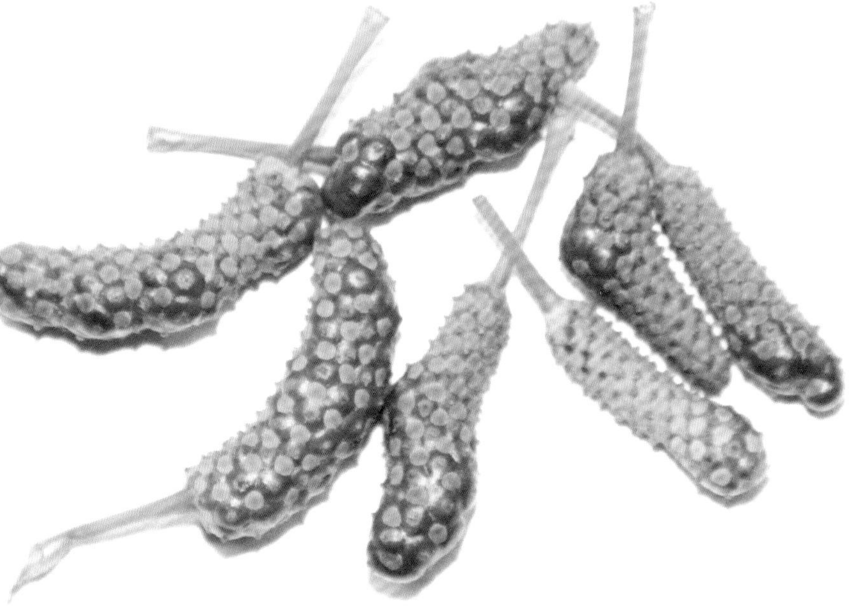

荜茇药材

采收加工

9—10 月果穗由绿变黑时采收，除去杂质，晒干。

药材鉴别

本品呈圆柱状，稍弯曲，由多数小浆果集合而成。表面黑褐色或棕褐色，基部有果穗柄脱落的痕迹。质硬而脆，易折断。有特异香气，味辛辣。

功效主治

温中散寒。本品辛热，专温散胃肠寒邪，故有温中散寒之功效。

药理作用

本品所含胡椒碱有抗惊厥作用。以本品提取的精油，对白色葡萄球菌、金黄色葡萄球菌和枯草杆菌、志贺菌属有抑制作用。荜茇能引起皮肤血管扩张，故服药后可出现全身温热感。

用法用量

内服：3 ~ 6 g，煎汤。外用：适量。

民族药方

1．头痛，鼻渊，流清涕 荜茇适量。研细末吹鼻。

2．三叉神经痛 荜茇配伍川芎治疗三叉神经痛有增效协同作用。

3．牙痛 荜茇 10 g，细辛 6 g。每日 1 剂，煎水漱口，每日漱 3 ~ 5 次，每次漱口 10 ~ 20 分钟，不宜内服。

4．妇女血气不和、疼痛不止及下血无时、月经不调 荜茇（盐炒）、蒲黄（炒）各等份。共研为细末，炼蜜为丸，如梧桐子大，每次 30 丸，空心温酒吞下，如不能饮，米汤下。

5．痰饮恶心 荜茇适量。捣细罗为散，每次 2 g，饭前清粥饮下。

6．偏头痛 荜茇适量。研为末，令患者口中含温水，左边痛令左鼻吸 0.4 g，右边痛令右鼻吸 0.4 g。

7．牙痛 荜茇适量。研为细末，外搽痛牙处，每日数次。

使用注意

阴虚火旺者忌内服。

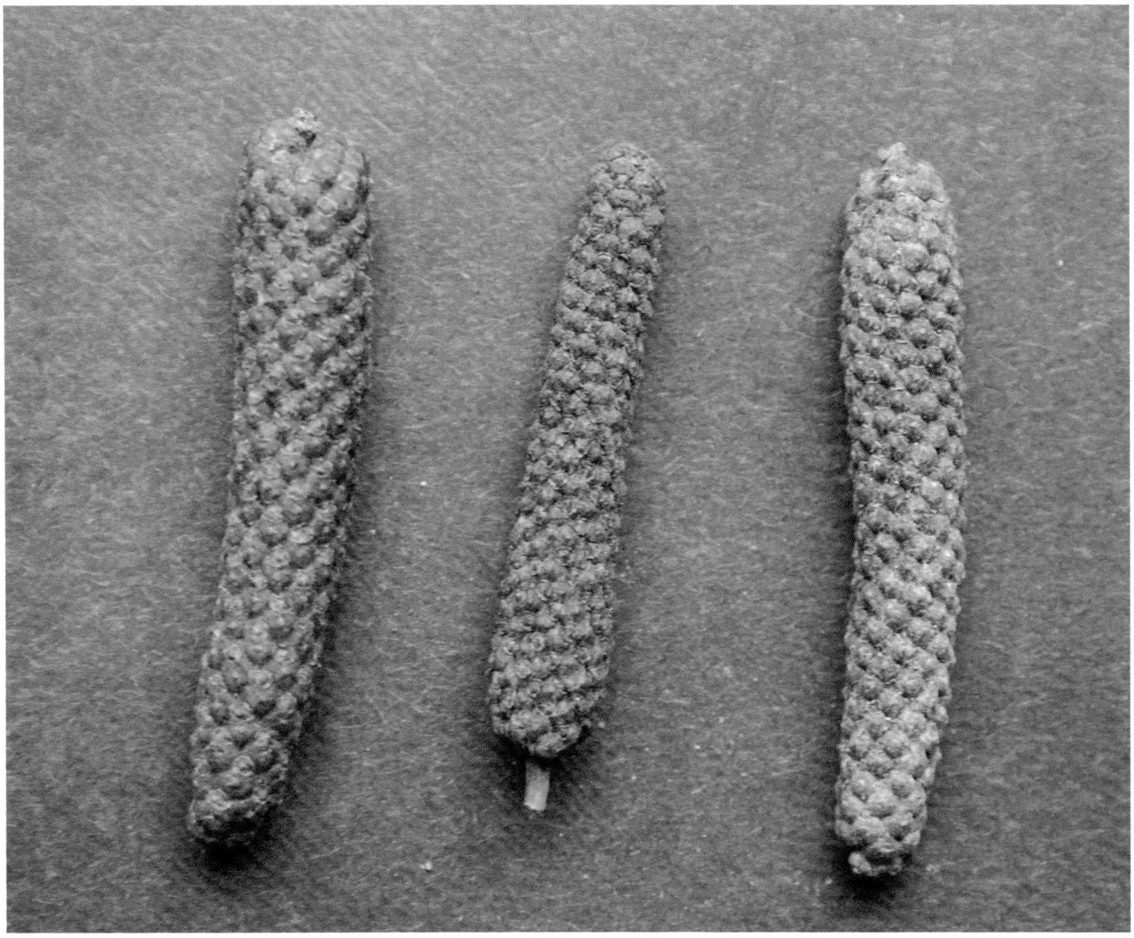

荜茇药材

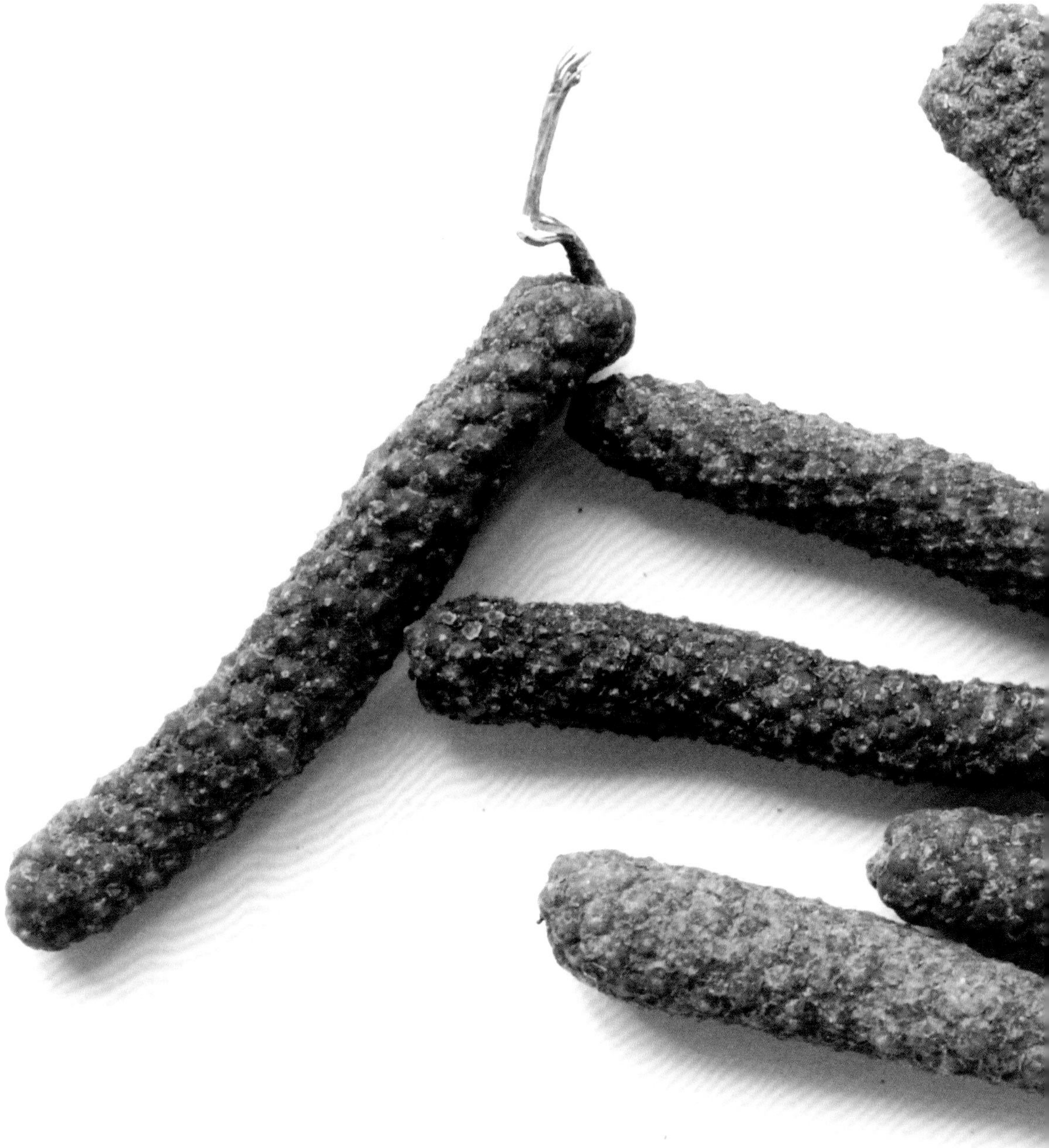

荜茇

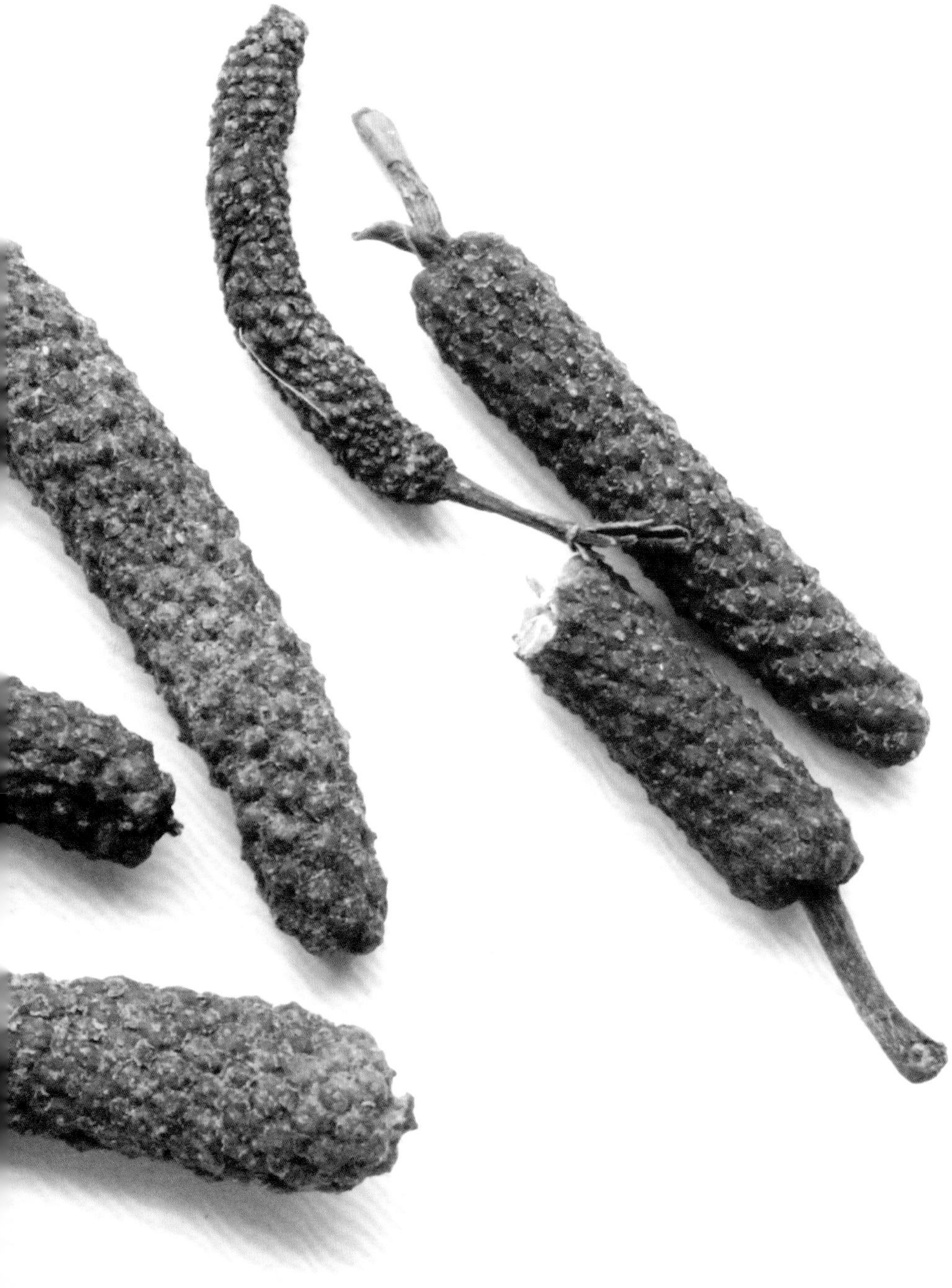

荜茇饮片

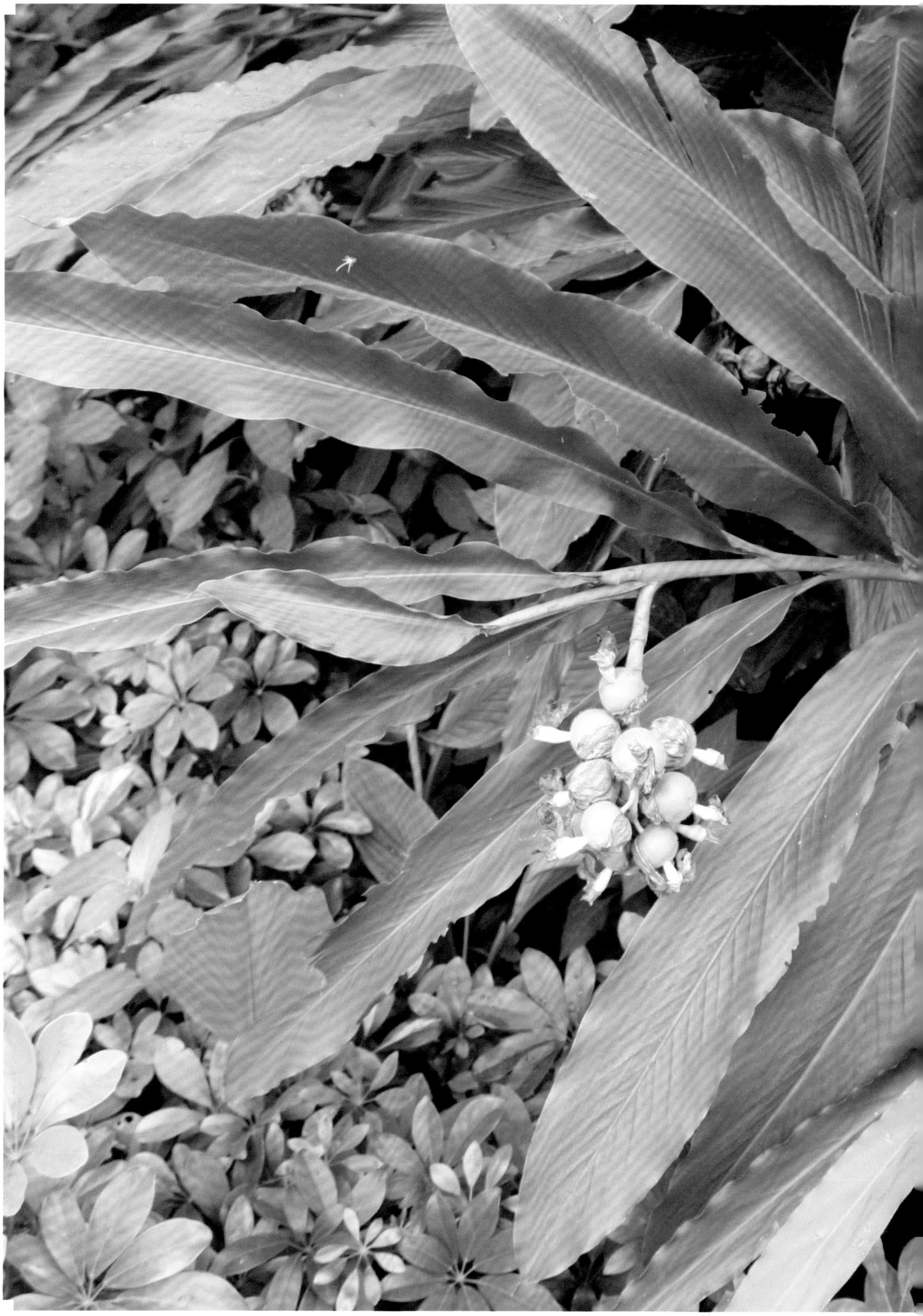

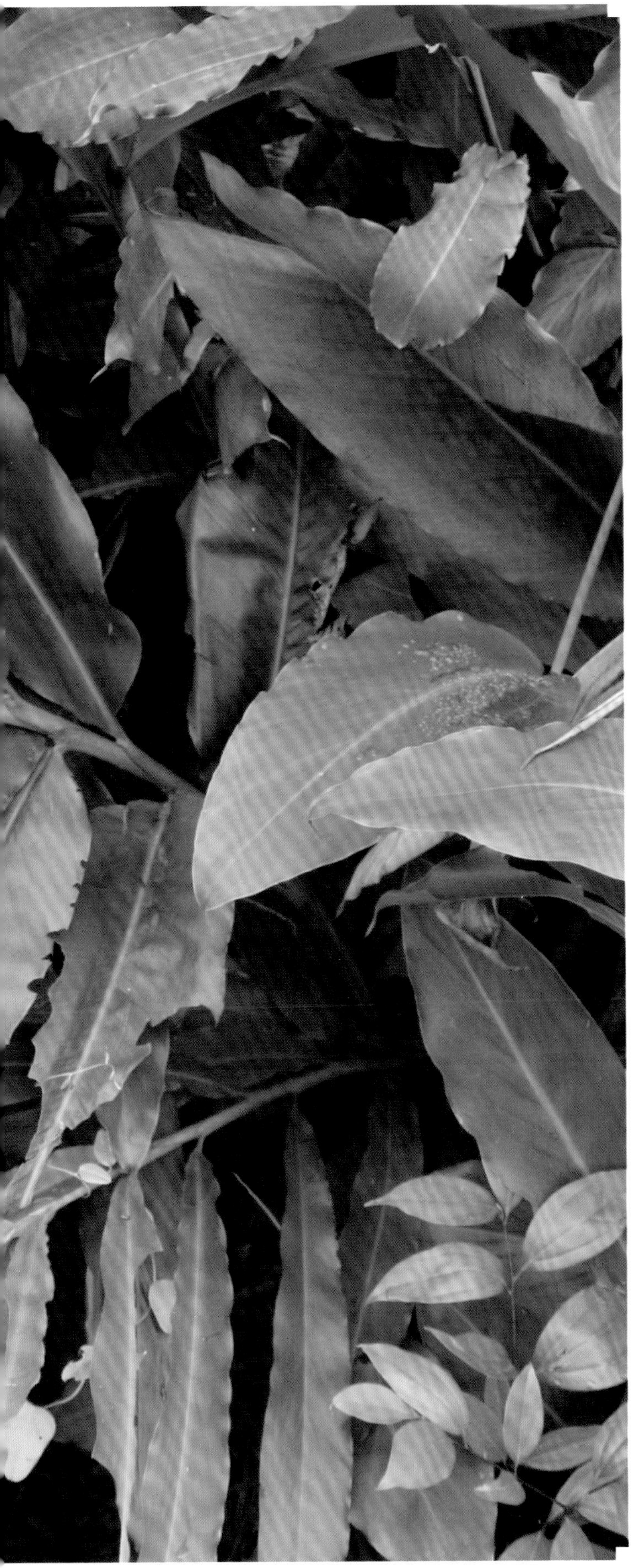

草豆蔻

【蒙药名】乌布森。

【别　名】草蔻、草蔻仁。

【来　源】本品为姜科多年生草本植物草豆蔻 *Alpinia katsumadai* Hayata 的干燥近成熟种子。

【性味归经】味辛，性温。归脾、胃经。

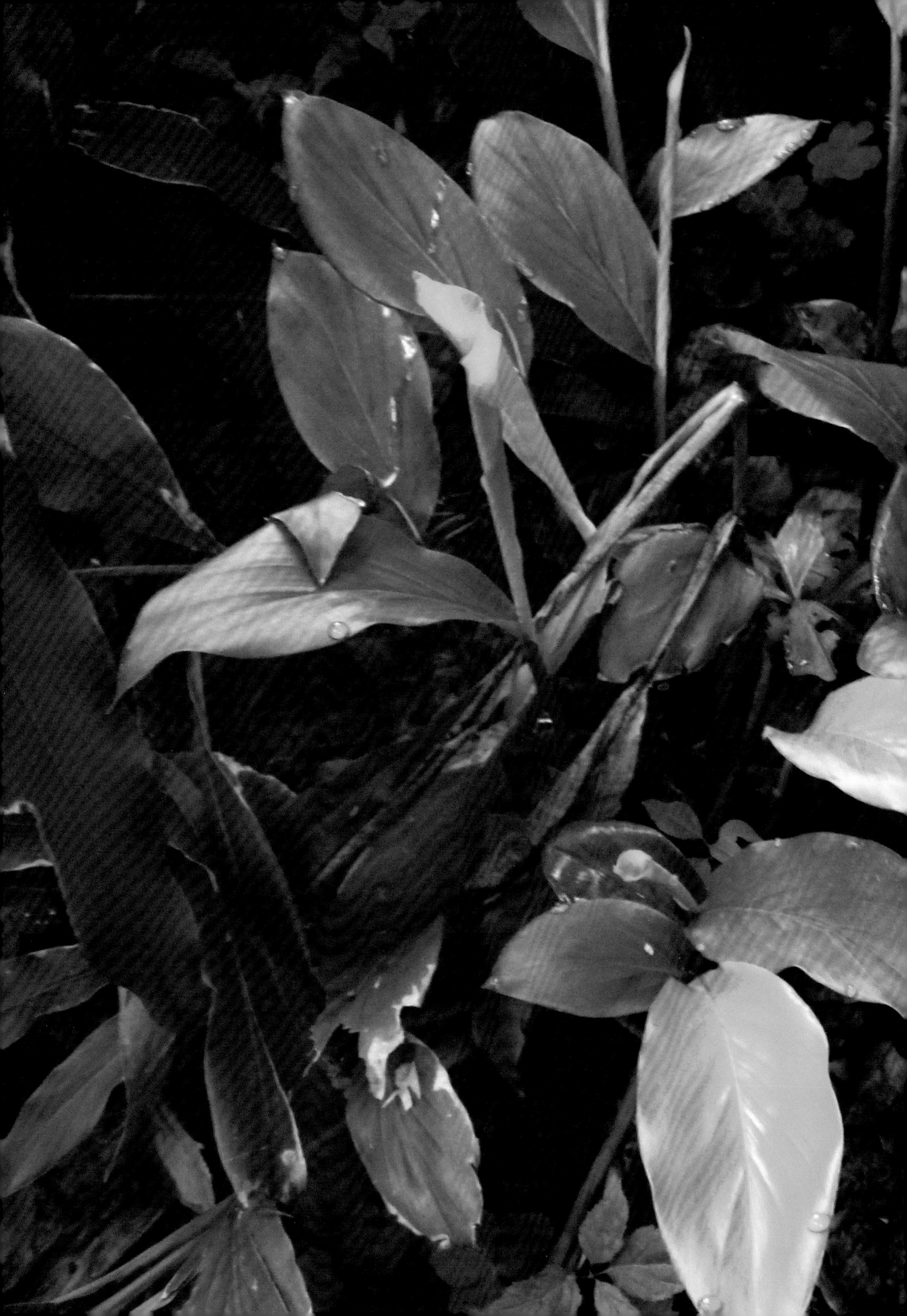

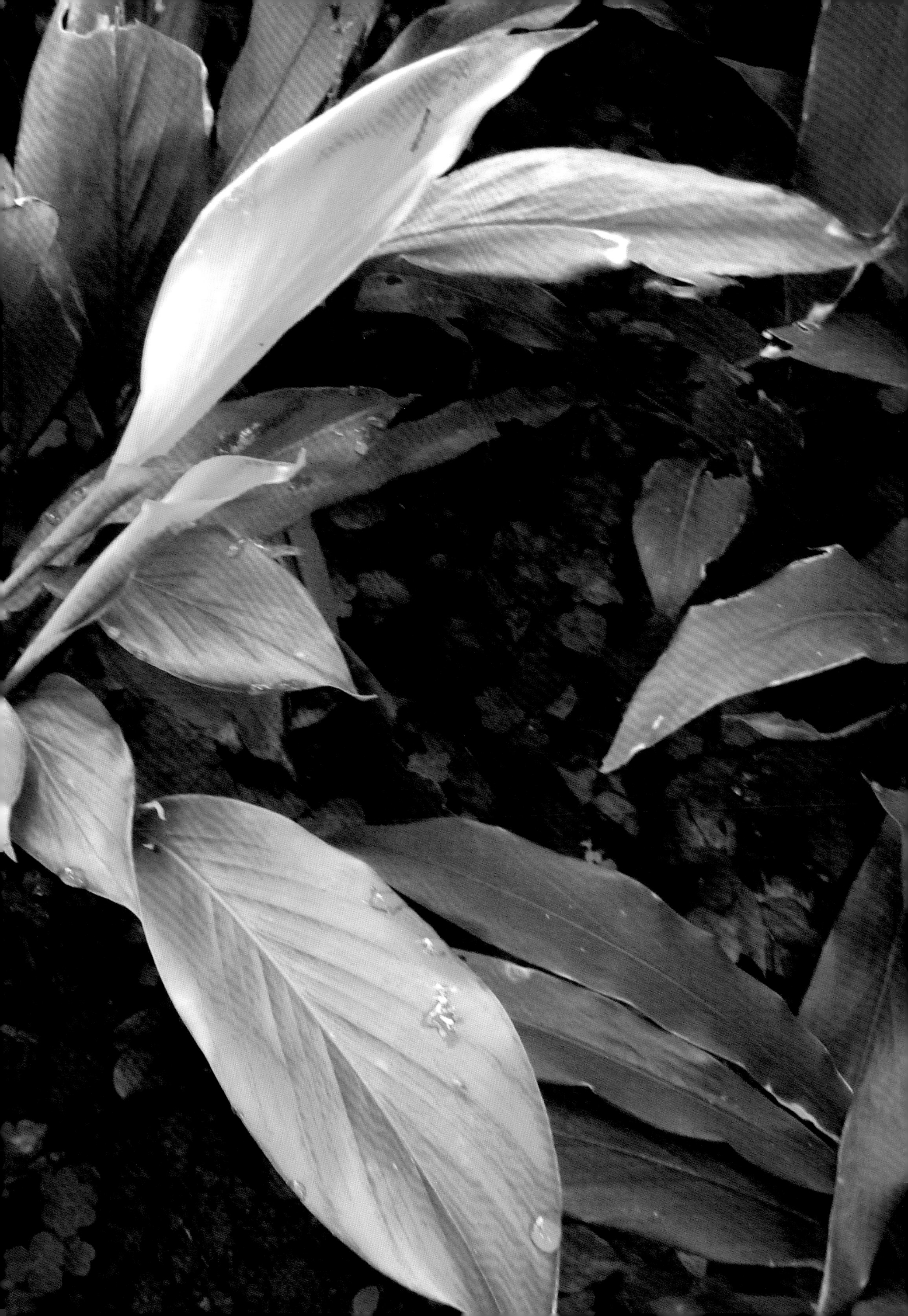

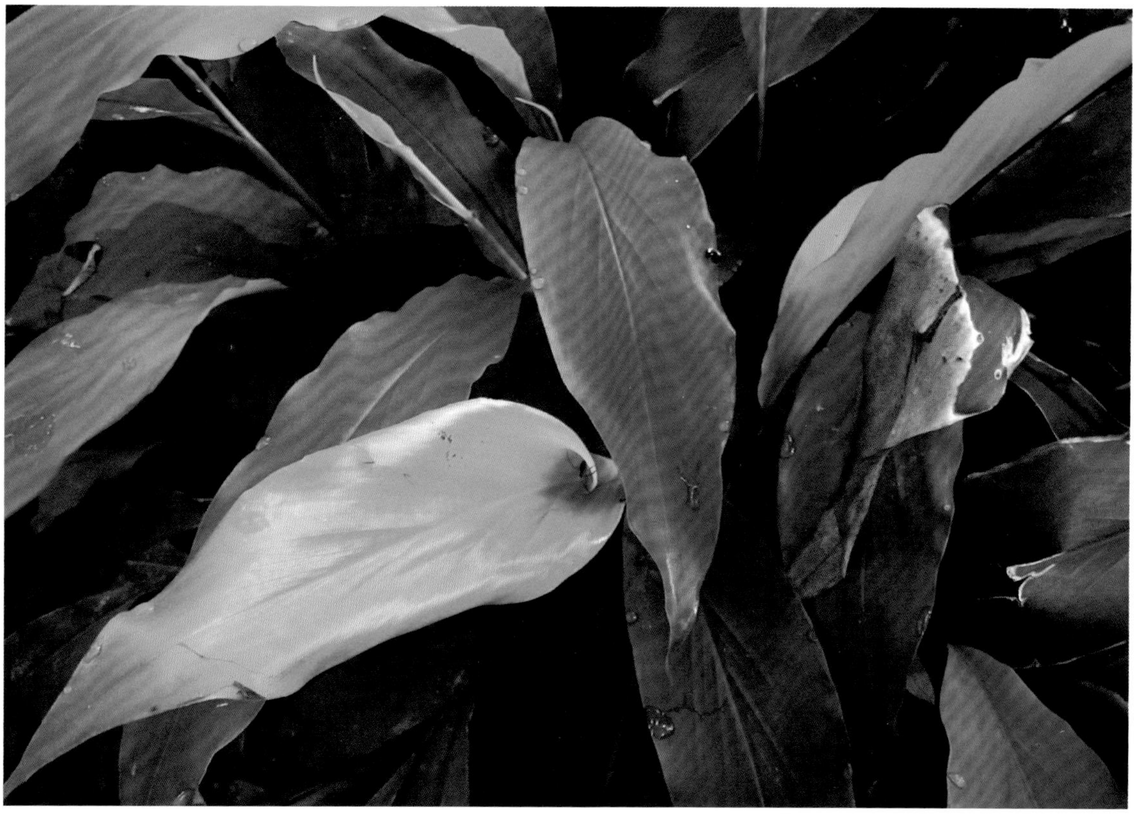

草豆蔻

识别特征

多年生草本，高 1 ~ 2 m。叶 2 列；叶舌卵形，革质，长 3 ~ 8 cm，密被粗柔毛；叶柄长不超过 2 cm；叶片狭椭圆形至披针形，长 30 ~ 55 cm，宽 6 ~ 9 cm，先端渐尖；基部楔形，全缘；下面被绒毛。总状花序顶生，总花梗密被黄白色长硬毛；花疏生，花梗长约 3 mm，被柔毛；小苞片阔而大，紧包着花芽，外被粗毛，花后苞片脱落；花萼筒状，白色，长 1.5 ~ 2.0 cm，先端有不等 3 钝齿，外被疏长柔毛，宿存；花冠白色，先端 3 裂，裂片为长圆形或长椭圆形，上方裂片较大，长约 3.5 cm，宽约 1.5 cm；唇瓣阔卵形，先端 3 个浅圆裂片，白色，前部具红色或红黑色条纹，后部具淡紫色红色斑点；雄蕊 1，花丝扁平，长约 1.2 cm；子房下位，密被淡黄色绢状毛，上有 2 棒状附属体，花柱细长，柱头锥状。蒴果圆球形，不开裂，直径约 3.5 cm，外被粗毛，花萼宿存，熟时黄色。种子团呈类圆球形或长圆形，略呈钝三棱状，长 1.5 ~ 2.5 cm，直径 1.5 ~ 2.0 mm。花期 4—6 月，果期 6—8 月。

生境分布

生长于林缘、灌木丛或山坡草丛中。分布于广东、广西等省区。

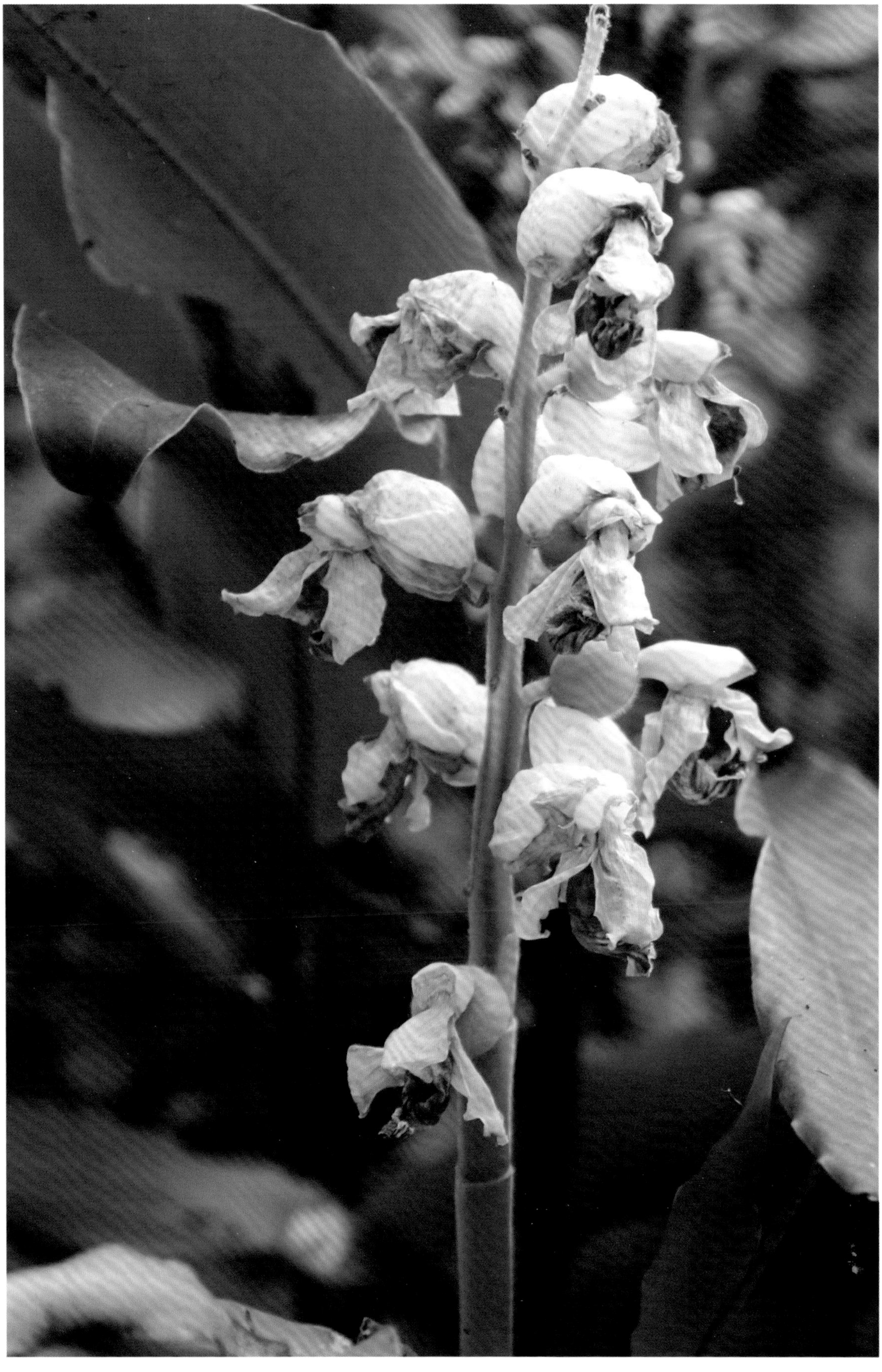

草豆蔻

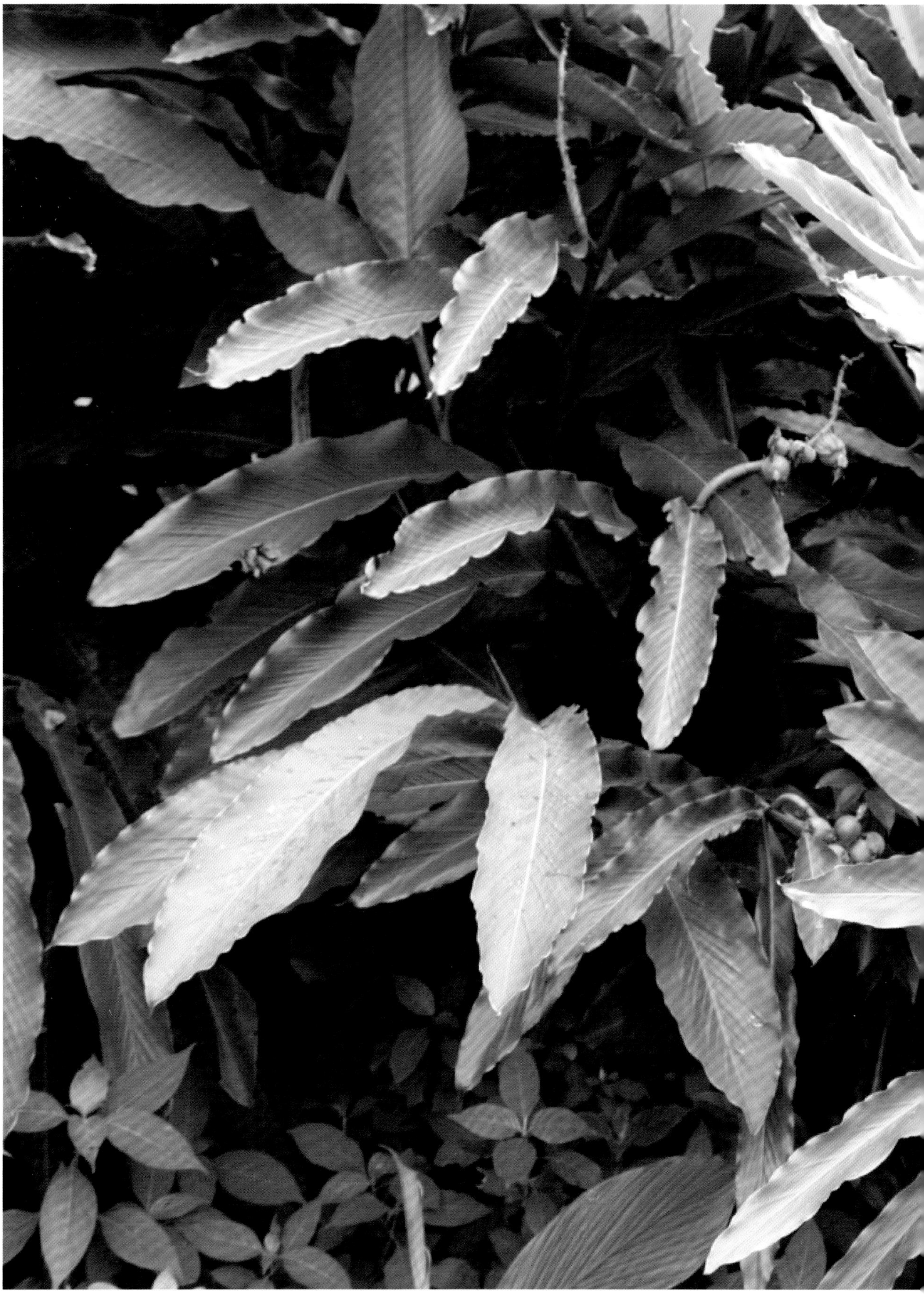

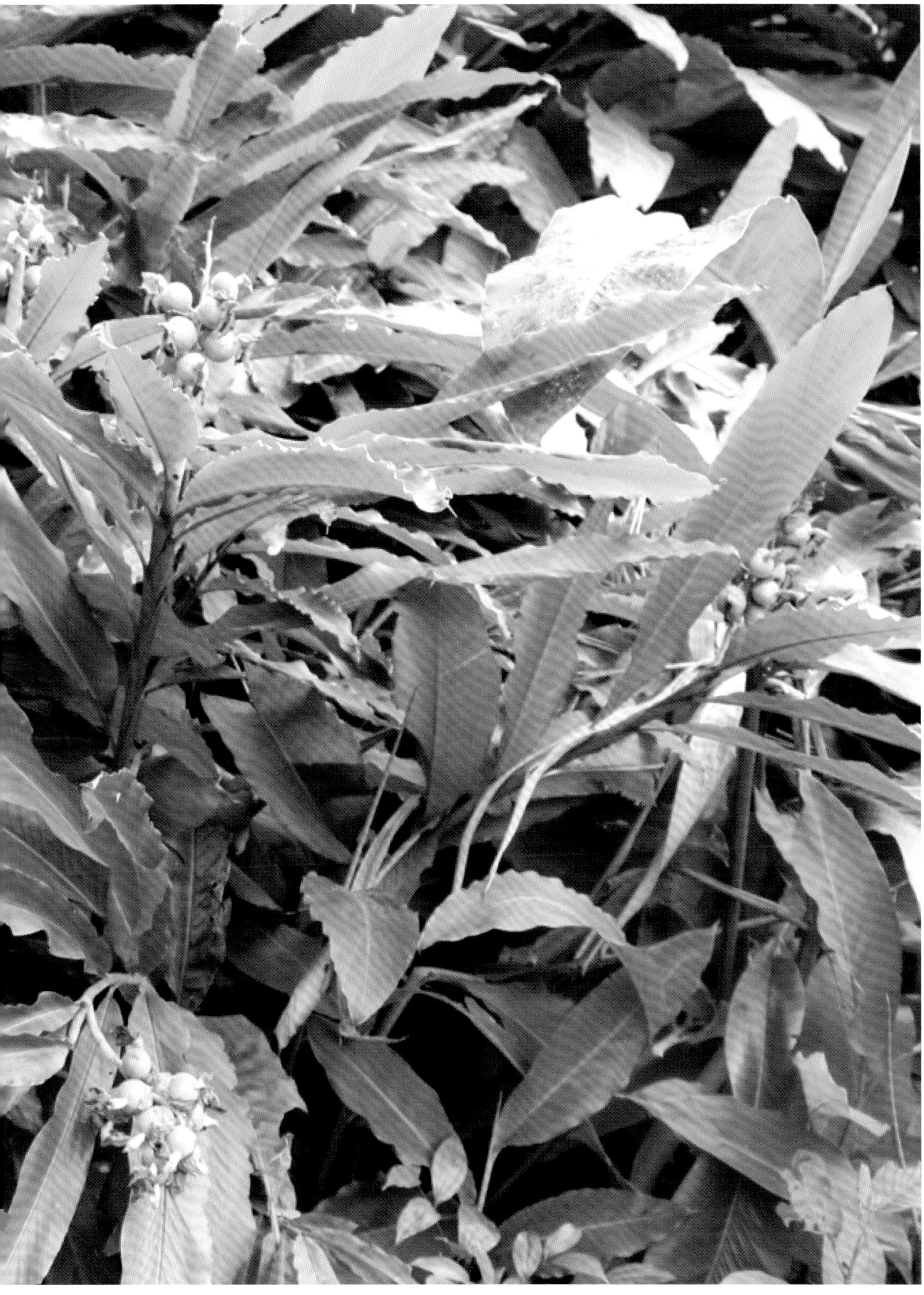

草豆蔻

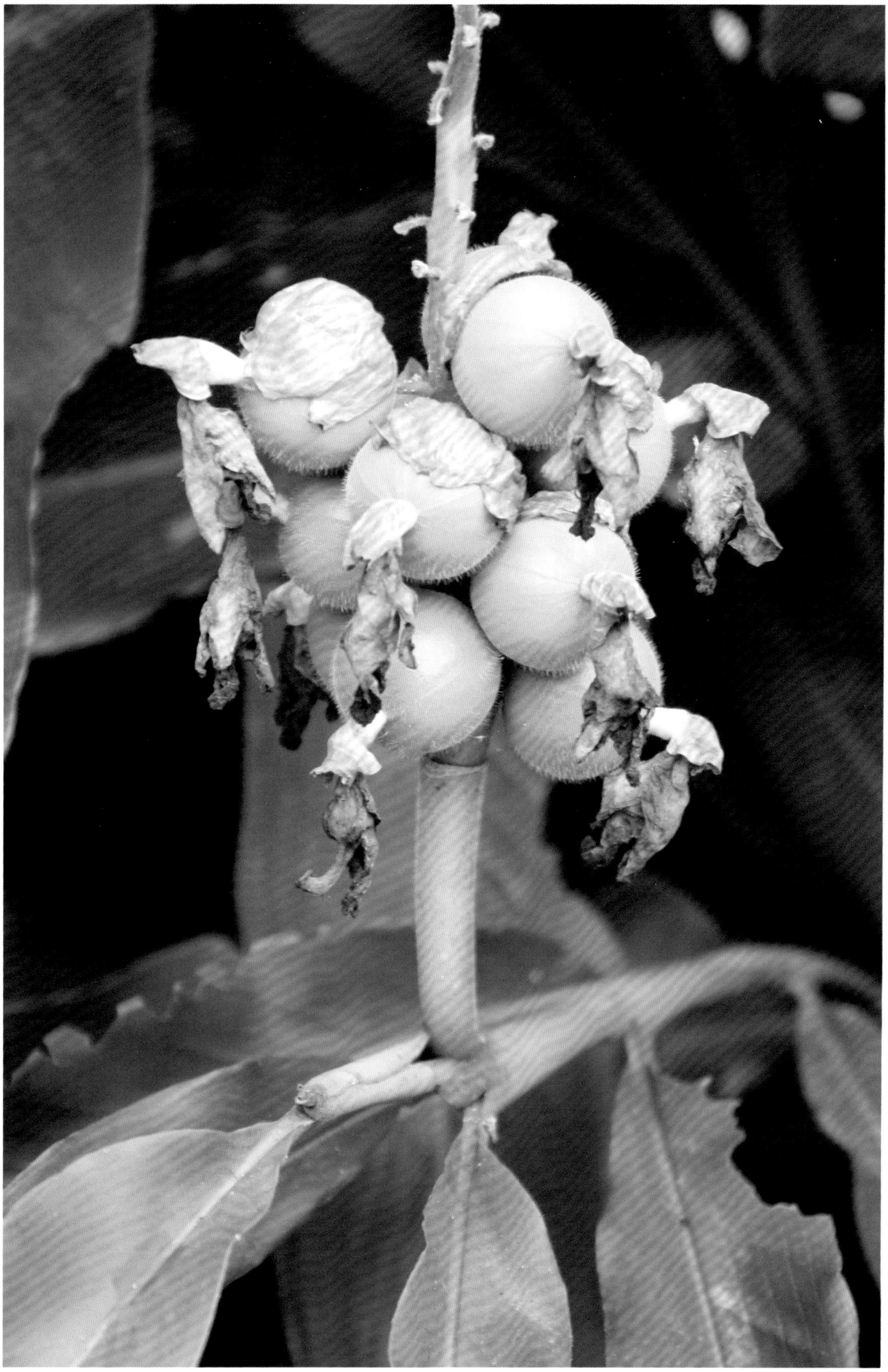

草豆蔻

采收加工

夏、秋二季采收。晒干，或用沸水略烫，晒至半干，除去果皮，取其种子团晒干，捣碎生用。

药材鉴别

本品为圆球形的种子团。表面灰褐色，中有黄白色隔膜，种子为卵圆形。质硬，破开后可见灰白色种仁。气香，味辛，微苦。

功效主治

燥湿行气，温中止呕。本品辛散温燥以燥湿行气，归脾胃、温中焦而行胃气，胃气行则呕吐止，故又有温中止呕之功效。

药理作用

本品煎剂在试管内对金黄色葡萄球菌、志贺菌属及大肠埃希菌有抑制作用。低浓度煎剂对豚鼠离体肠管有兴奋作用，高浓度则为抑制作用。挥发油对离体肠管呈抑制作用。

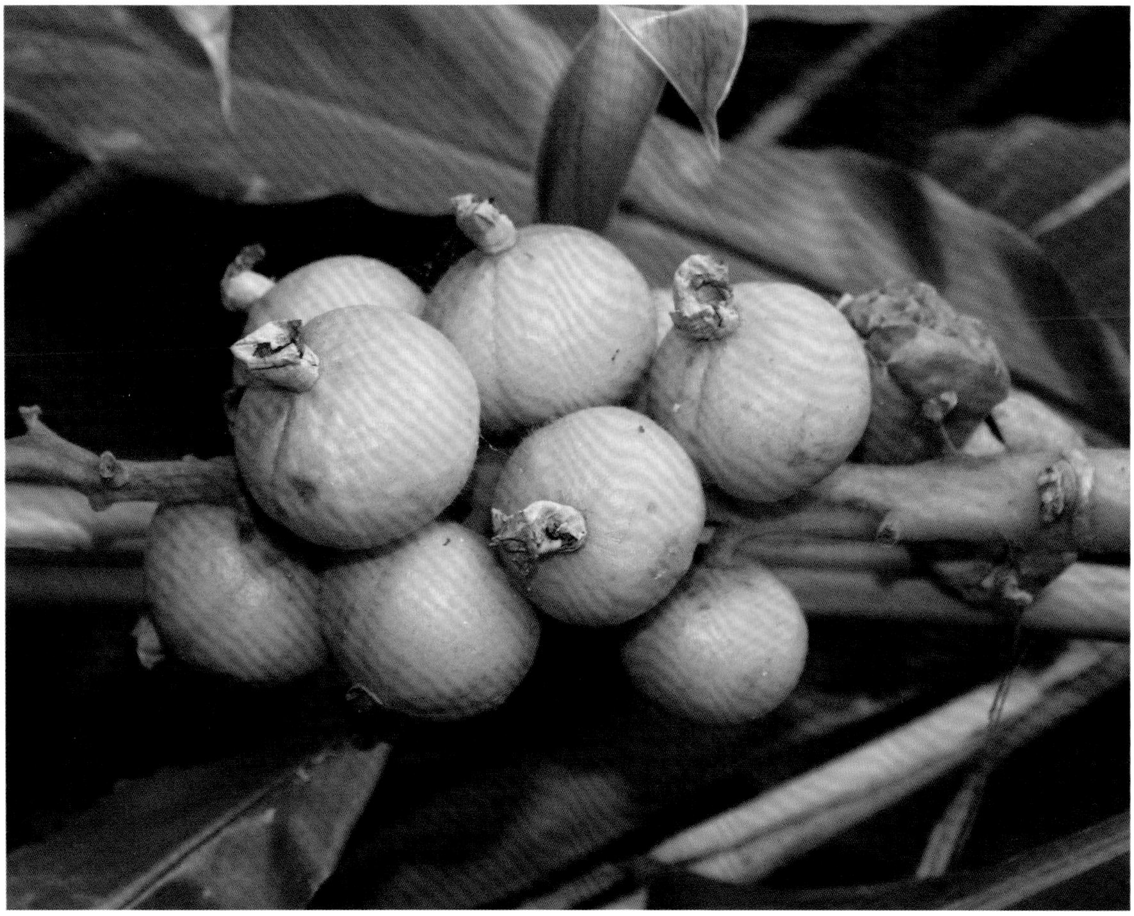

草豆蔻

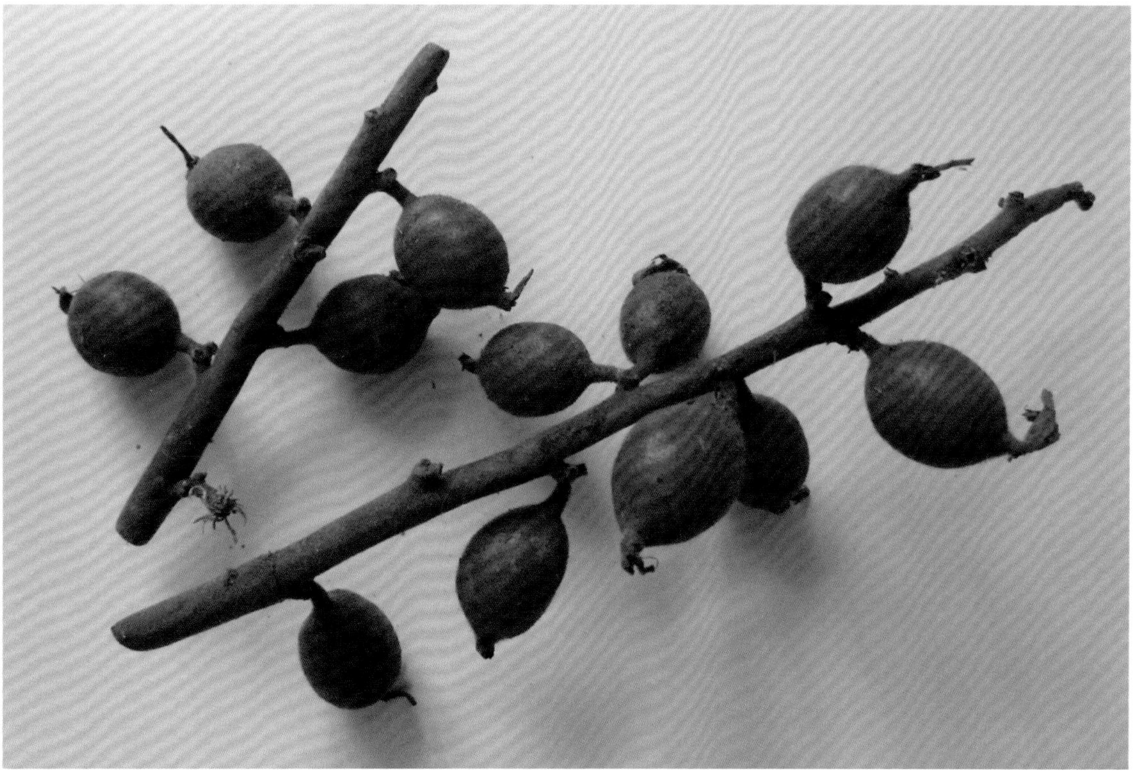

草豆蔻药材

用法用量

内服：5 ~ 10 g，煎服。宜后下。

民族药方

1. 心腹胀满　草豆蔻 50 g。去皮为末，每次 2 g，以木瓜生姜汤调服。

2. 慢性胃炎　草豆蔻适量。炒黄研末，每次 3 g，每日 3 次。

3. 中暑受热，恶心呕吐，腹痛泄泻，胸中满闷，晕车晕船，水土不服　草豆蔻、砂仁、青果、肉桂、槟榔、橘皮、茯苓、小茴香各 30 g，甘草 250 g，木香 45 g，红花、丁香各 15 g，薄荷冰 27 g，冰片 9 g，麝香 0.3 g。糊丸，每次 10 粒，温开水送服。平时每次 2 ~ 3 粒，含化。

4. 胸腹胀闷，食欲不振　草豆蔻、陈皮、香附各 10 g，石菖蒲 15 g。水煎服。

5. 小儿泄泻不止　草豆蔻 1 枚。剥开皮，入乳香 1 块在内，复用白面裹，慢火烧令熟，去面及豆蔻皮不用。同研为细末，以粟米饮和丸，如麻子大，每服 5 ~ 7 丸，米汤饮下，不拘时服。

使用注意

阴虚血少者禁服。

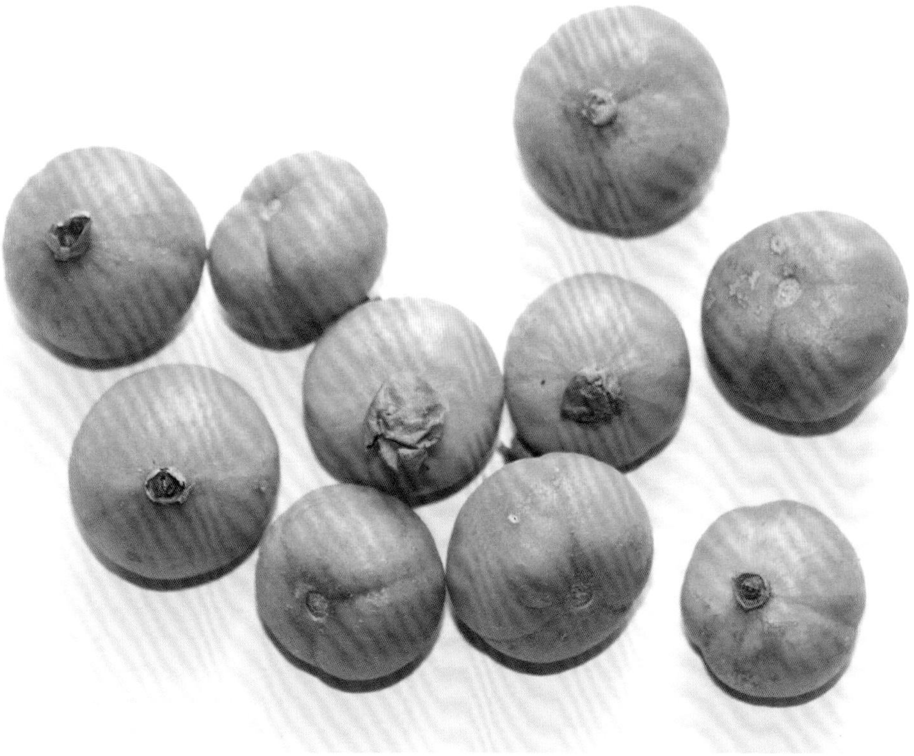

草豆蔻药材

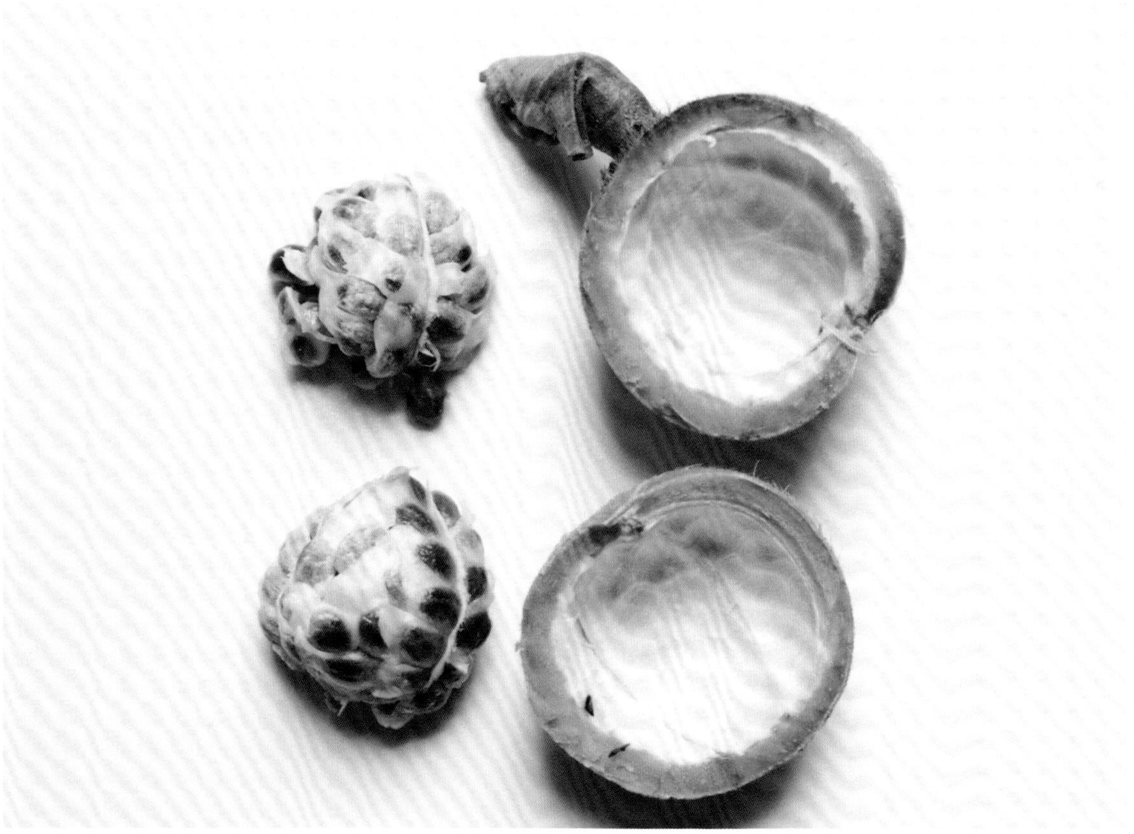

草豆蔻药材

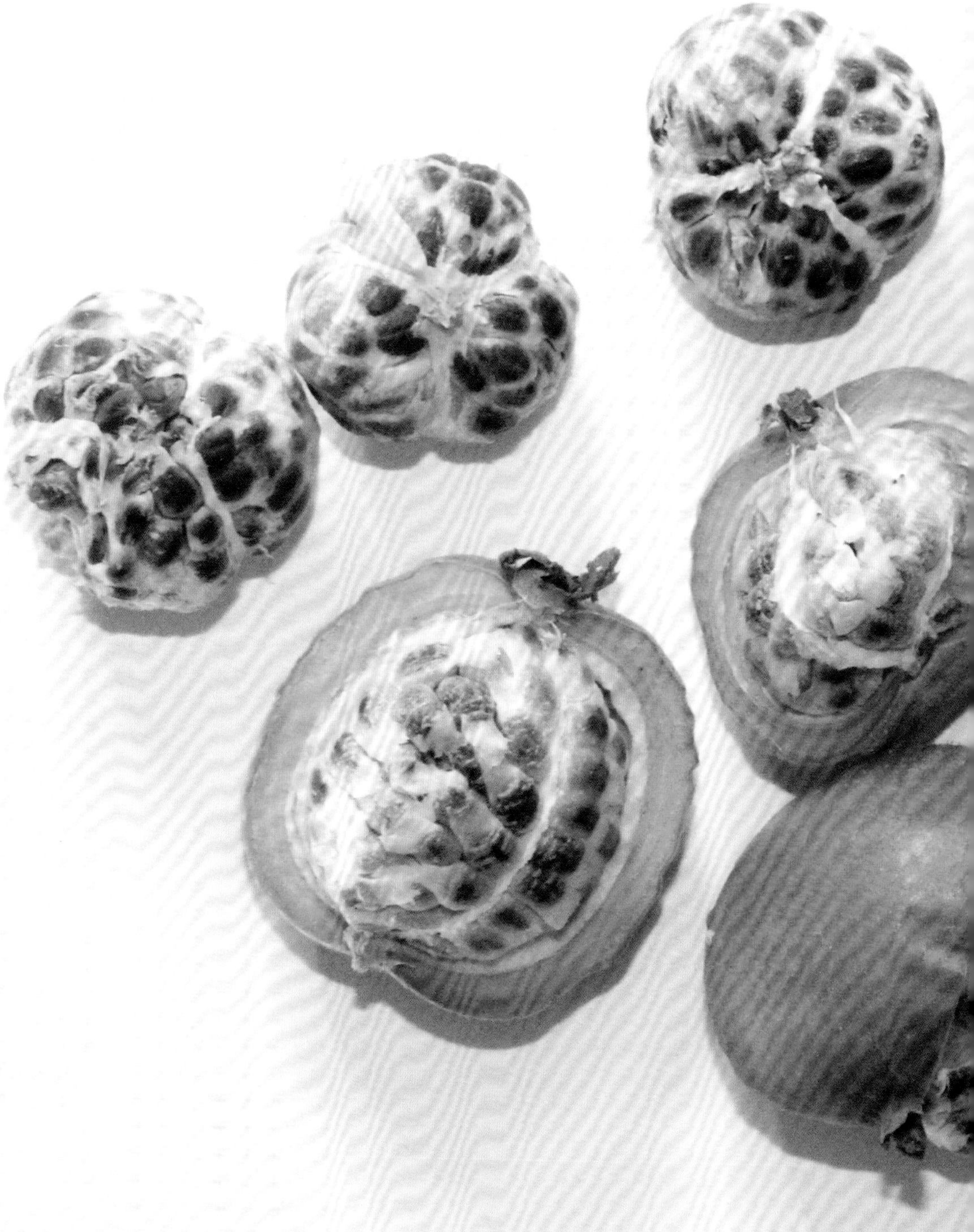

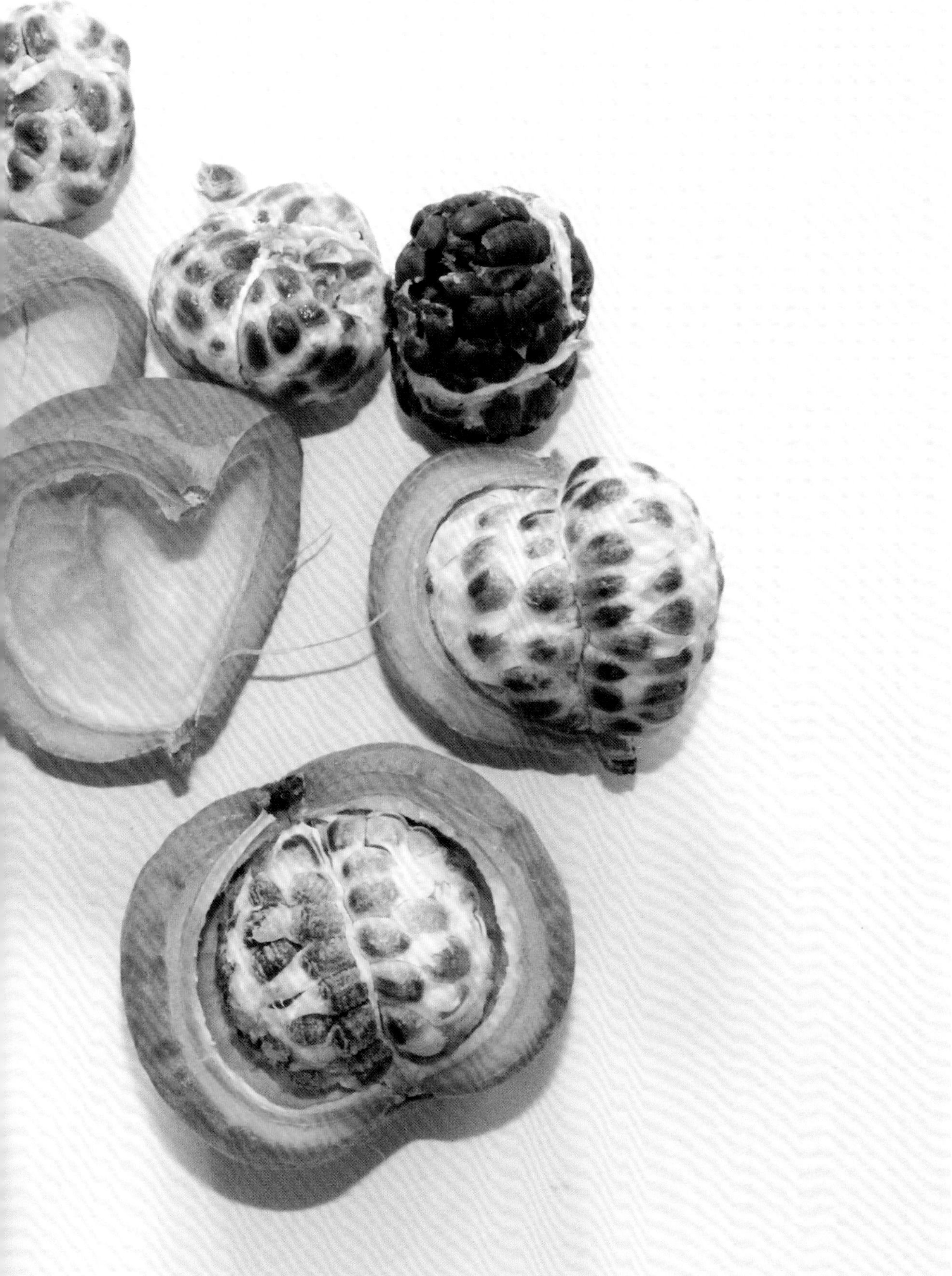

草豆蔻药材

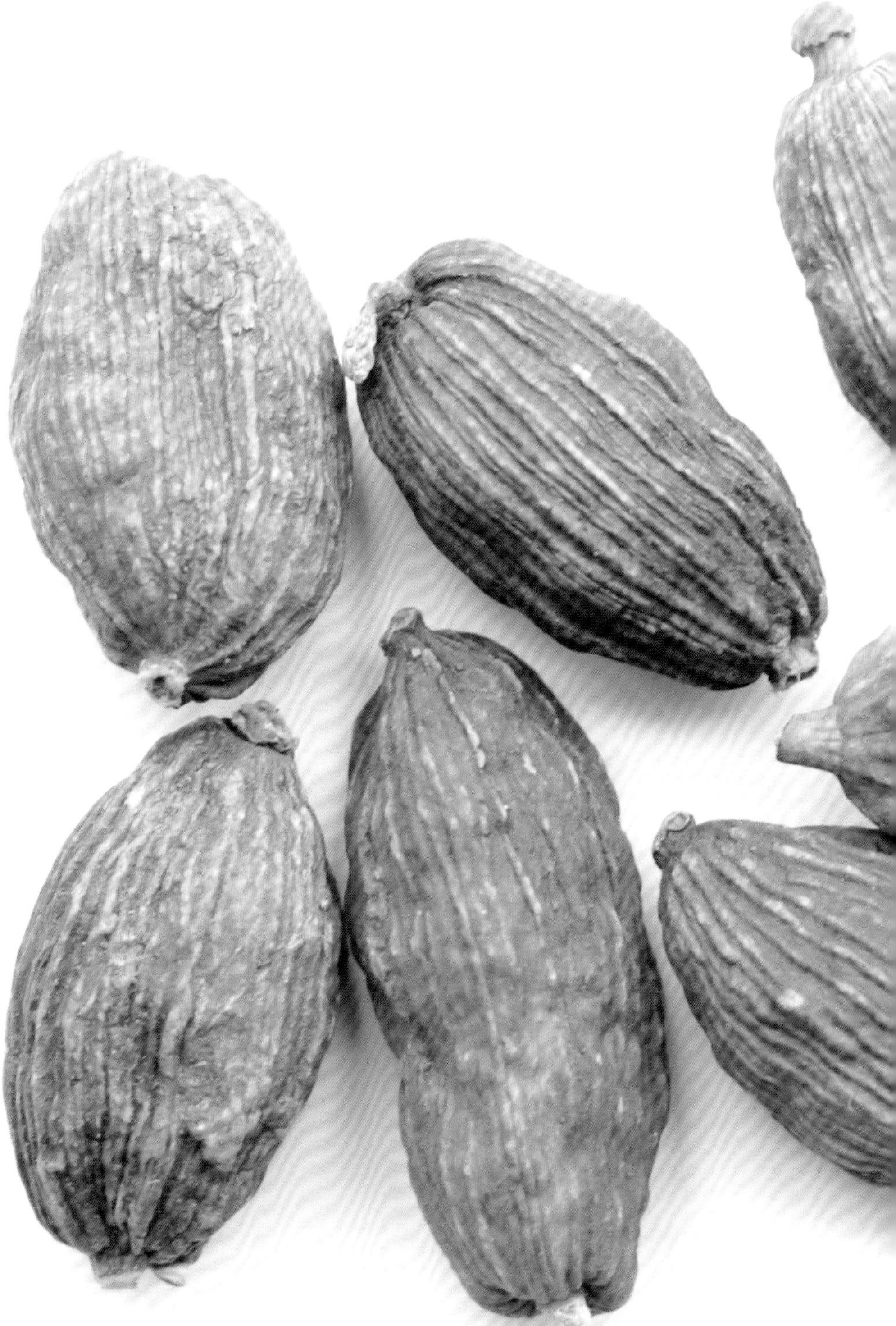

草果

【蒙药名】 嘎古拉。

【别　名】 草果仁、炒草果仁、勃布来占、姜炒草果。

【来　源】 本品为姜科多年生草本植物草果 *Amomum tsao-ko* Crevost et Lemaire 的干燥成熟果实。

【性味归经】 味辛，性温。归脾、胃经。

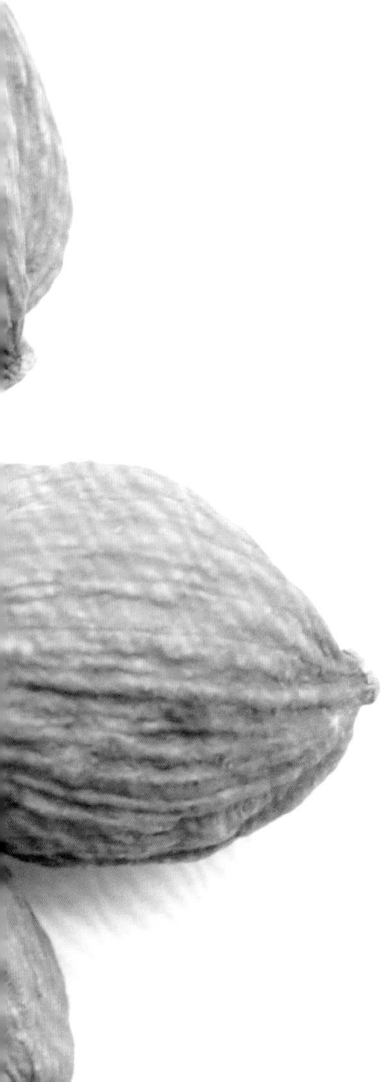

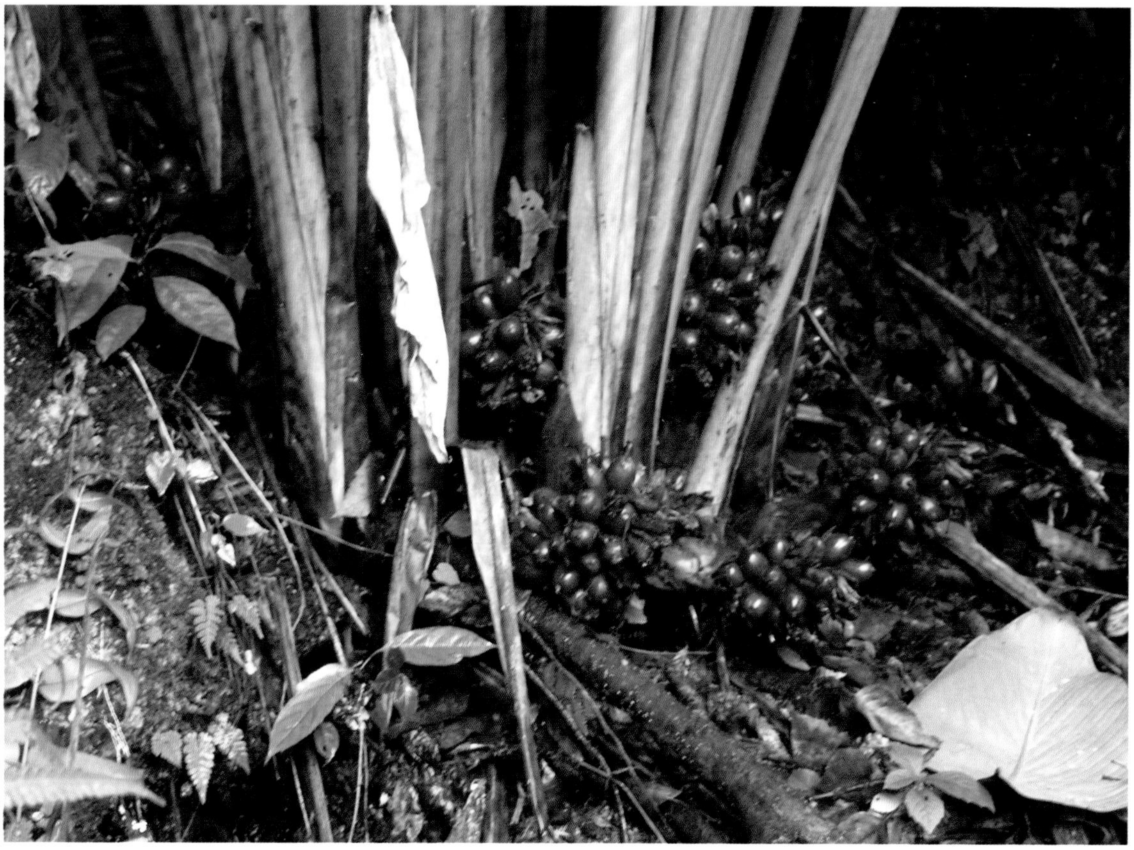

草果

识别特征

多年生草本，丛生，高达 2.5 m。根茎横走，粗壮有节，茎圆柱状，直立或稍倾斜。叶 2 列，具短柄或无柄，叶片长椭圆形或狭长圆形，先端渐尖，基部渐狭，全缘，边缘干膜质，叶两面均光滑无毛，叶鞘开放，包茎。穗状花序从根茎生出。蒴果密集，长圆形或卵状椭圆形，顶端具宿存的花柱，呈短圆状突起，熟时红色，外表面呈不规则的纵皱纹。花期 4—6 月，果期 9—12 月。

生境分布

生长于山谷坡地、溪边或疏林下。分布于云南、广西、贵州等省区。

采收加工

秋季果实成熟时采收，晒干或低温干燥。将原药炒至焦黄色并微鼓起，捣碎取仁用；或将净草果仁用姜汁微炒。

药材鉴别

本品呈长椭圆形，具 3 钝棱，长 2 ~ 4 cm，直径 1.0 ~ 2.5 cm。表面灰棕色至红棕色，具纵沟及棱线，顶端有圆形突起的柱基，基部有果梗或果梗痕。果皮质坚韧，易纵向撕裂。剥去外皮，中间有黄棕色隔膜，将种子团分成3瓣，每瓣有种子，多为8～11粒。种子呈圆锥状，直径约5 mm；表面红棕色，外被灰白色膜质的假种皮，种脊为1条纵沟，尖端有凹状的种脐；质硬，胚乳灰白色。有特异香气，味辛、微苦。

功效主治

燥湿温中，除痰截疟。主治寒湿内阻、脘腹胀痛、痞满呕吐、疟疾寒热。

药理作用

镇咳祛痰作用：本品所含的 α-蒎烯和 β-蒎烯有镇咳祛痰作用。所含的1，8-桉油素有镇痛、解热、平喘等作用。抗炎、抗菌作用：β-蒎烯有较强的抗炎作用，并有抗真菌作用。本品所含的香叶醇有抗细菌和真菌作用，对发须癣菌和奥杜安小孢子菌的最低抑菌浓度为0.39 mg/ml。其他作用：小剂量香叶醇能抑制大鼠的自发活动。大鼠口服香叶醇能抑制胃肠运动，少量口服有轻度利尿作用。香叶醇还有驱豚鼠蛔虫作用。

用法用量

内服：3～6 g，煎服。去壳取仁捣碎用。

民族药方

1．乙型病毒性肝炎 草果40 g，人中黄50 g，地骨皮60 g。水煎服。

2．斑秃 药用草果15 g，诃子、山柰、肉桂、樟脑各5 g。共为细末，用香油125 ml调成油浸剂，每次用手蘸擦患处1～2分钟，早、晚各1次。

3．脾胃虚寒，反胃呕吐 草果仁7.5 g，熟附子、生姜各10 g，大枣20 g。水煎服。

4．食积，腹痛胀满 草果10 g，青皮、山楂、麦芽各15 g。水煎服。

5．脾脏诸疾 草果仁10 g，诃子5 g，紫硇砂2.5 g。制成散剂，温开水送服，每次1.5～3.0 g，每日1～2次。

6．胃巴达干赫依，消化不良，寒性泄泻 草果仁、全石榴、豆蔻、肉豆蔻、蛇床子、干姜、荜茇、胡椒各等份。加适量红糖，制成散剂，温开水送服，每次1.5～3.0 g，每日1～2次。

7．脾赫依 草果仁、木香各25 g，丁香、小茴香各15 g。制成煮散剂，水煎服，每次3～5 g，每日1～2次。

使用注意

体弱者慎用。

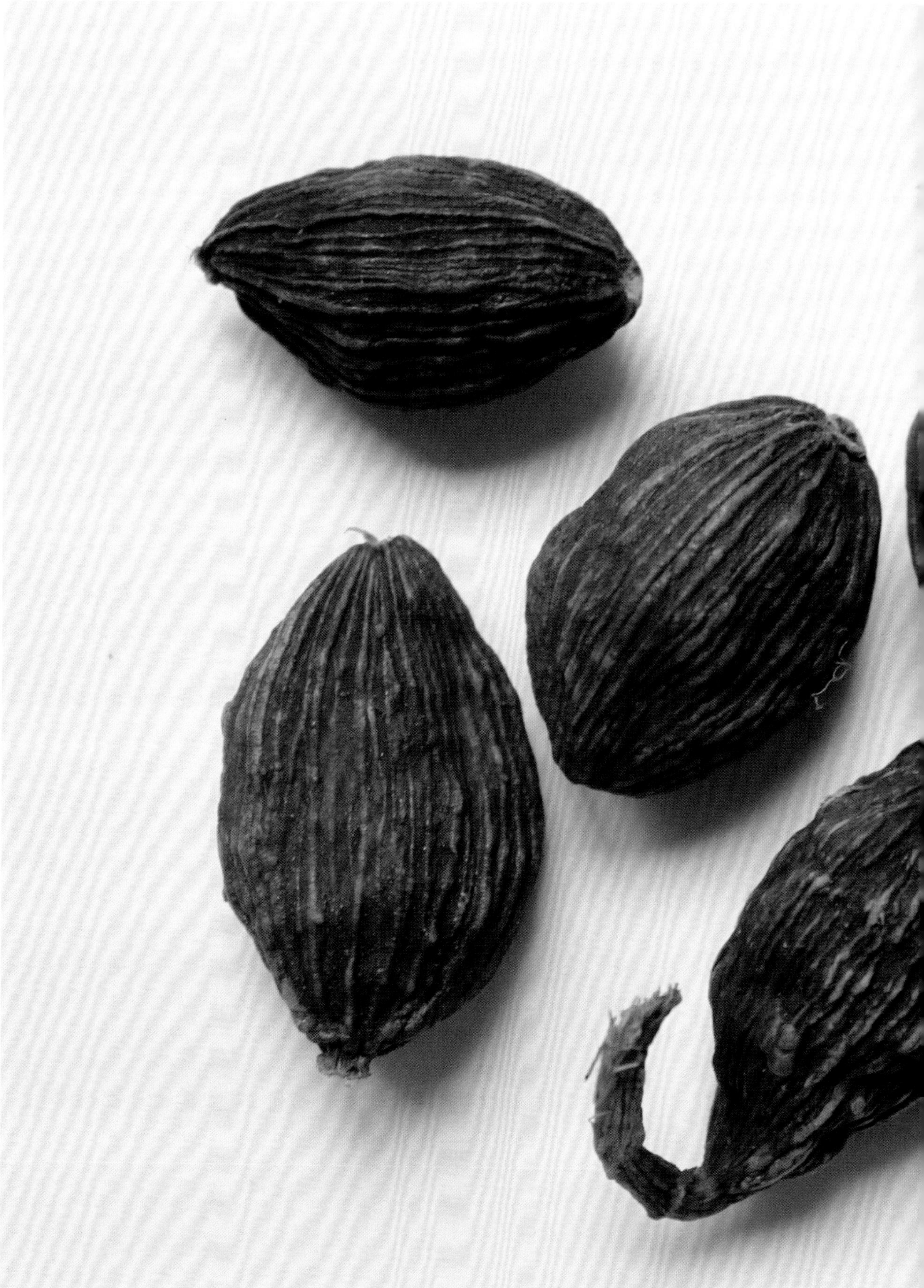

草果

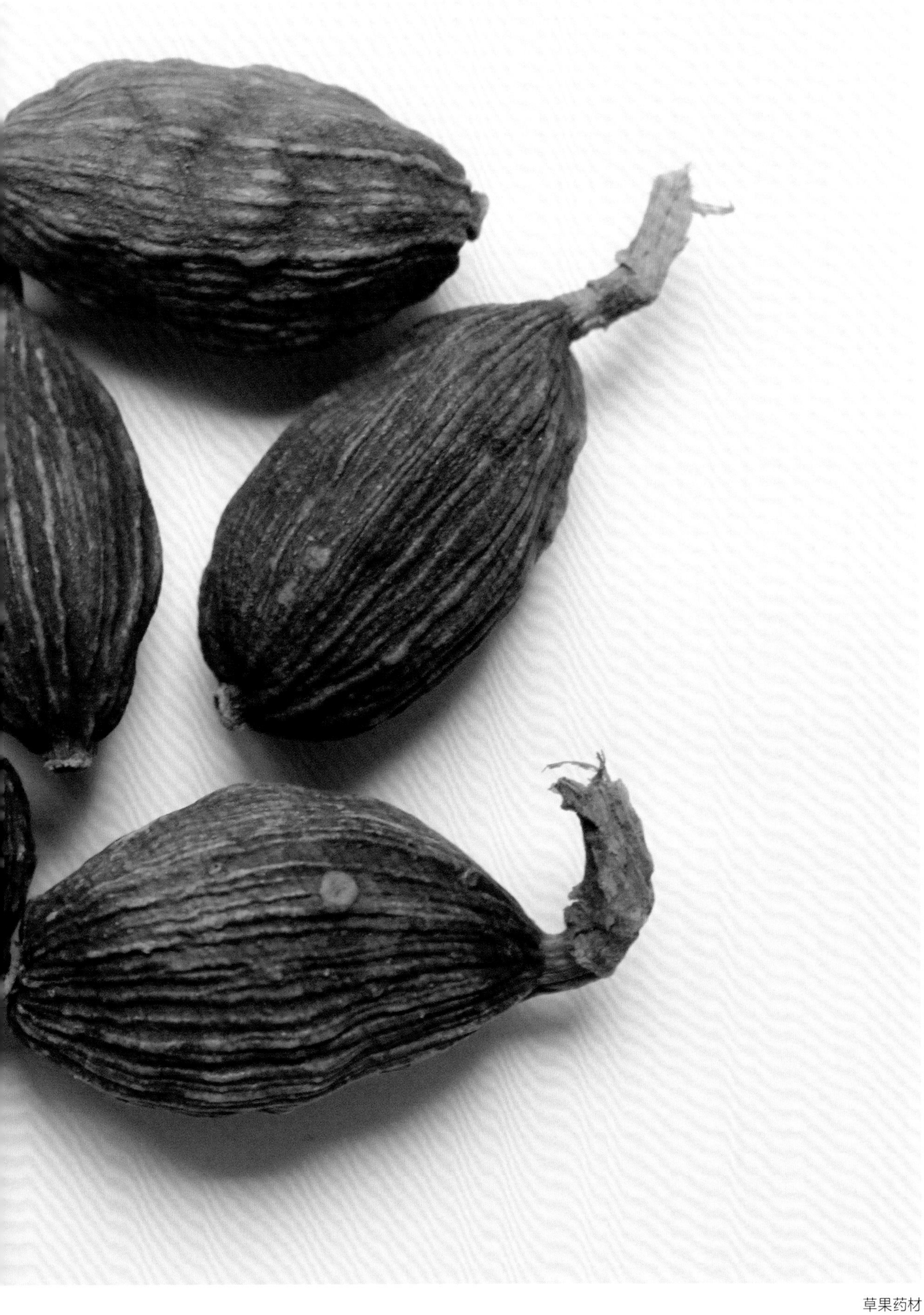

草果药材

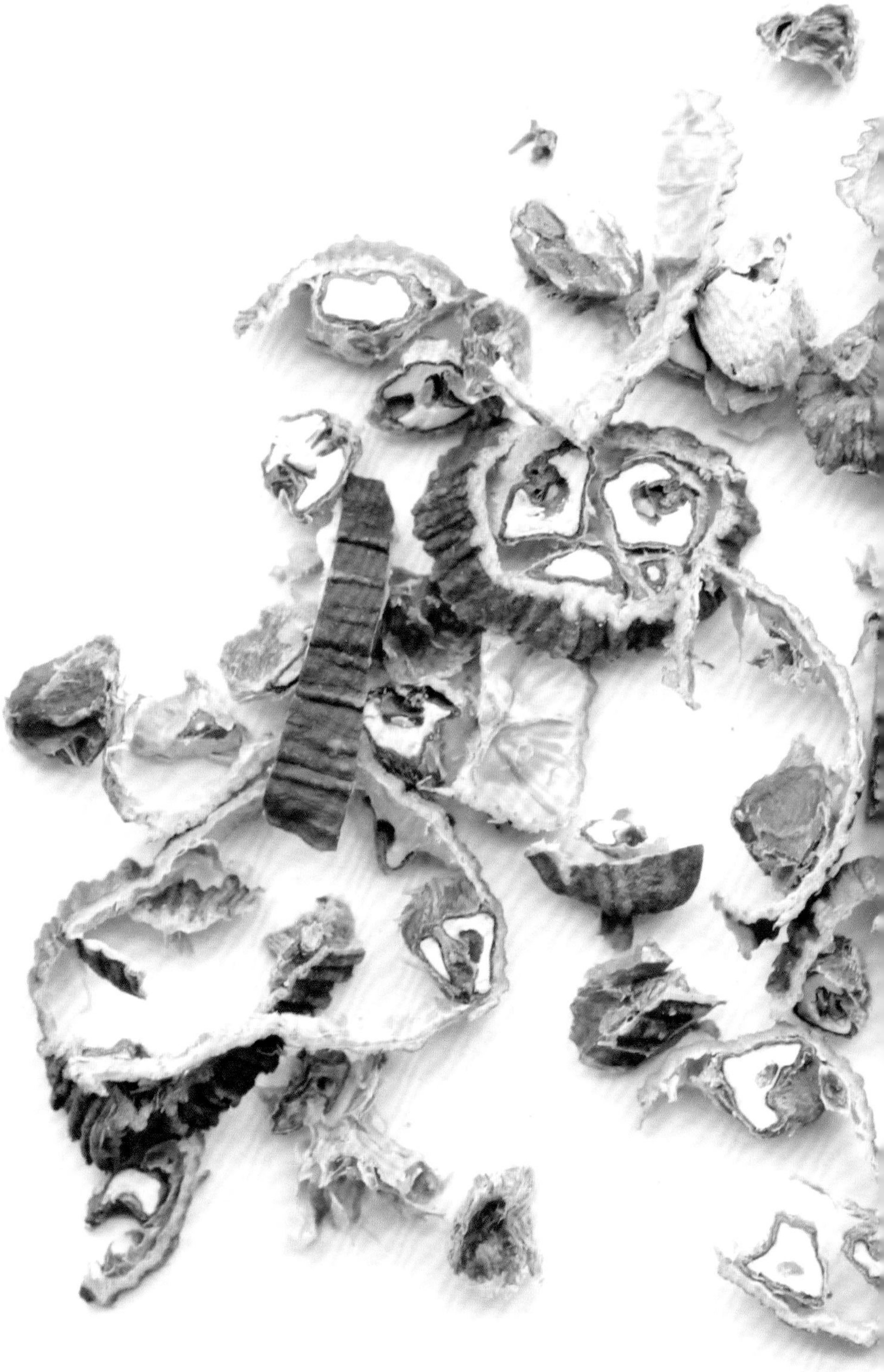

草果

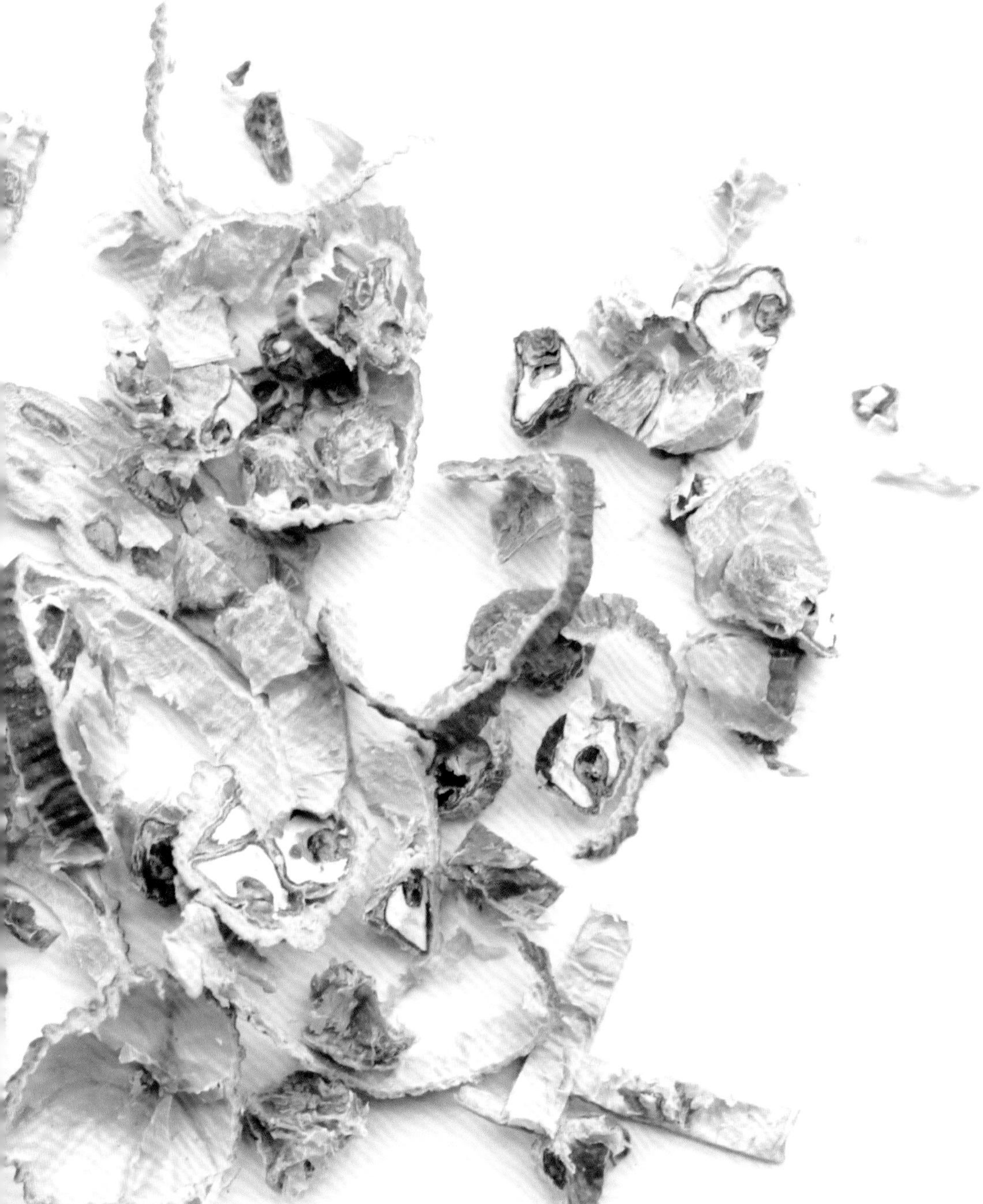

草果饮片

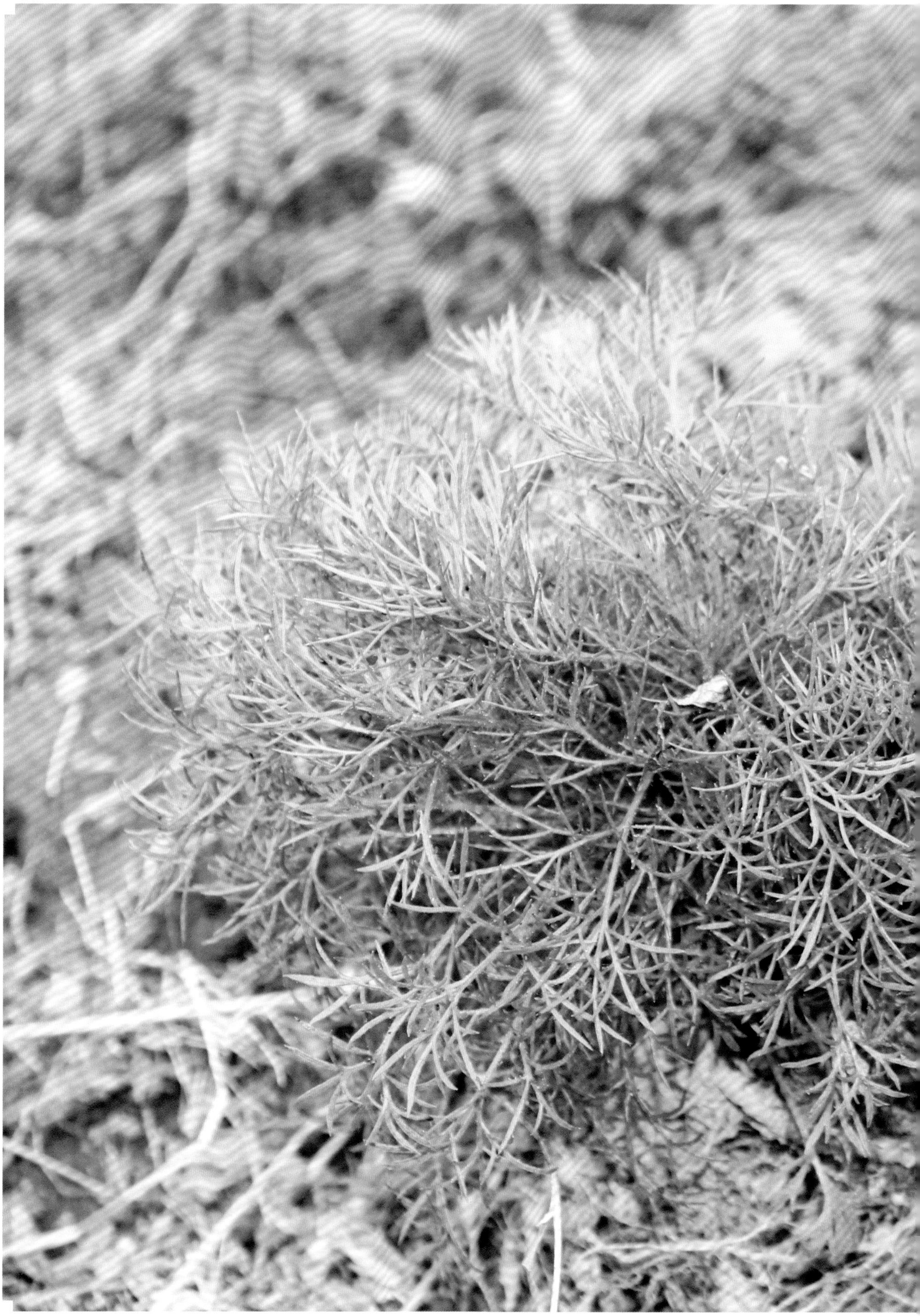

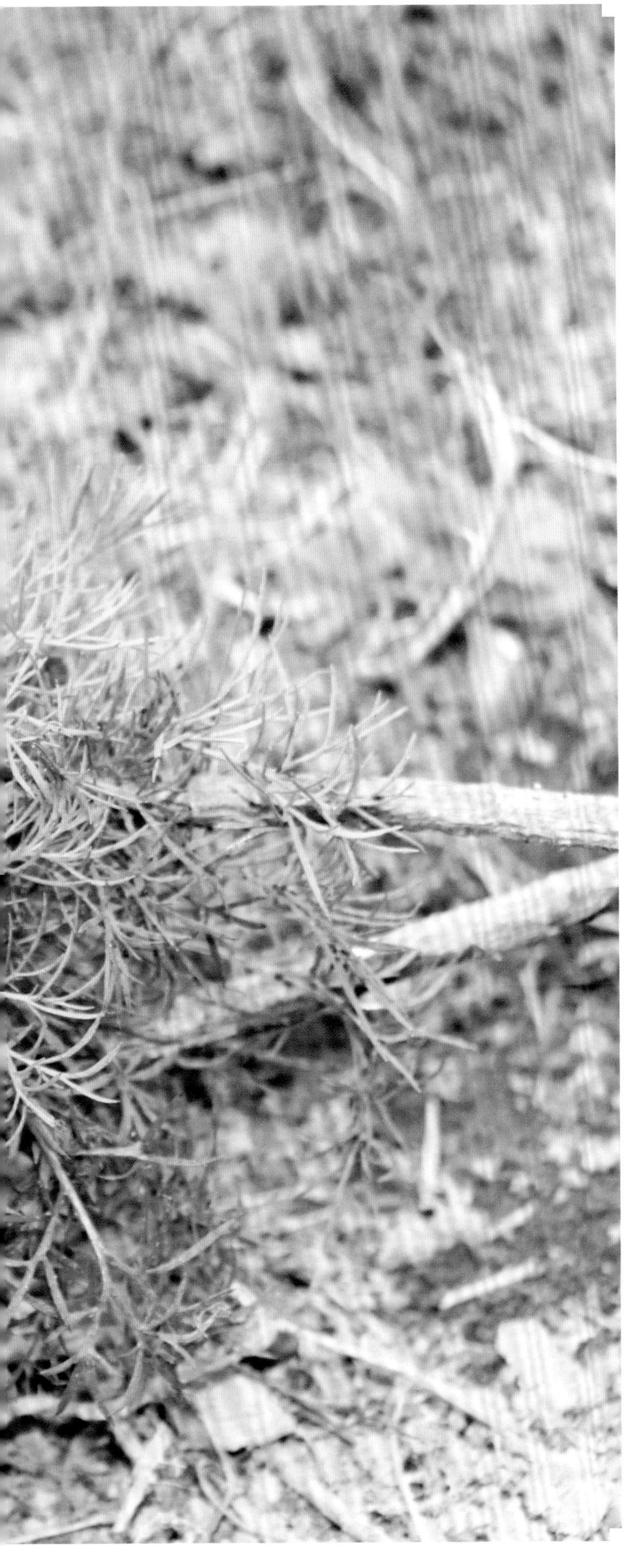

茵陈

【蒙药名】阿荣。

【别　名】茵陈、阿格荣、绵茵陈。

【来　源】本品为菊科多年生草本植物茵陈蒿 *Artemisia capillaris* Thunb. 或滨蒿 *Artemisia scoparia* Waldst. et Kit. 的干燥地上部分。

【性味归经】味苦，性微寒。归脾、胃、肝、胆经。

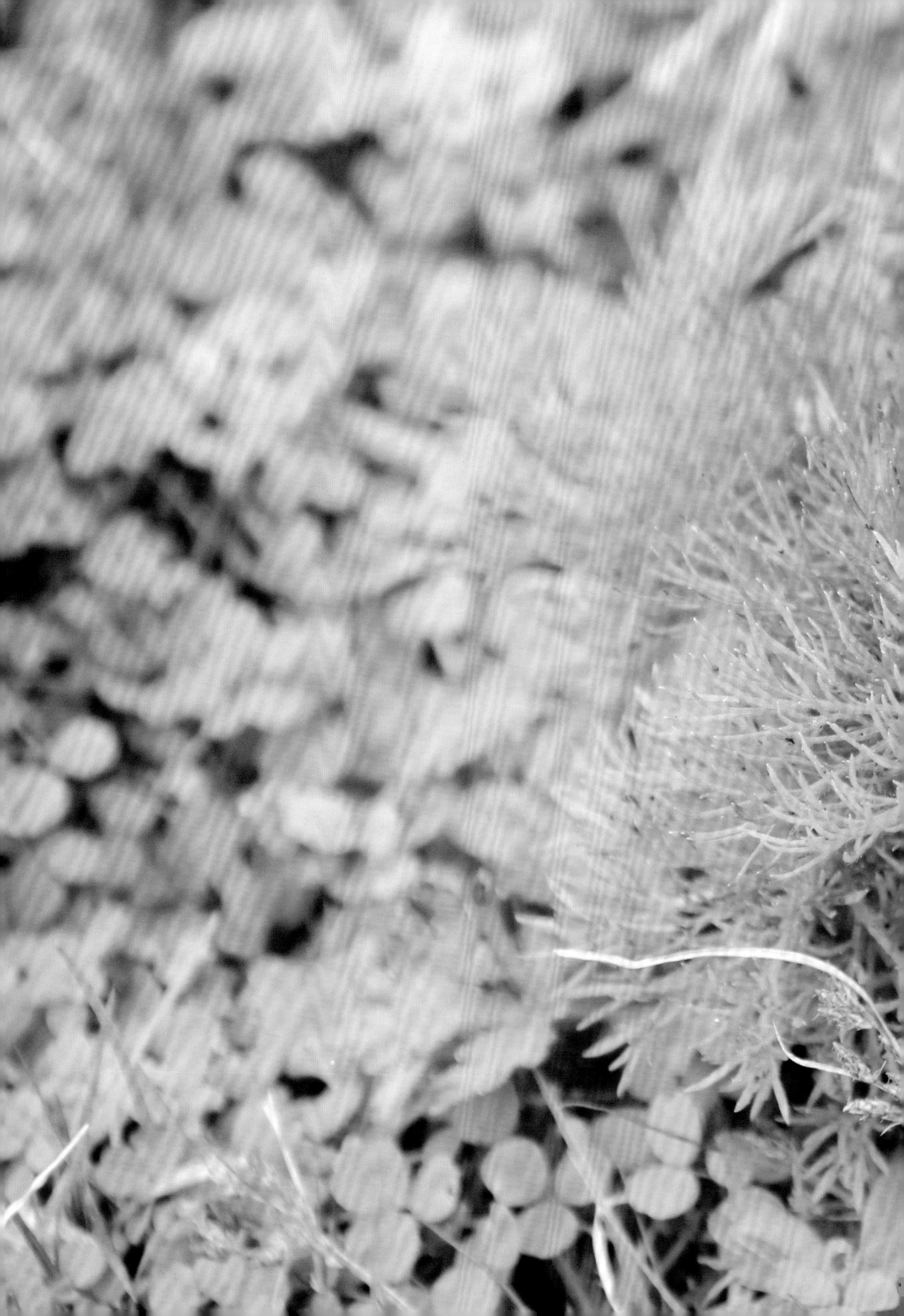

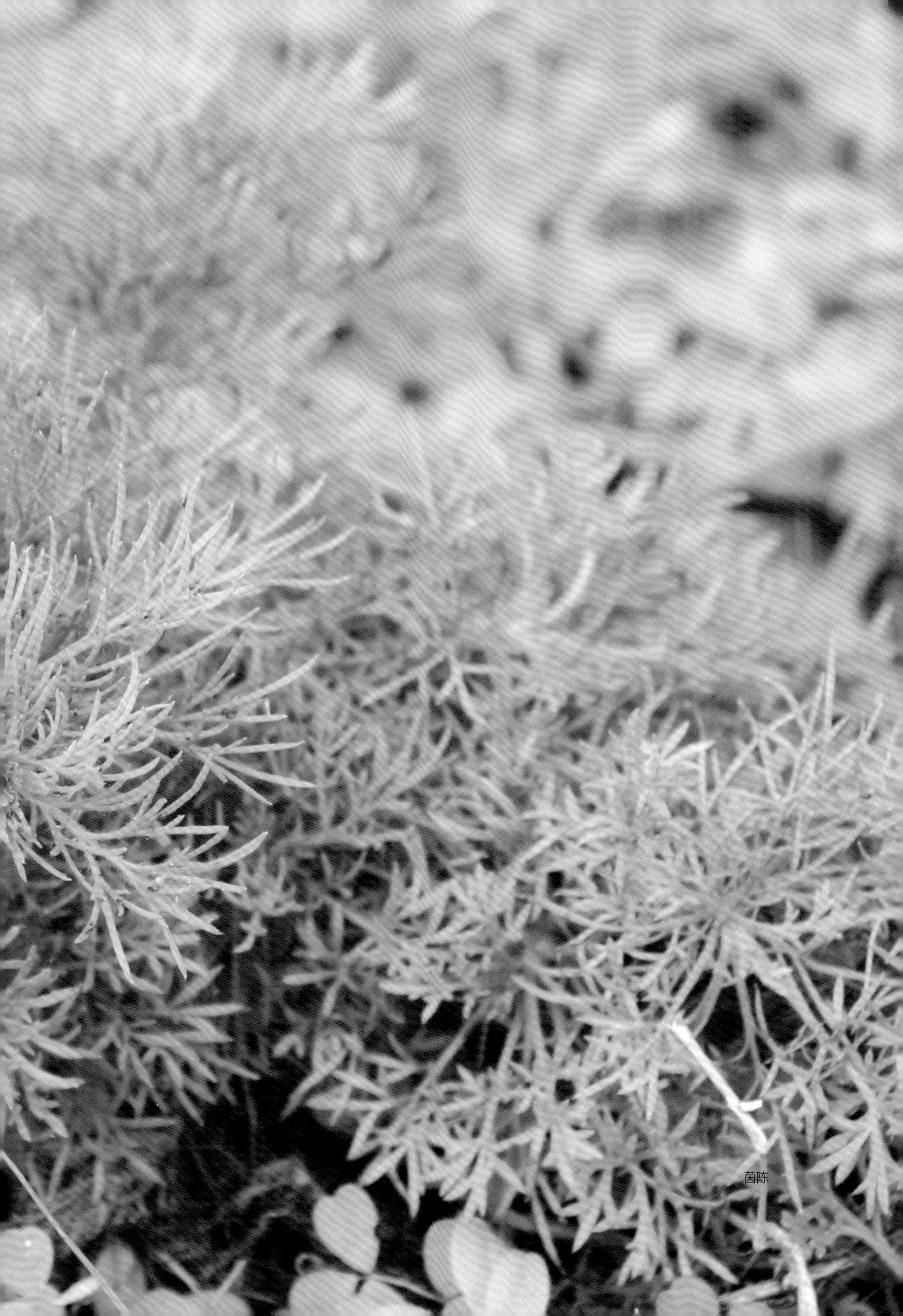

茵陈

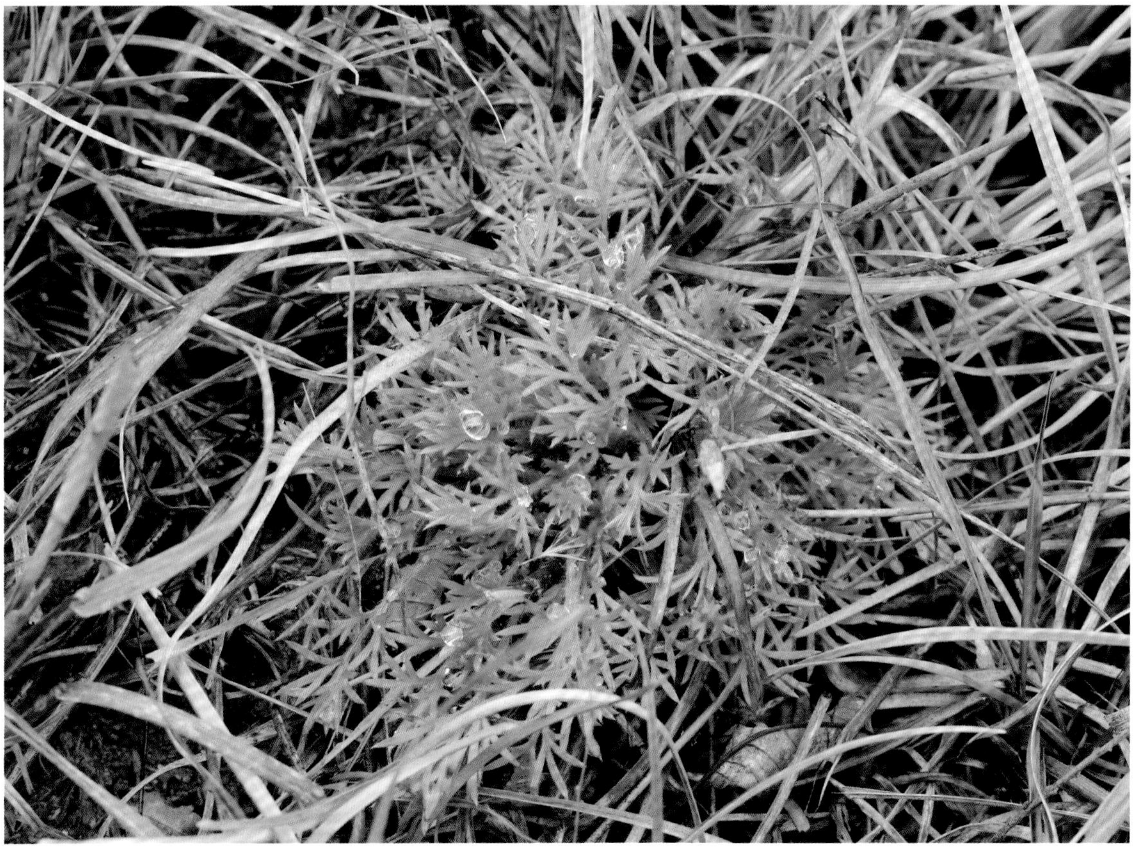

茵陈

识别特征

1. 茵陈 多年生草本，幼苗密被灰白色细柔毛，成长后全株光滑无毛。基生叶有柄，2 ~ 3 回羽状全裂或掌状分裂，最终裂片线形；花枝的叶无柄，羽状全裂成丝状。头状花序圆锥状，花序直径 1.5 ~ 2.0 mm；总苞球形，总苞片 3 ~ 4 层；花杂性，每一花托上着生两性花和雌花各约 5 朵，均为淡紫色管状花；雌花较两性花稍长，中央仅有一雌蕊，伸出花冠外，两性花聚药，柱头头状，不分裂。瘦果长圆形，无毛。

2. 滨蒿 与茵陈不同点为一年生或两年生草本，基生叶有长柄，较窄，叶片宽卵形，裂片稍卵形，疏离，茎生叶线形，头状花序直径约 1 mm，外层雌花 5 ~ 7 朵，中部两性花约 4 朵。幼苗多收缩卷曲呈团块，灰绿色，全株密被灰白色茸毛，绵软如绒。茎上或由基部着生多数具叶柄的叶，长0.5 ~ 2.0 cm，叶柔软，皱缩并卷曲，多为2 ~ 3 回羽状深裂，裂片线形，全缘。茎短细，一般长 3 ~ 8 cm，直径 1.5 ~ 3.0 mm。花、果期 7—10 月。

生境分布

生长于路边或山坡。分布于陕西、山西、安徽等省区。

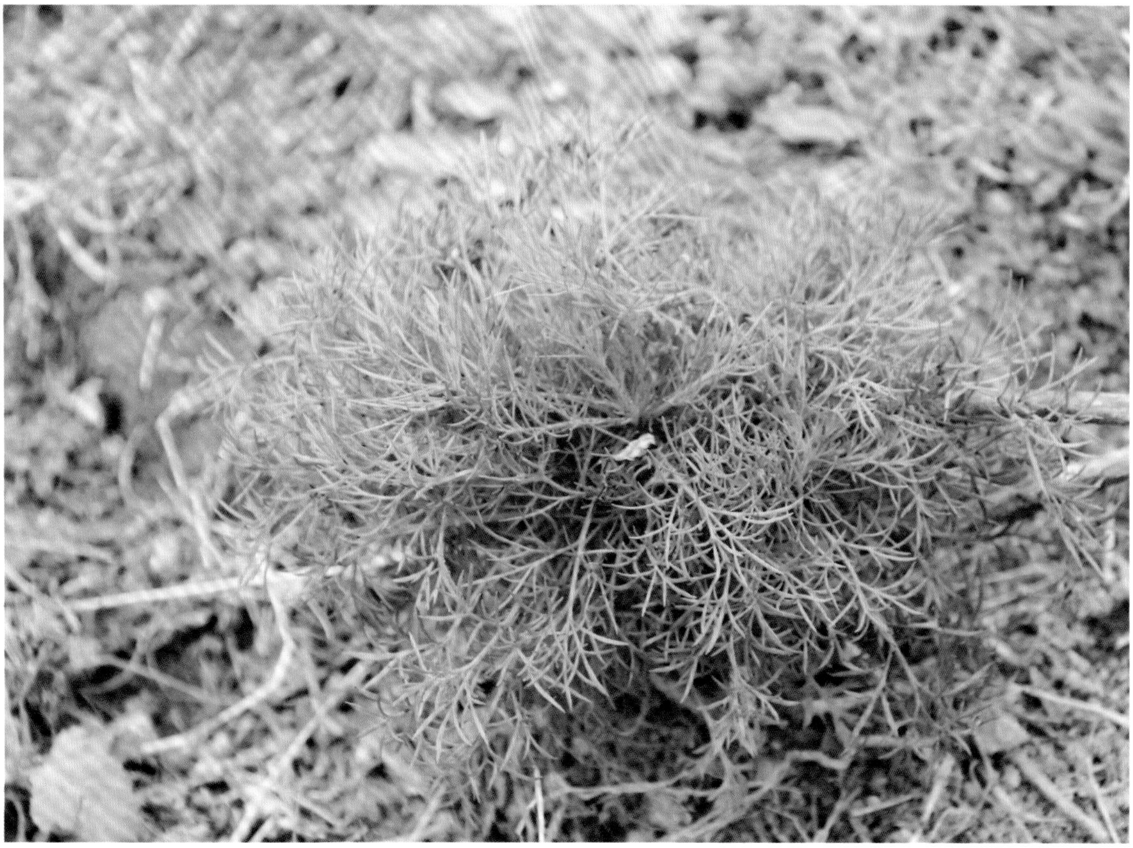

茵陈

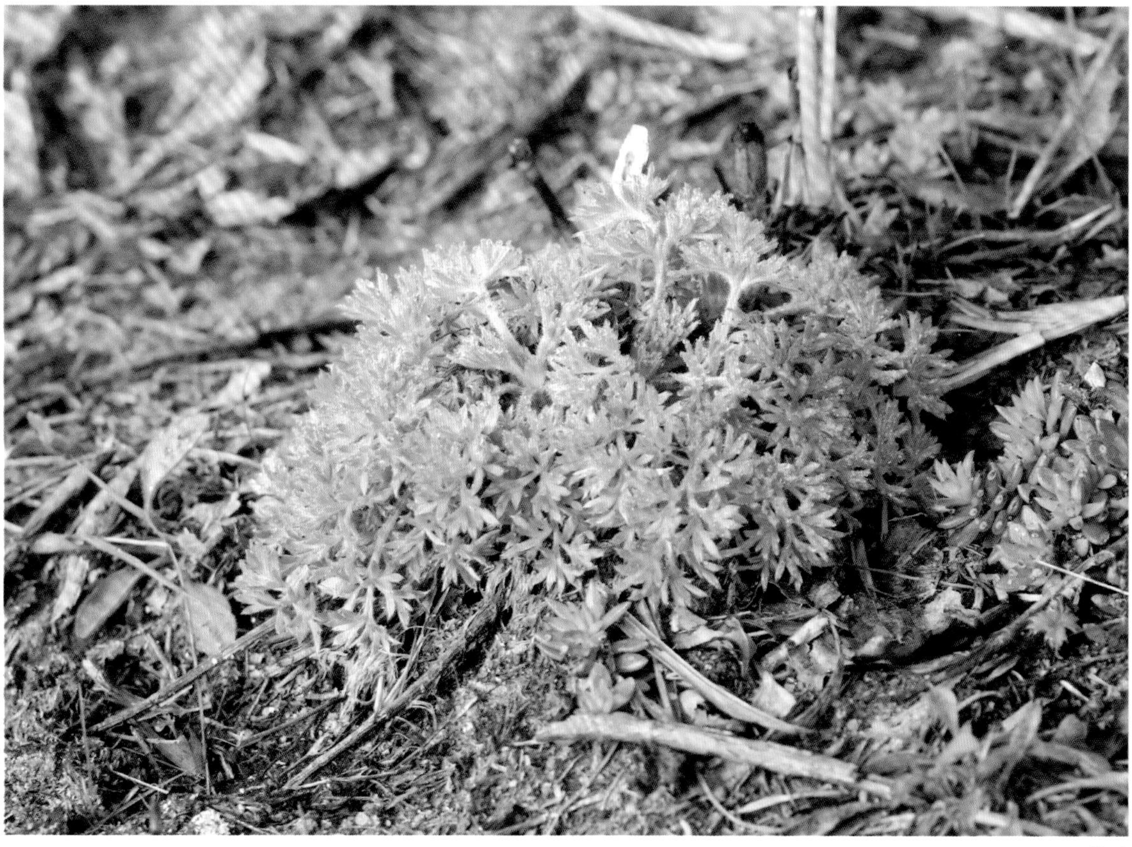

茵陈

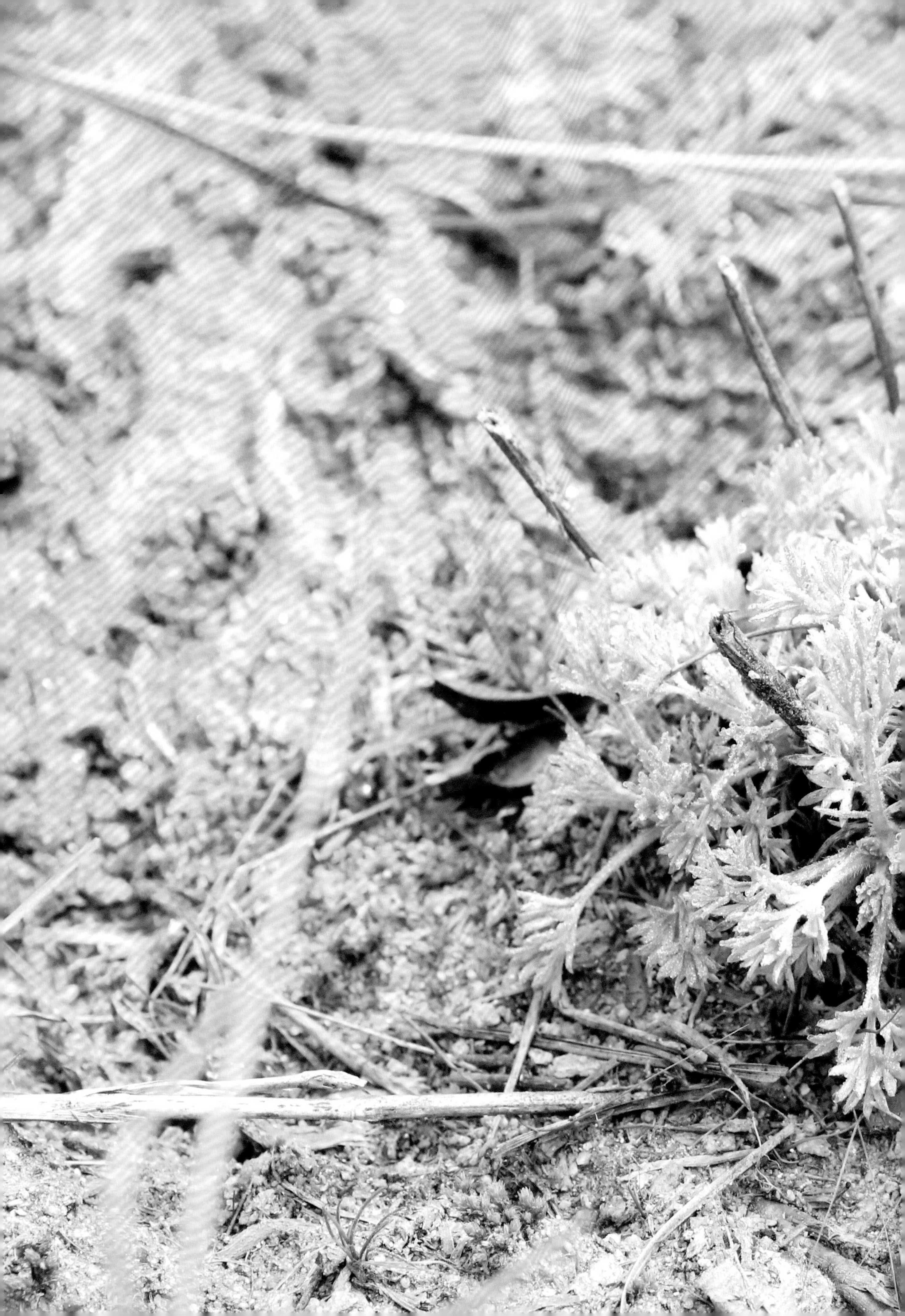

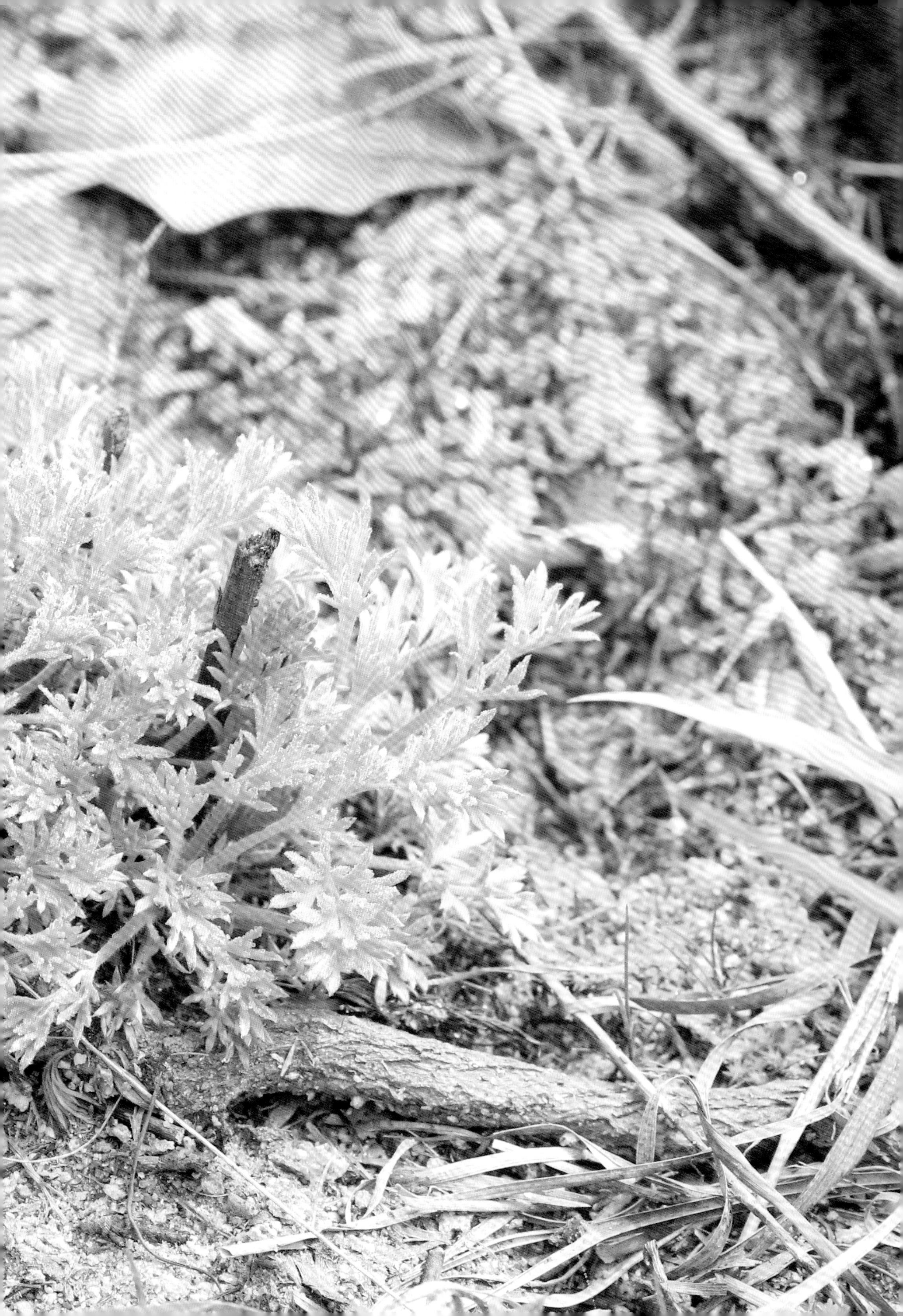

采收加工

春季幼苗高 6 ~ 10 cm 时采收或秋季花蕾长成时采割，除去杂质及老茎，晒干。春季采收的习称“绵茵陈”，秋季采割的习称“茵陈蒿”。

药材鉴别

本品多收缩卷曲成团状，灰白色或灰绿色，全体密被灰白色茸毛，绵软如绒。叶柔软，具柄，皱缩并卷曲；展平后叶片呈 1 ~ 3 回羽状分裂；小裂片卵形或稍呈倒披针形、条形，先端锐尖。气清香，味微苦。

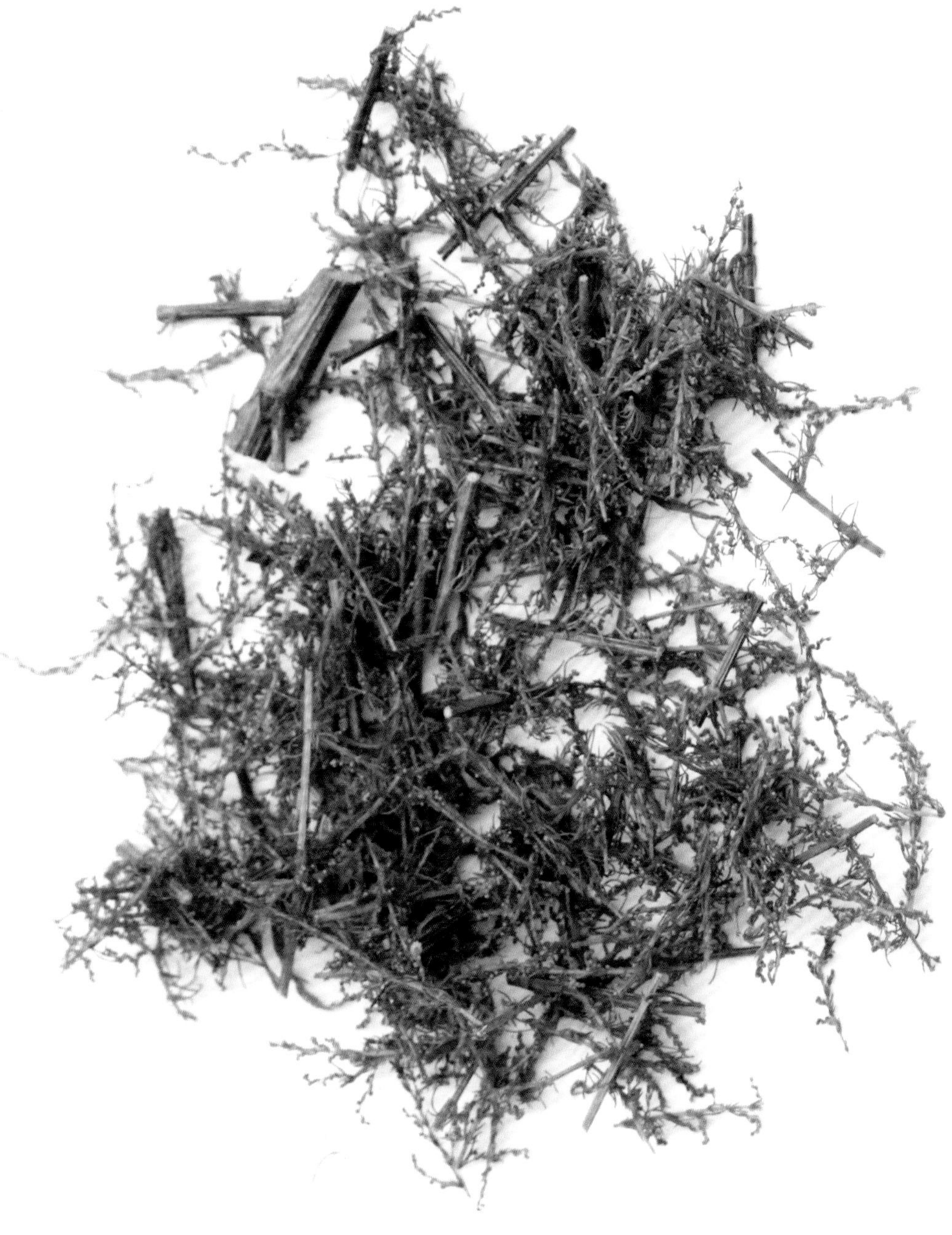

茵陈药材

功效主治

清利湿热，利胆退黄。本品苦泄寒清，能清利肝胆湿热而利胆退黄。

药理作用

本品有显著的利胆作用，在增加胆汁分泌的同时，也增加胆汁中固体物、胆酸和胆红素的排泄量，并能保肝、解热、降血压、降血脂、抗菌、抗病毒。

用法用量

内服：10 ~ 30 g，煎服。外用：适量。

民族药方

1．黄疸性肝炎　①可用茵陈蒿汤，再配白茅根 30 g。水煎服。②茵陈、黑冰片各 50 g，诃子、玫瑰花、波棱瓜子各 30 g，全石榴、五灵脂各 15 g。制成散剂，用白糖水送服，每次 1.5 ~ 3.0 g，每日 1 ~ 2 次。

2．病毒性肝炎　茵陈 30 g，丹参 60 g。水煎加红糖 15 g，浓缩为 200 ml，分 2 次服。

3．预防和治疗感冒、流行性感冒　茵陈 6 ~ 10 g。水煎服，每日 1 次，连服 3 ~ 5 日；或用醇浸剂。

4．慢性胆囊炎急性发作　茵陈、蒲公英各 50 g，黄芩、栀子、生大黄、枳壳、海金沙、泽泻各 15 g，郁金 20 g，玄明粉 10 g。水煎服。

5．胆囊炎　茵陈蒿、蒲公英、郁金各 30 g，姜黄 12 g。水煎服。

6．胆道蛔虫病　茵陈蒿适量。煎服，配合针刺内关穴止痛；或再配合其他驱蛔虫措施。

7．带状疱疹　茵陈蒿、猪苓、鲜仙人掌各 10 g，败酱草、马齿苋各 15 g，金银花、紫草、大黄、木通各 5 g。加水煎 2 次，混合两煎所得药汁，每日 1 剂，分早、晚服。

8．预防肝炎　茵陈 500 g。加水煎煮 3 次，过滤，3 次滤液合并，浓煎成 500 ml，每次 16 ml，每日 2 次，连服 3 日。

9．肺脓肿　茵陈、木香、丁香、北沙参、檀香、紫檀香、石膏、红花各等份。制成散剂，温开水送服，每次 1.5 ~ 3.0 g，每日 2 ~ 3 次。

使用注意

血虚萎黄者慎用。

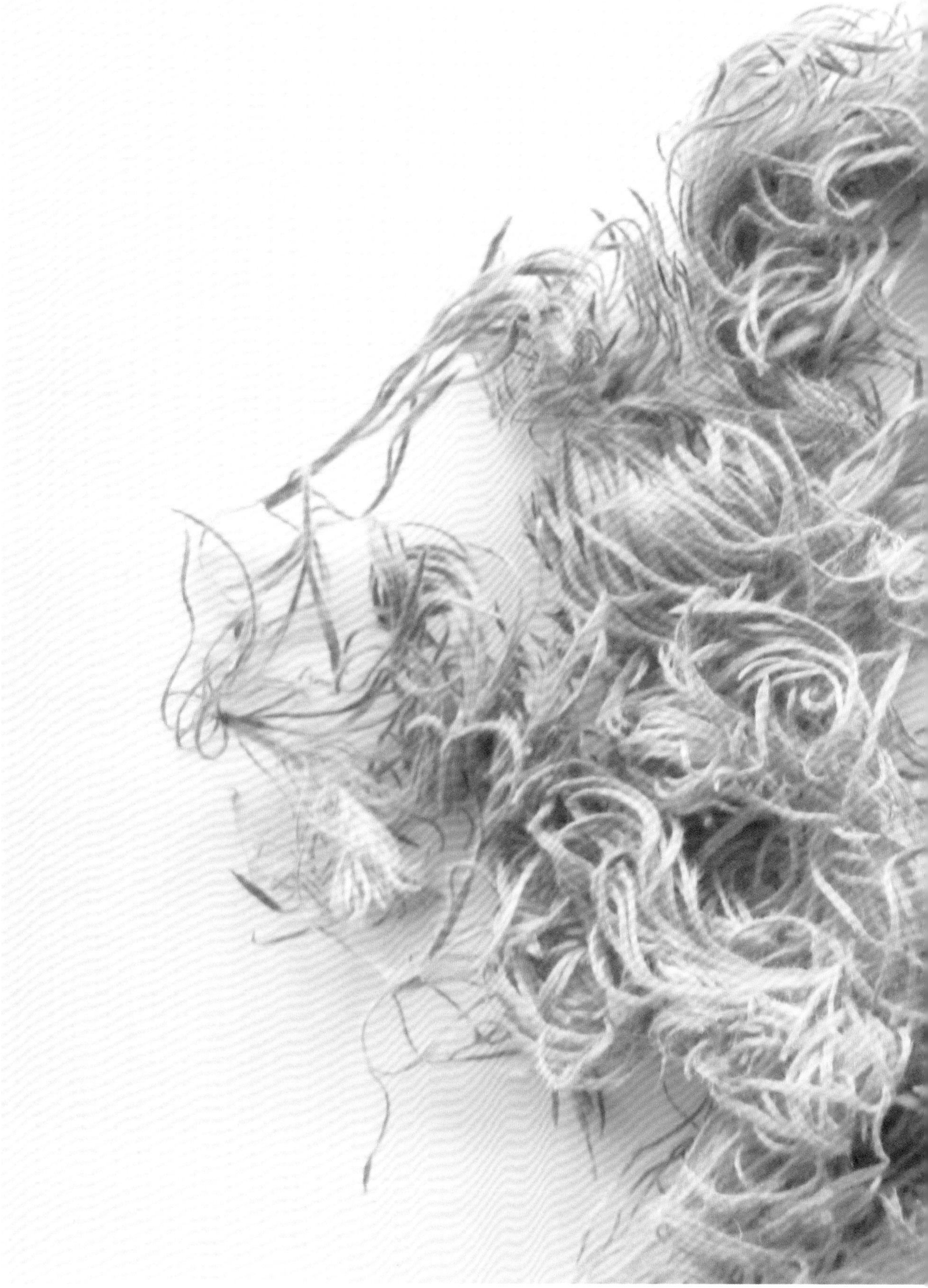

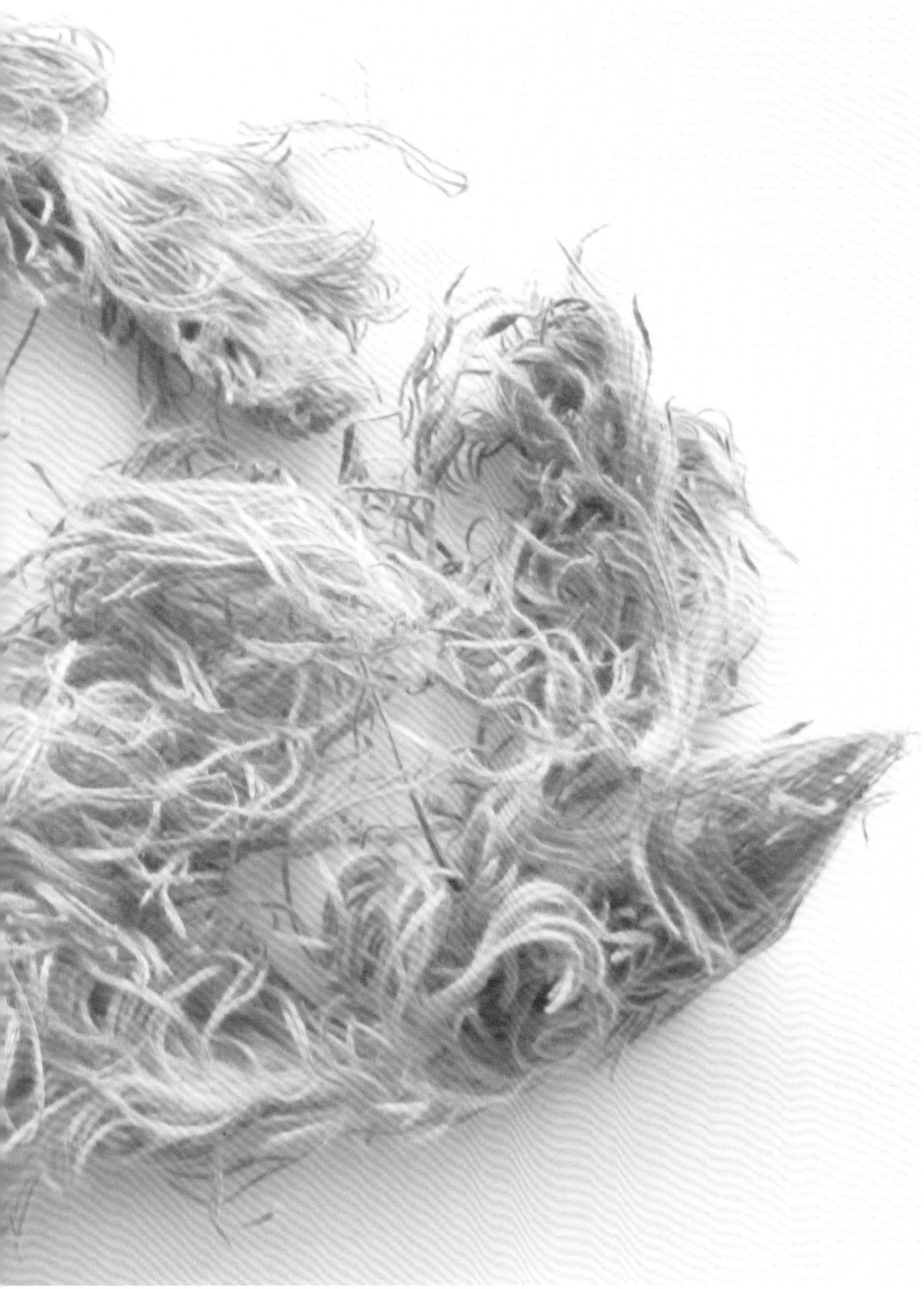

茵陈饮片

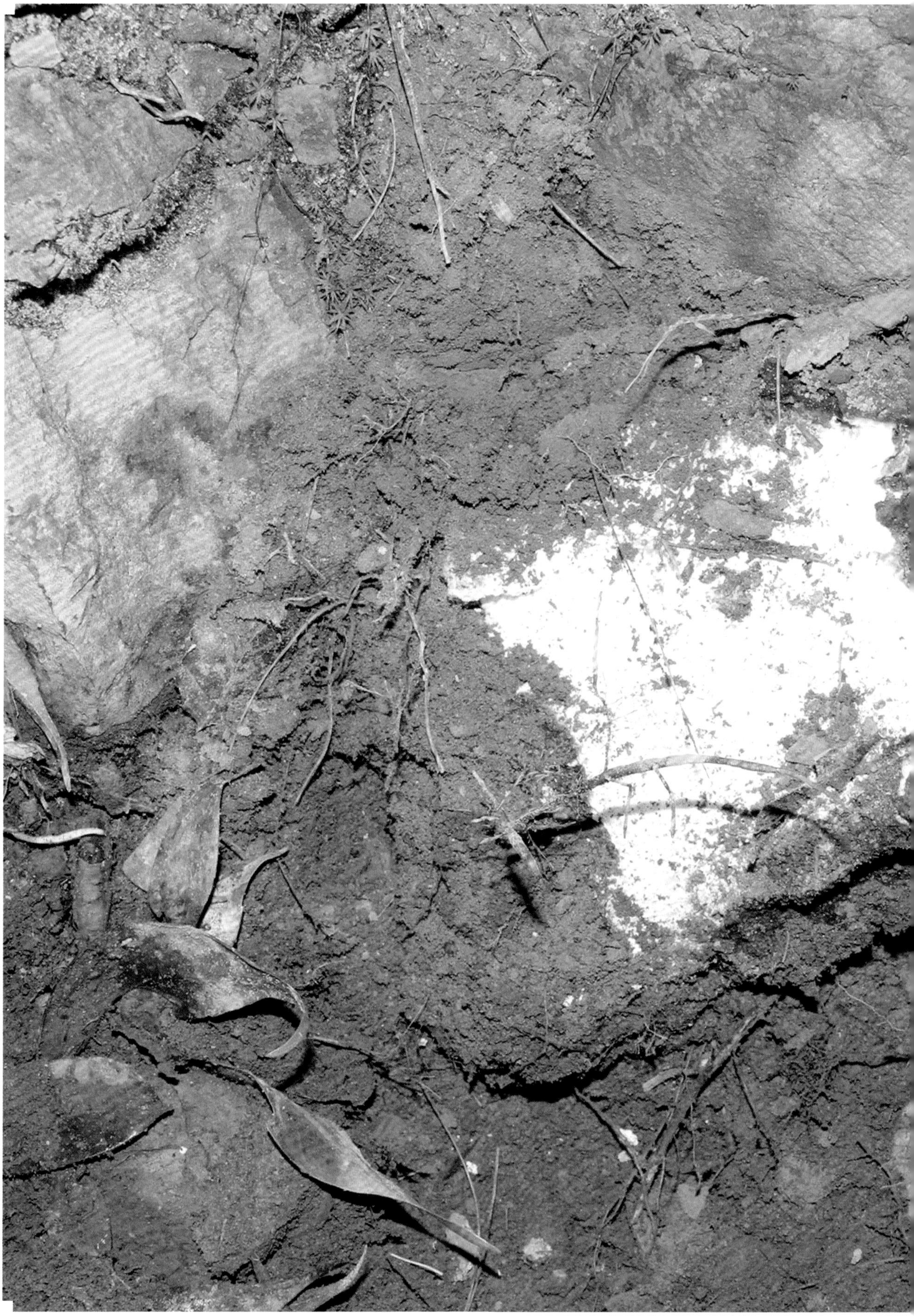

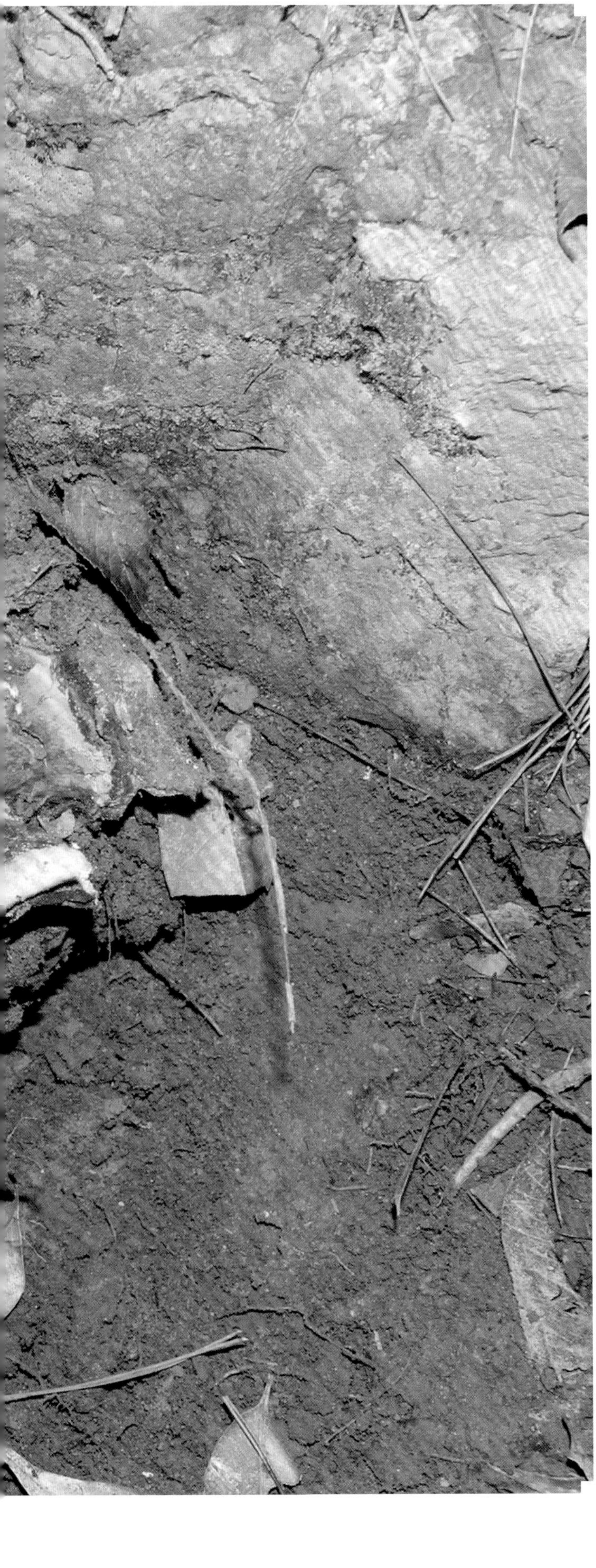

茯苓

【蒙 药 名】 那日松。

【别　　名】 云苓、玛格、白茯苓、赤茯苓。

【来　　源】 本品为多孔菌科真菌茯苓 *Poria cocos*（Schw.）Wolf 的干燥菌核。

【性味归经】 味甘、淡，性平。归心、脾、肾经。

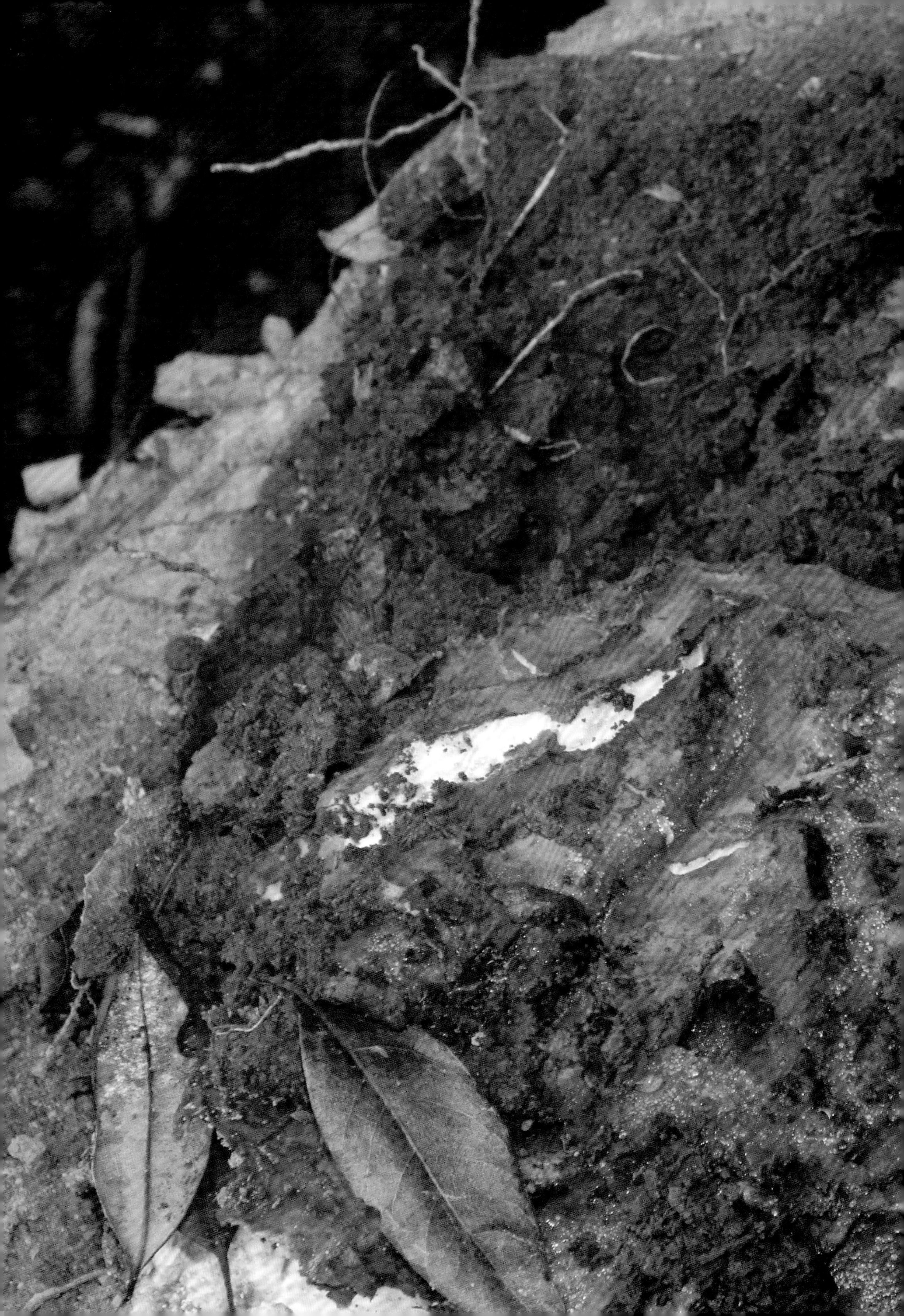

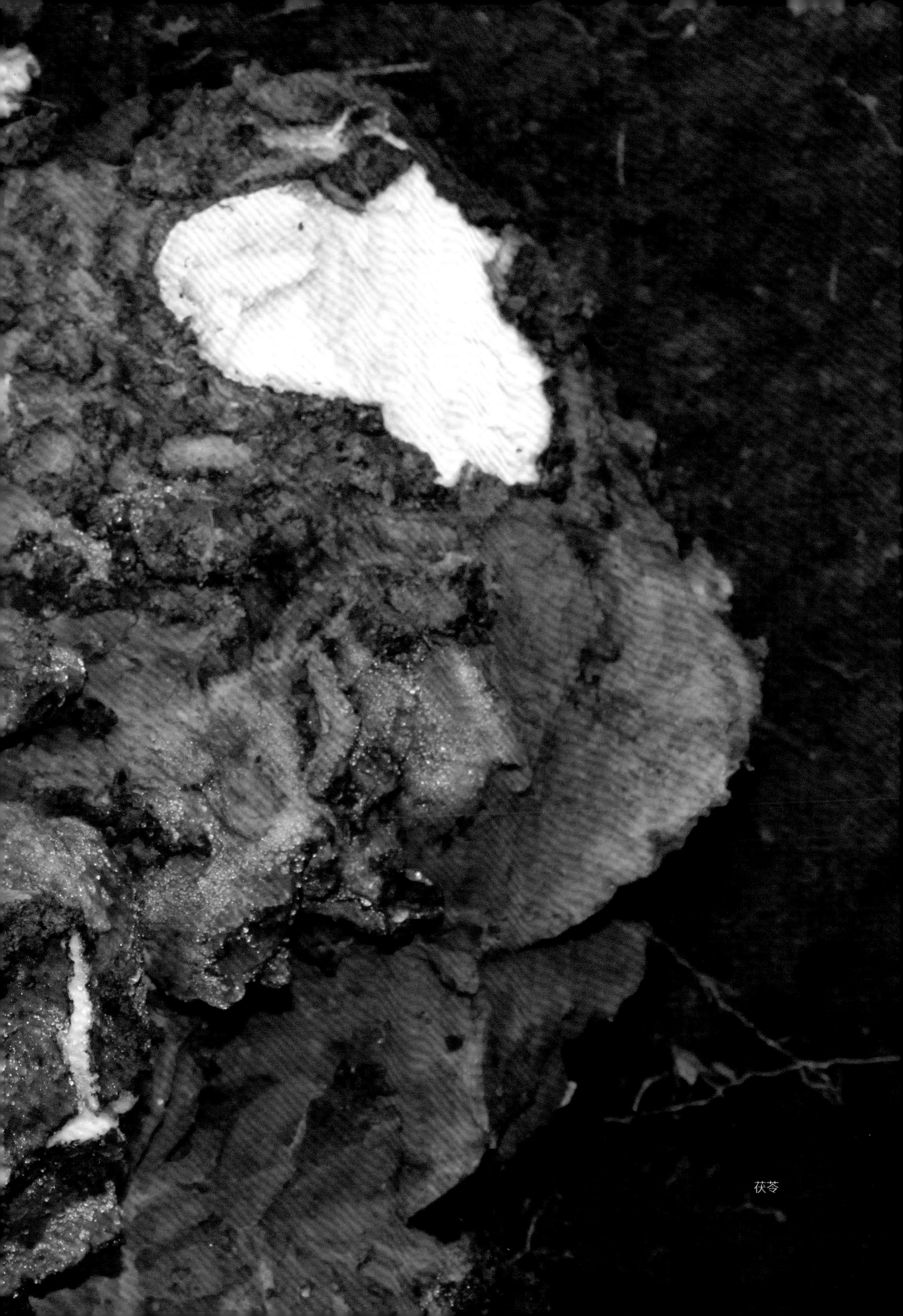

茯苓

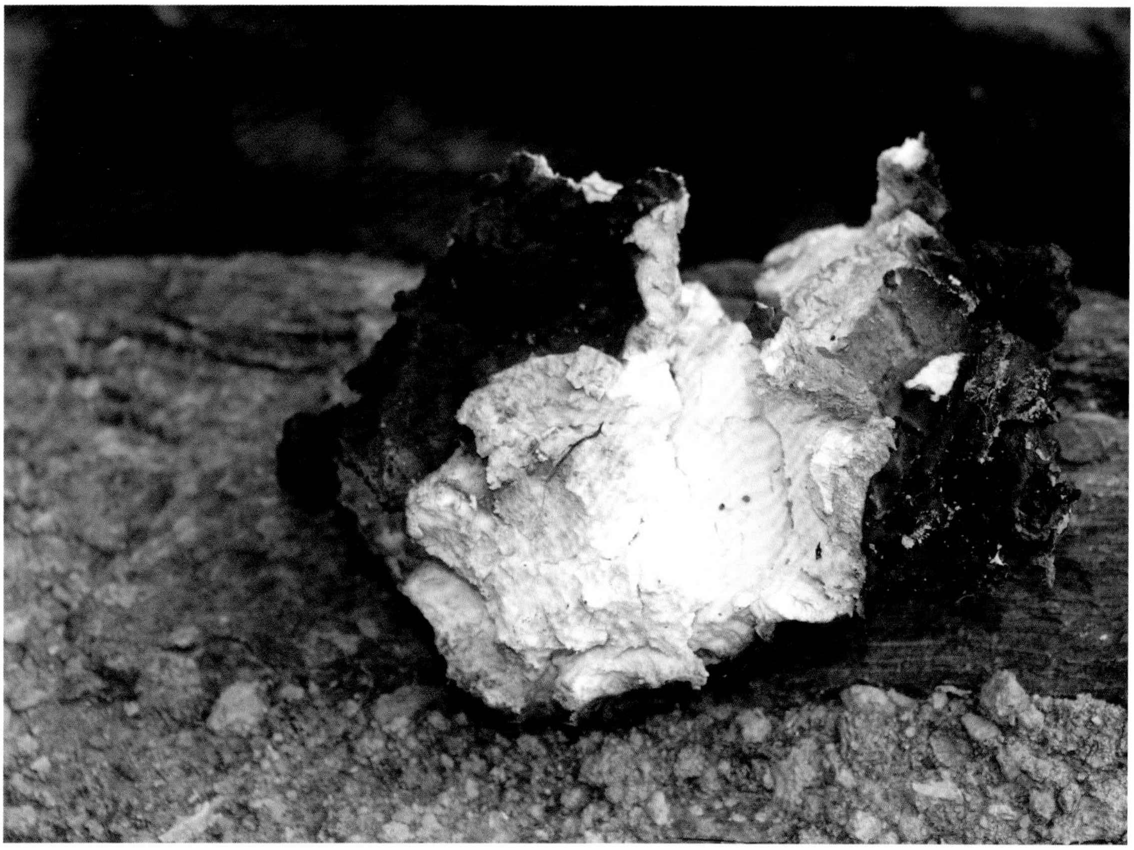

茯苓

识别特征

寄生或腐寄生。菌核埋在土内，大小不一，表面淡灰棕色或黑褐色，断面近外皮处带粉红色，内部白色。子实体平伏，伞形，直径 0.5 ~ 2.0 mm，生长于菌核表面成一薄层，幼时白色，老时变浅褐色。菌管单层，孔多为三角形，孔缘渐变齿状。

生境分布

生长于松科植物赤松或马尾松等树根上，深入地下 20 ~ 30 cm。分布于湖北、安徽、河南、云南、贵州、四川等省区。

采收加工

7—9 月采挖。除去泥土，堆积，上覆草垫使“发汗”，析出水分。然后取出摊放于通风阴凉处，待其表面干燥后再行“发汗”。如此反复 3 ~ 4 次，至表面皱缩，皮色变为褐色，再置阴凉处晾至全干，即为茯苓个。切制：于“发汗”后趁湿切制，也可取干燥茯苓个以水浸润后切制。将茯苓菌核内部的白色部分切成薄片或小方块，即为白茯苓；削下来的黑色外皮部，即为茯苓皮；茯苓皮层下的赤色部分，即为赤茯苓；带有松根的白色部分，切成正方形的薄片，即为茯神。切制后的各种成品，均需阴干，不可炕干，并宜放置阴凉处，不能过于干燥或通风，以免失去黏性或发生裂隙。

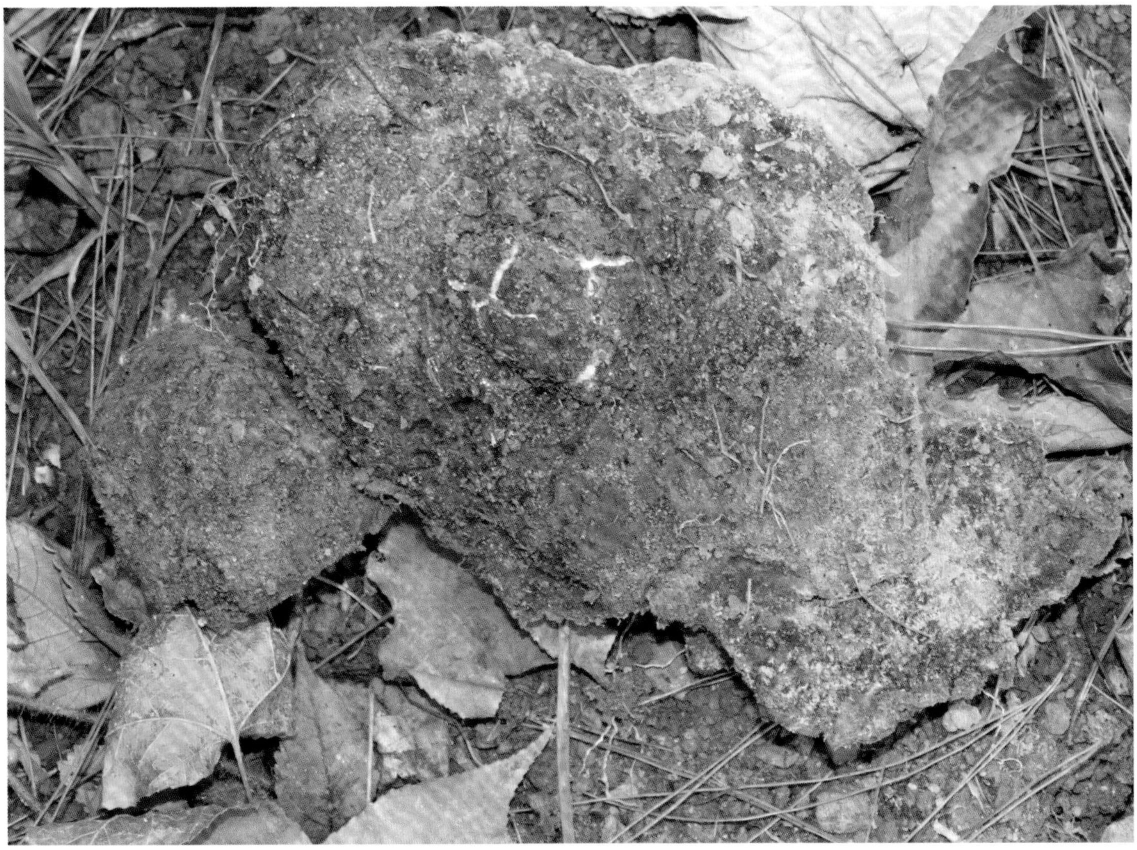

茯苓

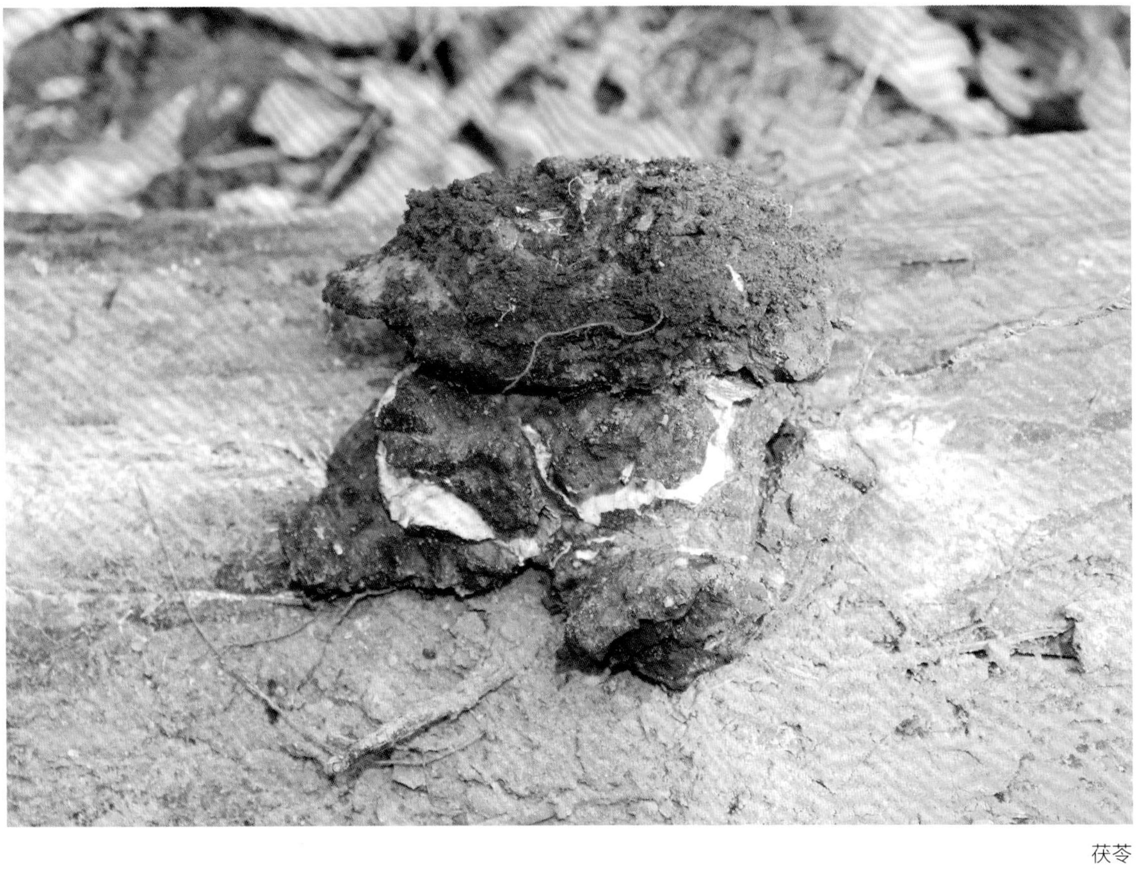

茯苓

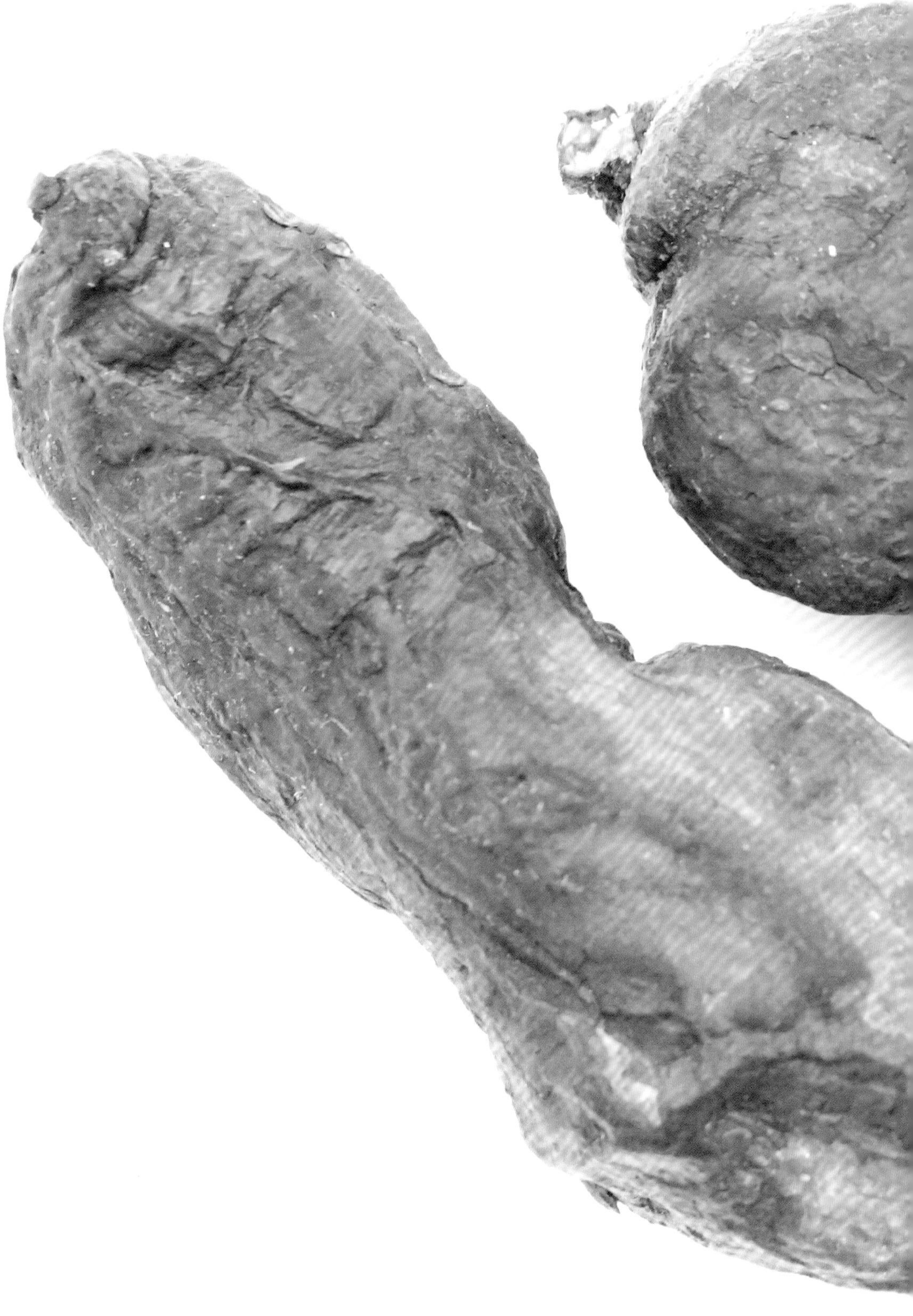

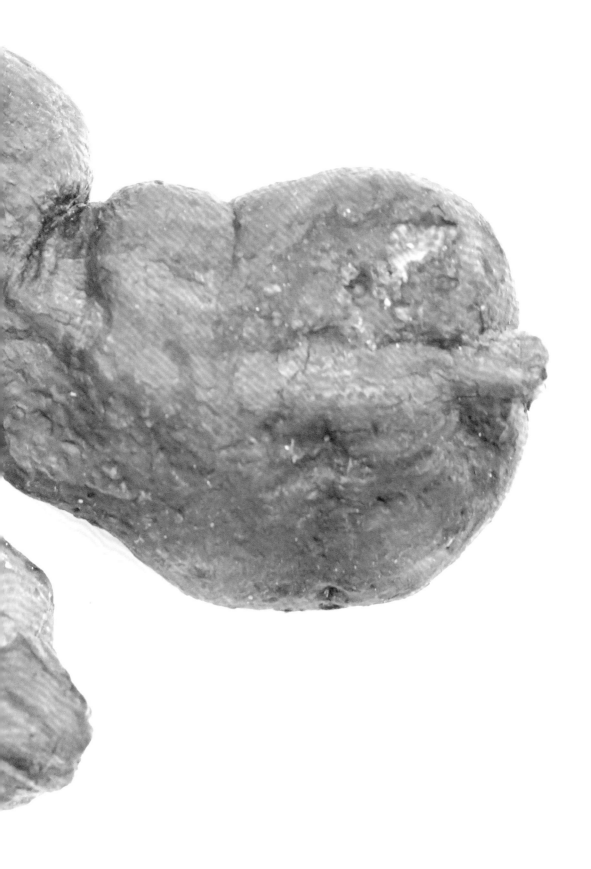

茯苓

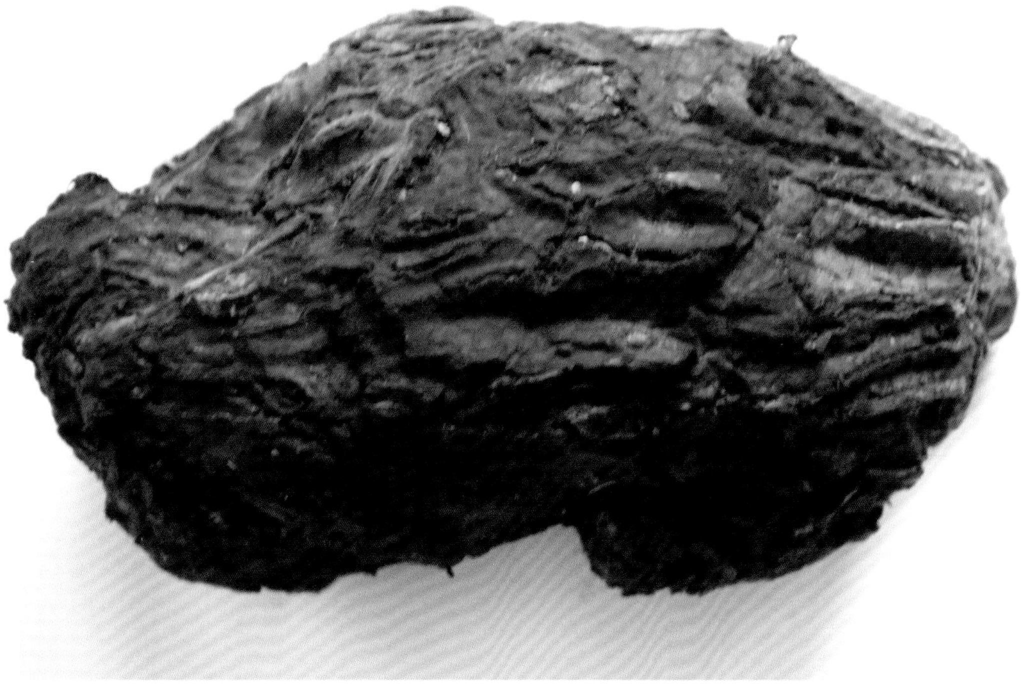

茯苓药材

药材鉴别

本品为不规则形的薄片，大小不一。表面白色、淡红色或淡棕色。体重，质坚实，切面颗粒状。无臭，味淡，嚼之黏牙。

功效主治

利水渗湿，健脾安神。本品甘补淡渗，既能渗泄水湿，又能健脾补中。中气旺、气血充，心神得养则自安，故有利水渗湿、健脾安神之功效。其性平力缓，无寒热之偏，故为临床所常用。

用法用量

内服：10 ~ 15 g，煎服。

民族药方

1．喉癌，痰浊凝聚 茯苓 25 g，山豆根 15 g，橘红 12 g，枳实、党参各 10 g，制胆南星、制半夏、菖蒲、僵蚕、莪术、甘草各 9 g，竹茹 6 g。水煎取药汁，每日 1 剂，分 2 次服。

2．急性细支气管炎 茯苓、山药各 13 g，子芩、全虫（全蝎）、川贝母、地龙、白术各 7 g，胆南星、甘草各 5 g。水煎取药汁，每日 1 剂，分 2 次服。

3．小儿支气管炎 茯苓 9 g，前胡 5 g，半夏、枳壳各 4.5 g，紫苏叶、薄荷、陈皮、甘草、白芷各 3 g。水煎取药汁，每日 1 剂，分 2 次服。

4．老年慢性支气管炎证属痰湿壅肺型者 茯苓 12 g，川贝母 9 g，陈皮、半夏、枳实、知母各 6 g，紫苏子 5 g，炙甘草、生姜各 3 g，天南星 1.5 g。水煎取药汁，每日 1 剂，分 2 次服，连服 15 剂为 1 个疗程。

5．急性胃肠炎 茯苓、佩兰、藿香、苍术、刺黄连各 15 g。水煎服。

6．脾虚湿盛，小便不利 茯苓、猪苓、泽泻、白术各 20 g，桂枝 10 g。水煎服。

7．脾虚，食少，脘闷 茯苓25 g，白术、党参各15 g，枳实、陈皮、生姜各10 g。水煎服。

使用注意

虚寒精滑、气虚下陷者宜慎用。入药宜切制成薄片，以利药力溶出。

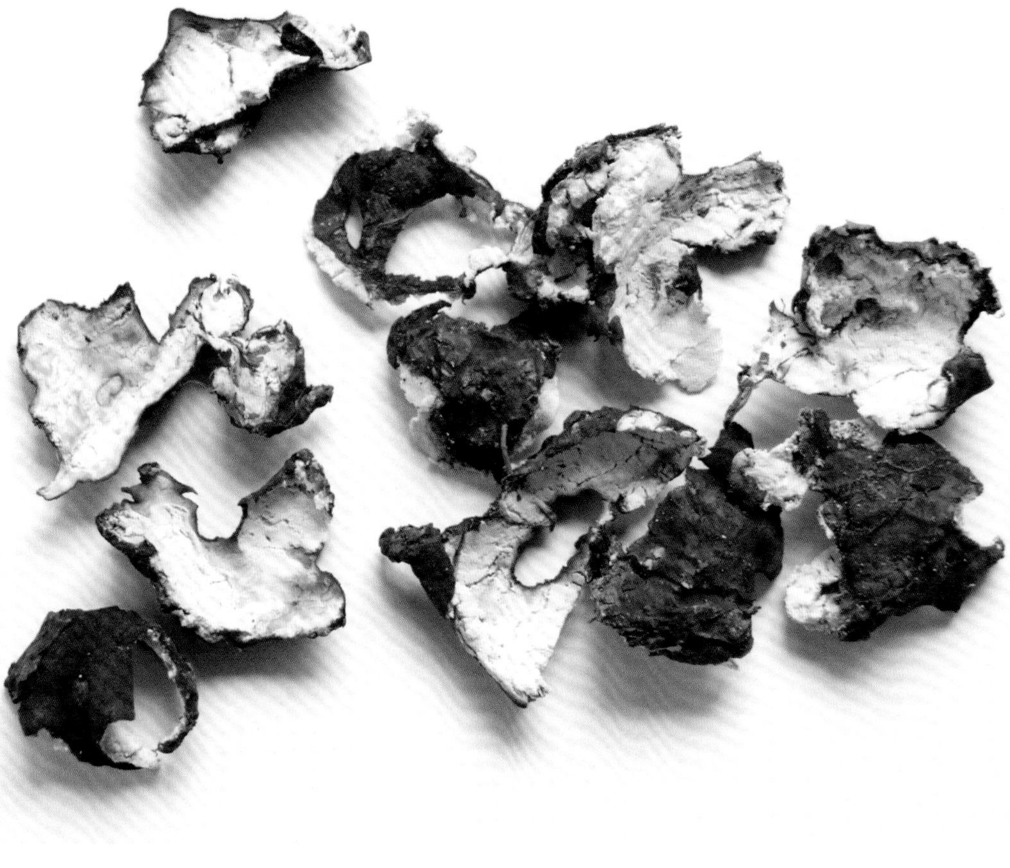

茯苓药材

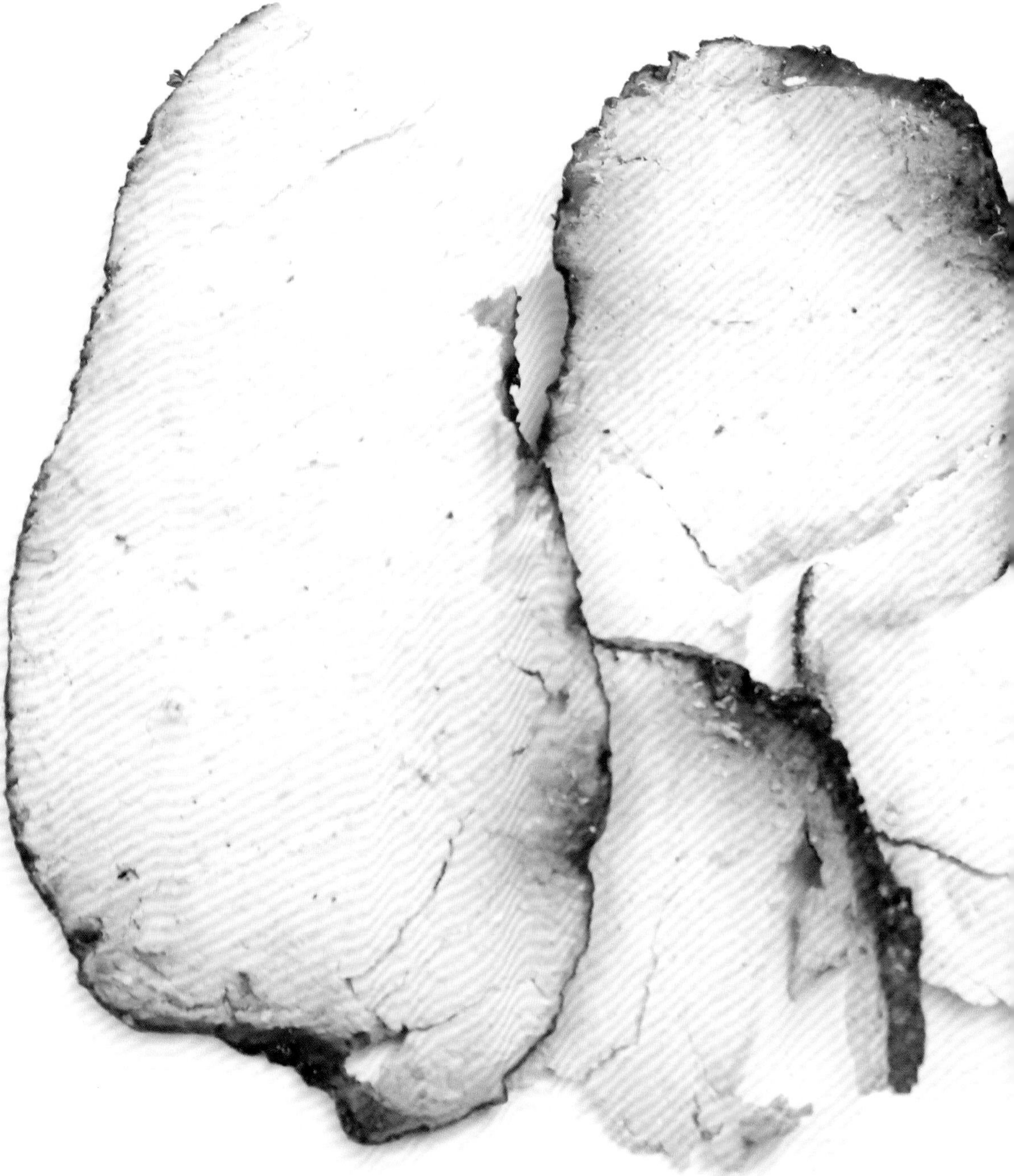

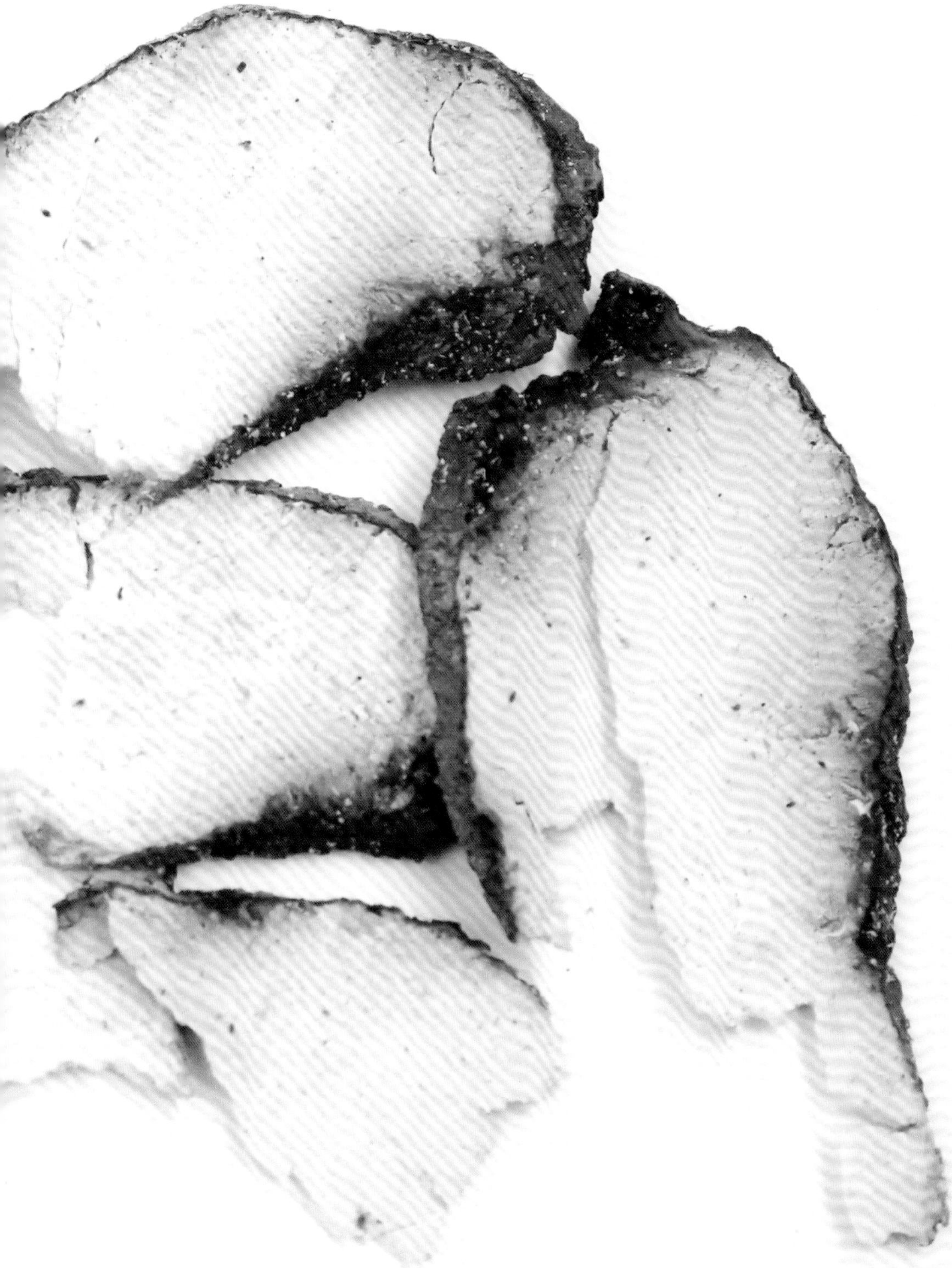

茯苓饮片

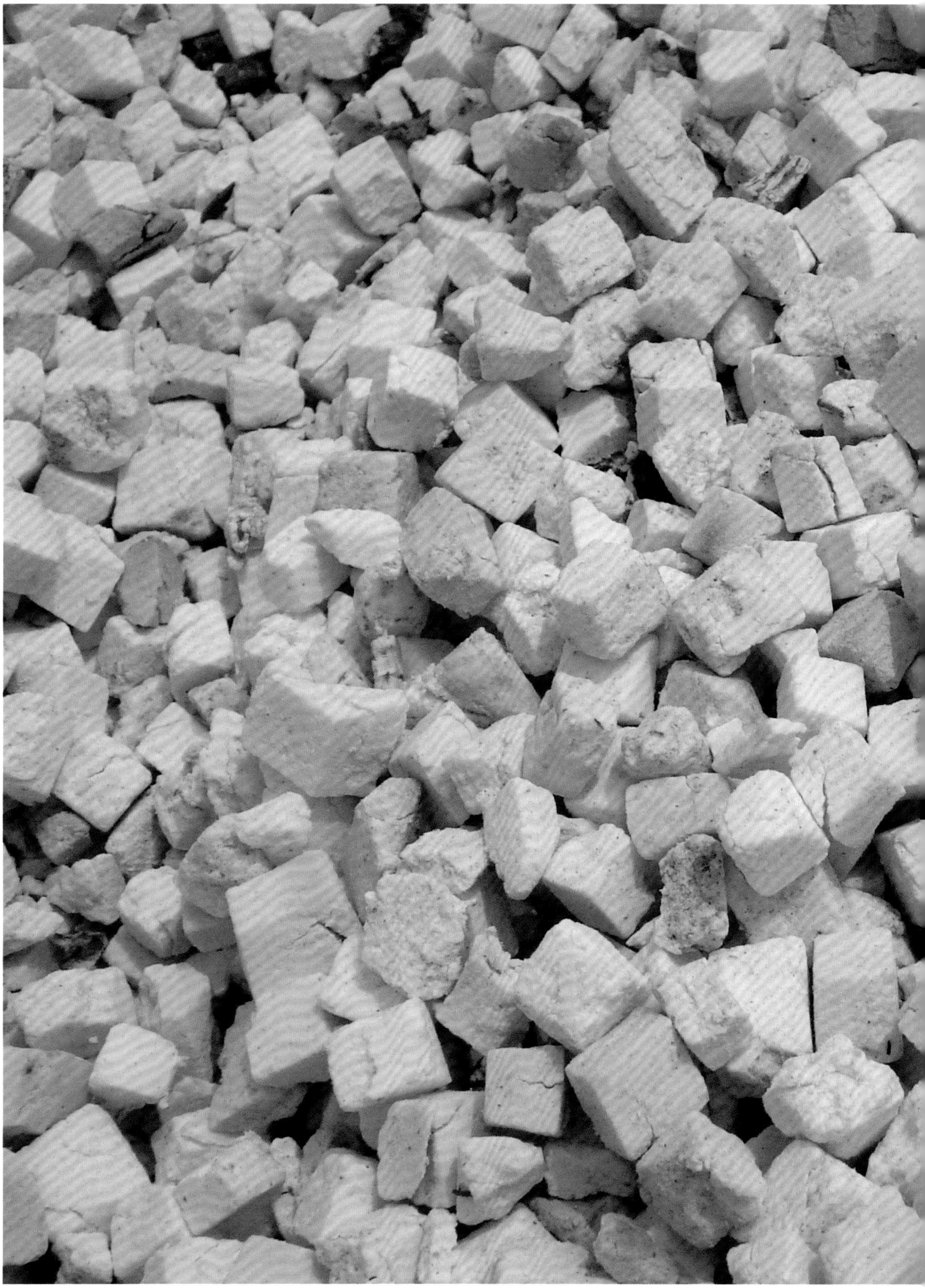

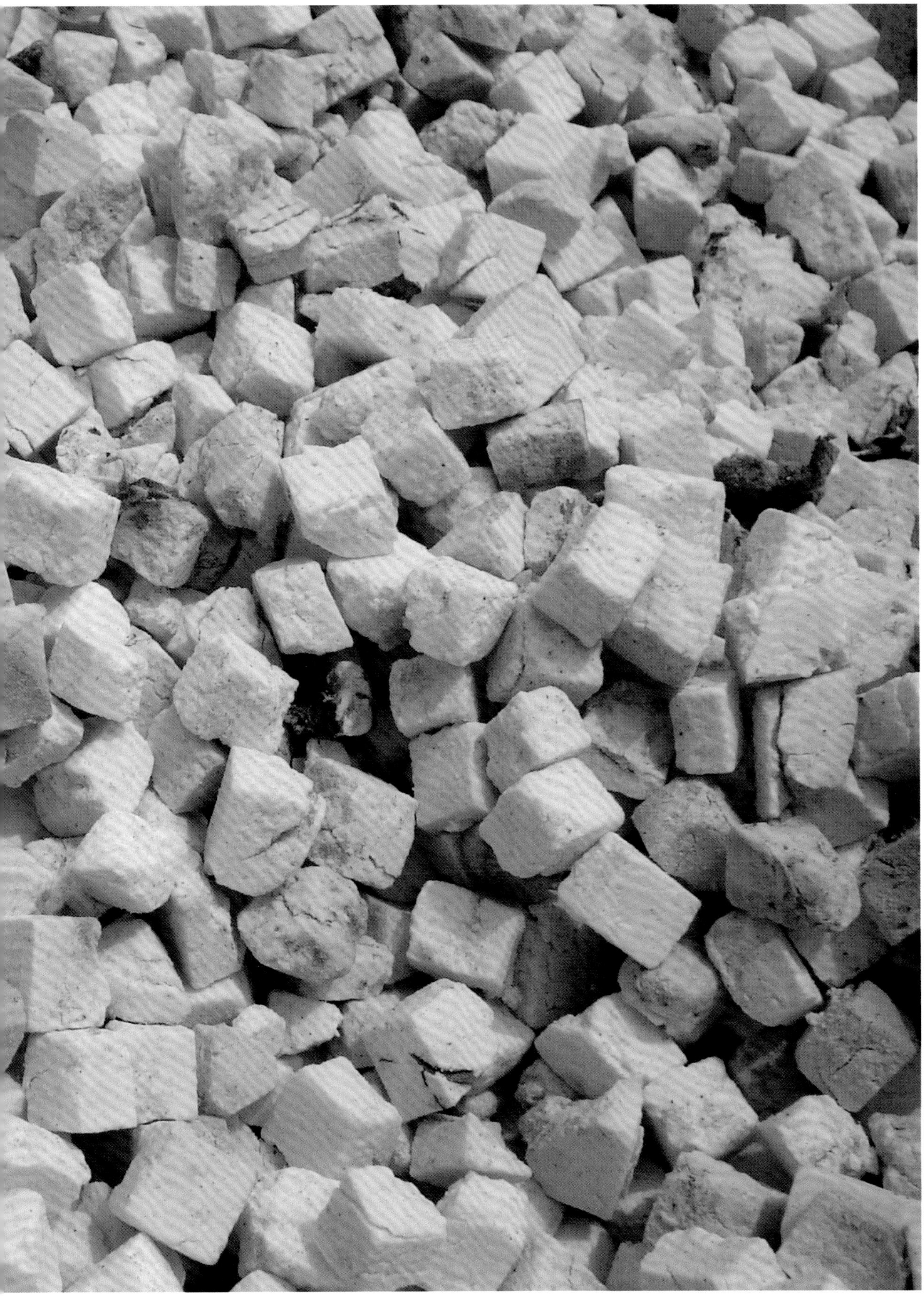

茯苓饮片

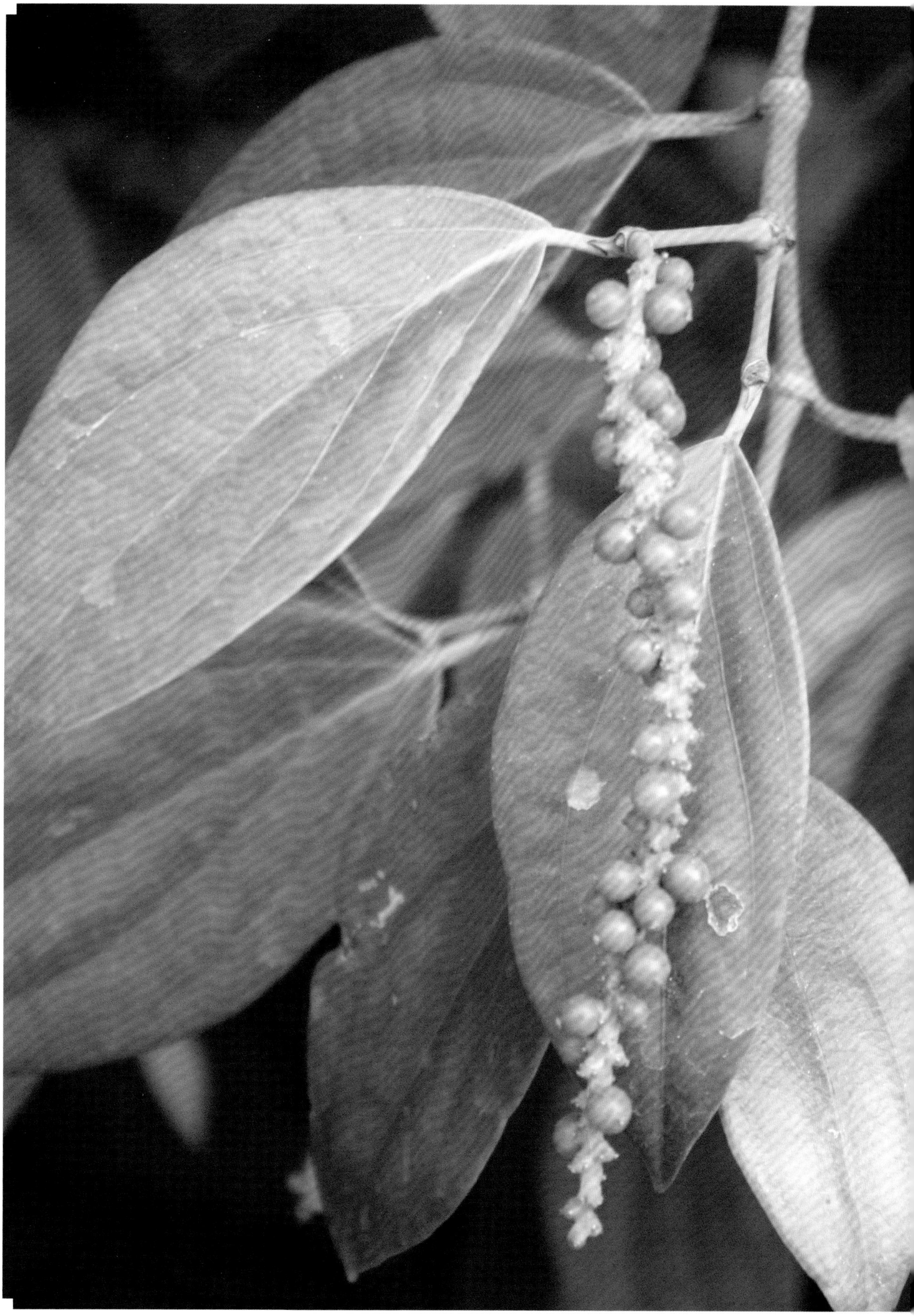

胡椒

【蒙药名】胡珠。

【别　名】炮瓦日、黑胡椒、白胡椒、那勒沙木。

【来　源】本品为胡椒科植物胡椒 *Piper nigrum* L. 的干燥近成熟果实或成熟果实。

【性味归经】味辛，性热。归胃、大肠经。

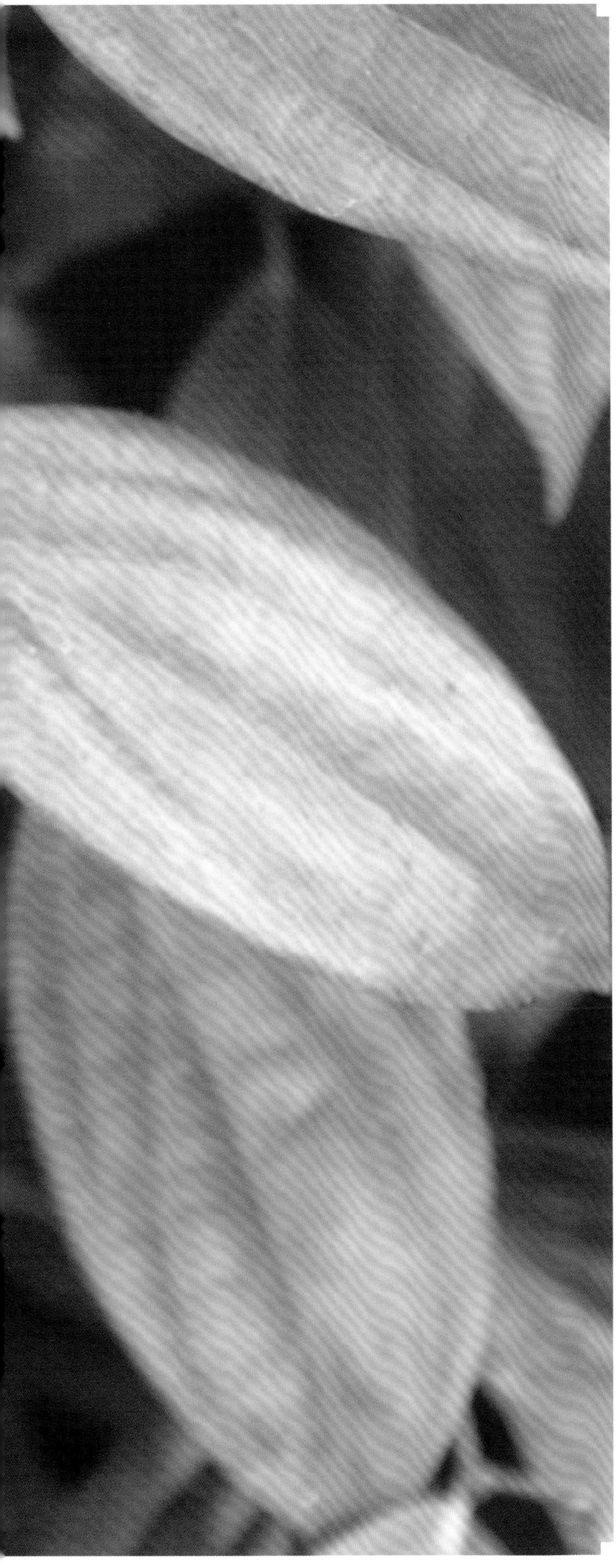

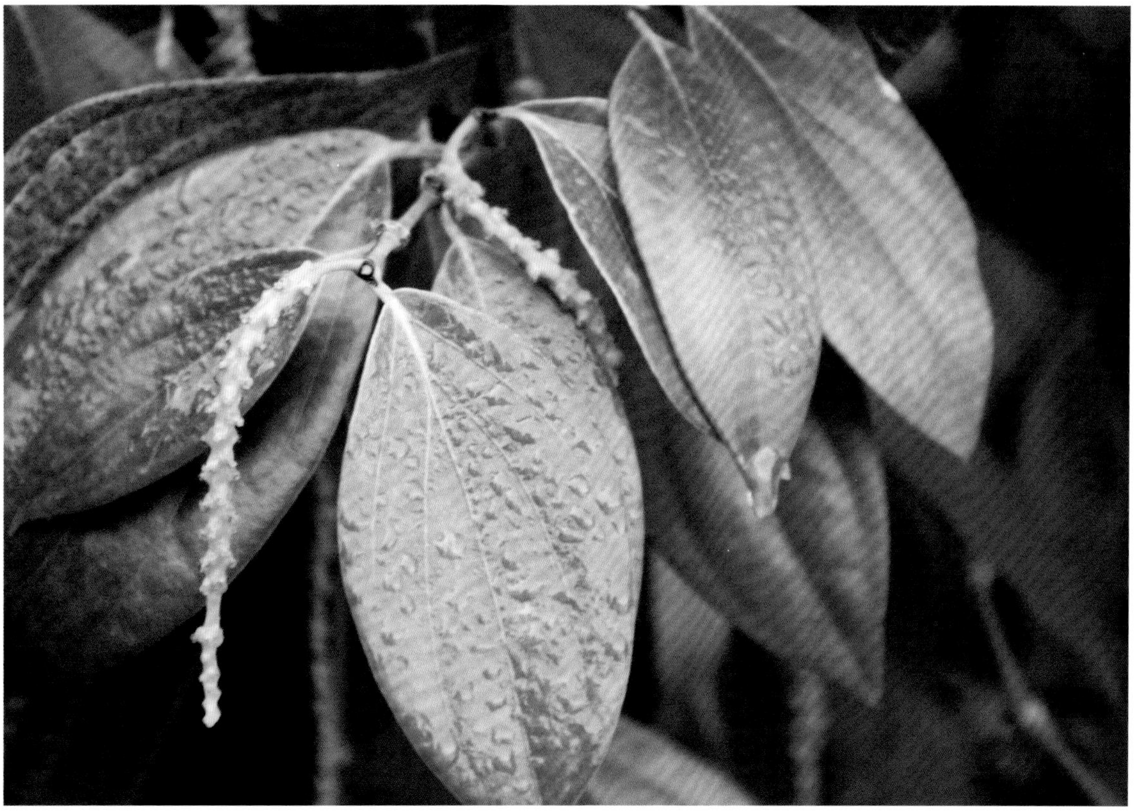

胡椒

识别特征

常绿藤本。茎长达 5 m，多节，节处略膨大，幼枝略带肉质。叶互生，叶柄长 1.5 ~ 3.0 cm，上面有浅槽；叶革质，阔卵形或卵状长椭圆形，长 8 ~ 16 cm，宽 4 ~ 7 cm，先端尖，基部近圆形，全缘，上面深绿色，下面苍绿色，基出脉 5 ~ 7 条，在下面隆起。花单性，雌雄异株，成为杂性，成穗状花序，侧生茎节上；总花梗与叶柄等长，花穗长约 10 cm；每花有一盾状或杯状苞片，陷入花轴内，通常具侧生的小苞片；无花被；雄蕊 2，花丝短，花药 2 室；雌蕊子房圆形，1 室，无花柱，柱头 3 ~ 5 枚，有毛。浆果球形，直径 4 ~ 5 mm，稠密排列，果穗圆柱状，幼时绿色，熟时红黄色。种子小。花期 4—10 月，果期 10 月至翌年 4 月。

生境分布

生长于荫蔽的树林中。分布于海南、广东、广西、云南等省区。

采收加工

秋末至次春果实呈暗绿色时采收，晒干，为黑胡椒；果实变红时采收，水浸，擦去果肉，晒干，为白胡椒。

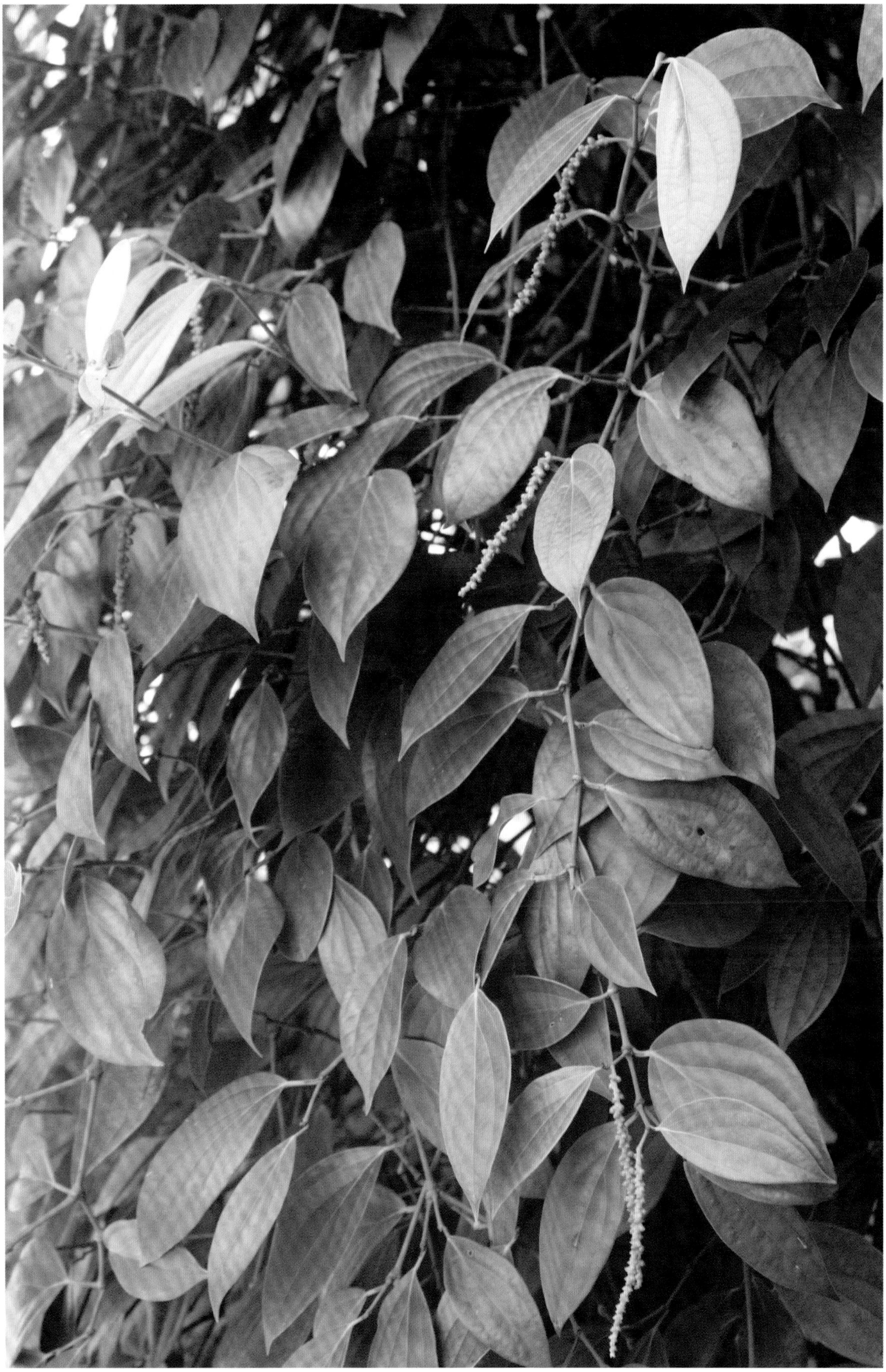

胡椒

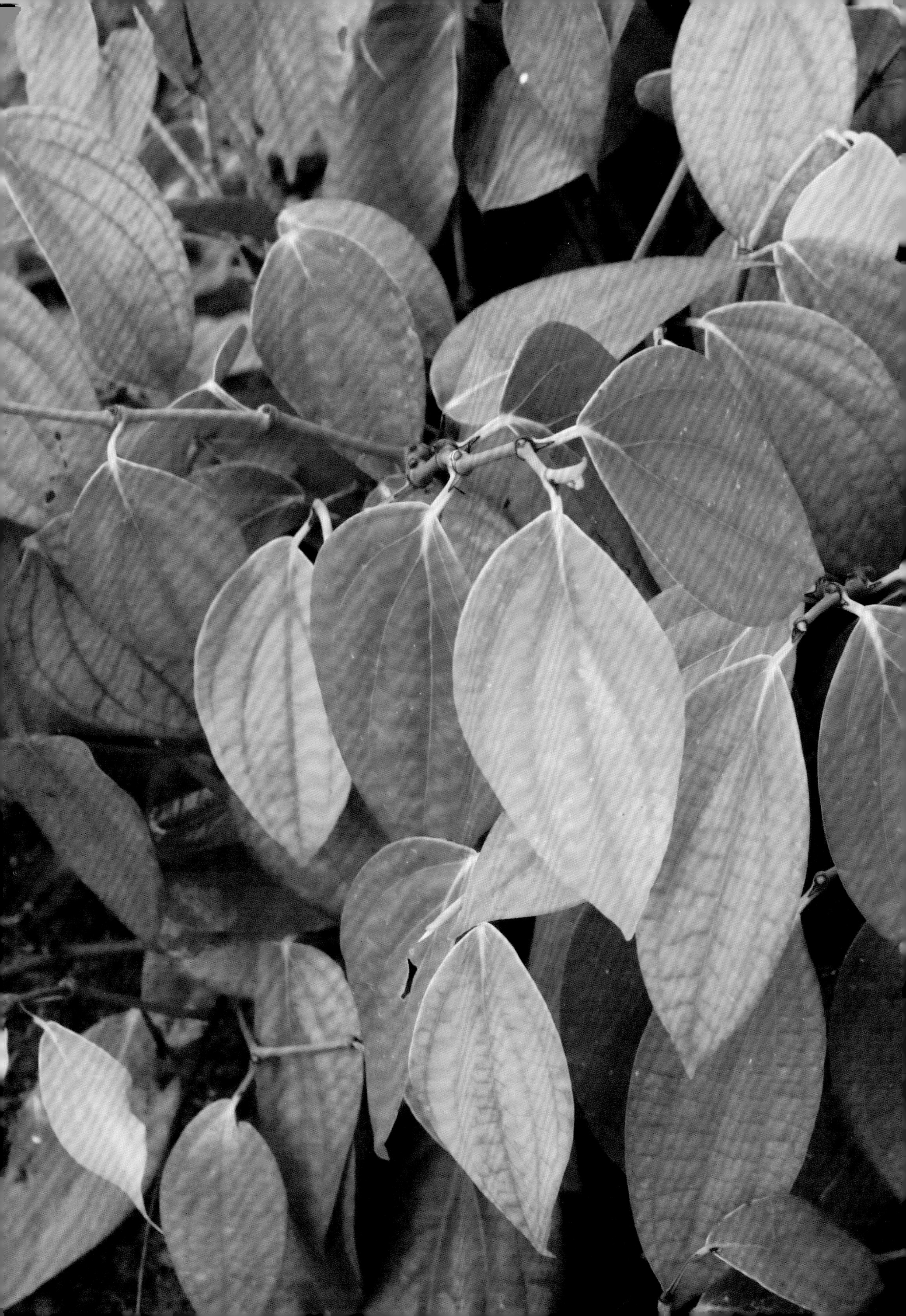

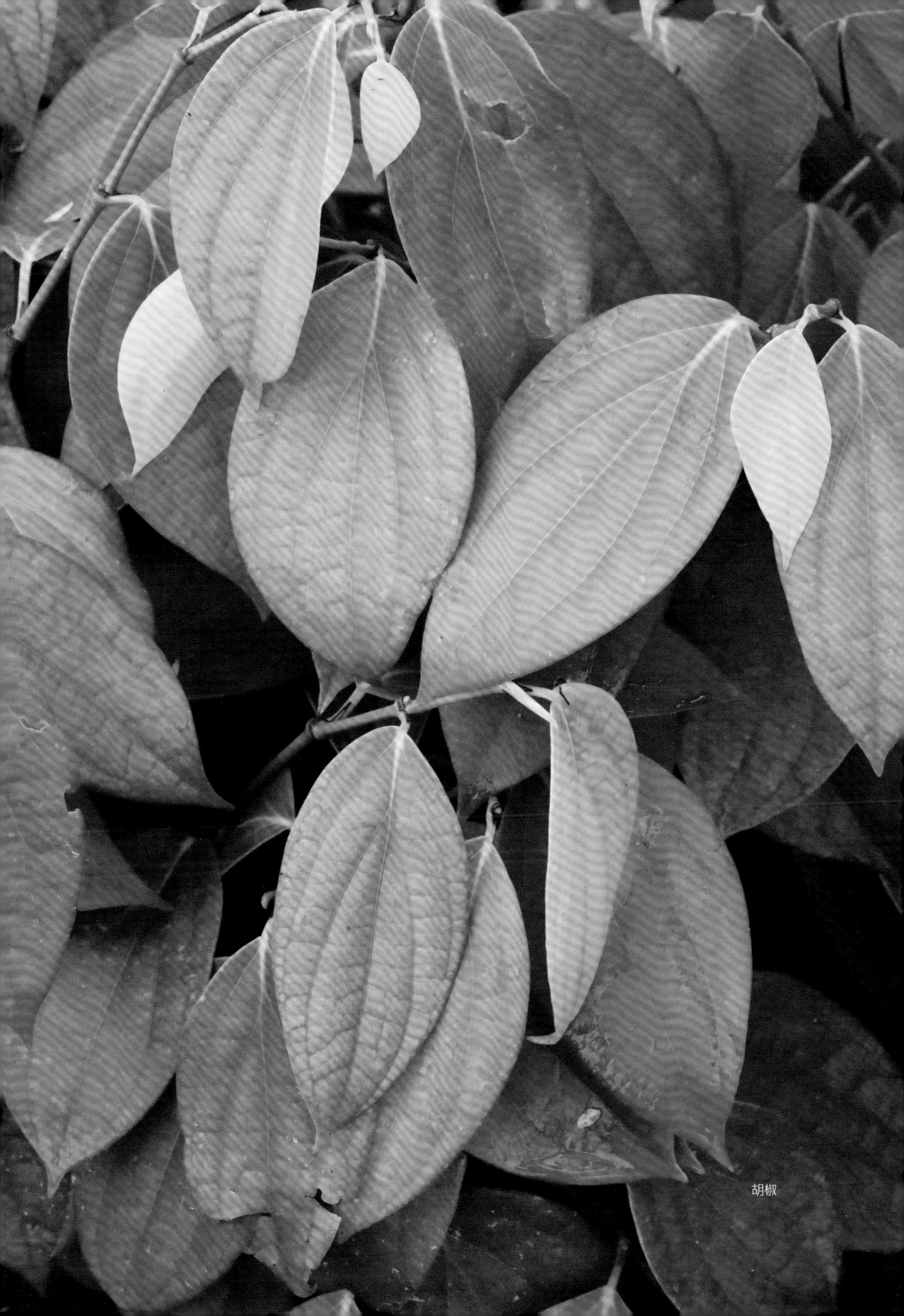

胡椒

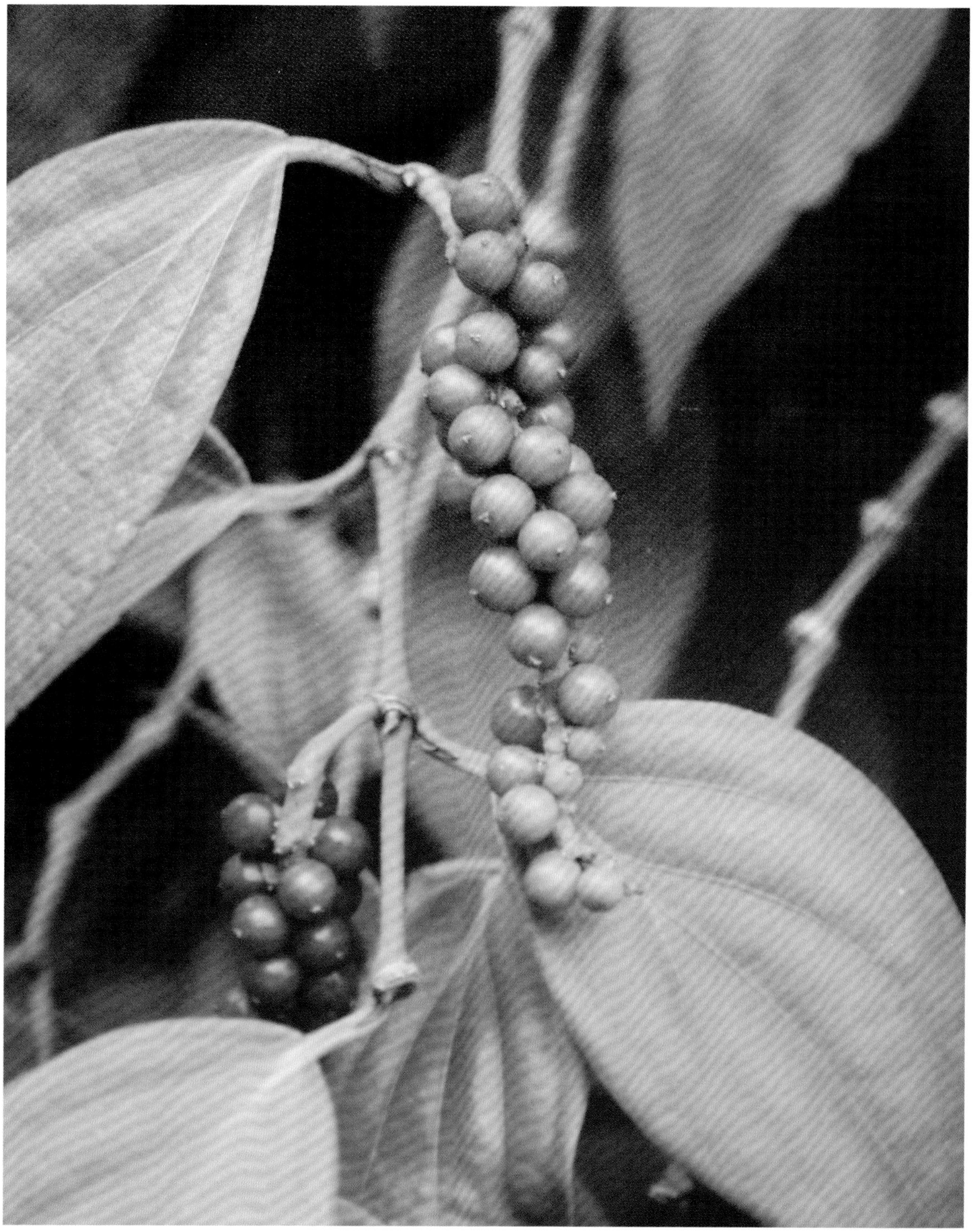

胡椒

药材鉴别

本品呈圆球形。表面灰白色，平滑，一端有一小突起，另一端有一微凹陷的圆脐，表面有浅色脉纹。质硬而脆。破开面微有粉性，黄白色，外皮薄，中间有细小空心。气芳香，味辛辣。

功效主治

温中止痛，下气消痰。本品辛热，温中散寒以止痛，中焦无寒则升降有序而气下痰消，故有此功效。

药理作用

本品有祛风健胃、抗惊厥、镇静，以及使皮肤血管扩张产生温热感等作用。

用法用量

内服：2 ~ 4 g，煎服；0.5 ~ 1.0 g，研末服。外用：适量。

民族药方

1．婴幼儿腹泻　吴茱萸 6 g，苍术 7 g，白胡椒 2 g，肉桂、枯矾各 3 g。共为细末，分 3 等份，每次取 1 份，以醋适量调匀，置于神厥穴（脐孔），外用麝香止痛膏或胶布固定，每日换药 1 次。

2．子宫脱垂　白胡椒、附片、肉桂、白芍、党参各 20 g。研末加红糖 60 g，和匀分 30 包，每日早、晚各服 1 包（服药前先饮少量酒），15 日为 1 个疗程。

3．小儿消化不良性腹泻　白胡椒、葡萄糖粉各 1 g。研粉混匀，1 岁以下每次 0.3 ~ 0.5 g，3 岁以上每次 0.5 ~ 1.5 g，一般不超过 2 g，每日 3 次，连服 1 ~ 3 日为 1 个疗程。

4．慢性气管炎　将白胡椒放入 75% 乙醇溶液中泡 30 分钟，取出切成 2 瓣或 4 瓣，用于穴位埋藏。

5．感冒咳嗽　胡椒 8 粒，暖脐膏 1 张。将胡椒研碎，放在暖脐膏中央，贴于第 2 胸椎和第 3 胸椎间，贴后局部发痒，为药物反应，不要剥去。

6．胃腑火衰，胃巴达干积聚，消化不良，胃腹胀痛，呕吐，寒性泄泻　胡椒、苏格木勒、荜茇、肉桂、寒水石（制）各 30 g，诃子、山柰各 10 g，石榴 60 g，光明盐、五灵脂各 20 g。制成散剂，温开水送服，每次 1.5 ~ 3.0 g，每日 1 ~ 2 次。

7．大肠赫依，腹胀　胡椒、肉桂、光明盐、干姜各 10 g，石榴、苏格木勒各 30 g，荜茇、草果仁、红花、诃子、苣胜子、黑种草子各 20 g，紫硇砂 2 g。制成散剂，温开水送服，每次 1.5 ~ 3.0 g，每日 1 ~ 2 次。孕妇慎服。

使用注意

胃热或胃阴虚者忌用。

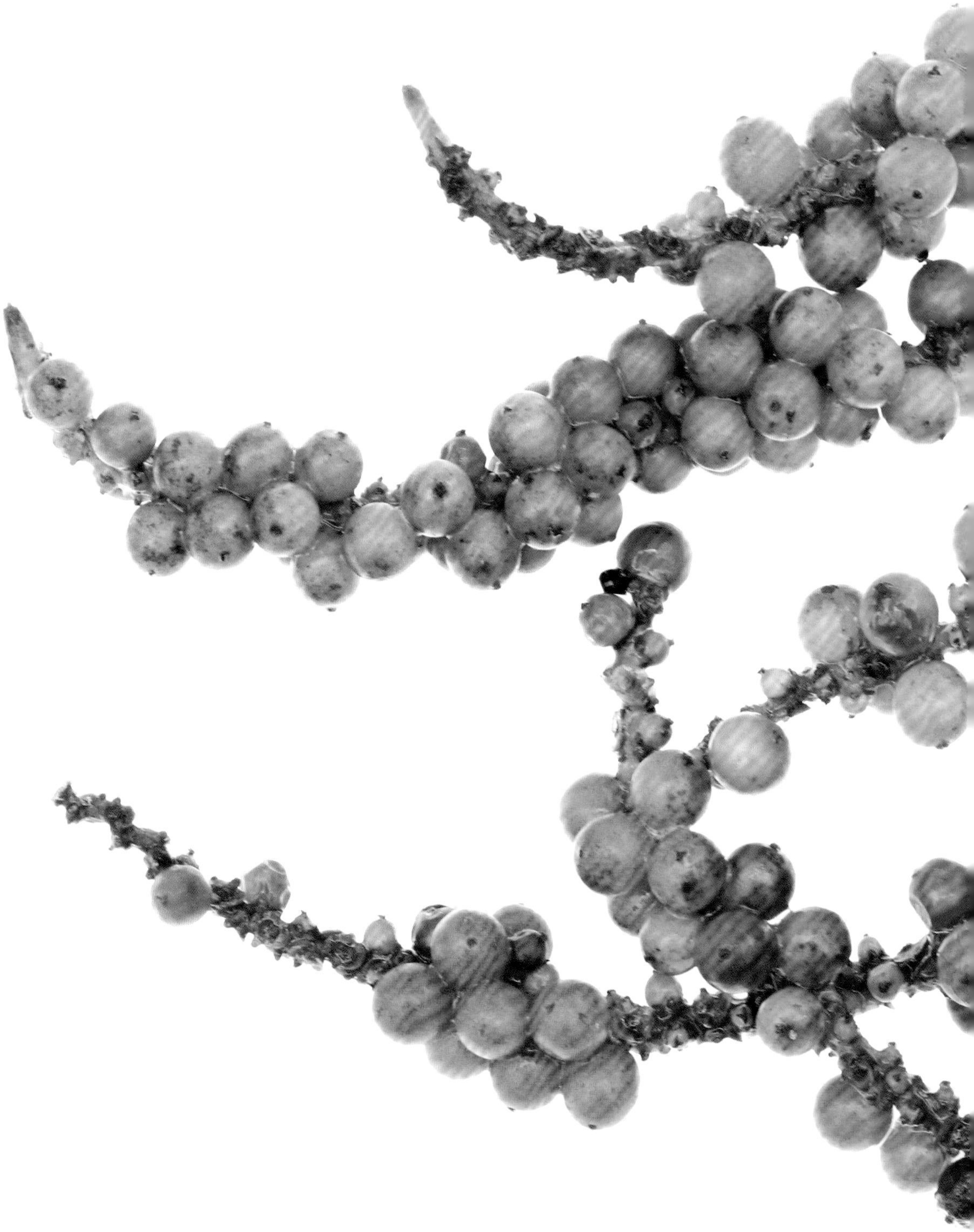

胡椒

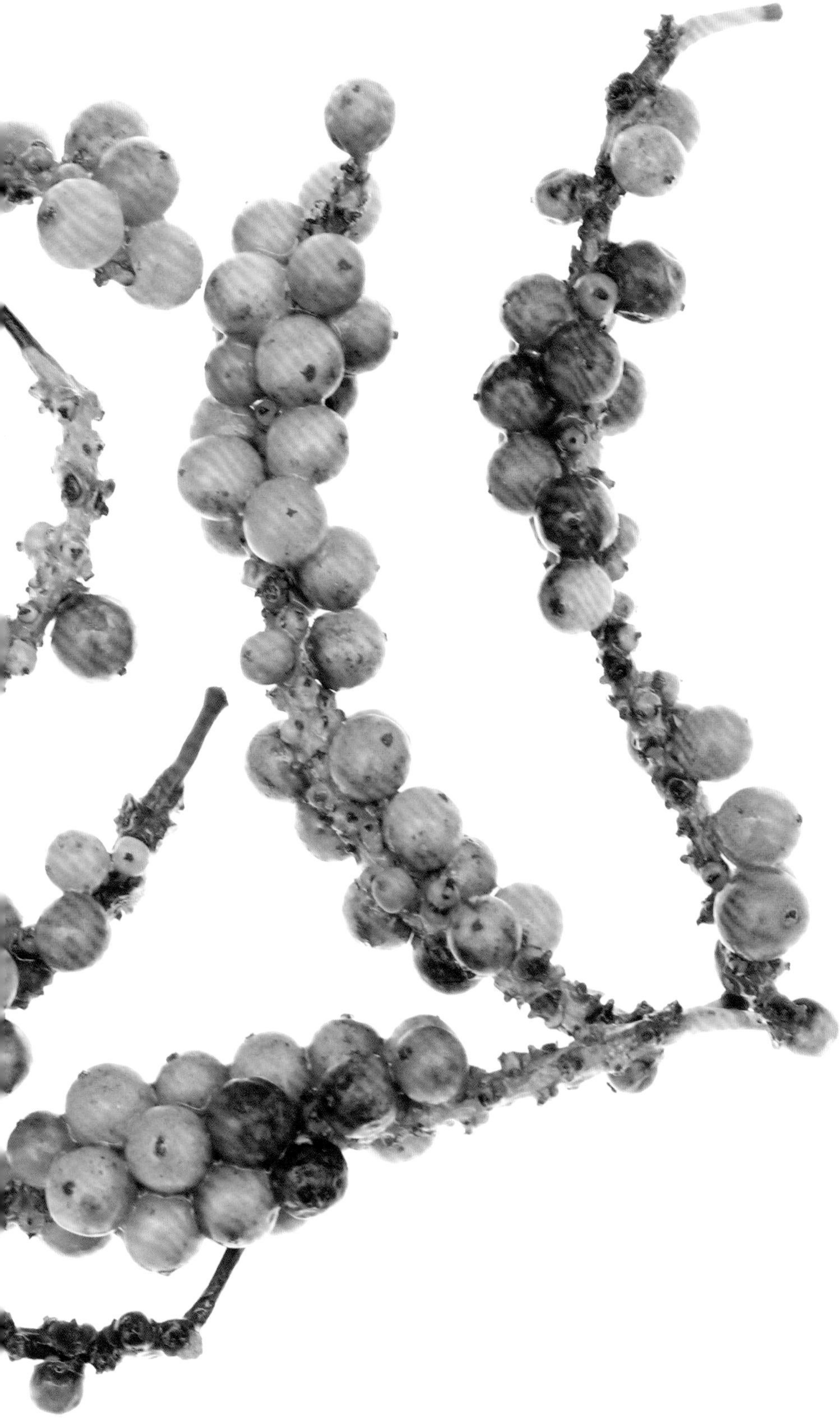

胡椒药材

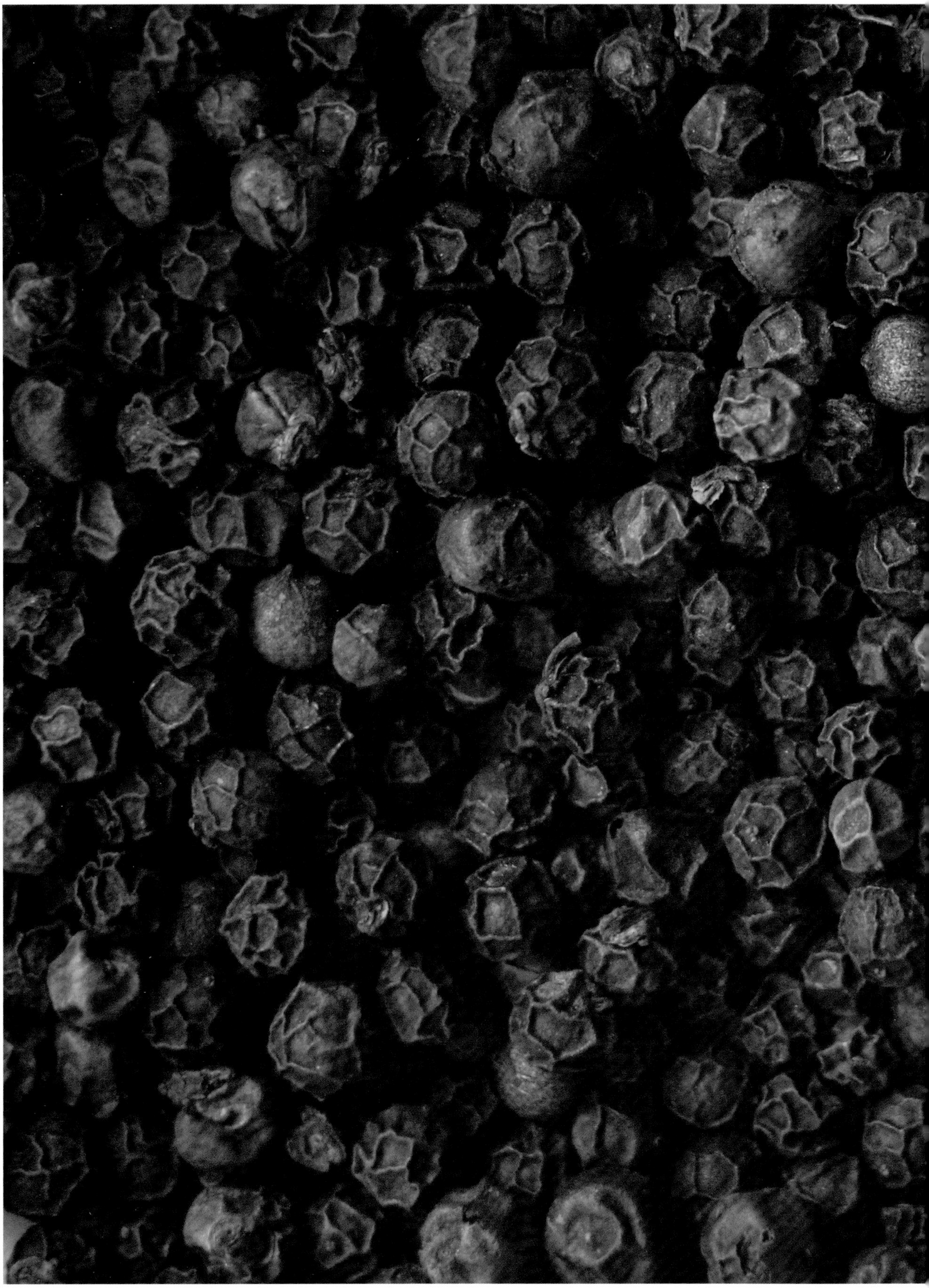

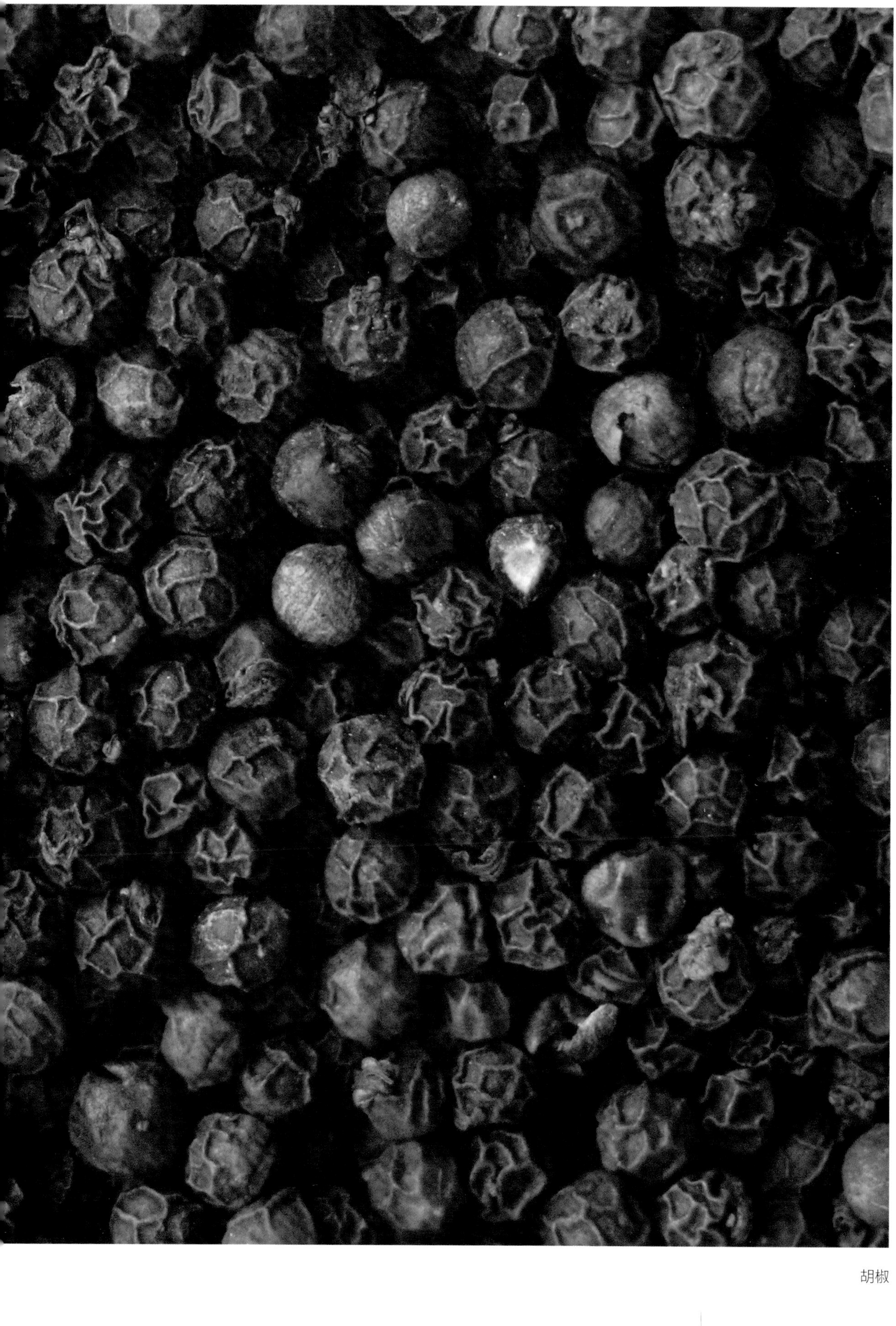

胡椒

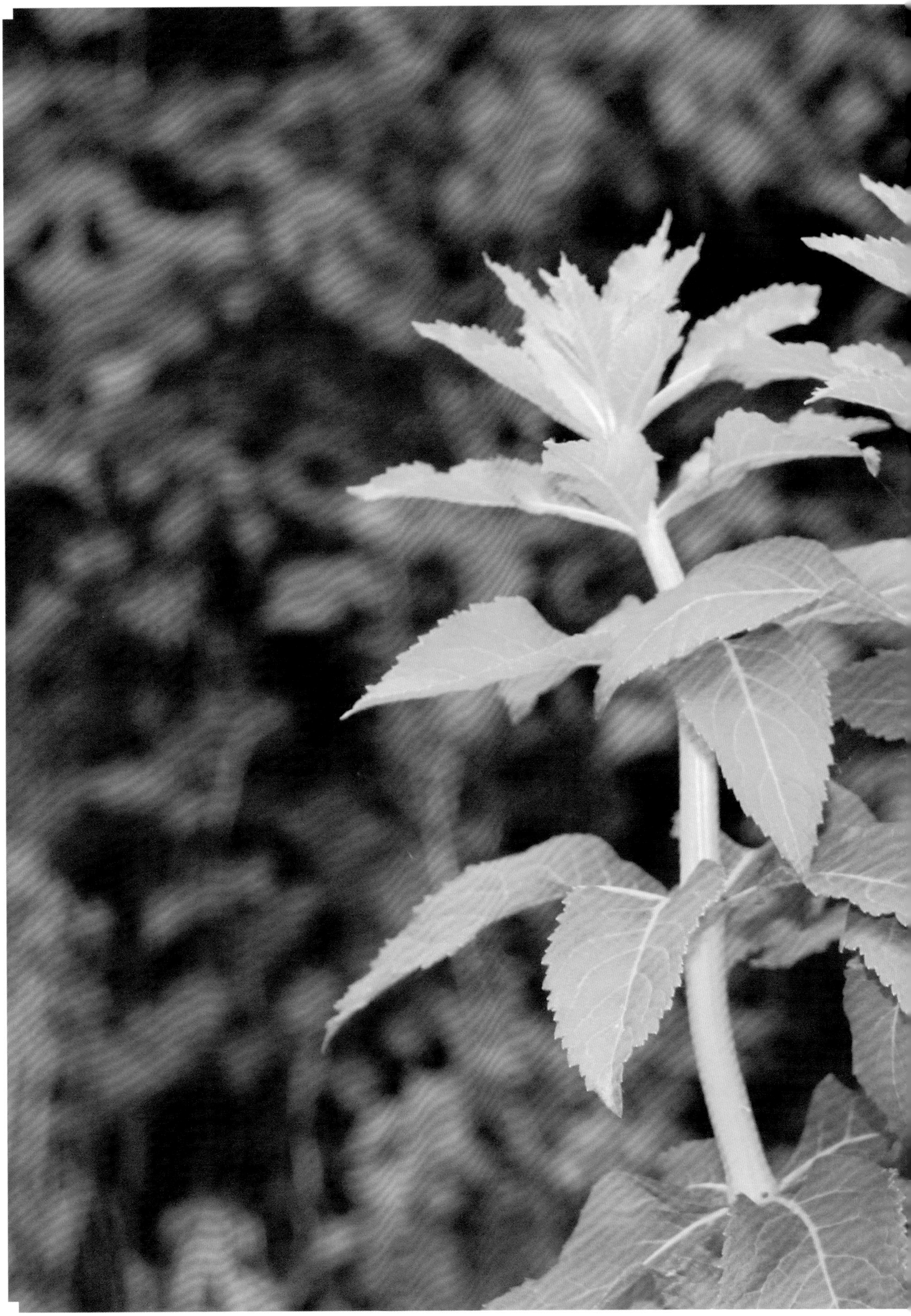

南沙参

【蒙药名】洪胡。

【别　名】查干、沙参、鲁图得。

【来　源】本品为桔梗科植物轮叶沙参 *Adenophora tetraphylla*（Thunb.）Fisch. 的干燥根。

【性味归经】味甘、微苦，性微寒。归肺、胃经。

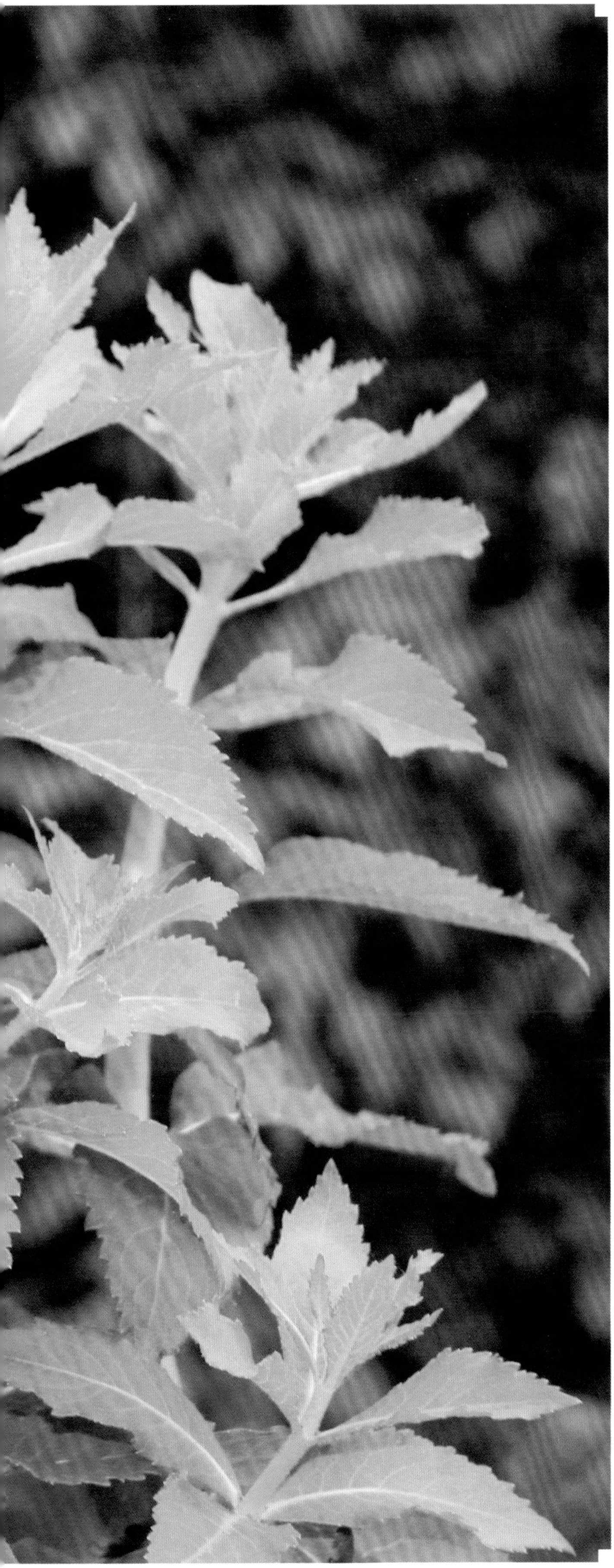

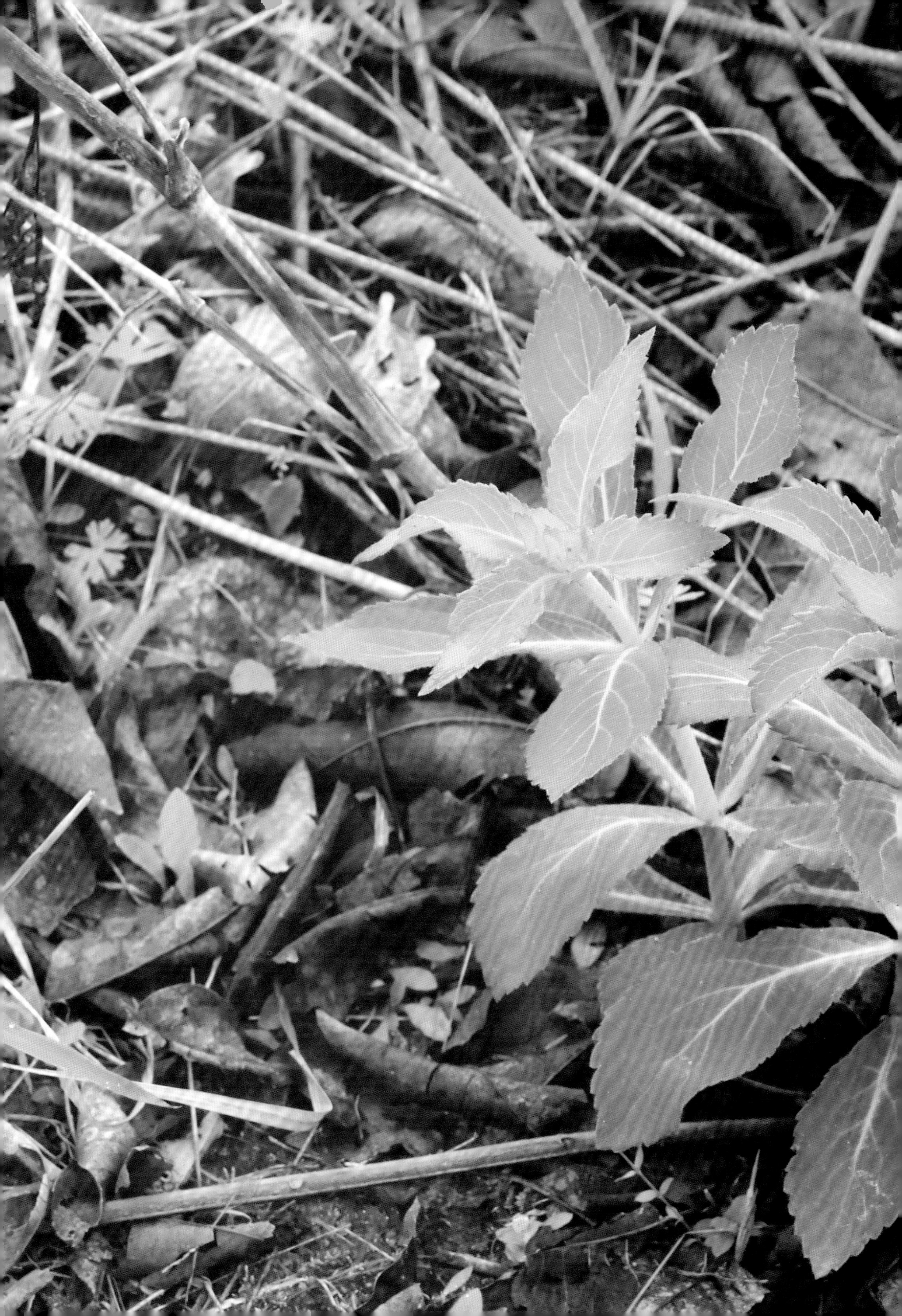

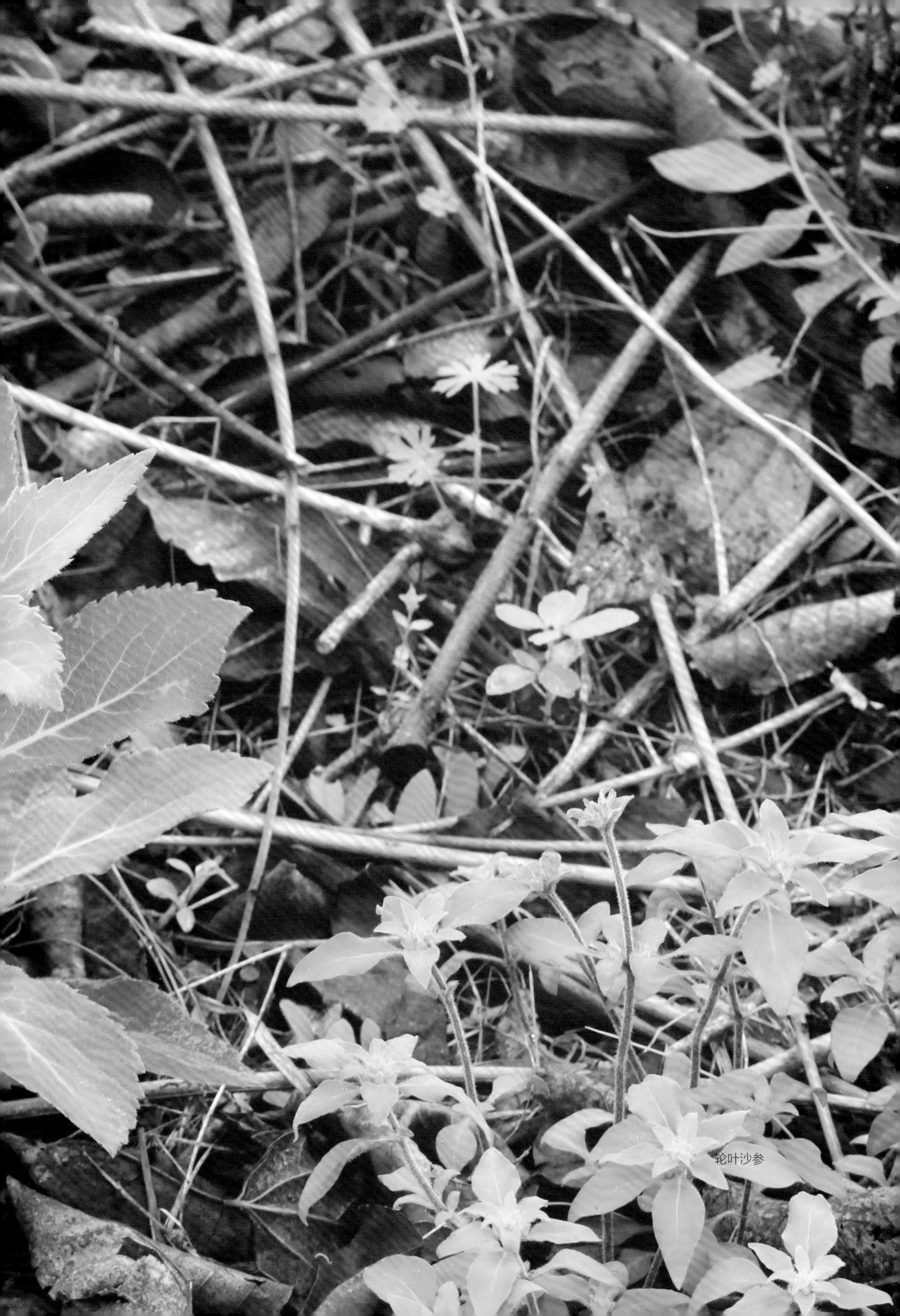
轮叶沙参

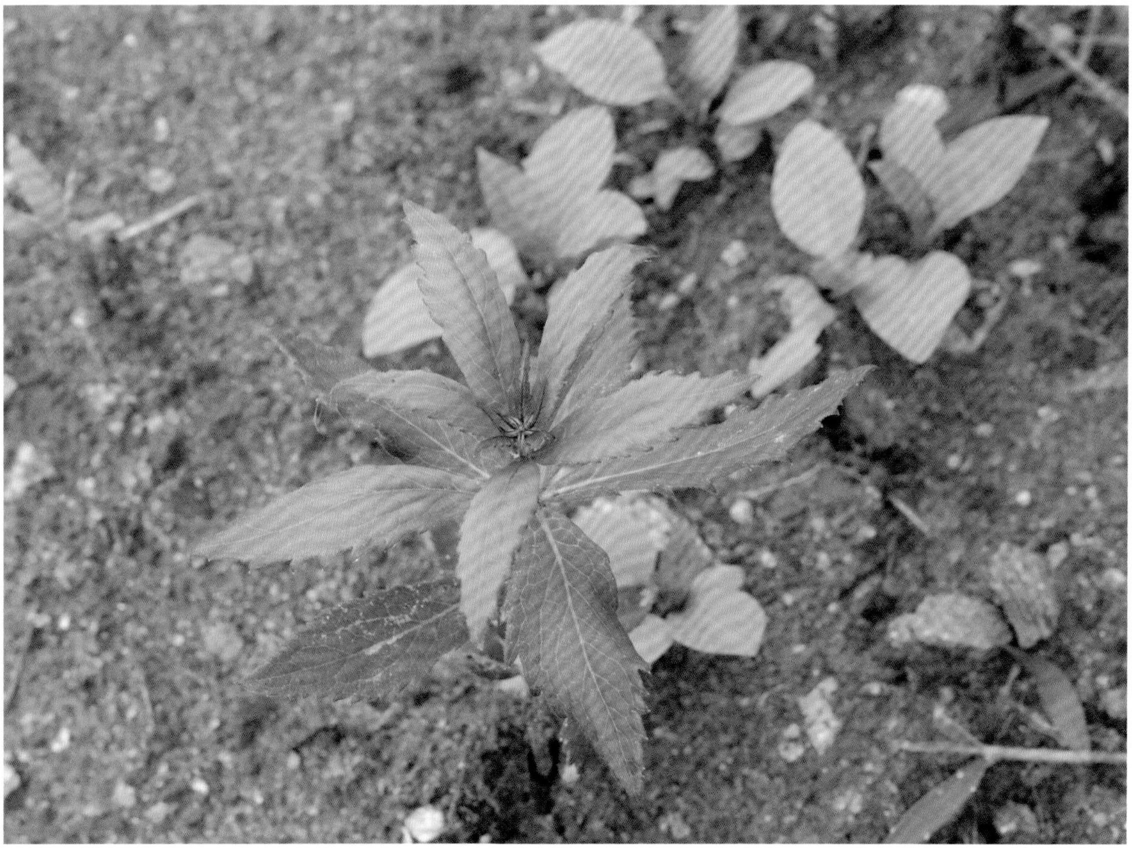

轮叶沙参

识别特征

多年生草本，茎高 40 ~ 80 cm。不分枝，常被短硬毛或长柔毛。基生叶心形，大且具长柄；茎生叶无柄，或仅下部的叶有极短且带翅的柄；叶片椭圆形、狭卵形，基部楔形。先端急尖或短渐尖，边缘有不整齐的锯齿，两面疏生短毛或长硬毛。花序不分枝而成假总状花序，或有短分枝而成极狭的圆锥花序，极少具长分枝而成圆锥花序；花梗长不足 5 mm；花萼常被短柔毛或粒状毛，少数无毛，筒部常呈倒卵状，少数为倒卵状圆锥形，裂片 5，狭长，多为钻形，少数为条状披针形；花冠宽钟状，蓝色或紫色，外面无毛或有硬毛，裂片 5，三角状卵形；花盘短筒状，无毛；雄蕊 5，花丝下部扩大成片状，花药细长；花柱常略长于花冠，柱头 3 裂，子房下位，3 室。蒴果椭圆状球形，极少为椭圆状。种子多数，棕黄色，稍扁，有 1 条棱。花、果期 8—10 月。

生境分布

多生长于山野的阳坡草丛中。分布于安徽、江苏、浙江、贵州等省区，四川、河南、甘肃、湖南、山东等省区也产。

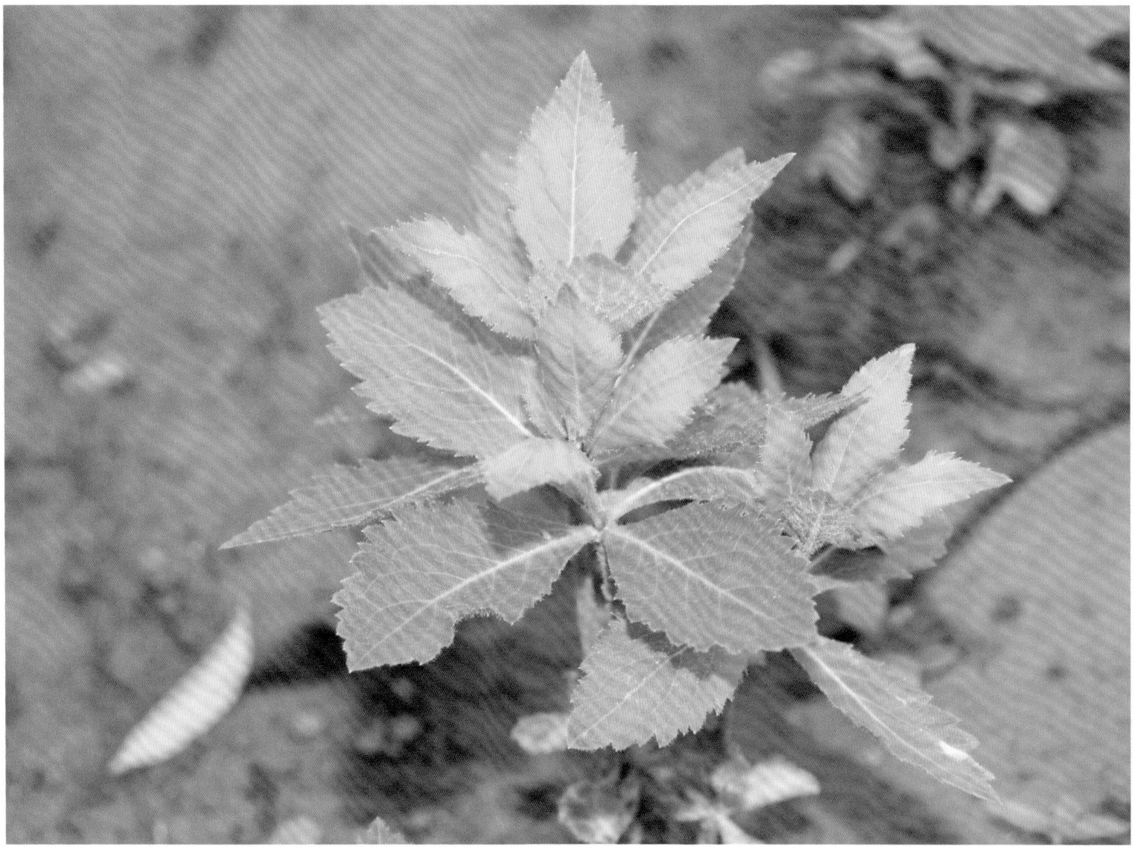

轮叶沙参

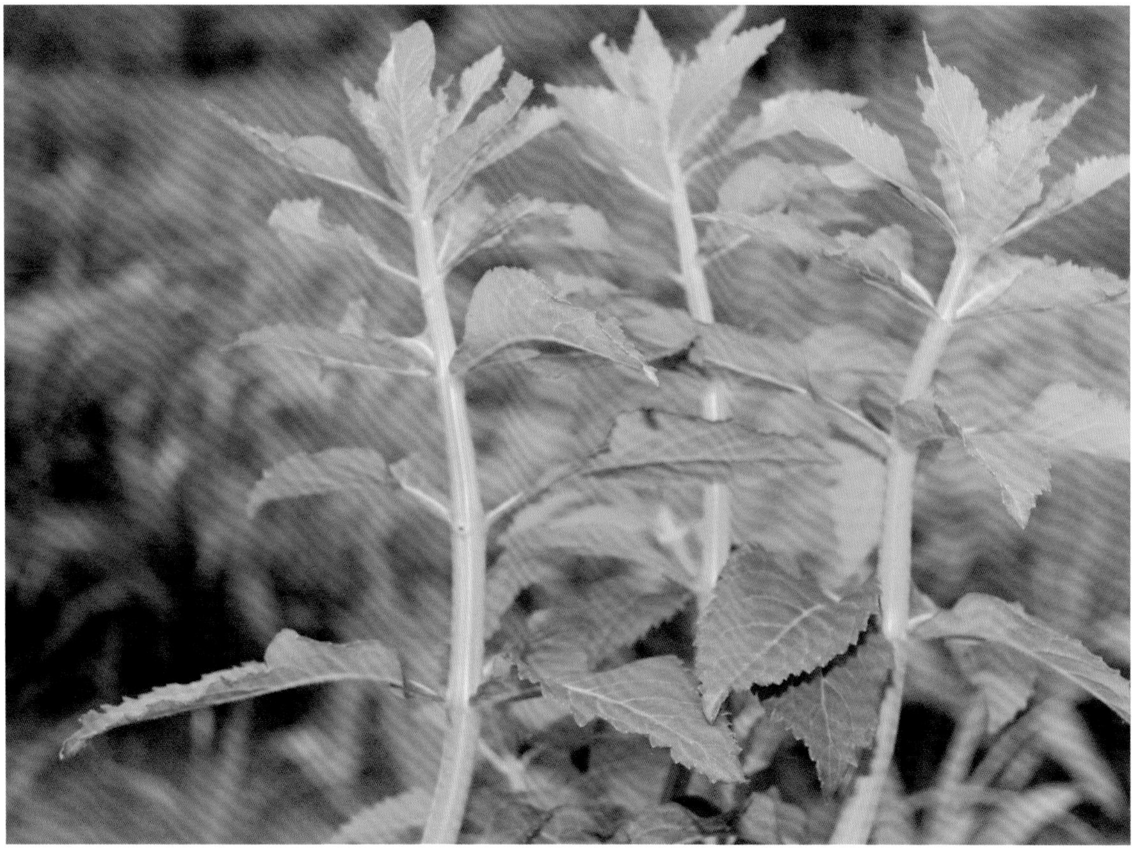

轮叶沙参

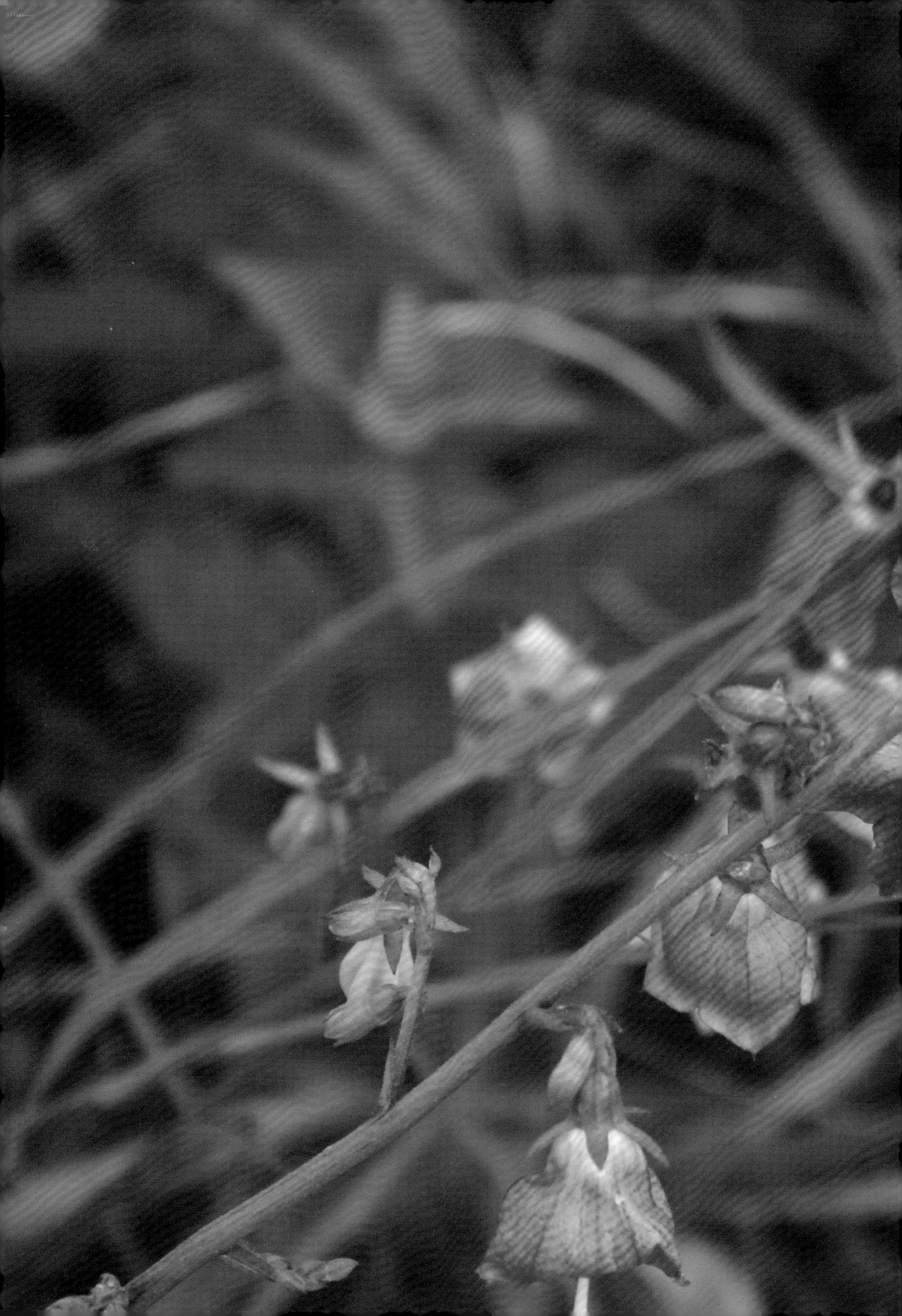

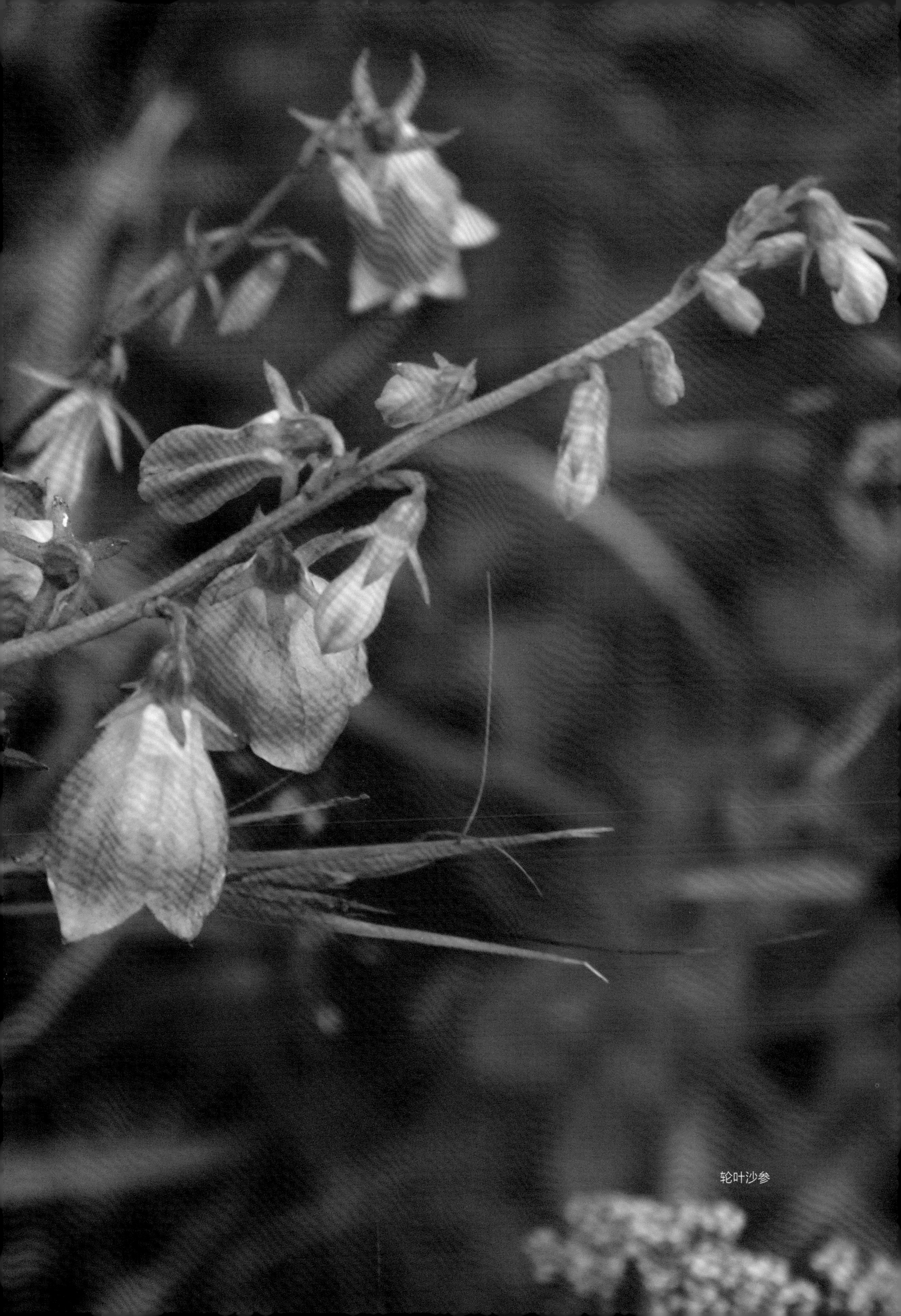
轮叶沙参

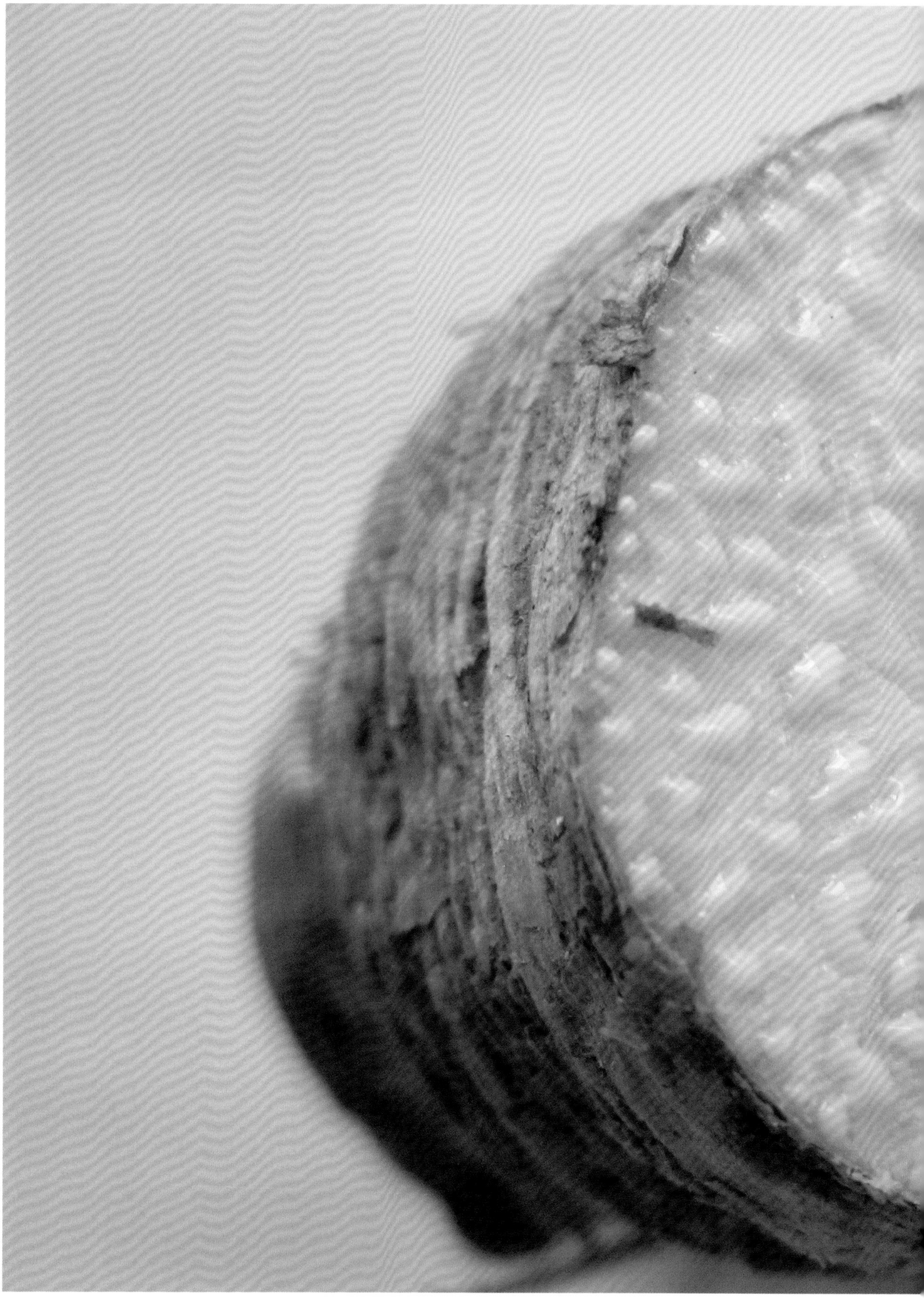

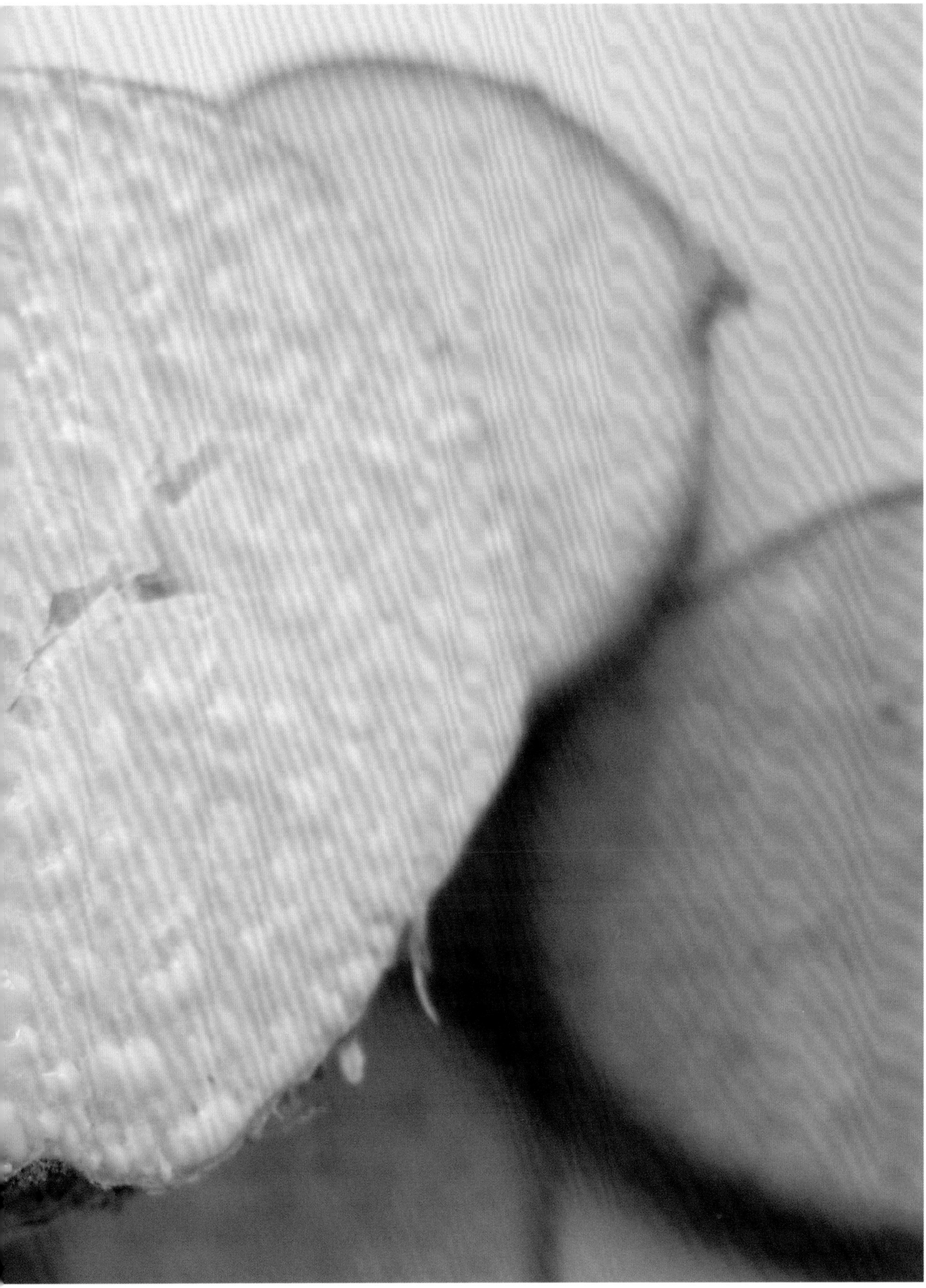

南沙参药材

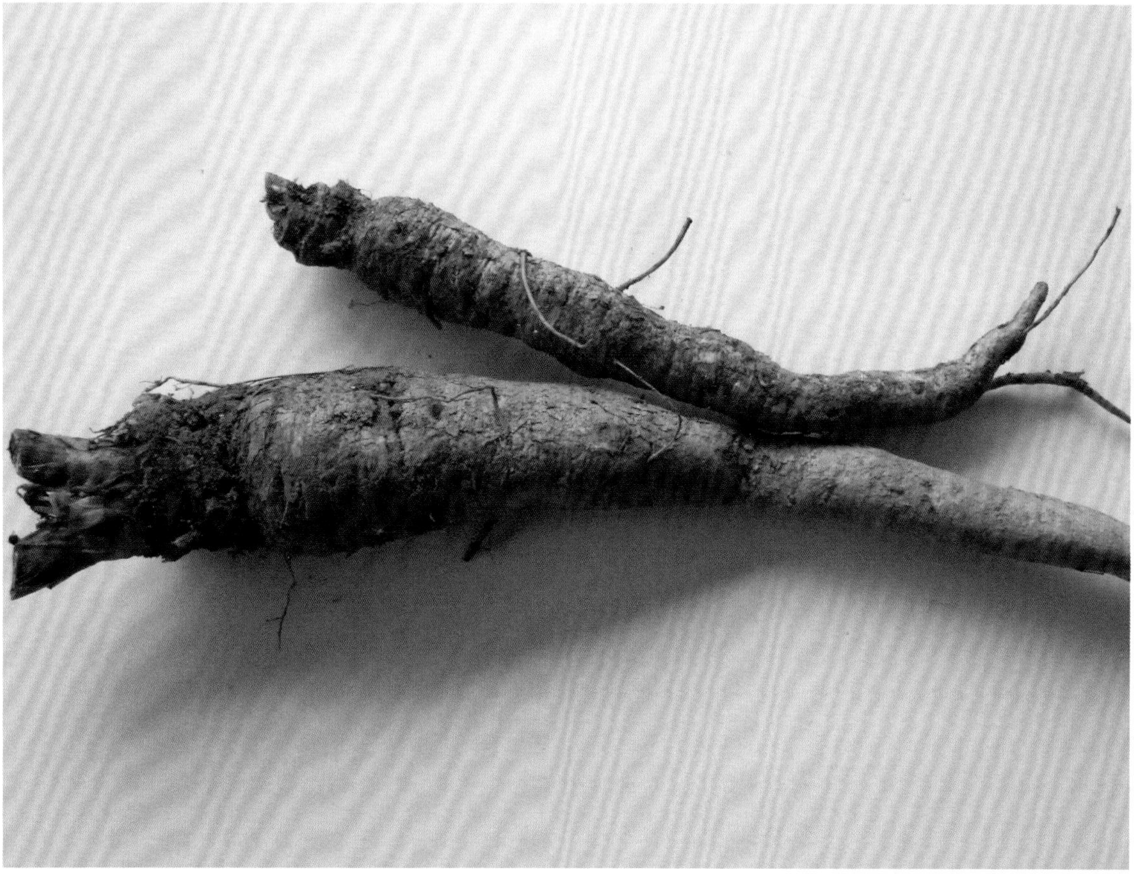

南沙参药材

采收加工

春、秋二季采挖根部。洗净泥土，除去须根，刮去粗皮，洗净，干燥。

药材鉴别

本品为类圆形或不规则形的厚片。外表面黄白色至淡棕黄色，残留外皮部分呈黄褐色至棕褐色，具纵皱纹，有的可见须根痕。切面黄白色，多裂隙。体轻，质松。无臭，味微甘。

功效主治

养阴清肺，祛痰，益胃生津。本品甘寒清热而益阴，归肺、胃经，故有养肺胃、祛痰之功效。作用与北沙参相似，而祛痰清肺力强。

用法用量

内服：10 ~ 15 g，煎服，鲜品 15 ~ 60 g，清热生津力强，多用于热盛津伤者。

民族药方

1．慢性支气管炎，干咳无痰或痰少而黏 南沙参、杏仁、川贝母、枇杷叶各 9 g，麦冬 10 g。每日 1 剂，水煎服。

2．百日咳 南沙参、百部各 9 g，麦冬 10 g。每日 1 剂，水煎服。

3．肺结核，干咳无痰 南沙参 9 g，麦冬 6 g，甘草 3 g。开水冲泡，代茶饮服。

4．胃阴不足，胃部隐痛 南沙参、麦冬、玉竹、白芍各10 g，佛手、延胡索各5 g。水煎服，每日 1 剂。

5．食管炎，胸骨刺痛，吞咽困难 南沙参、金银花、麦冬、桔梗、甘草、连翘各 100 g，胖大海 50 g。共为蜜丸，每次 1 ~ 2 丸，每日 3 ~ 5 次，于两餐之间或空腹含化，缓咽。

6．小儿口疮 南沙参、天花粉、大青叶、玉竹、扁豆各 6 g。水煎服，每日 1 剂，一般服药 2 ~ 5 剂。

7．小儿百日咳重咳期 南沙参 60 g，甘草 30 g，冰糖适量。南沙参、甘草加水共煎成浓稠状，加入冰糖即成，每日 2 次，7 日服完。

8．小儿脾气虚弱型缺铁性贫血 南沙参、炒党参、丹参各 15 g，淫羊藿、仙鹤草、焦山楂、焦麦芽、焦神曲各 10 g。水煎取药汁，每日 1 剂，分 2 次服，10 日为 1 个疗程。

使用注意

反藜芦。风寒咳嗽、寒饮喘咳、脾胃虚寒者忌用。

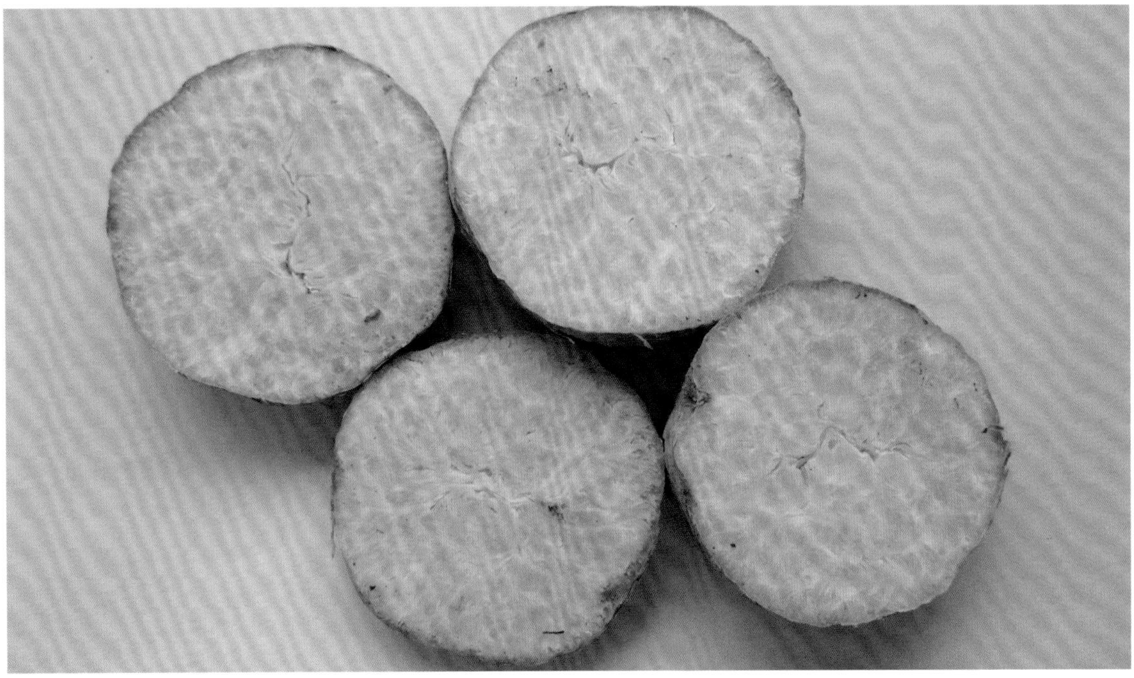

南沙参（鲜）饮片

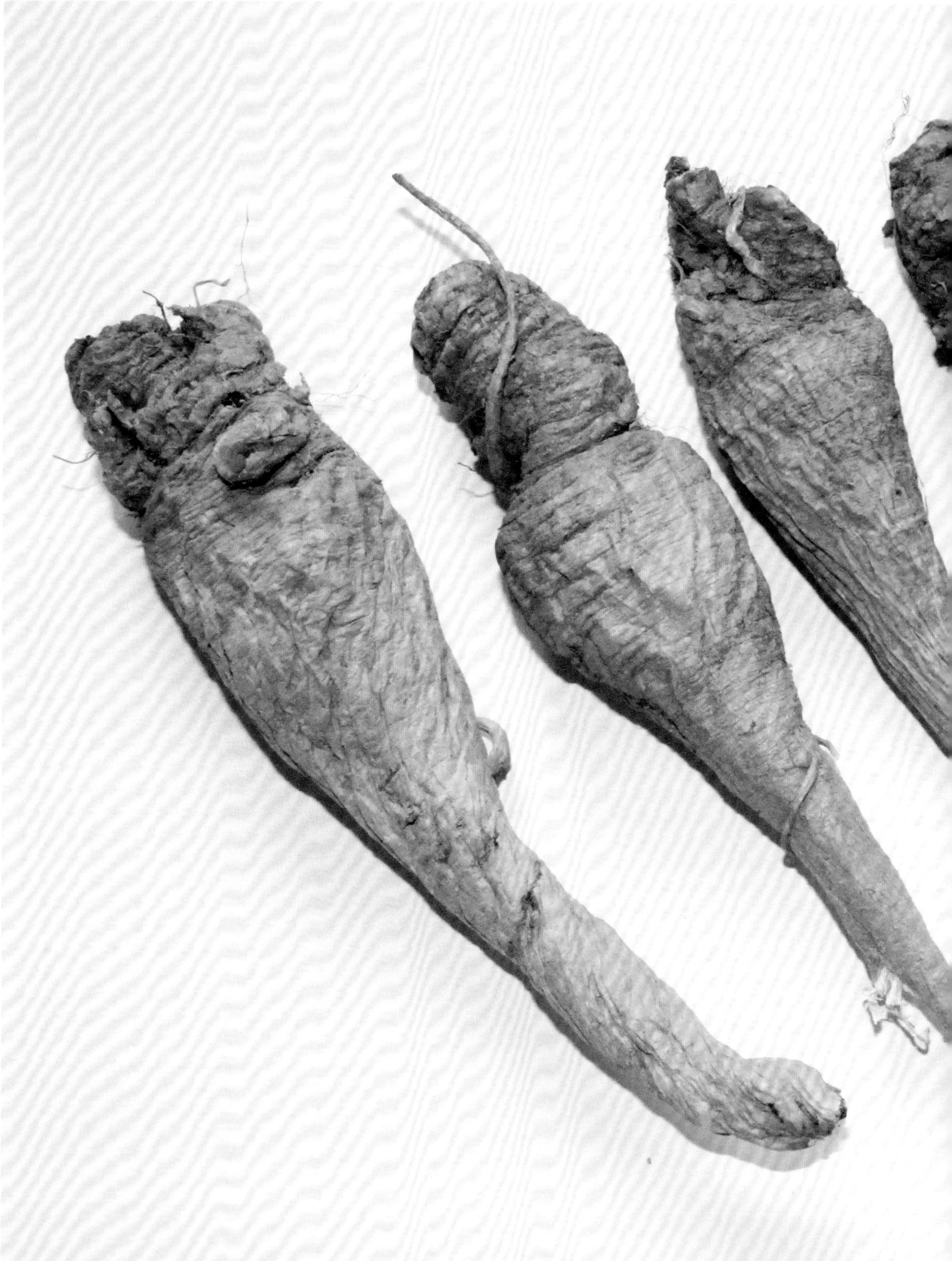

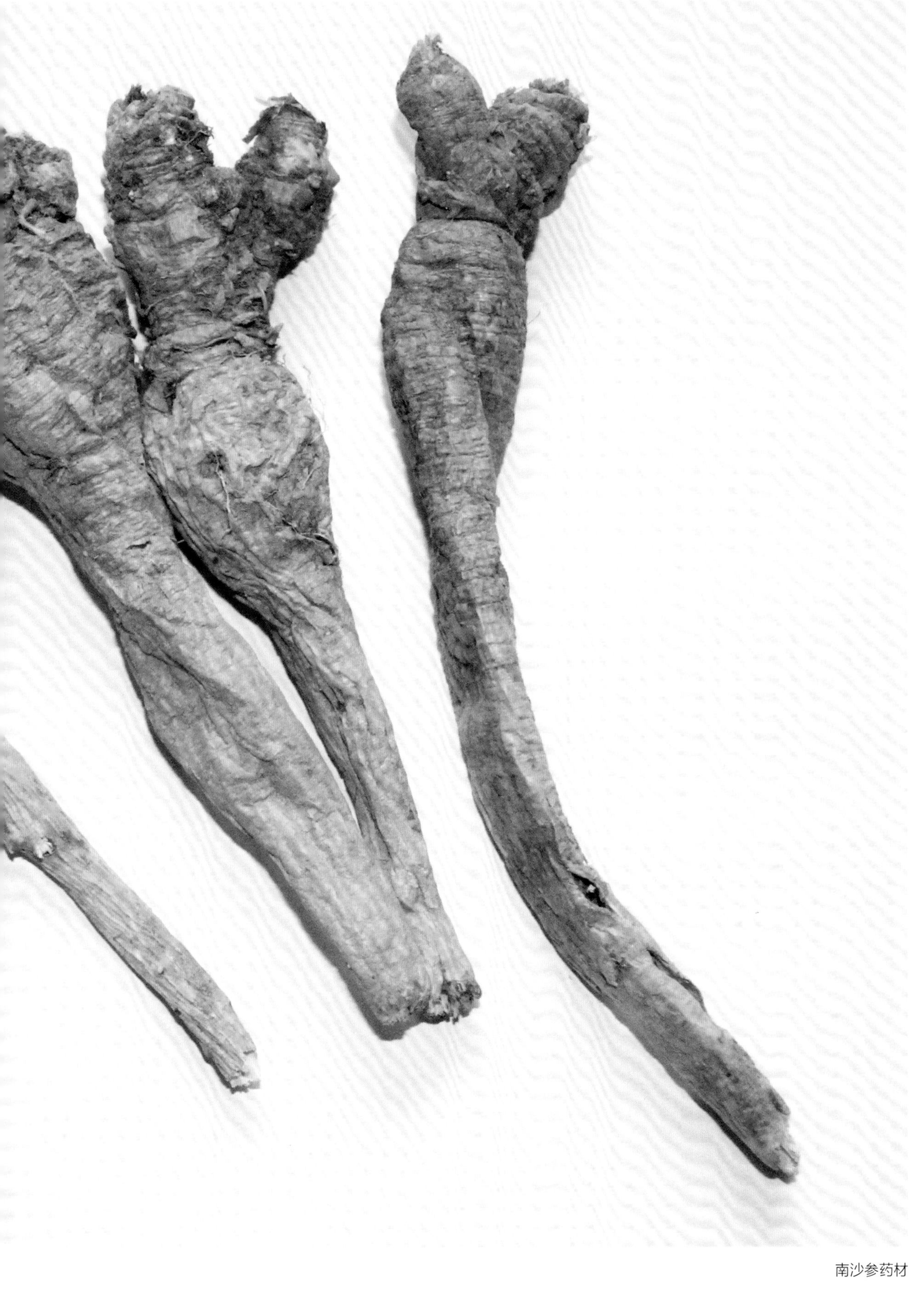

南沙参药材

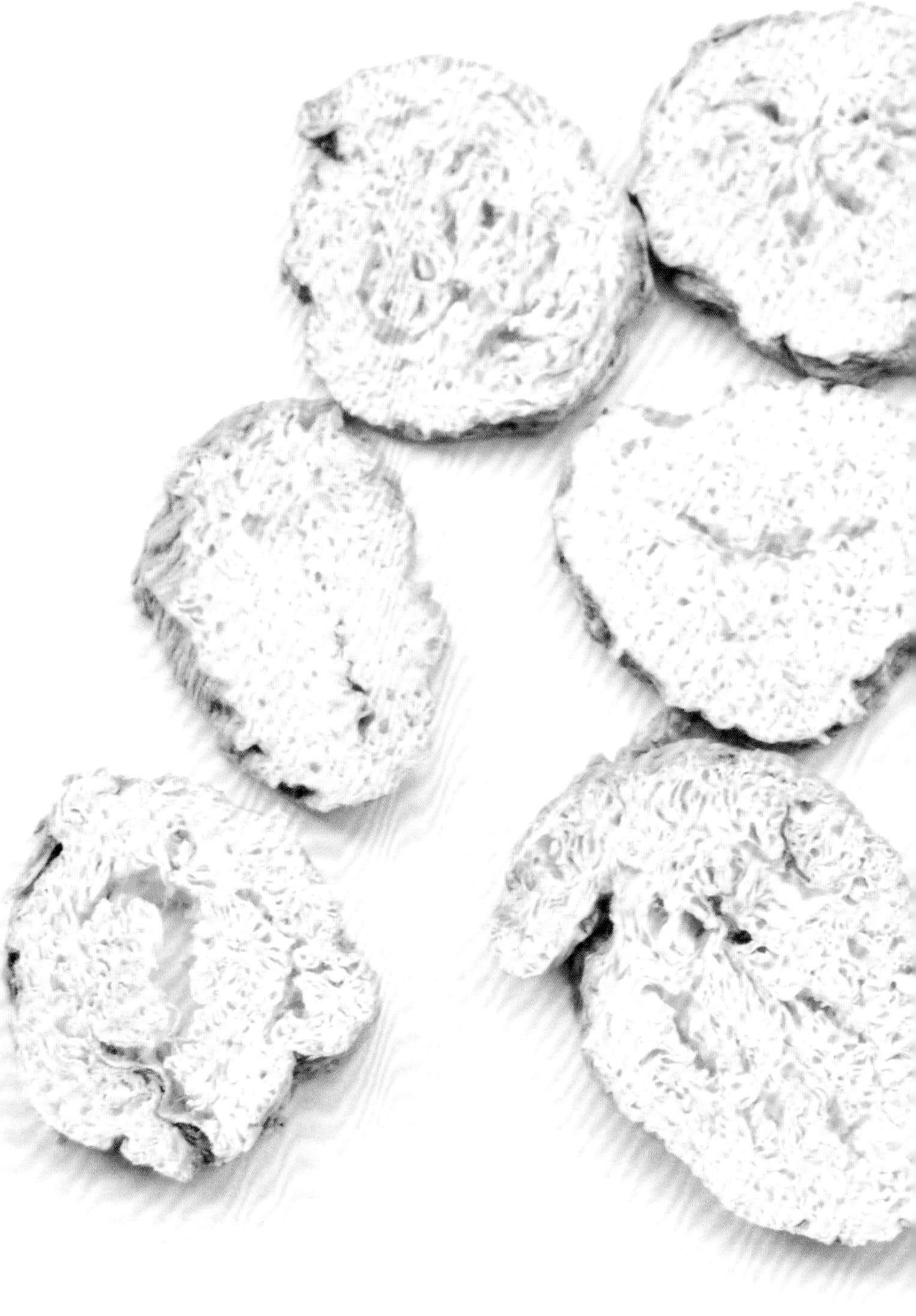

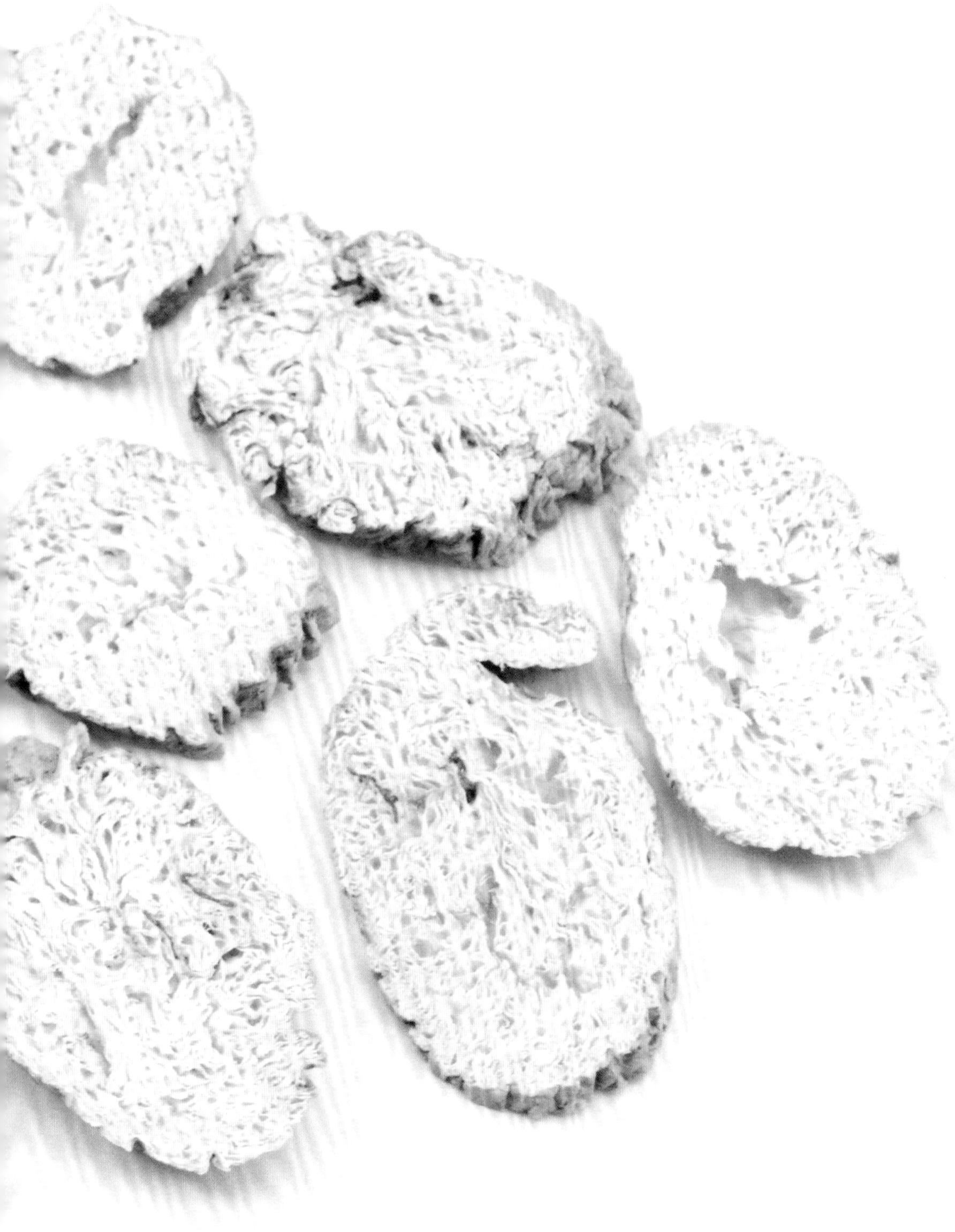

南沙参饮片

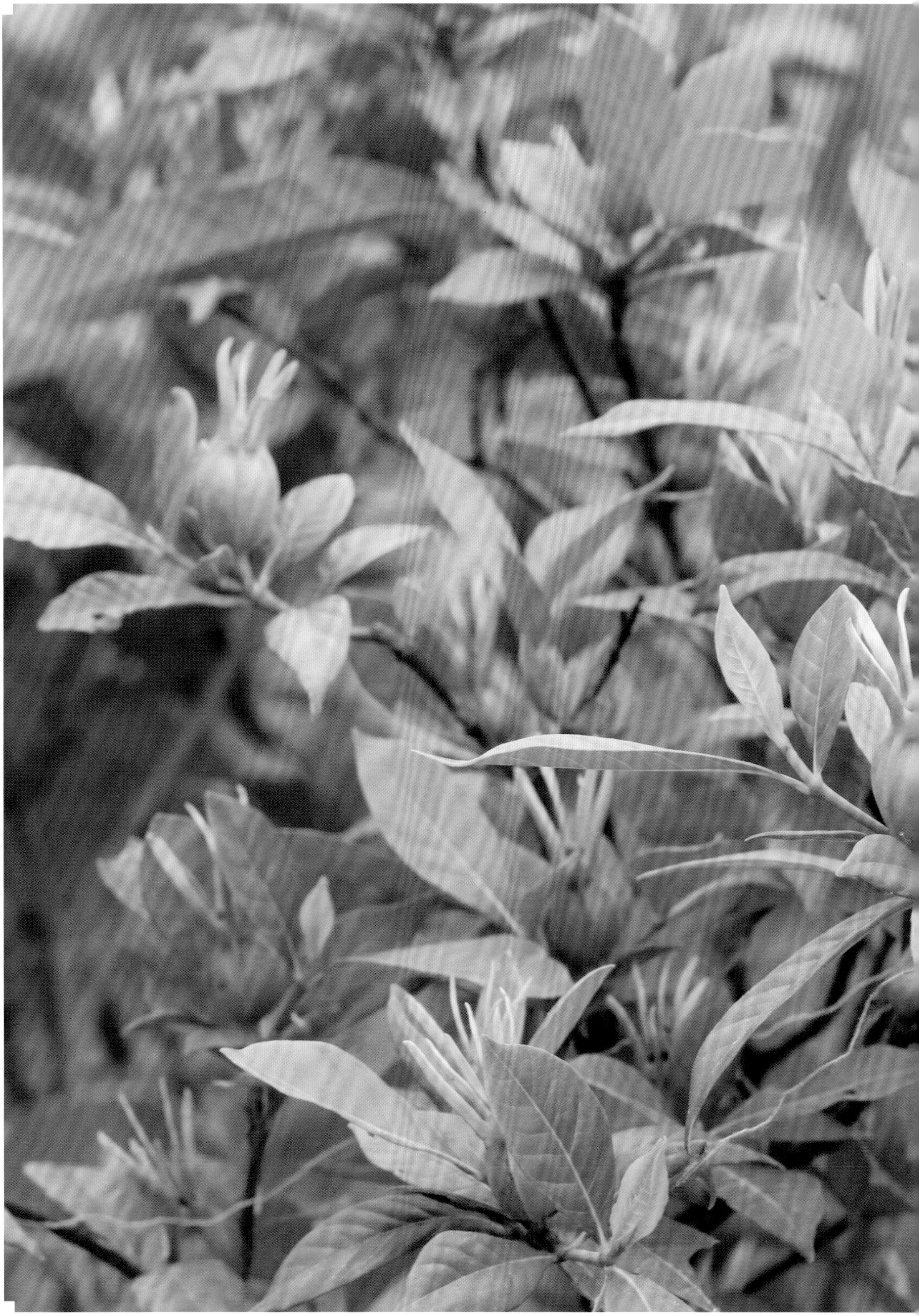

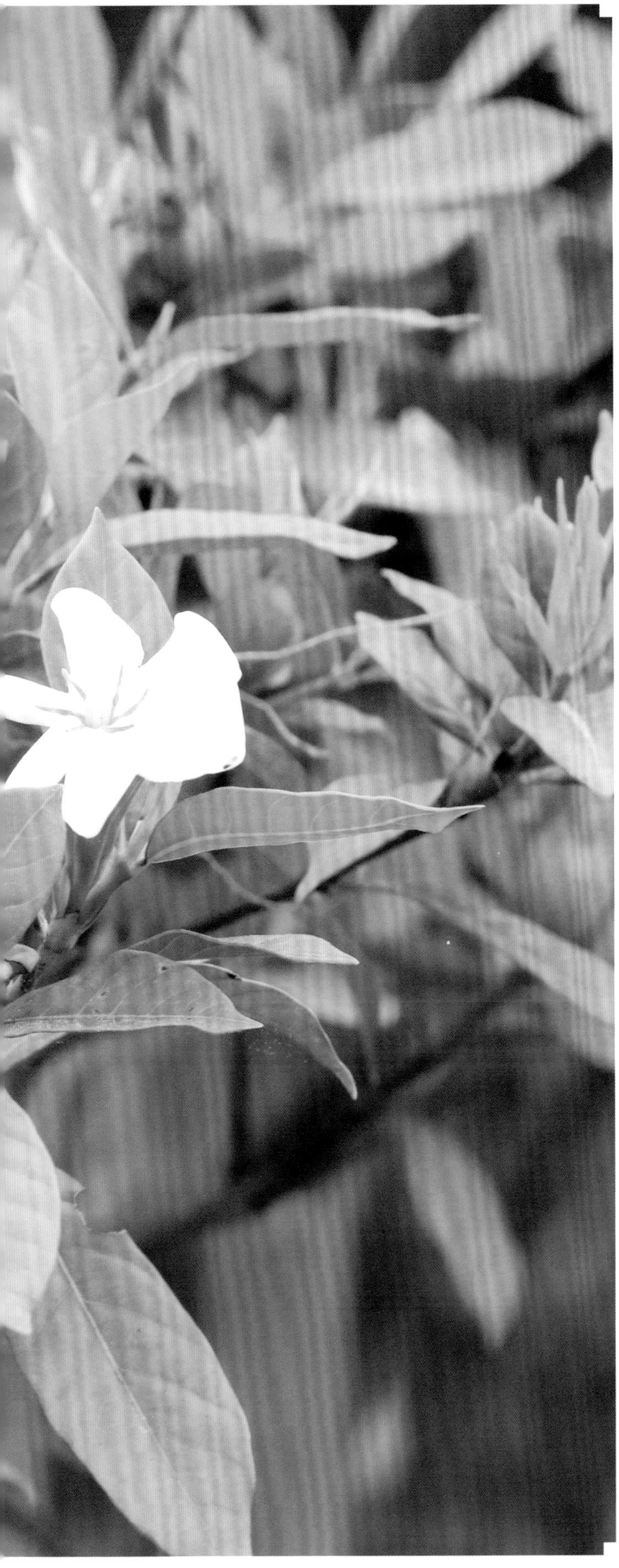

栀子

【蒙药名】珠如拉。

【别　名】越桃、生栀子、黑栀子、生山栀、高莫斯勒。

【来　源】本品为茜草科常绿灌木植物栀子 *Gardenia jasminoides* Ellis 的干燥成熟果实。

【性味归经】味苦，性寒。归心、肺、肝、胃经。

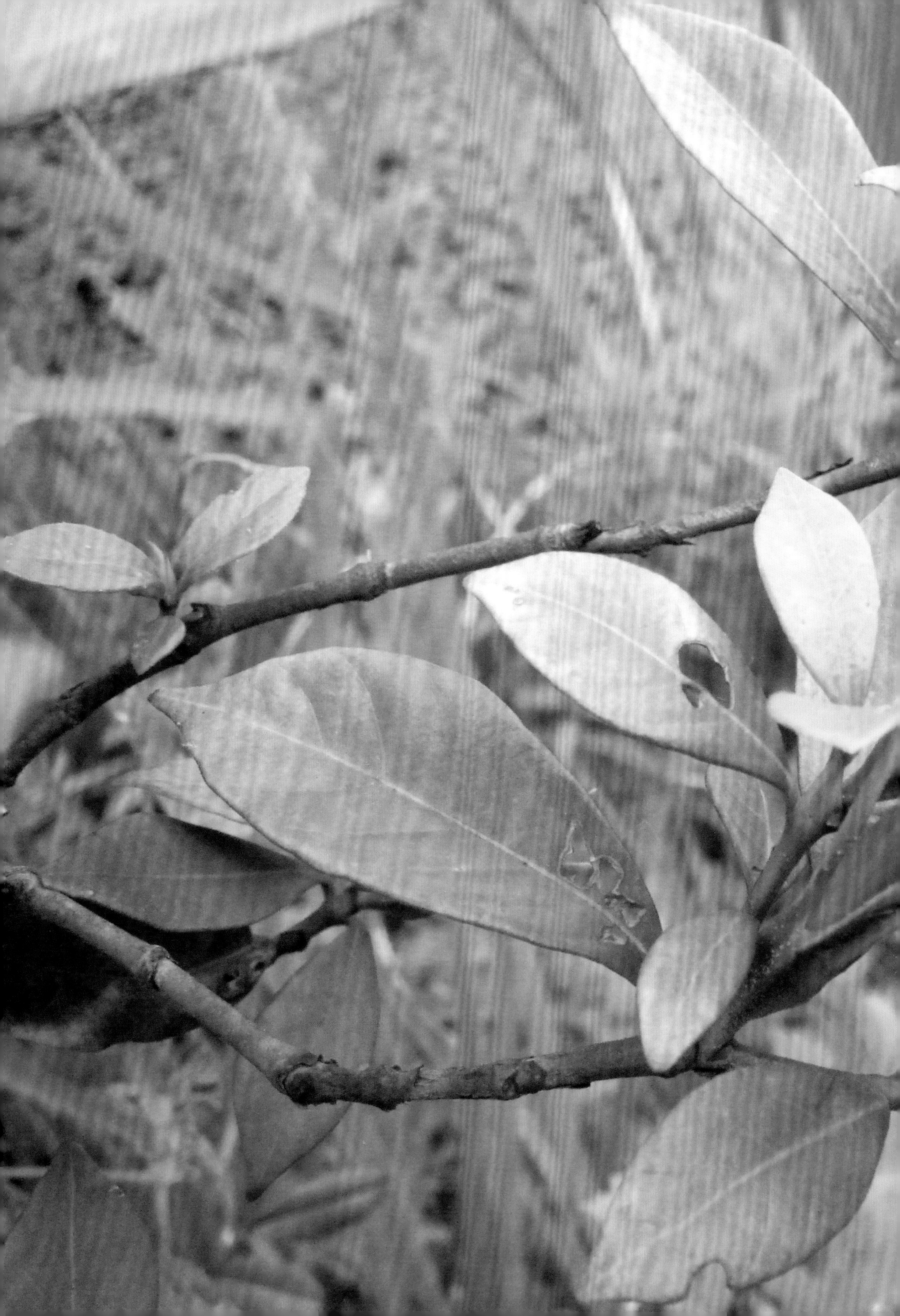

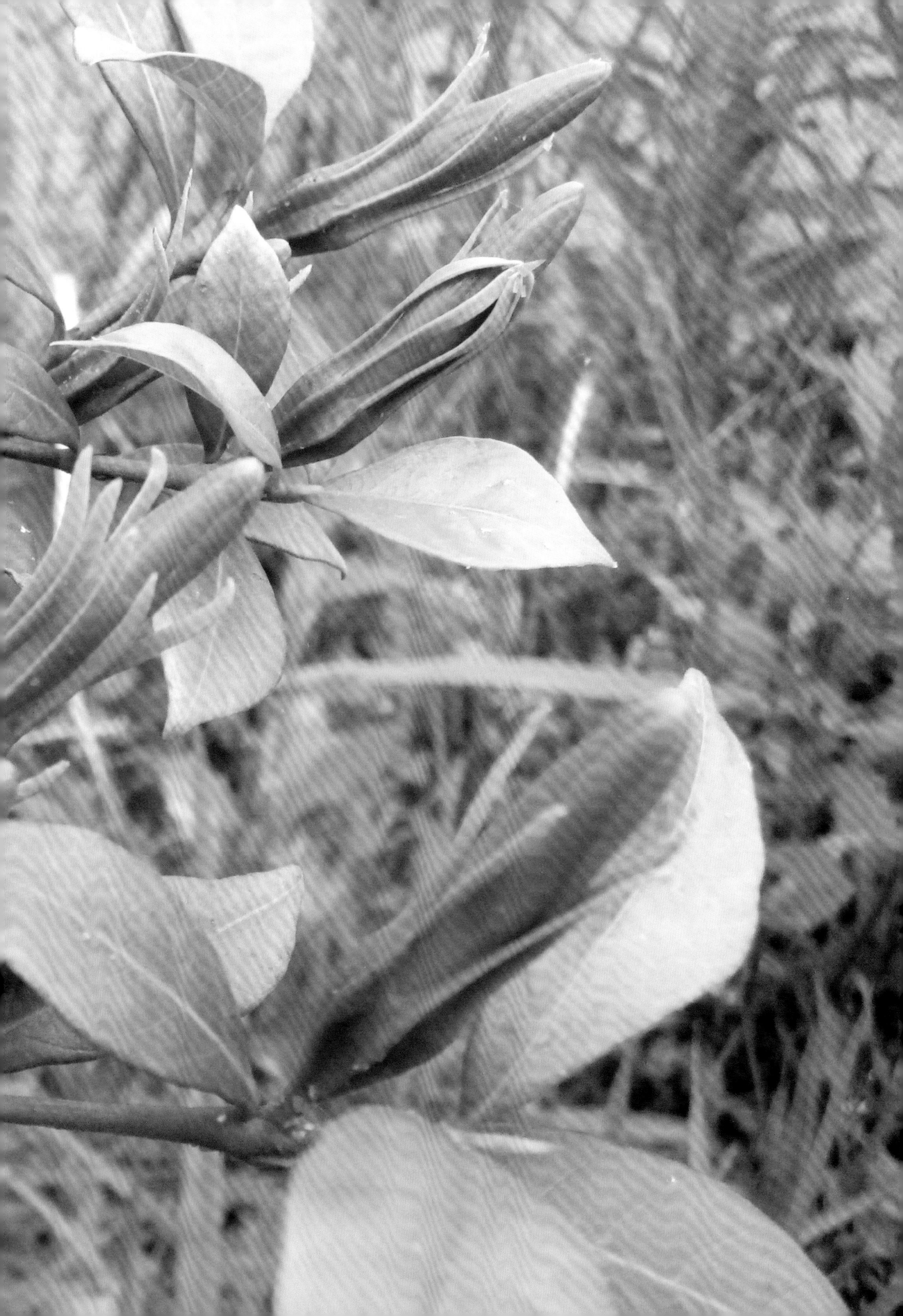

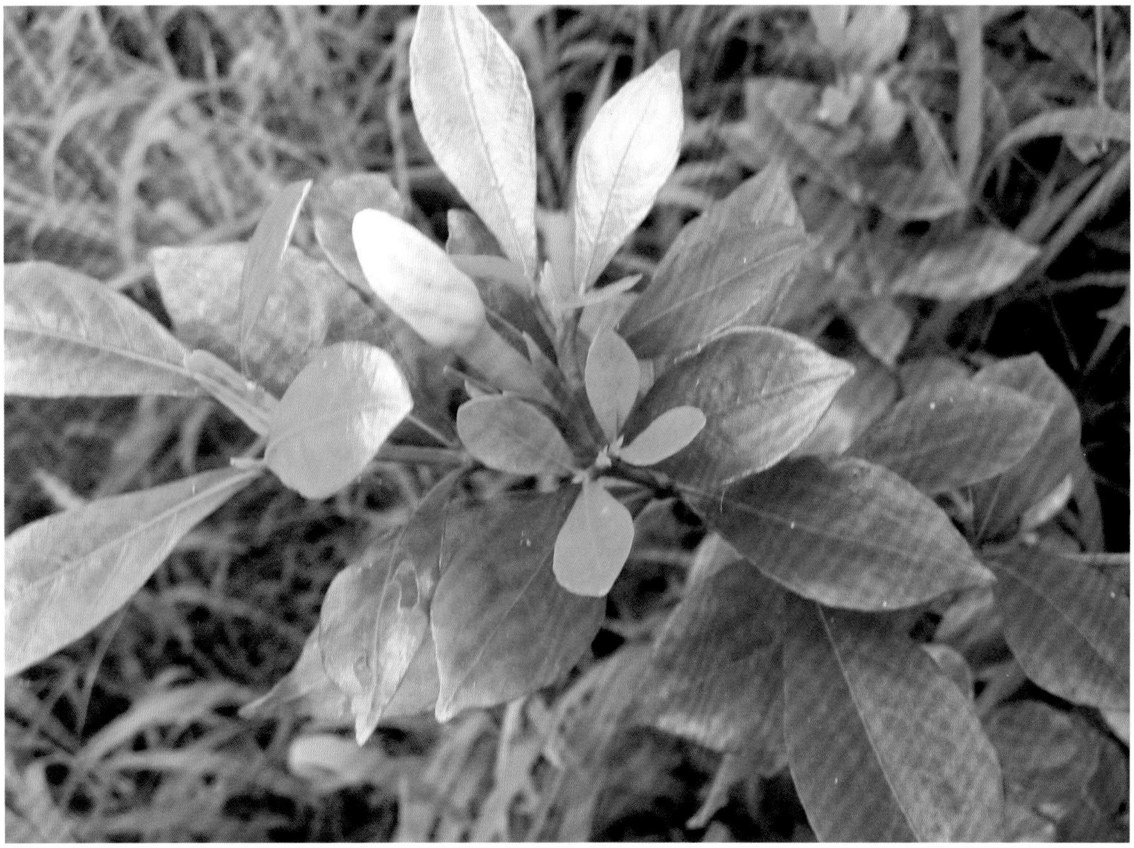

栀子

识别特征

叶对生或3叶轮生；托叶膜质，联合呈筒状。叶片革质，椭圆形、倒卵形至广倒披针形，全缘，表面深绿色，有光泽，花单生于枝顶或叶腋，白色，香气浓郁；花萼绿色。圆筒形，有棱，花瓣卷旋，下部联合呈圆柱形，上部5～6裂；雄蕊通常6枚；子房下位，1室。浆果，壶状，倒卵形或椭圆形，肉质或革质，金黄色，有翅状纵棱5～8条。花期5—7月，果期8—11月。

生境分布

生长于山坡、路旁，南方各地有野生。分布于浙江、江西、湖南、福建等长江以南各省区，以江西产者为道地产品。

采收加工

9—11月果实成熟呈红黄色时采收，除去果梗及杂质，蒸至上气或置沸水中略烫，取出干燥即得。

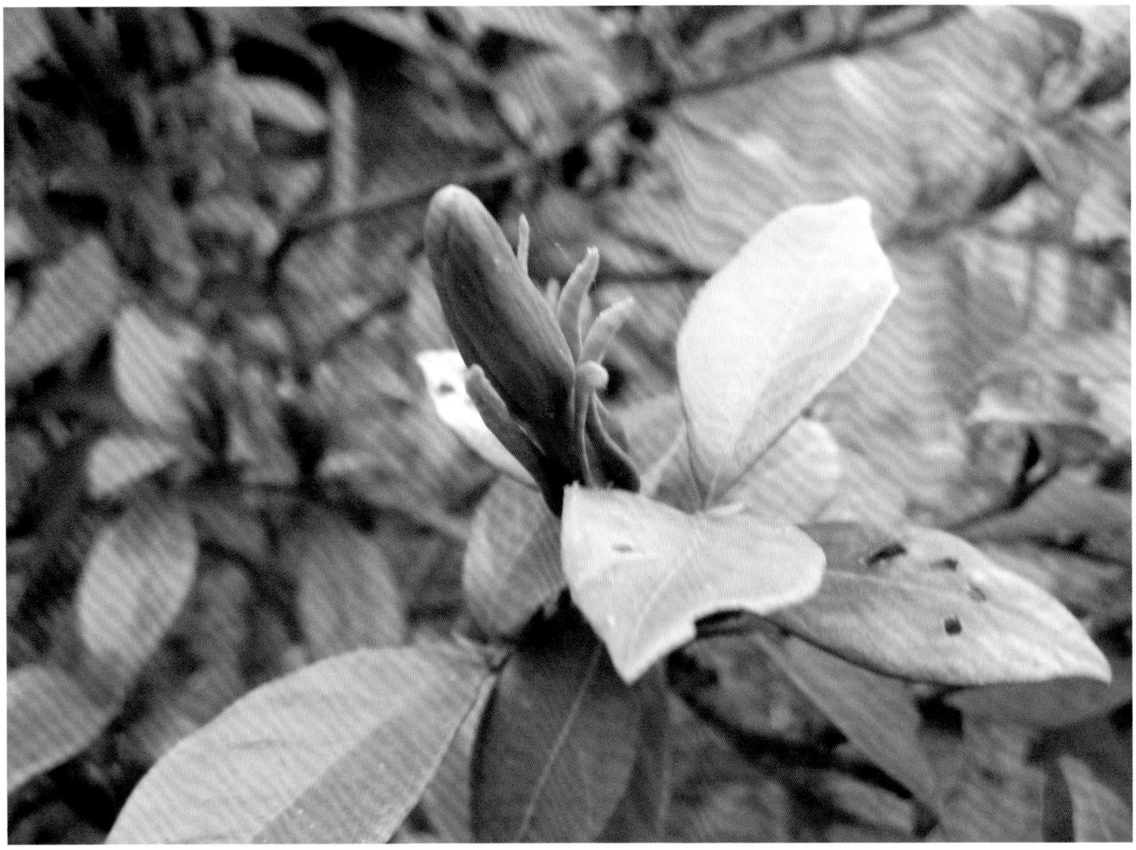

栀子

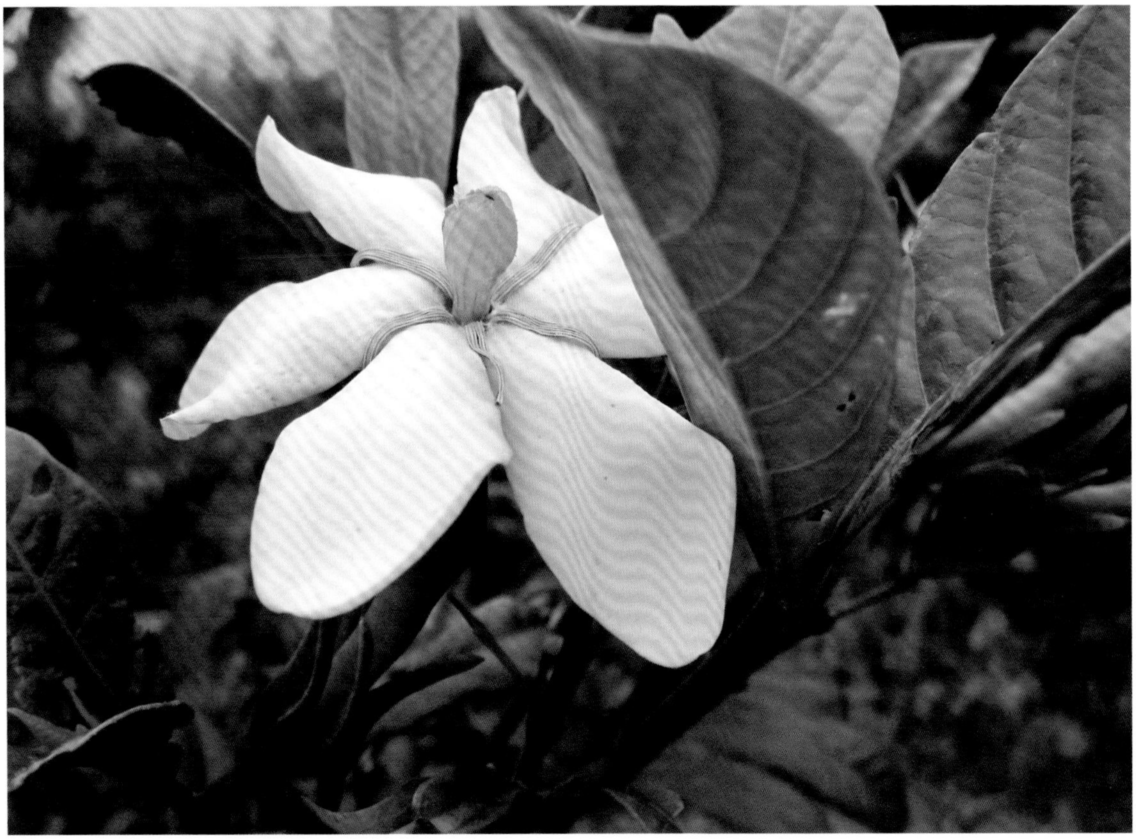

栀子花

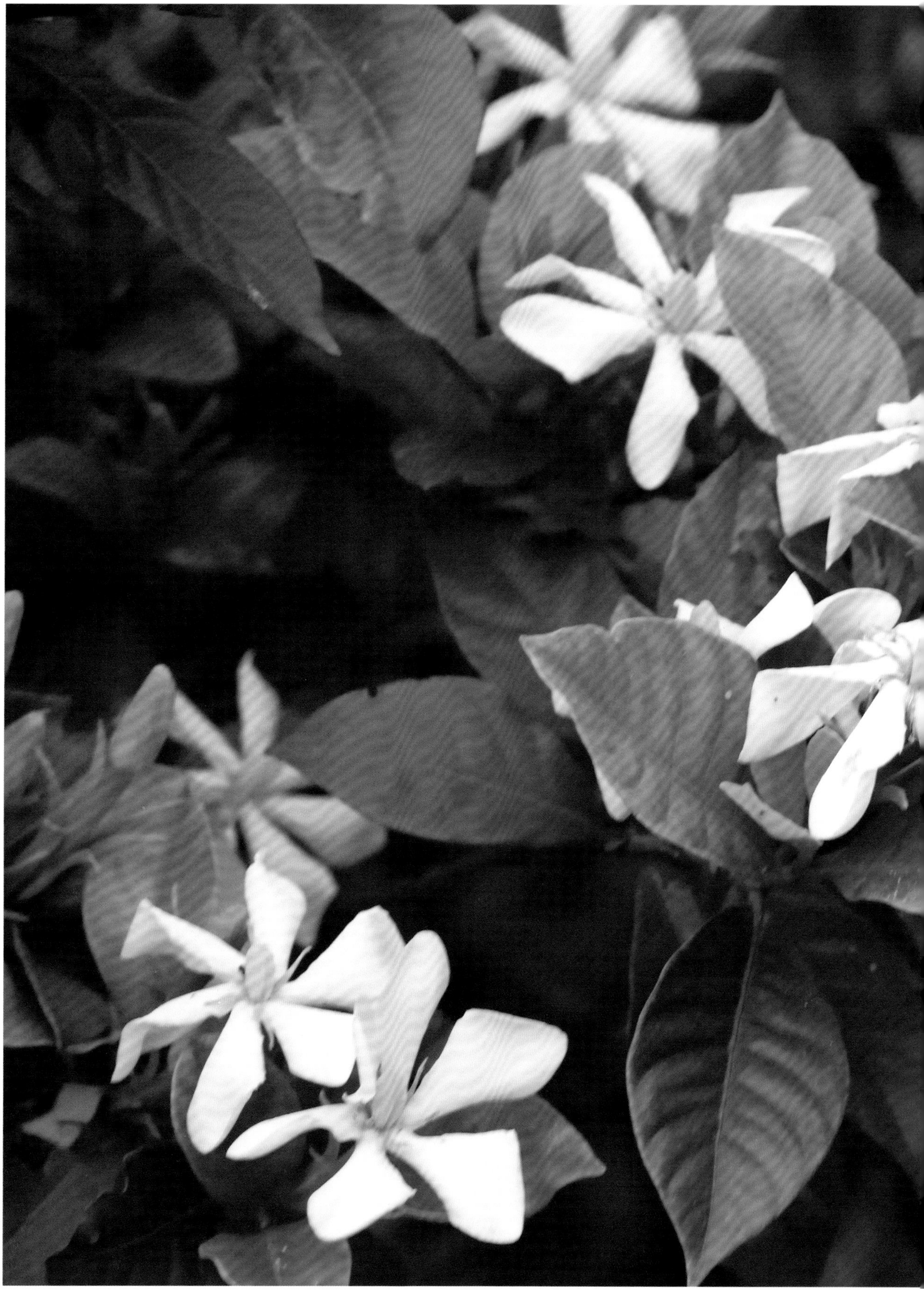

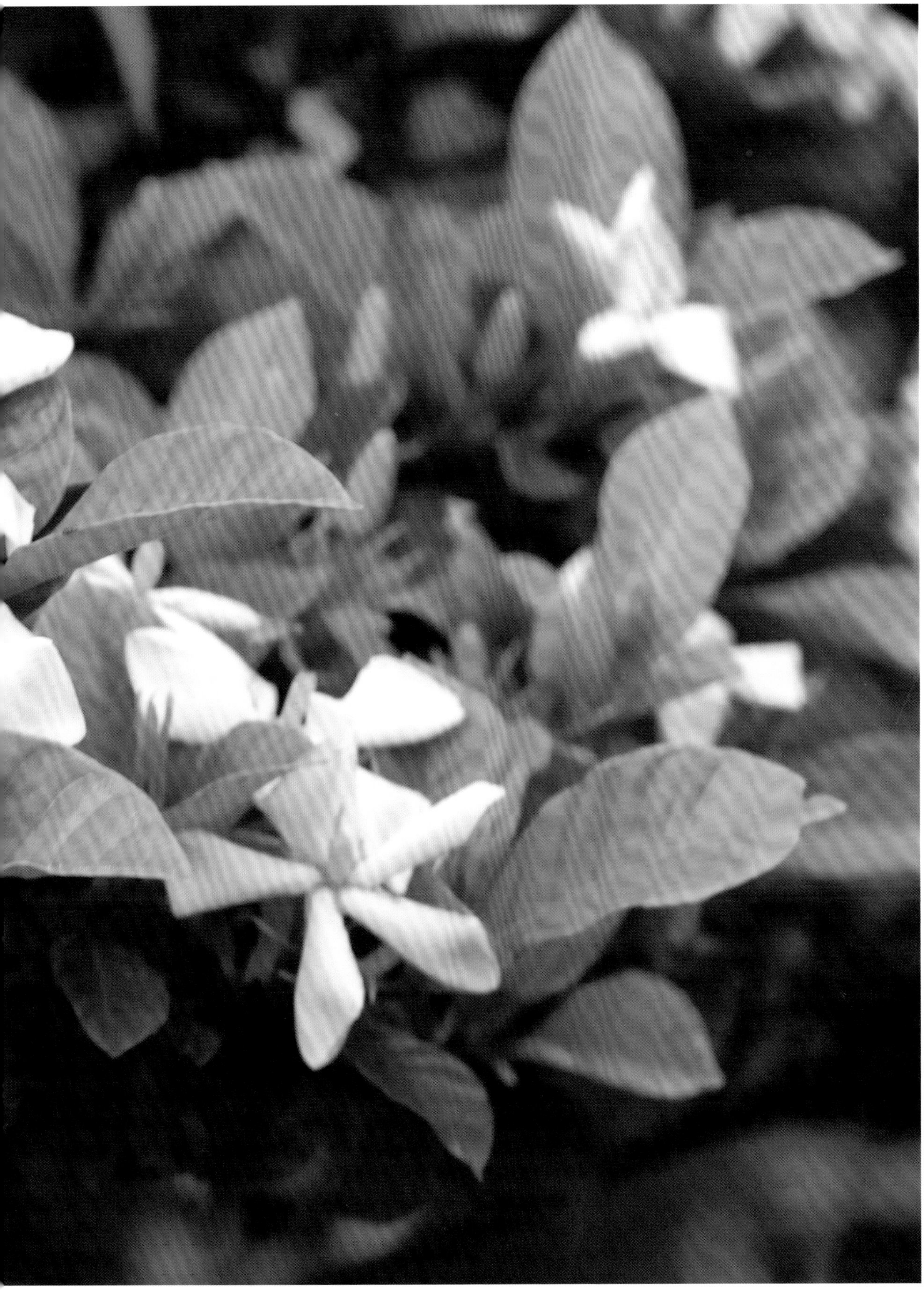

栀子

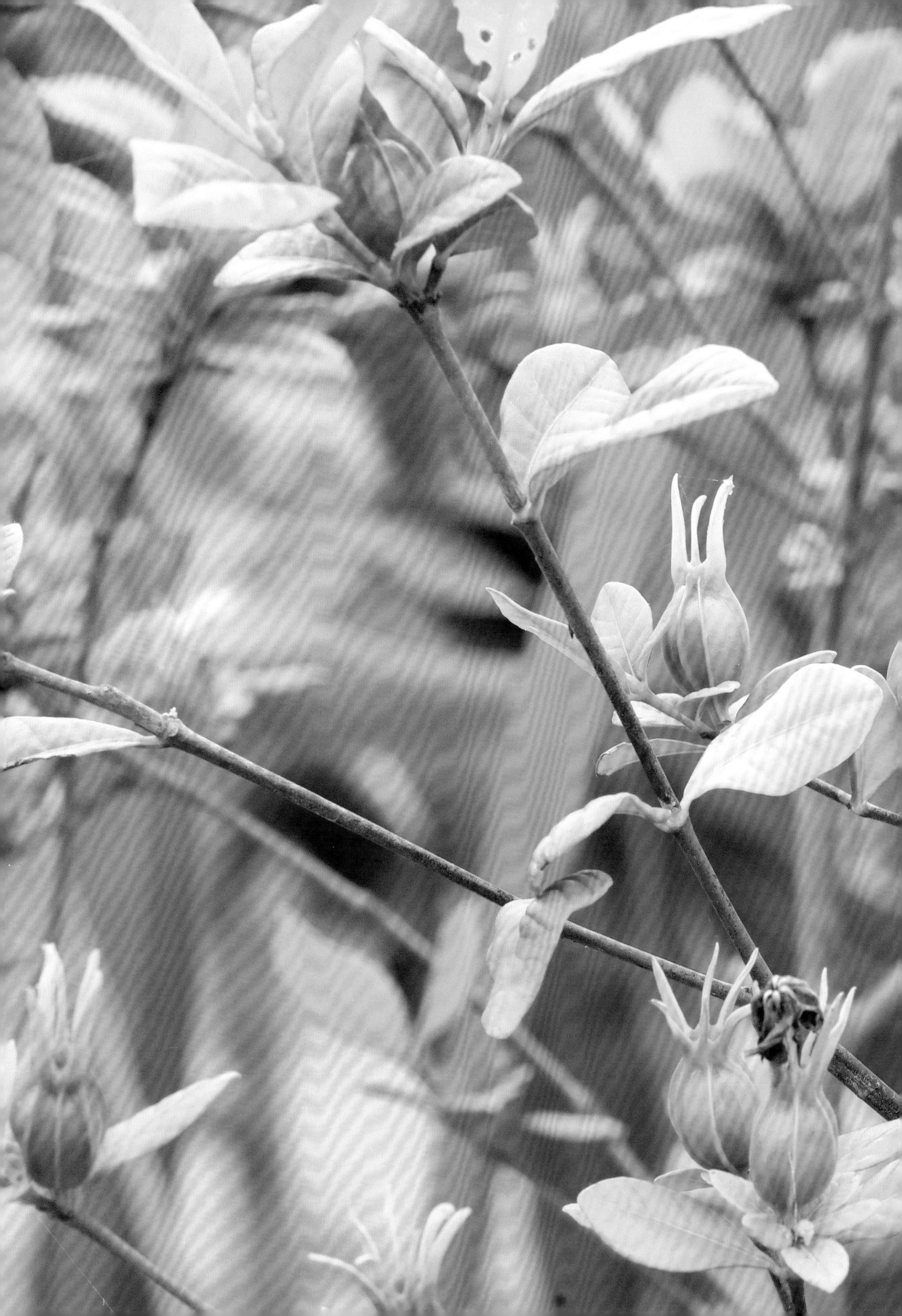

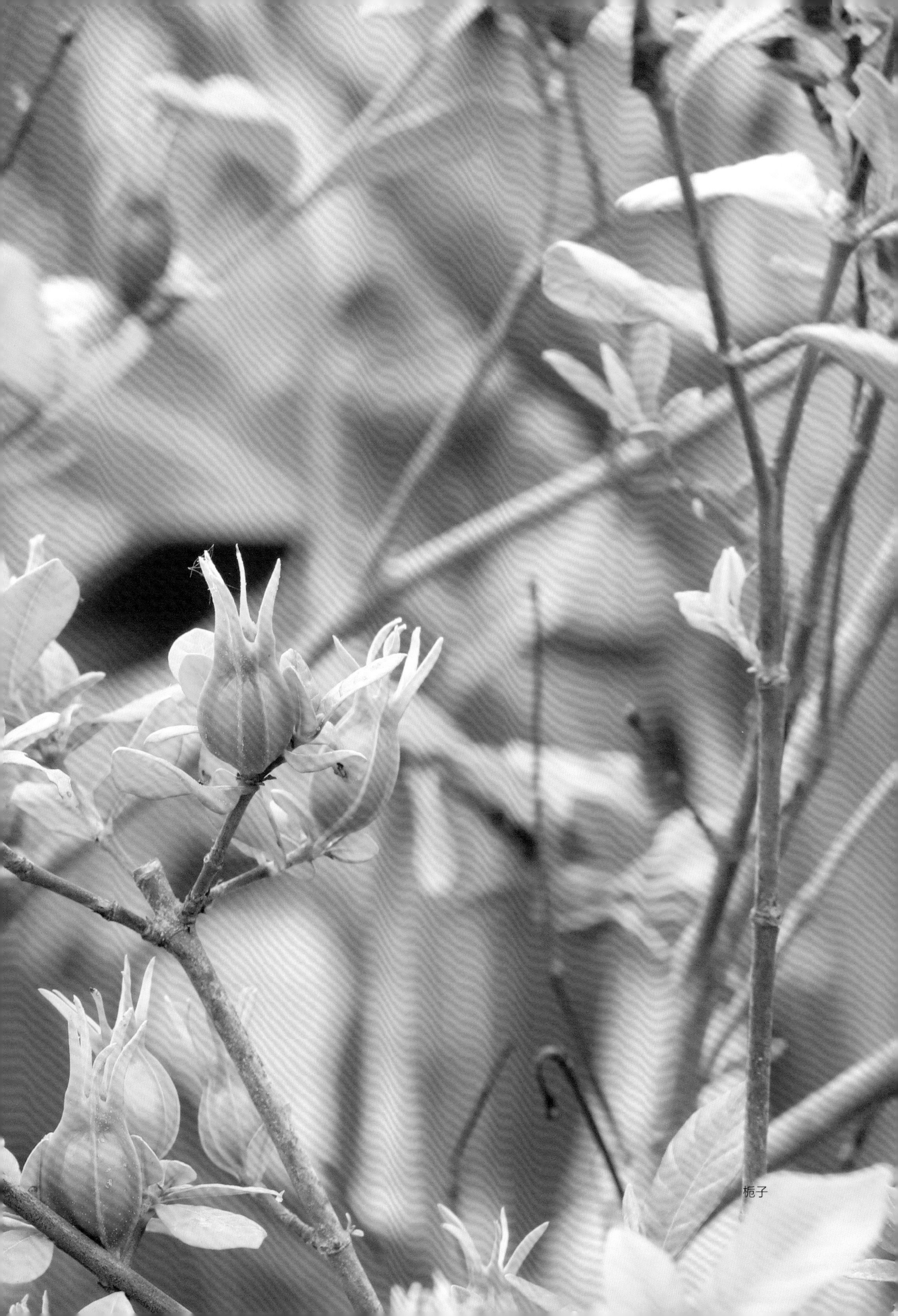

栀子

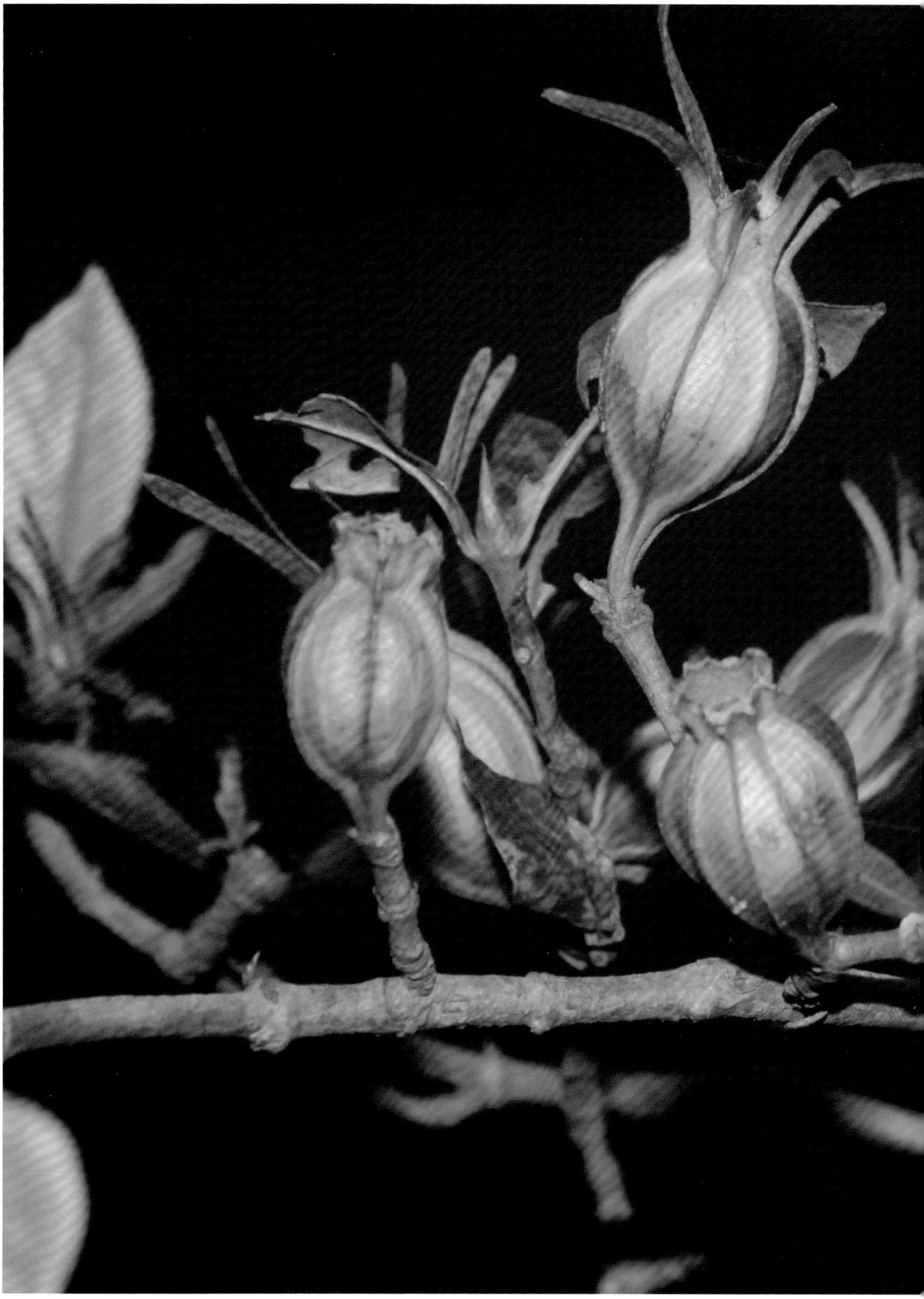

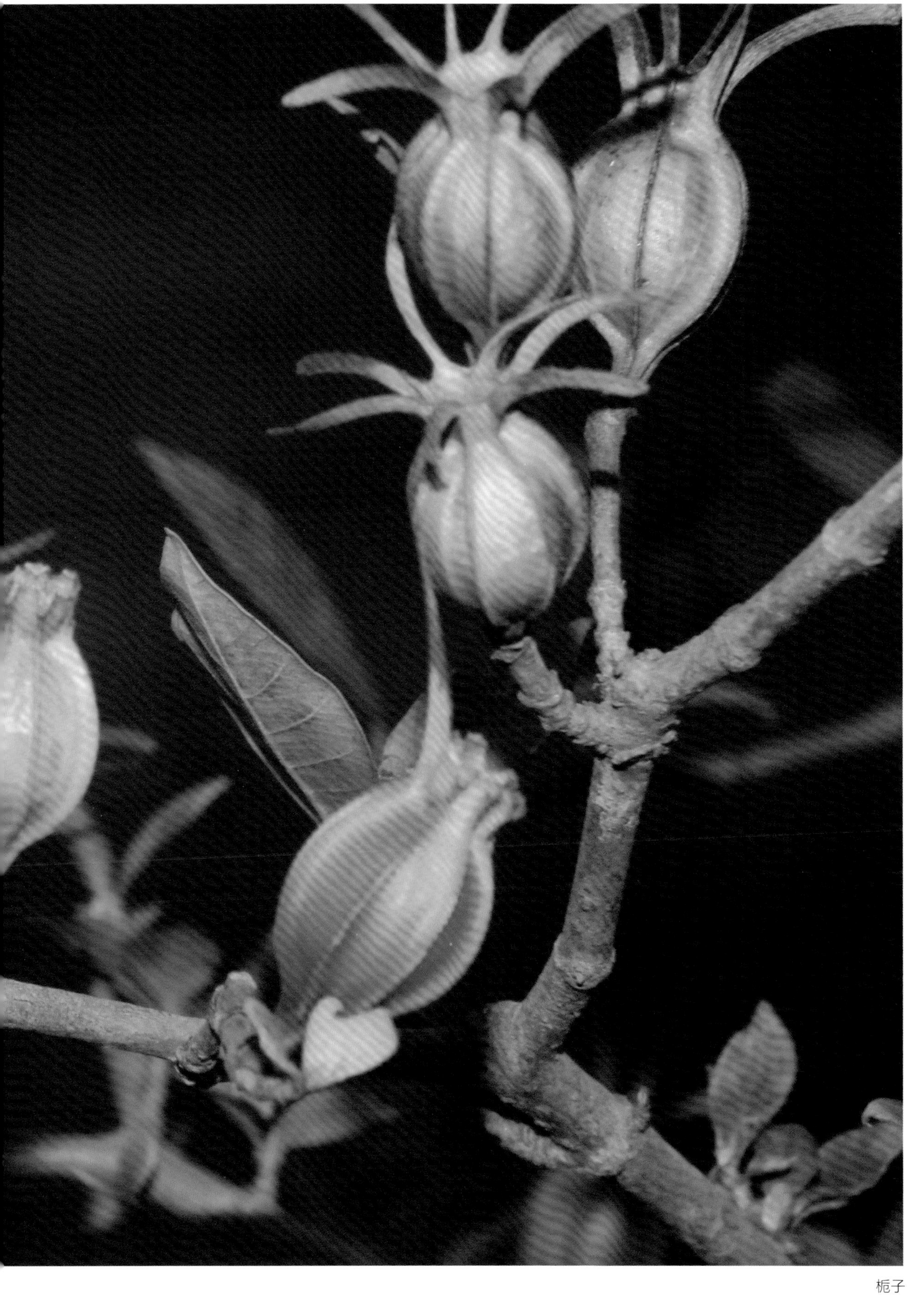

栀子

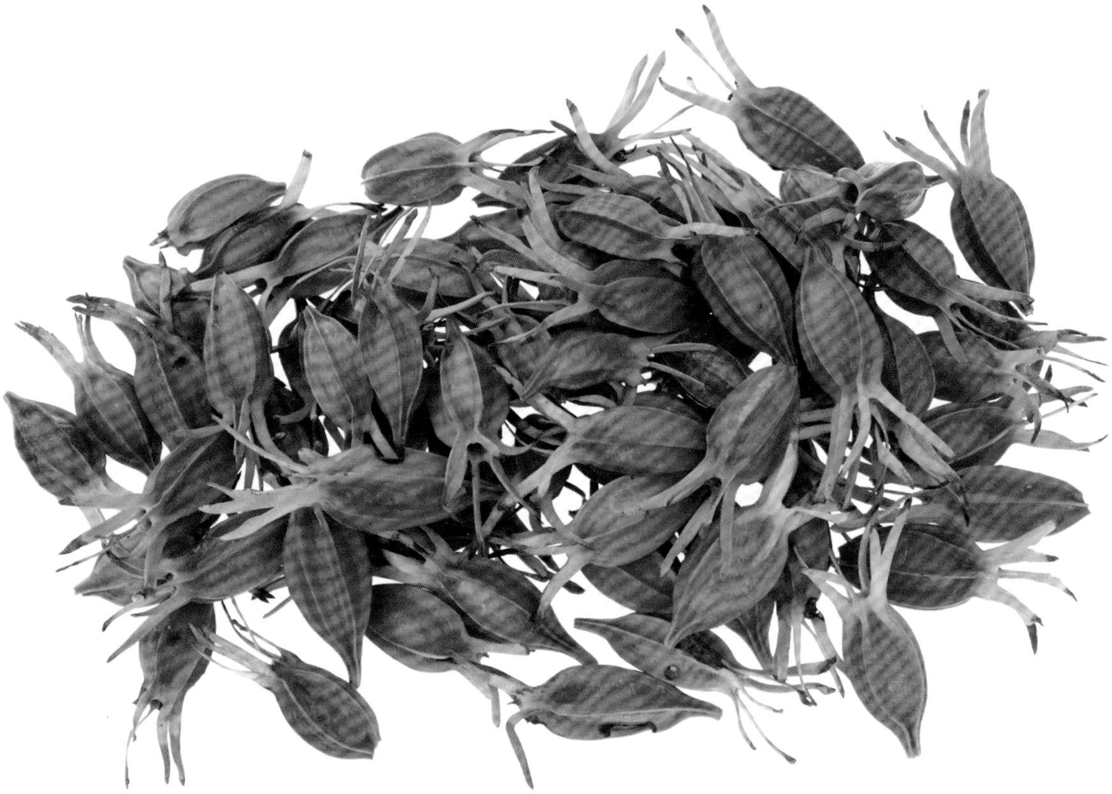

栀子药材

药材鉴别

本品呈长卵圆形或椭圆形，表面红黄色或红棕色，具 6 条翅状纵棱，棱间有 1 条明显的纵脉纹，且有分枝。顶端残存萼片，基部稍尖，有残留果梗。

功效主治

泻火除烦，清热利湿，凉血解毒，消肿止痛。本品苦寒，以清泻为功。能清心、肺、胃三焦之火而利小便；泻心、肺、胸膈之热而除烦；入心肝，走血分，凉血止血，清利肝胆湿热而退黄疸。栀子外用可消肿止痛，用于治疮疡肿毒。

用法用量

内服：6 ~ 10 g，煎服。外用：适量。生用清热泻火强，炒焦后止血，姜汁炒用止烦呕。栀子皮偏于达表祛肌热，栀子仁偏于走里清内热。

民族药方

1．血淋涩痛　生栀子末、滑石各等份。葱汤下。

2．热毒下血　栀子30枚。水1500 ml，煎取500 ml，去滓服。

3．小便不通　栀子27枚，盐少许，独头大蒜1枚。捣烂，摊纸上贴脐，或涂阴囊上，良久即通。

4．急性胰腺炎　栀子、牡丹皮、木香、厚朴、延胡索各25 g，大黄、赤芍各40 g，芒硝15 g。取上方药用水800 ml，煎取药汁约500 ml。轻者每日1剂，分2次服。

5．毛囊炎　栀子粉、穿心莲粉各15 g，冰片2 g，凡士林100 g。调匀外涂，每日2次。

6．结节性红斑　栀子粉20 g，赤芍粉10 g，凡士林100 g。调匀外涂，每日2次。

7．软组织挫伤　栀子粉适量。用食醋或凉茶调成糊状，外涂患处，干后即换。

8．脓疱疮　栀子9 g，黄芩、黄柏各12 g，黄连15 g。煎取药汁，口服，每日1剂。

9．痛风性关节炎　栀子、黄柏、白术、云苓、苦参、猪苓、桂枝、泽泻、苍术、茵陈各10 g。加水煎2次，每次加水500 ml，煎取药汁150 ml，共煎药汁300 ml，混匀备用，每日1剂，分2次服。1周为1个疗程，连服2～3个疗程。

使用注意

脾虚便溏、食少者忌用。

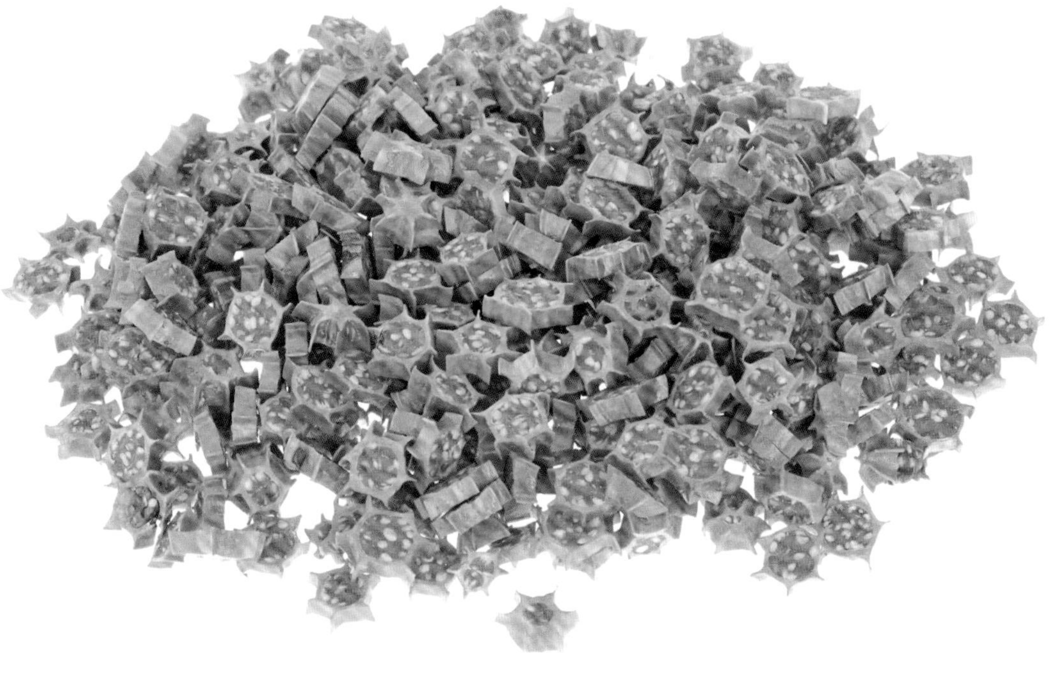

栀子药材

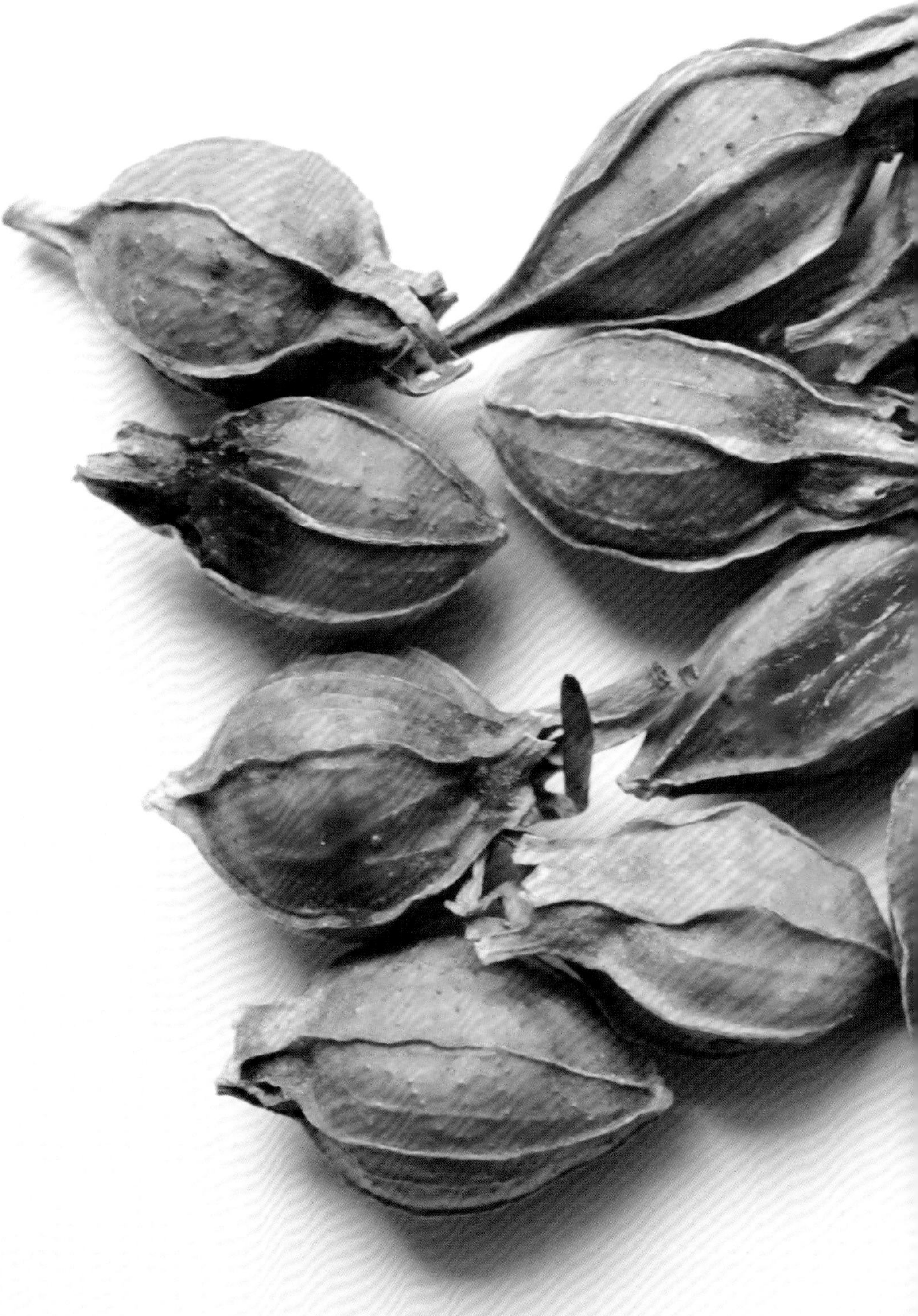

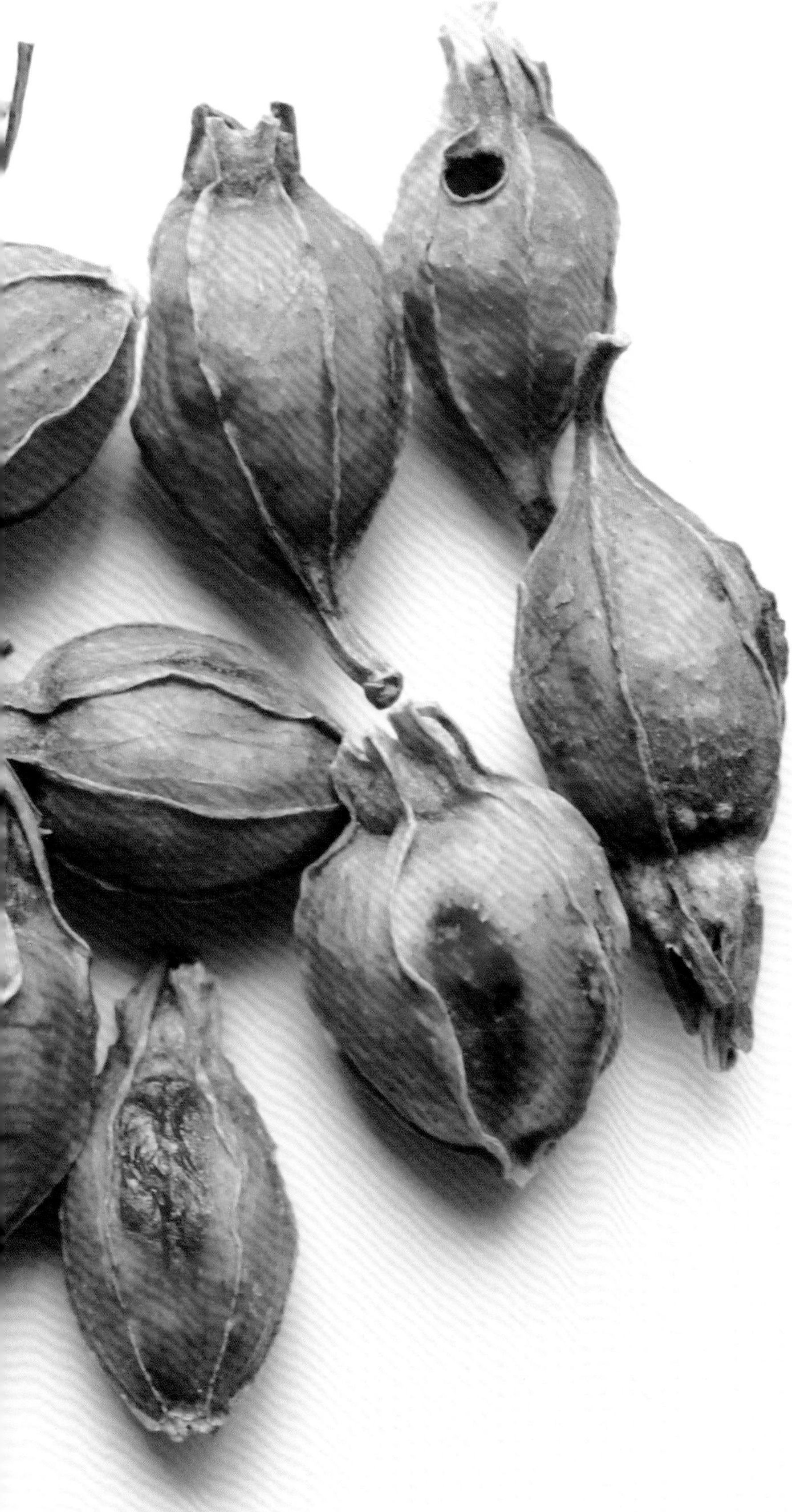

栀子

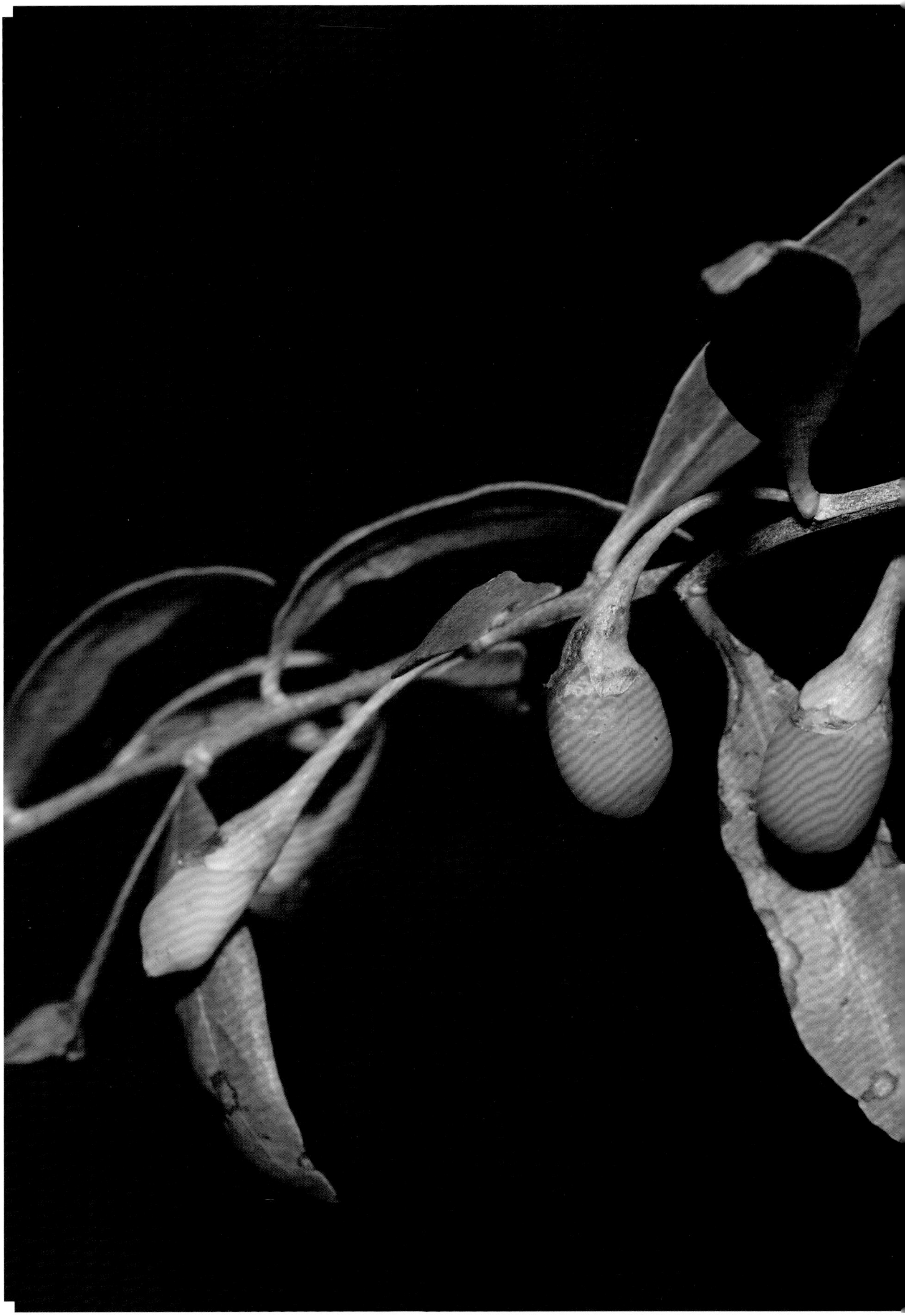

枸杞子

【蒙药名】侵瓦音。

【别　名】西润、西杞果、甘枸杞、枸杞豆、旁巴来、赫日亚齐。

【来　源】本品为茄科植物宁夏枸杞 *Lycium barbarum* L. 的干燥成熟果实。

【性味归经】味甘，性平。归肝、肾、肺经。

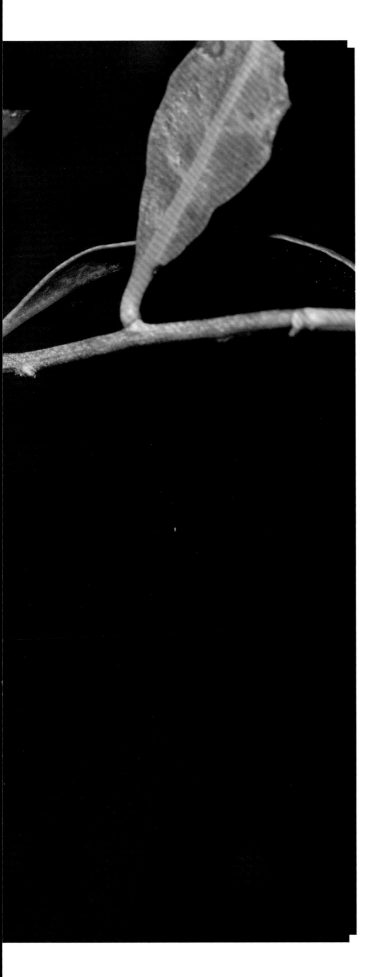

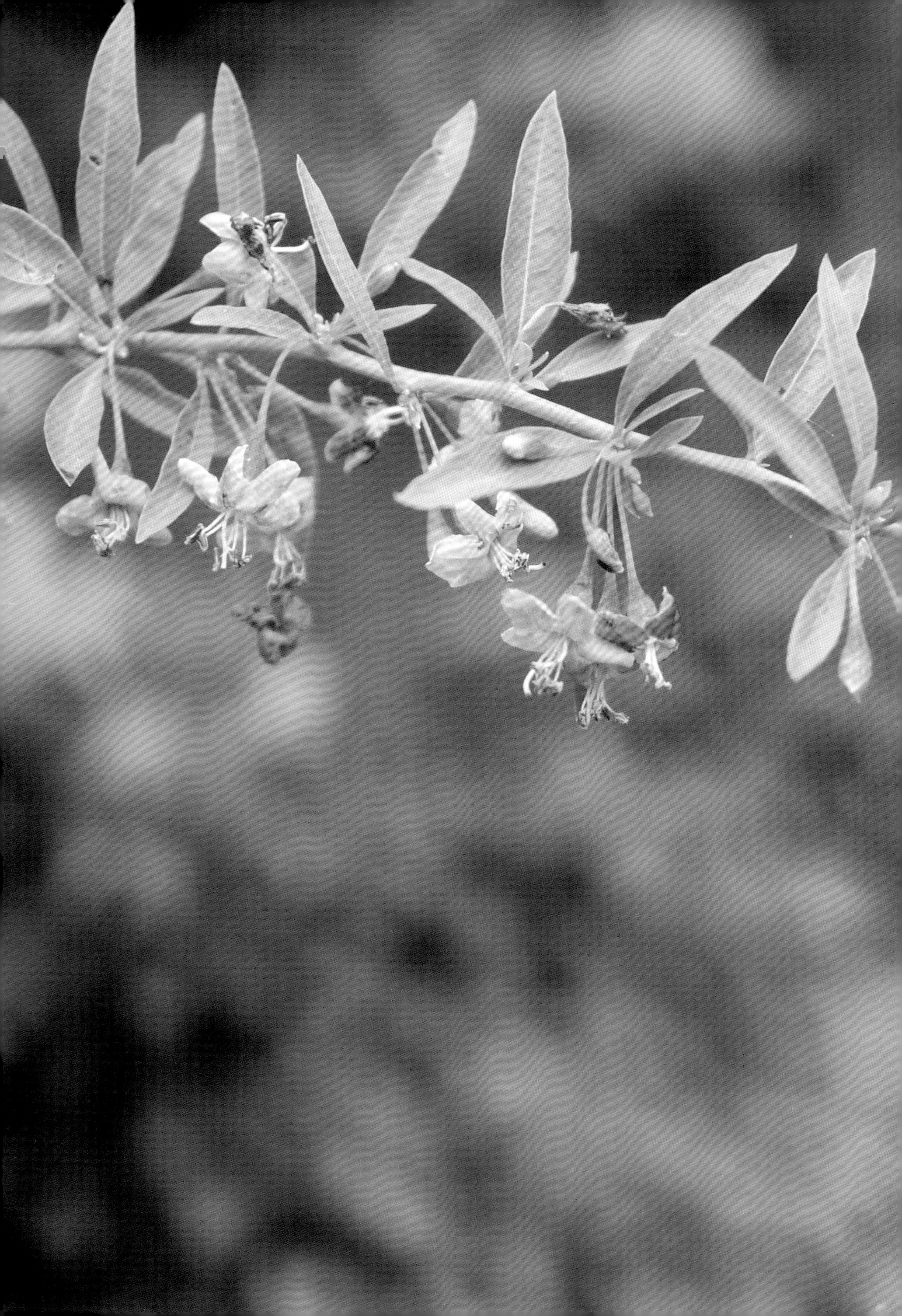

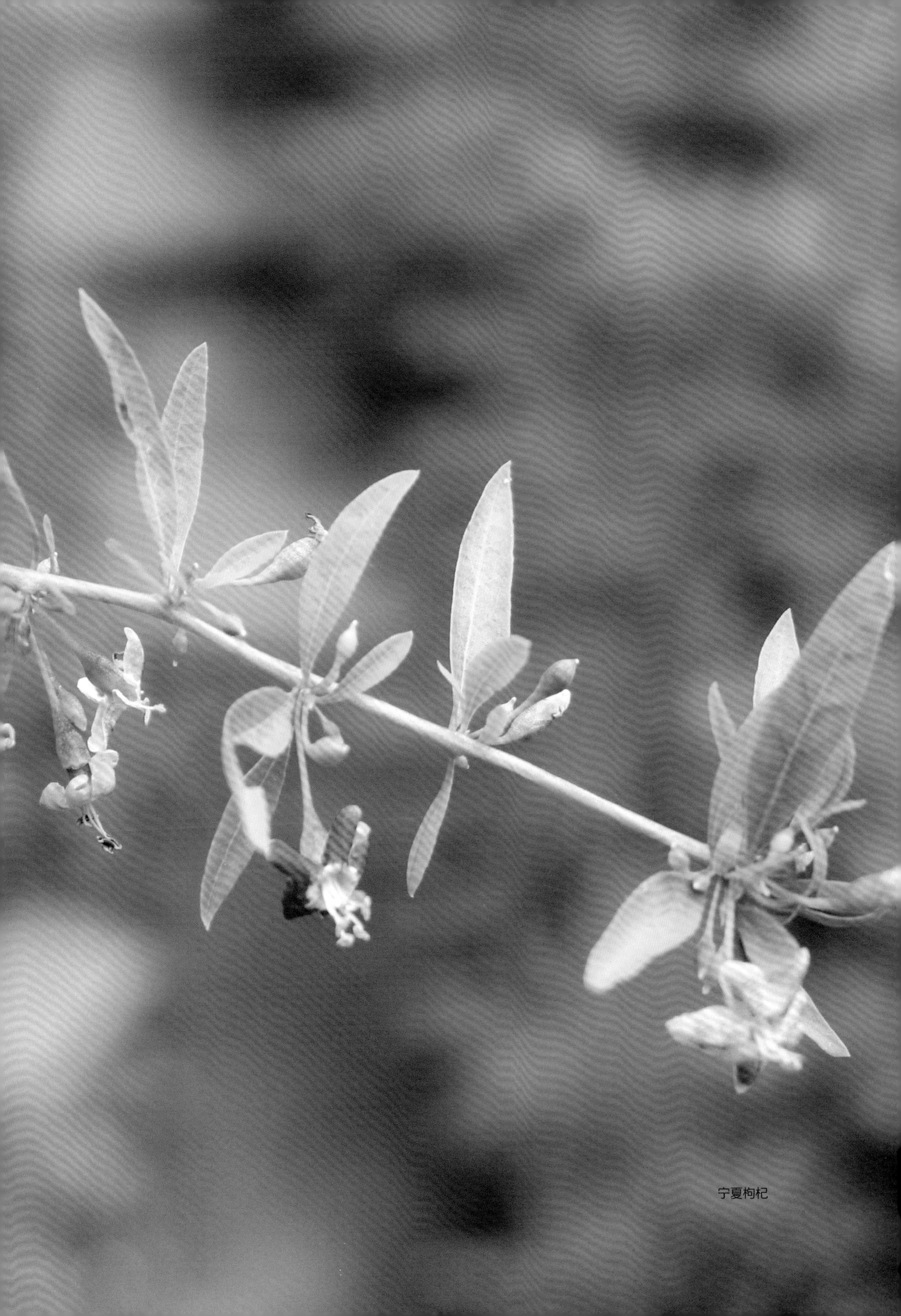

宁夏枸杞

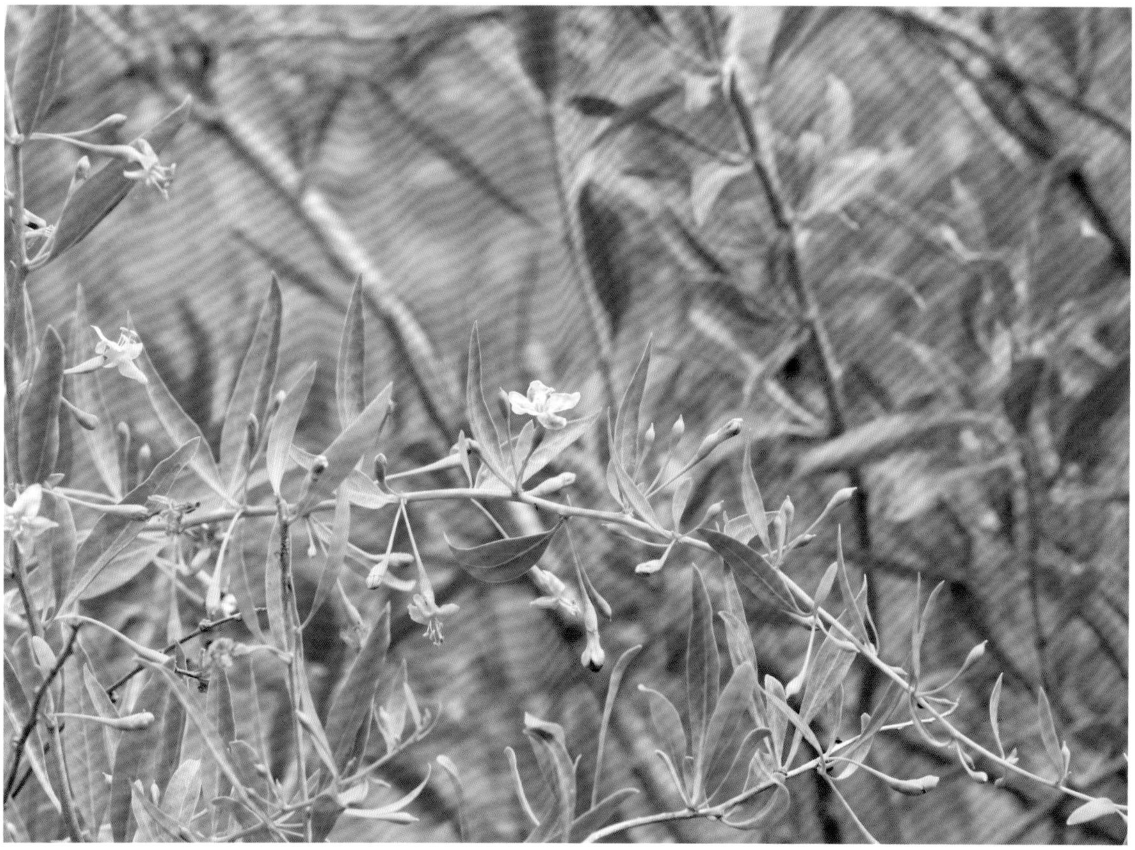

宁夏枸杞

识别特征

为灌木或小乔木状。主枝数条，粗壮，果枝细长，先端通常弯曲下盘，外皮淡灰黄色，刺状枝短而细，生于叶腋。叶互生或丛生于短枝上。叶片披针形或卵状长圆形，花腋生，花冠漏斗状，粉红色或深紫红色。果实熟时鲜红，种子多数。花、果期较长，一般从 5—10 月边开花边结果。

生境分布

生长于山坡、田野向阳干燥处。分布于宁夏、内蒙古、甘肃，新疆等省区也有少量生产，以宁夏回族自治区产者质地最优，有“中宁枸杞甲天下”之美誉。

采收加工

夏、秋二季果实呈橙黄色时采收，晾至皮皱后，再暴晒至外皮干硬，果肉柔软，除去果梗，生用或鲜用。

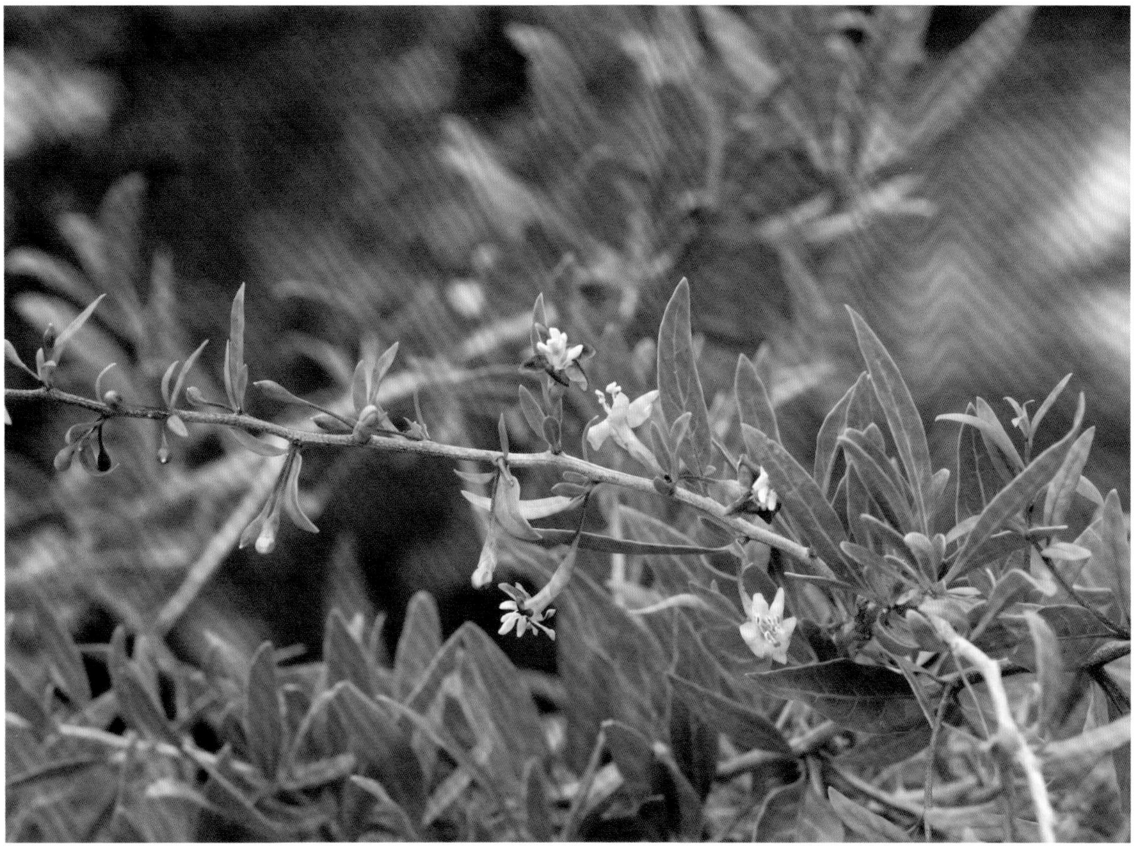
宁夏枸杞

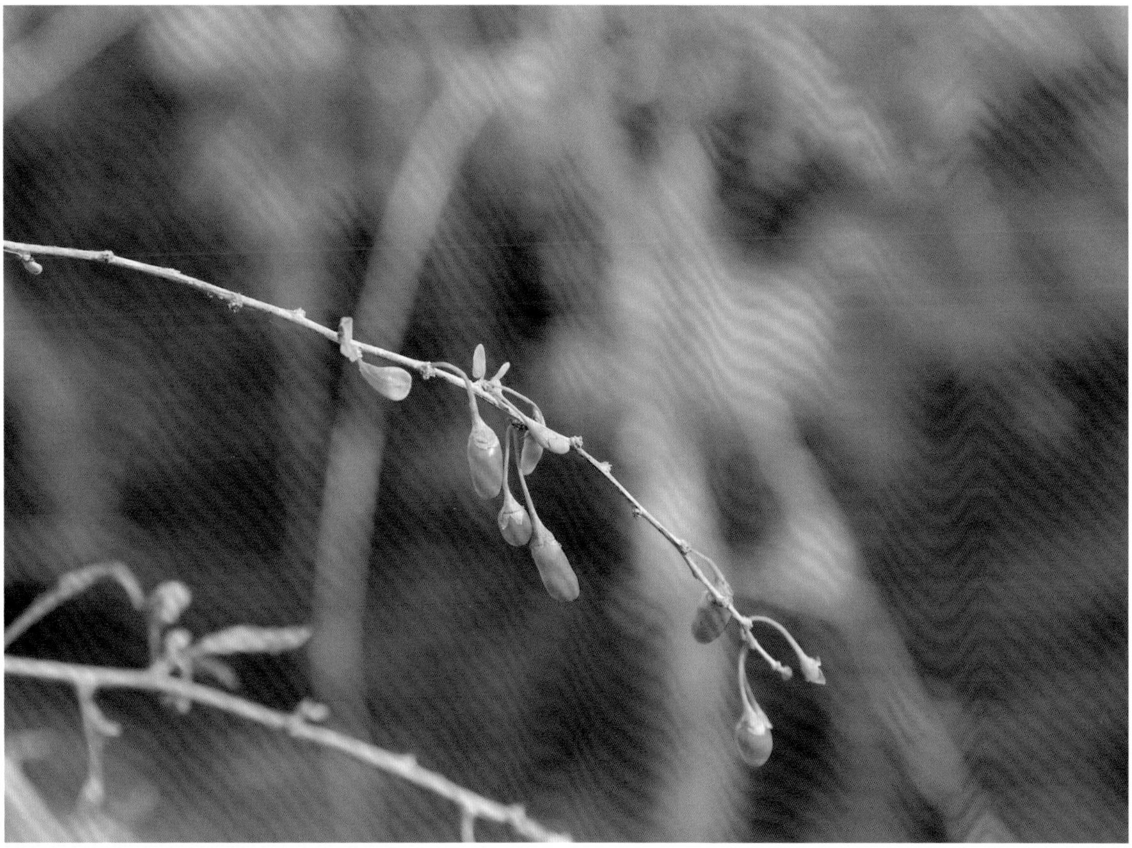
宁夏枸杞

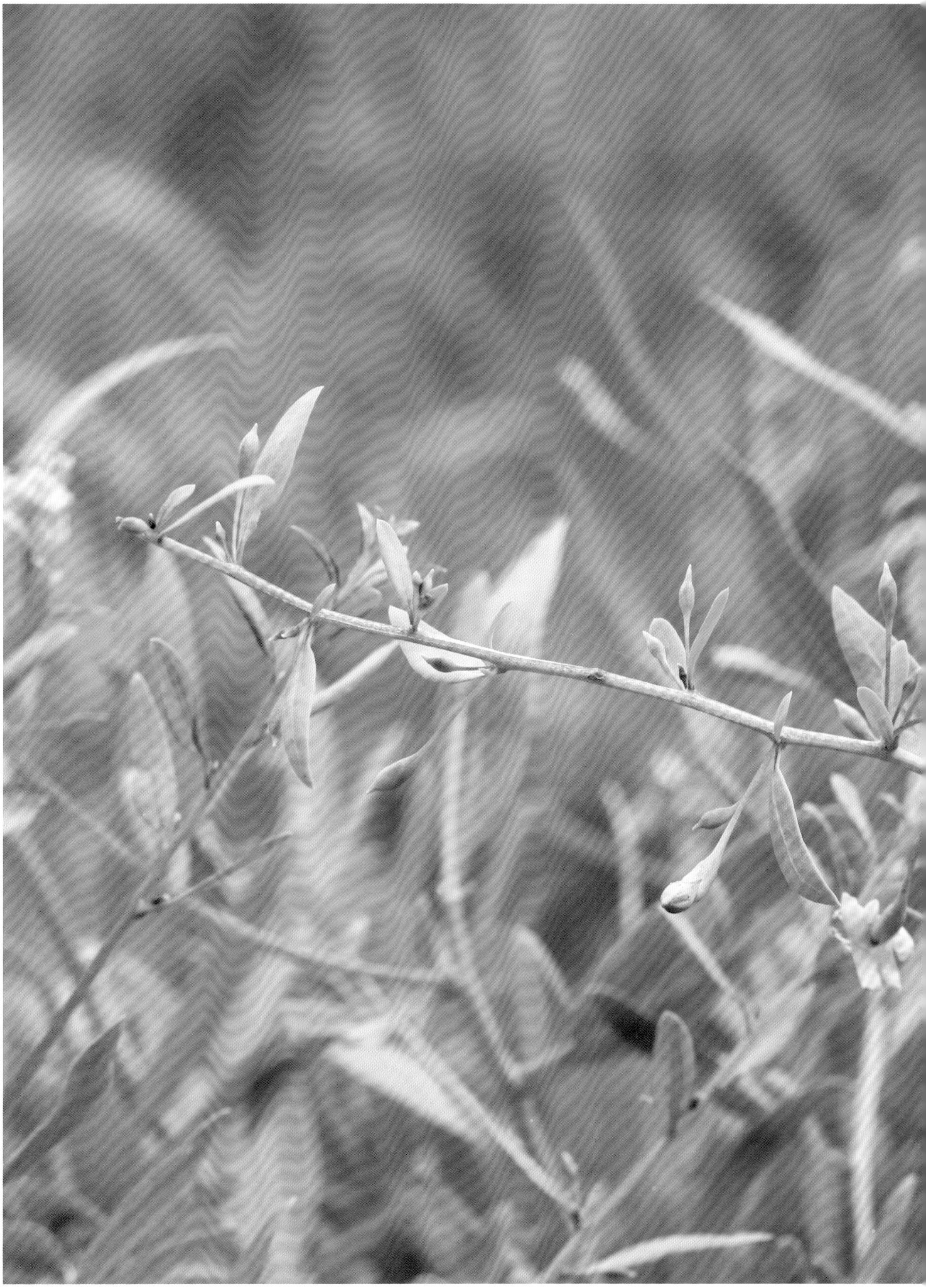

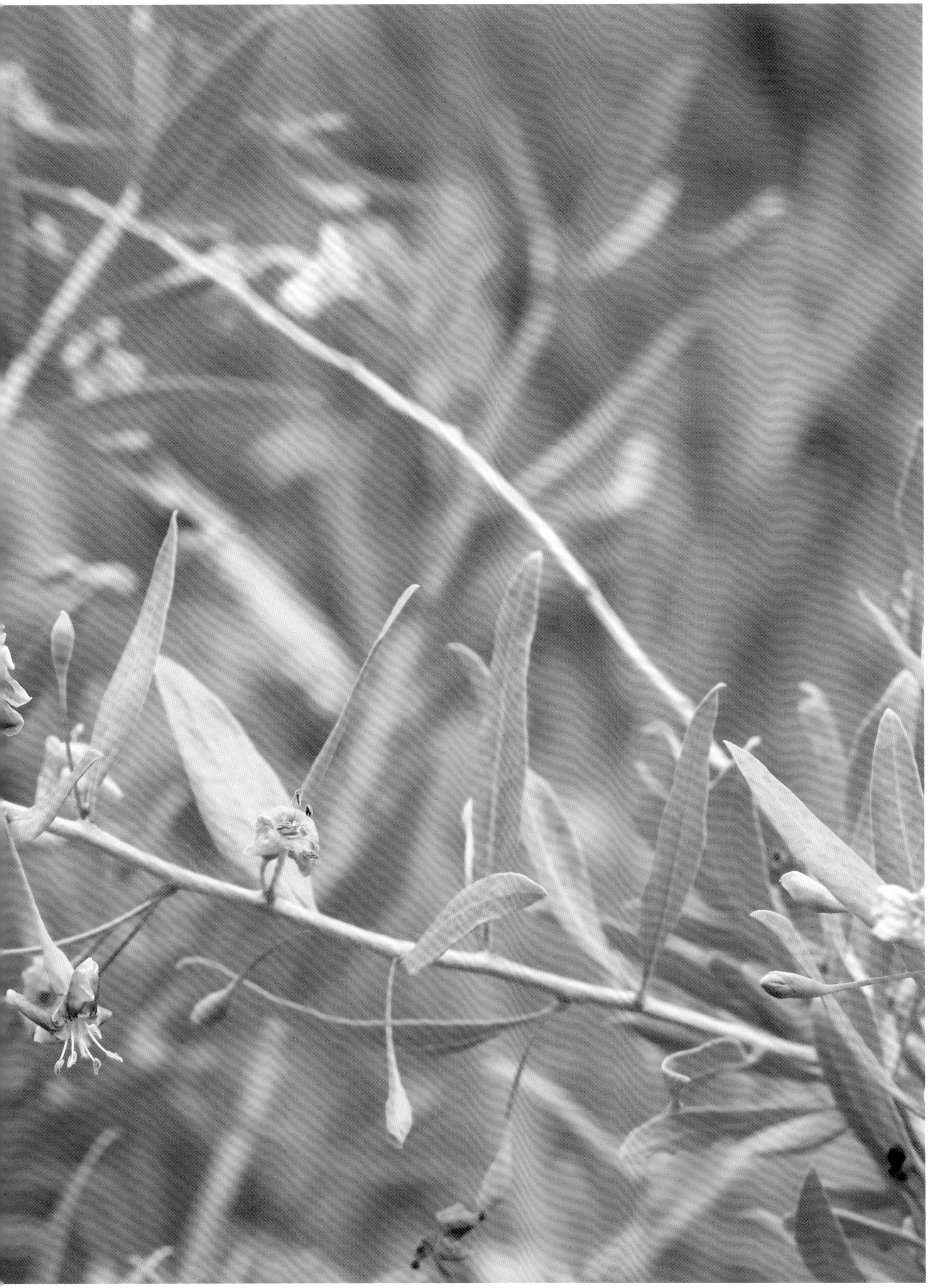

宁夏枸杞

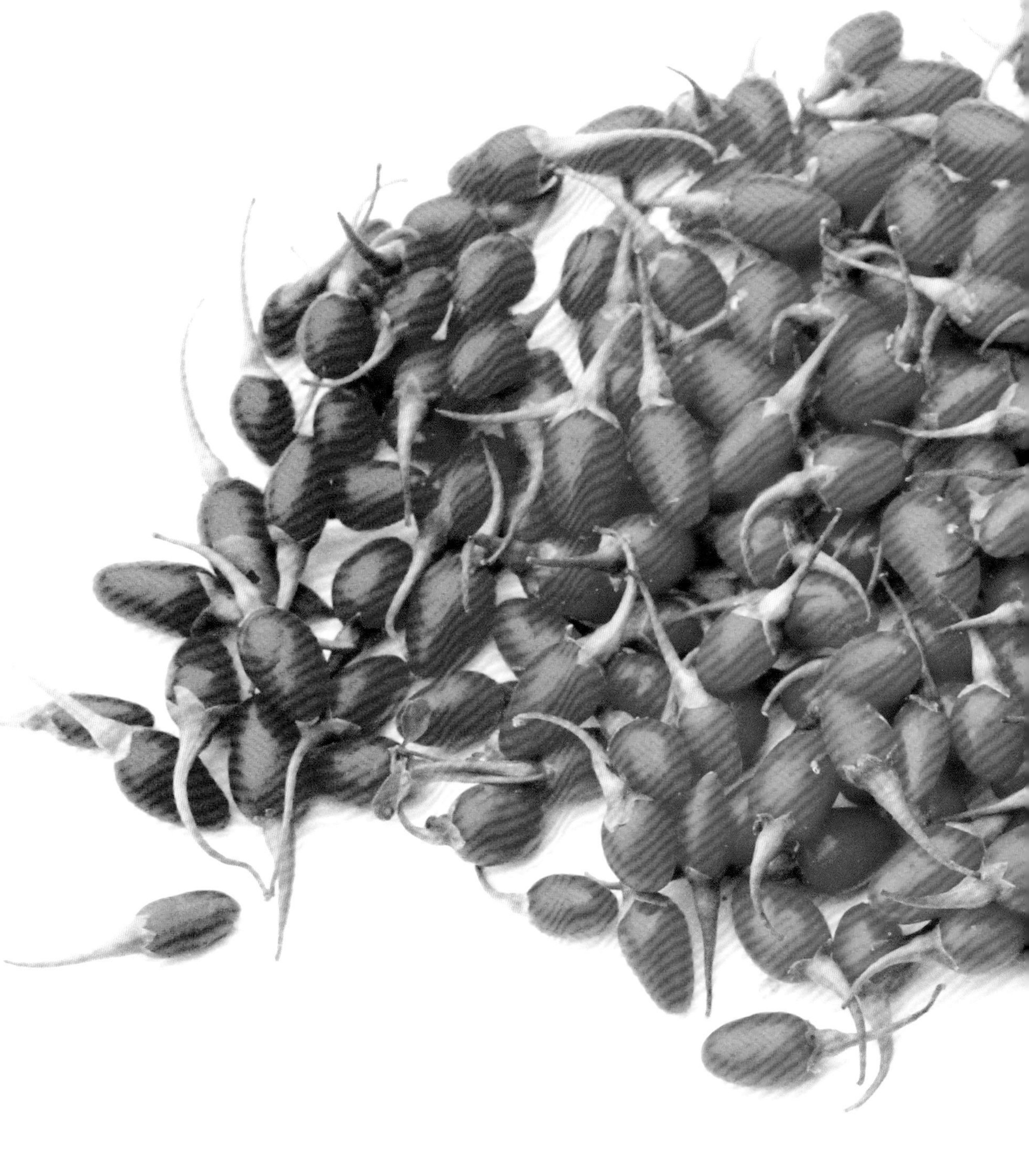

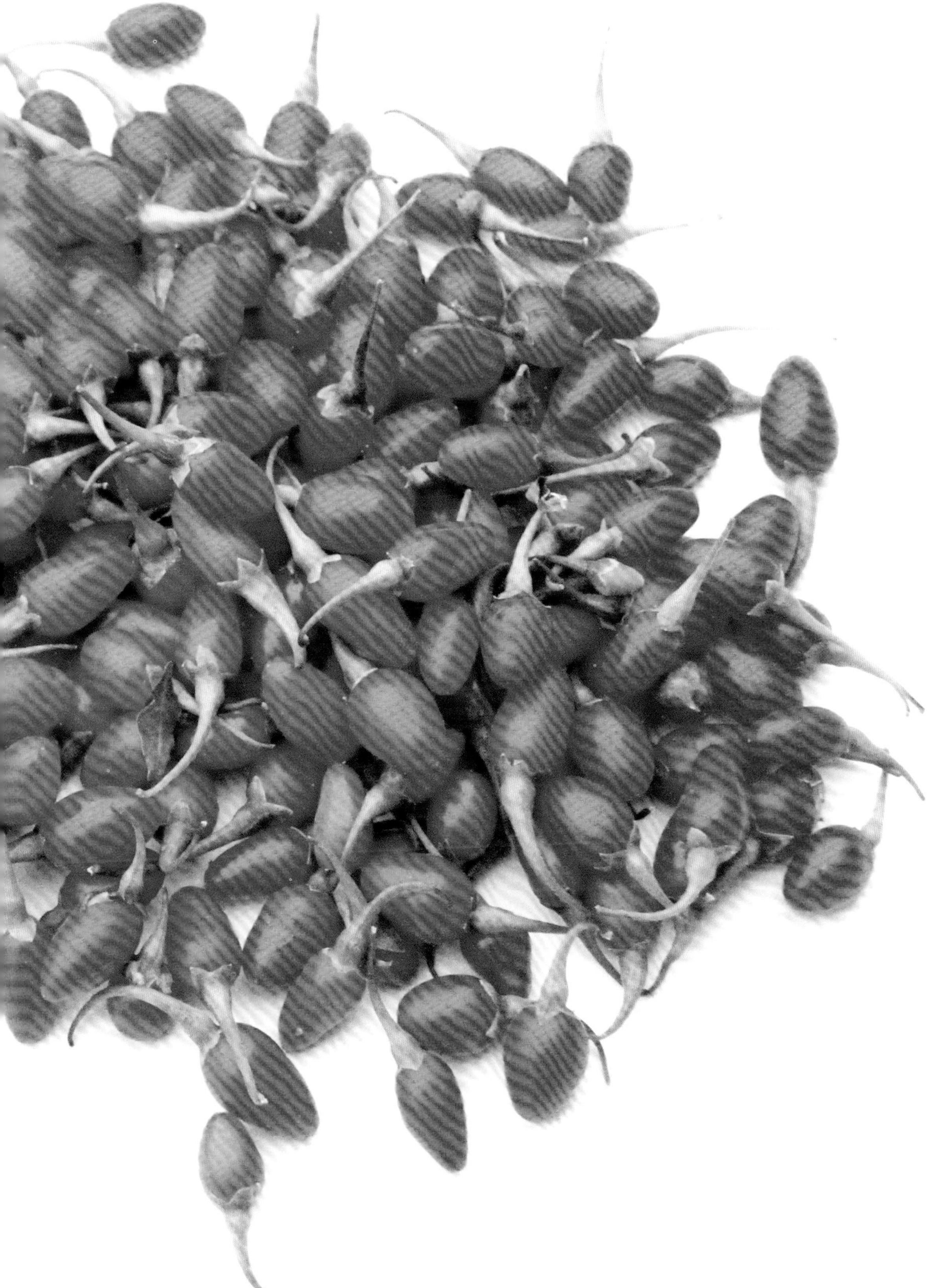

枸杞子药材

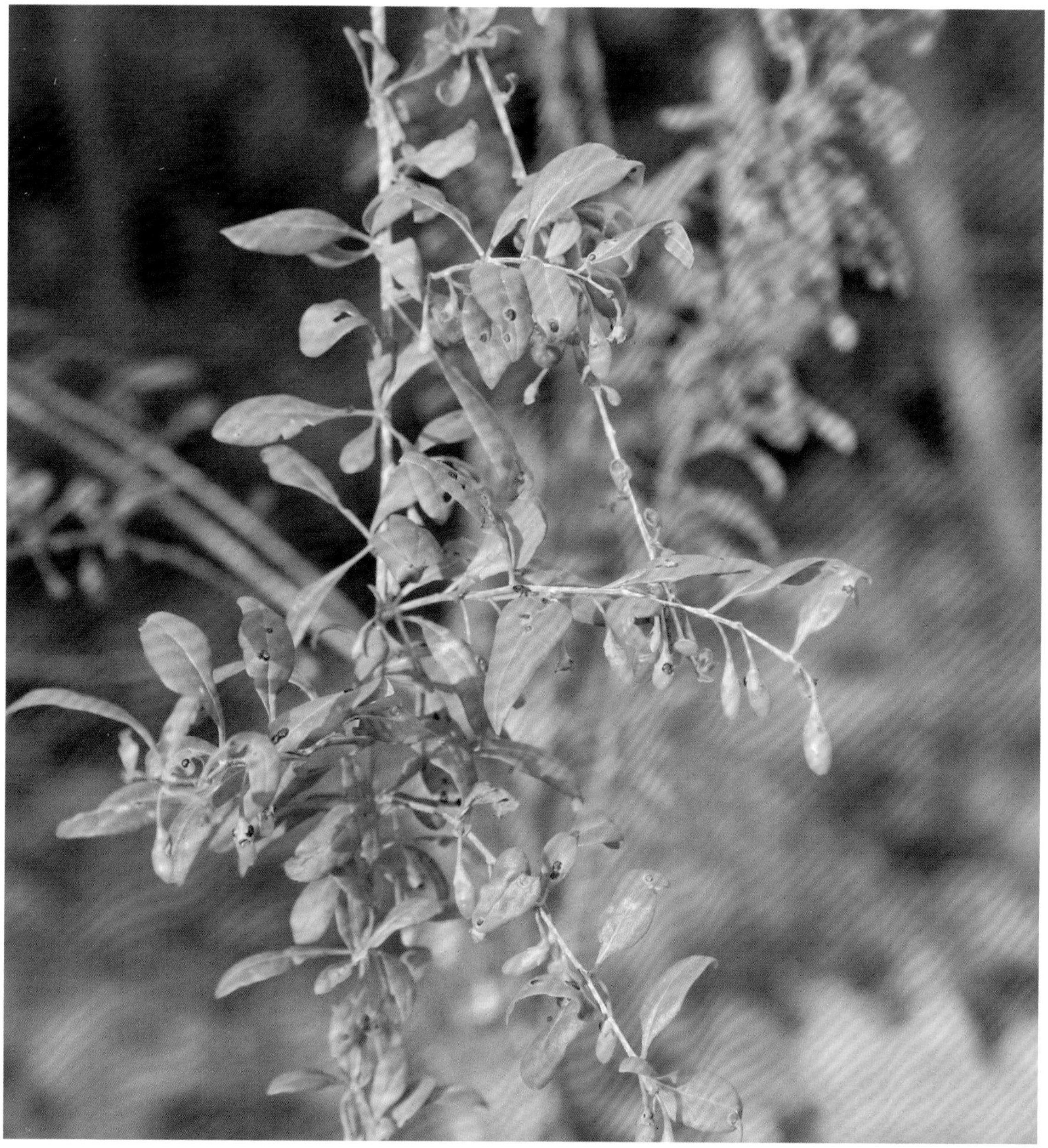

宁夏枸杞

药材鉴别

本品呈扁长卵形或类纺锤形，有皱纹，色鲜红或暗红。顶端有小突起的花柱痕，基部有白色的果梗痕，质柔，肉厚，有黏性，内具多数黄色肾形种子 20 ~ 50 粒。气微，味酸甜。

功效主治

滋肾，润肺，补肝明目。本品甘平质润，药性平和，药食兼用，平补肝肾，为滋肾、润肺、补肝明目之要药。

药理作用

本品有降低血糖及胆固醇的作用。有轻微地抑制脂肪在肝细胞内沉积和促进肝细胞新生的作用。能显著增加血清及肝中磷脂含量。有中枢性及末梢性的副交感神经兴奋作用，对心脏有抑制作用，可使血压下降。本品所含的甜菜碱可扩张血管。对造血功能有促进作用，也有保护的作用，对小鼠 S-180 实体瘤有一定的抑制作用。

用法用量

内服：9 ~ 12 g，大剂量可用至 30 g，煎服；或入丸、散、酒剂。

民族药方

1．疖肿 枸杞子 15 g，凡士林 50 g。枸杞子烘脆研末，加凡士林制成软膏，外涂患处，每日 1 次。

2．妊娠呕吐 枸杞子、黄芩各 50 g。置于带盖大瓷杯内，用沸水冲泡，频频饮服。

3．男性不育症 枸杞子 15 g。每晚嚼服，连服 1 个月为 1 个疗程，待精液常规检查正常后再服 1 个疗程，服药期间应戒房事。

4．肥胖病 枸杞子 15 g。用沸水冲泡当茶饮服，早、晚各 1 次。

5．老人夜间口干 枸杞子 30 g。每晚嚼服，10 个月为 1 个疗程。

6．身体虚弱，腰膝酸软 枸杞子、墨旱莲、桑椹各 20 g，女贞子 15 g。水煎服。

7．早期原发性高血压 枸杞子、白菊花各 15 g，生杜仲 20 g，桑寄生 25 g，生牡蛎 30 g。水煎服。

8．遗精，滑精 枸杞子、芡实各 20 g，补骨脂、韭菜子各 15 g，牡蛎（先煎）40 g。水煎服。

9．肝肾不足，头晕盗汗，迎风流泪 枸杞子、菊花、熟地黄、山药各 20 g，山茱萸、牡丹皮、泽泻各 15 g。水煎服。

10．肾虚腰痛 枸杞子、金毛狗脊各 20 g。水煎服。

11．妇女月经不调，赤白带下 枸杞子、沙棘、紫茉莉各 50 g，栀子、肉桂、荜茇、当归、红花各 15 g，血竭、火硝、玉竹、黄精、天冬各 9 g。制成散剂，用白酒或白开水送服，每次 1.5 ~ 3.0 g，每日 1 ~ 2 次。

12．闭经，妇女血症，血痞 枸杞子 165 g，沙棘、木香、山柰、朴硝、肉桂、硼砂（制）各 15 g。制成散剂，温开水送服，每次 1.5 ~ 3.0 g，每日 1 ~ 2 次。孕妇禁服。

使用注意

外有表邪、内有实热、脾胃湿盛、肠滑者忌用。

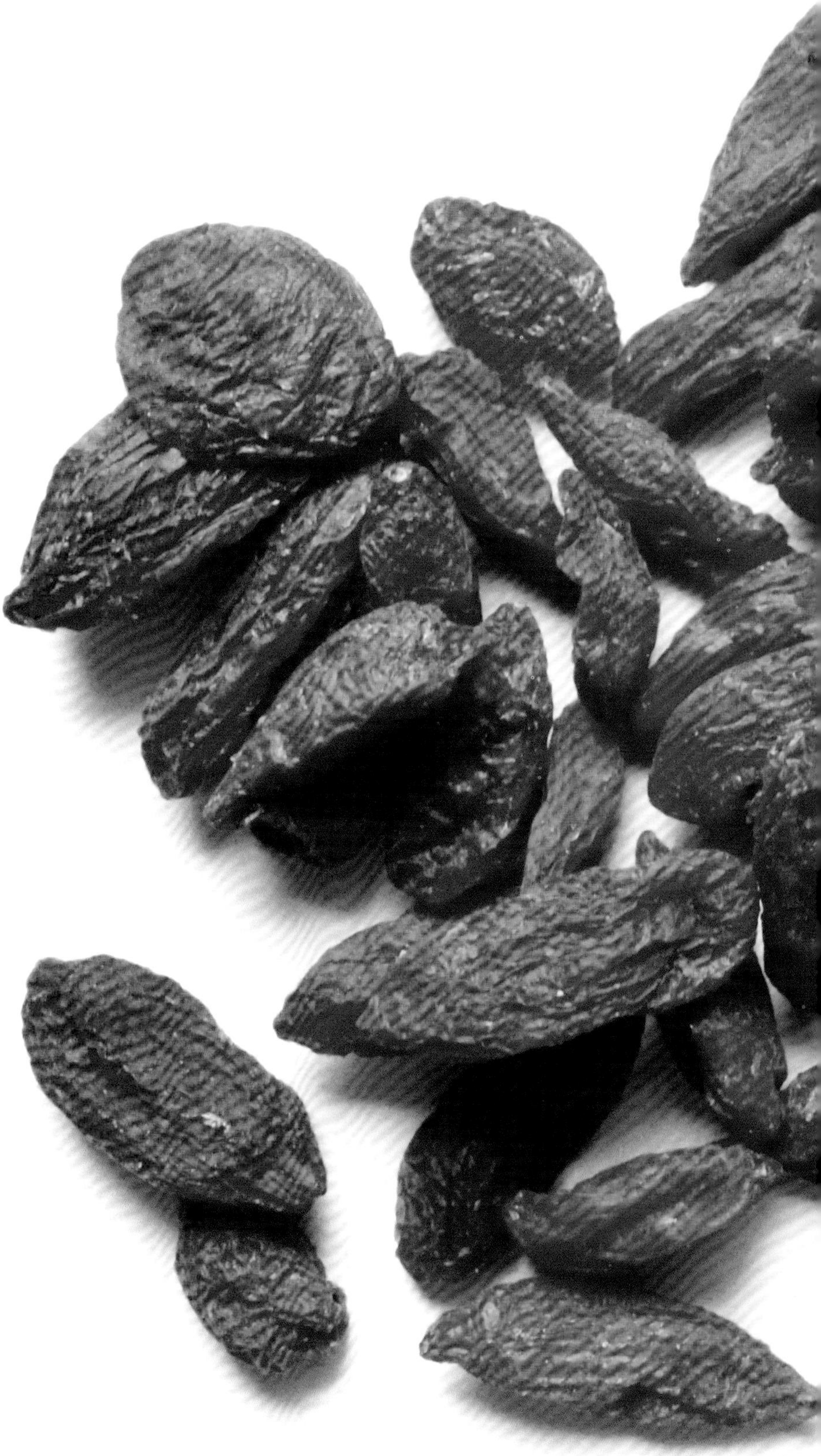

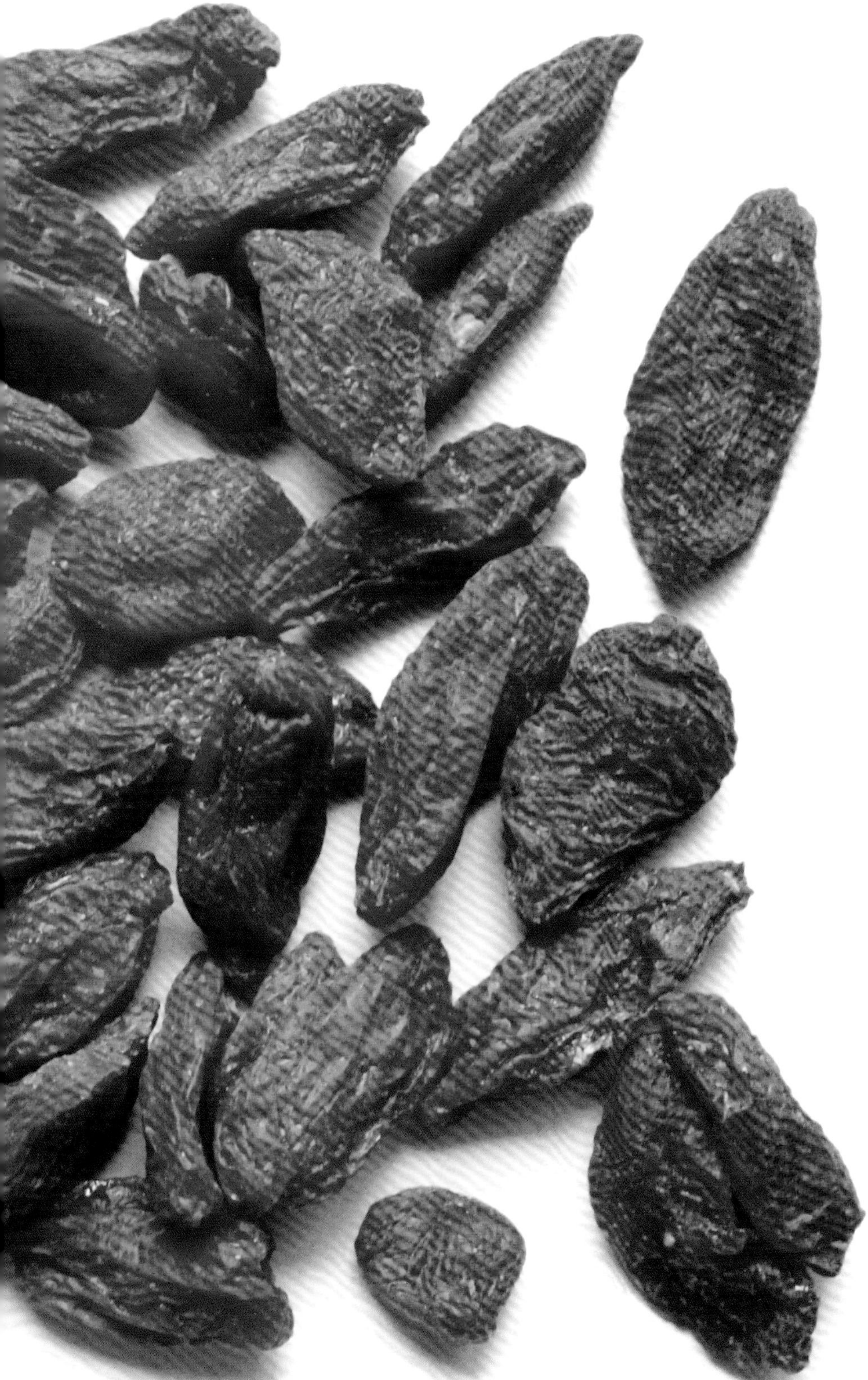

枸杞子饮片

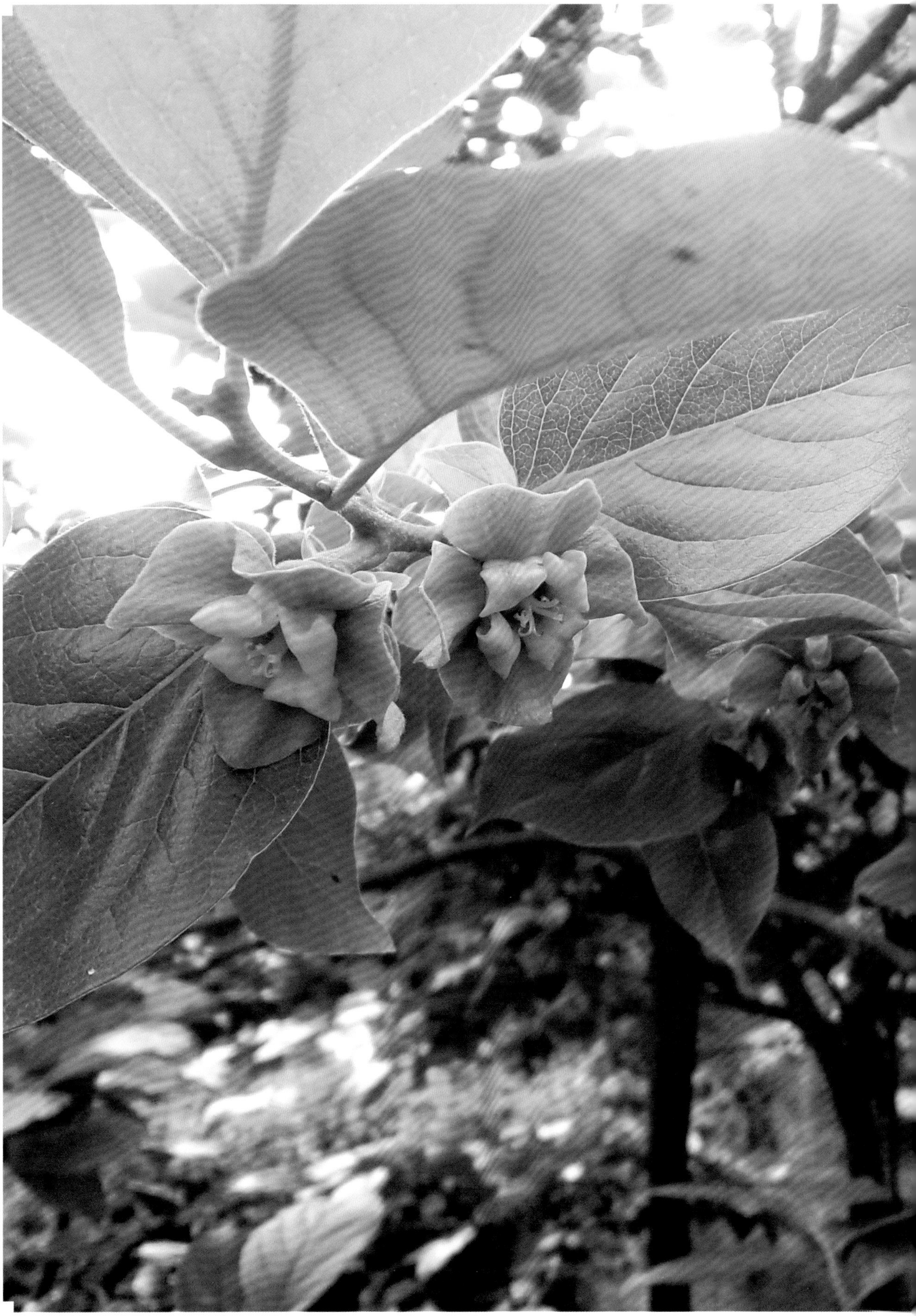

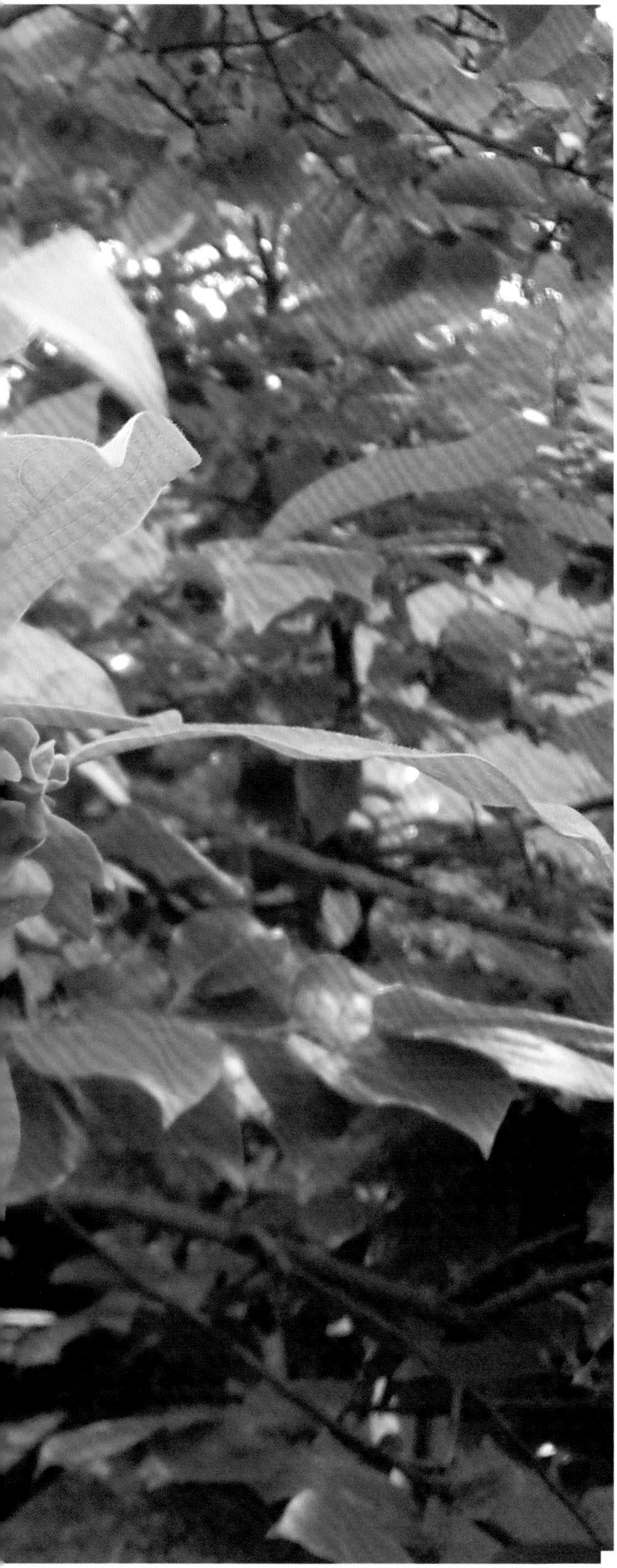

柿子

【蒙药名】沙布塔拉。

【别　名】柿、毛敦、柿蒂、色亚布、伊斯古楞。

【来　源】本品为柿科植物柿 *Diospyros kaki* Thunb. 的叶片或果蒂。

【性味归经】味甘、涩、微苦，性微寒。归热经。

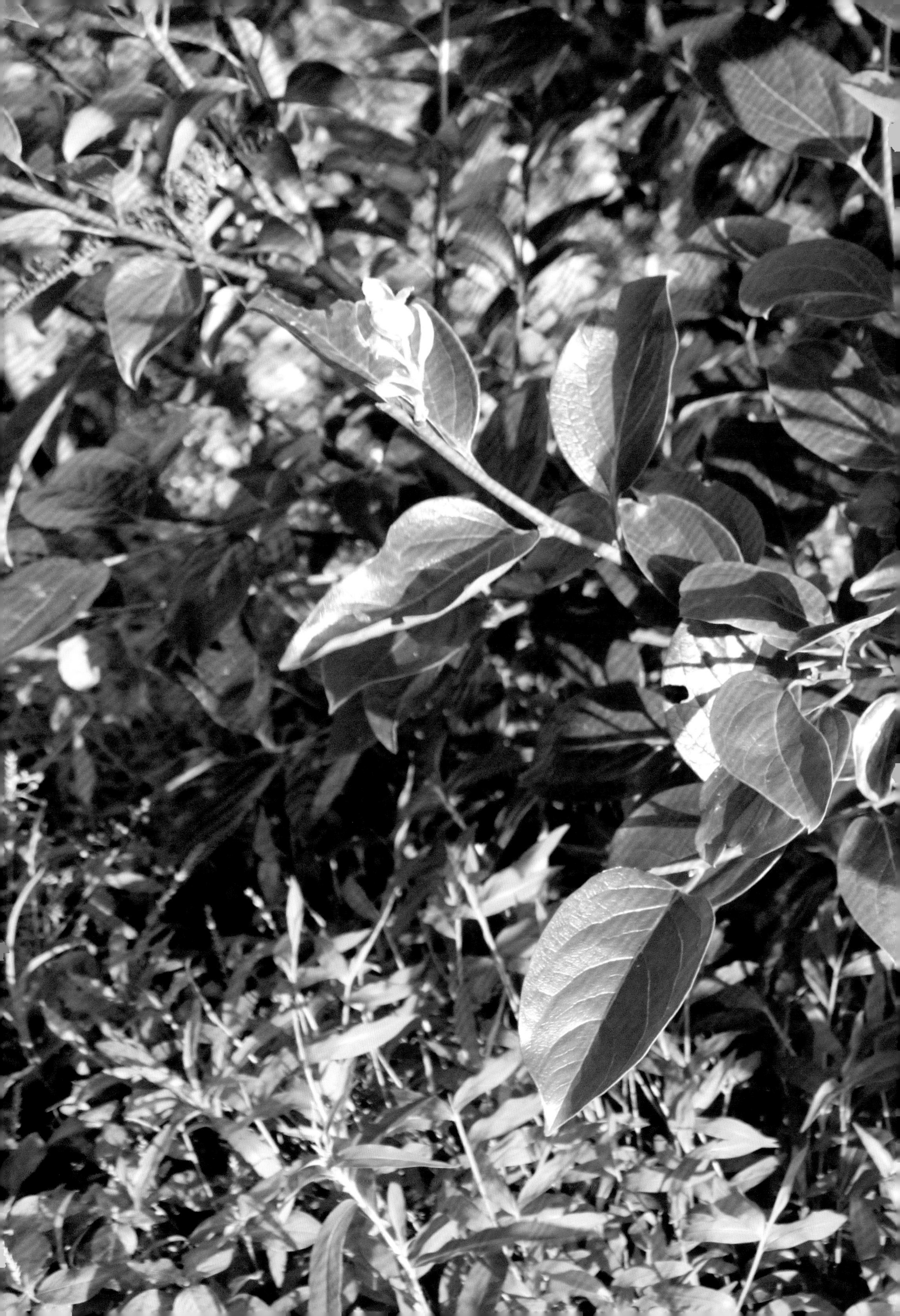

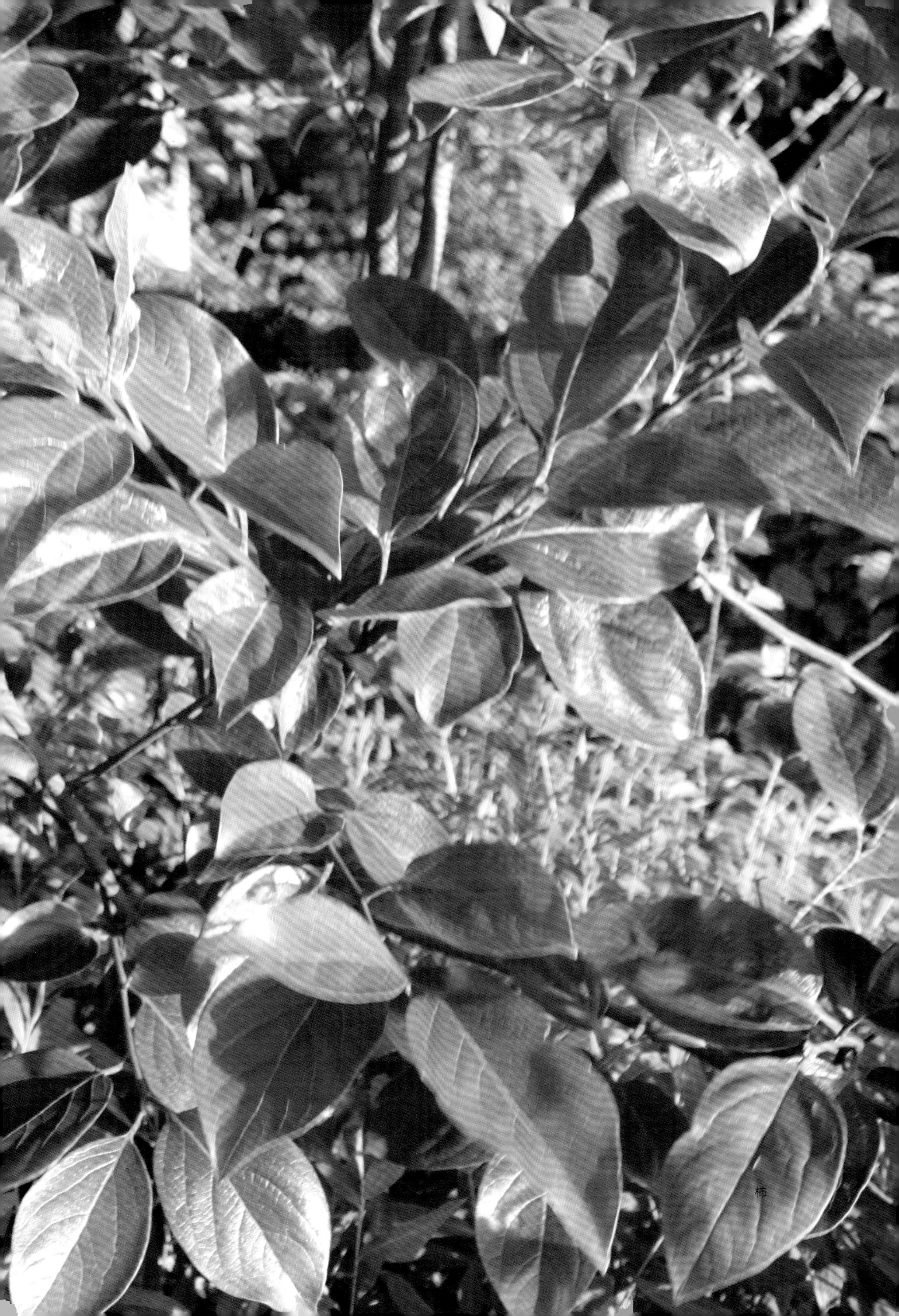
柿

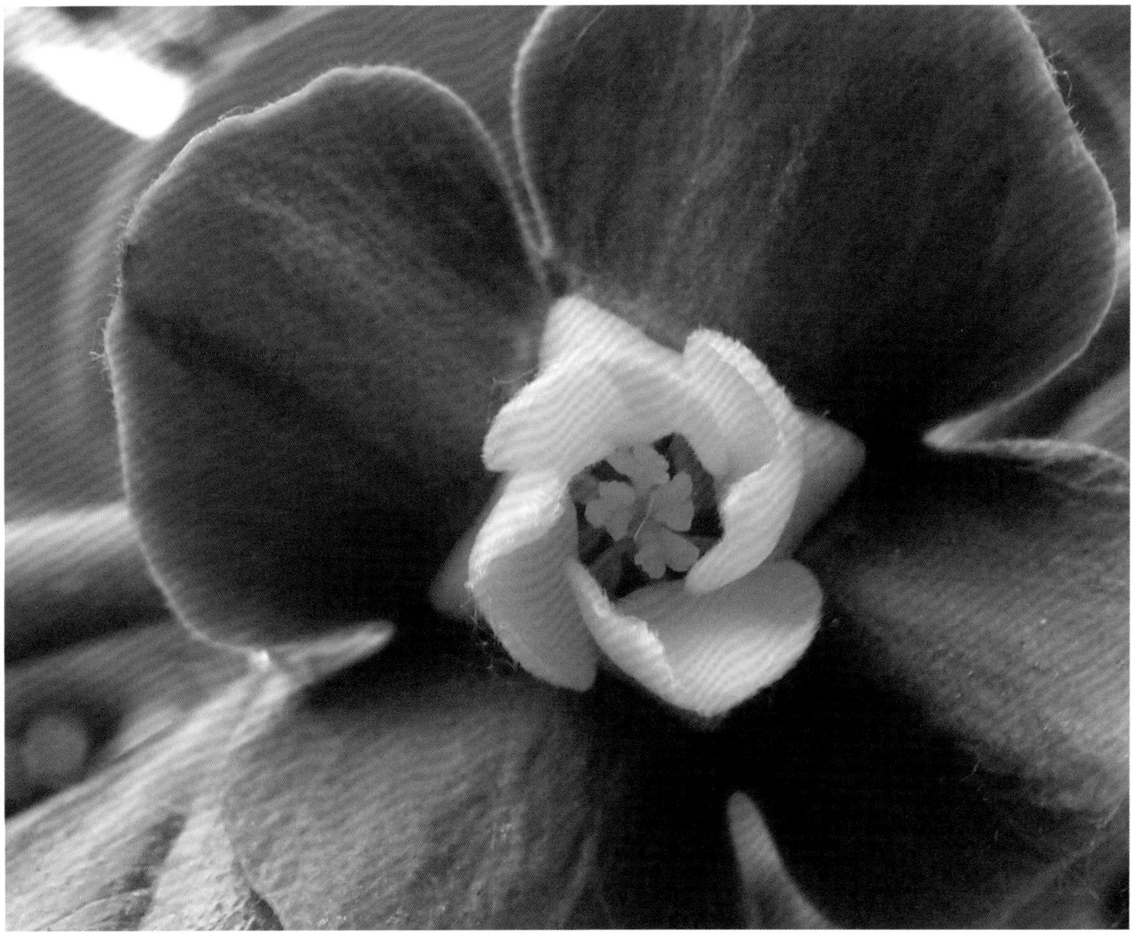

柿

识别特征

落叶乔木，高达14 m，树皮深灰色至黑色，鳞片状开裂；枝展开，有深棕色皮孔，幼枝有柔毛。叶互生；叶片椭圆形至倒卵形，长6 ~ 18 cm，宽3 ~ 9 cm，先端渐尖或钝，基部阔楔形，全缘，上面脉疏生柔毛，下面被茸毛。雌雄异株或同株，雄花聚伞花序；雌花单生叶腋；花萼4深裂，果时增大，花冠白色，4裂；雄花的雄蕊16枚，在两性花中8 ~ 16枚，雌花有8枚退化雄蕊；子房上位，8室。浆果形状多样，多为卵圆形，直径3.5 ~ 8.0 cm，橙黄色或鲜红色，花萼宿存。种子褐色，椭圆形。花期5月，果期9—10月。

生境分布

全国各地均有分布或栽培。

采收加工

霜降至立冬间采摘，经脱涩红熟后食用。

功效主治

清热，润肺，生津，解毒。主治咳嗽、高血压、吐血、热渴、口疮、热痢、便血。

用法用量

内服：适量，作食品；或煎汤；或烧炭研末；或在未成熟时，捣汁冲服。

民族药方

1．咳喘　柿叶、羊奶奶叶、五匹风各 30 g。水煎服。

2．血小板减少症　干柿叶、油麻血藤、侧柏叶各 10 g。水煎服。

3．高血压　柿叶、鬼针草各 10 g。水煎代茶饮。

4．反胃　柿蒂（烧灰存性）为末。黄酒调服；或用姜汁、砂糖各等份和匀，炖热徐服。

5．巴达干热呕吐，妊娠呕吐，头晕呕吐　柿子或酸梨干、甘草、粳米（制）、信筒子、小茴香、芫荽子各等份。制成散剂，每次 1.5 ~ 3.0 g，每日 1 ~ 3 次。热性呕吐用白糖为引送服，寒性呕吐用红糖为引送服。

6．胃包如，消化不良，恶心，烦渴　柿子或酸梨干 50 g，芫荽子、木香、山柰、栀子各2.5 g，土木香10 g。制成散剂，白开水送服，每次1.5 ~ 3.0 g，每日1 ~ 3次。

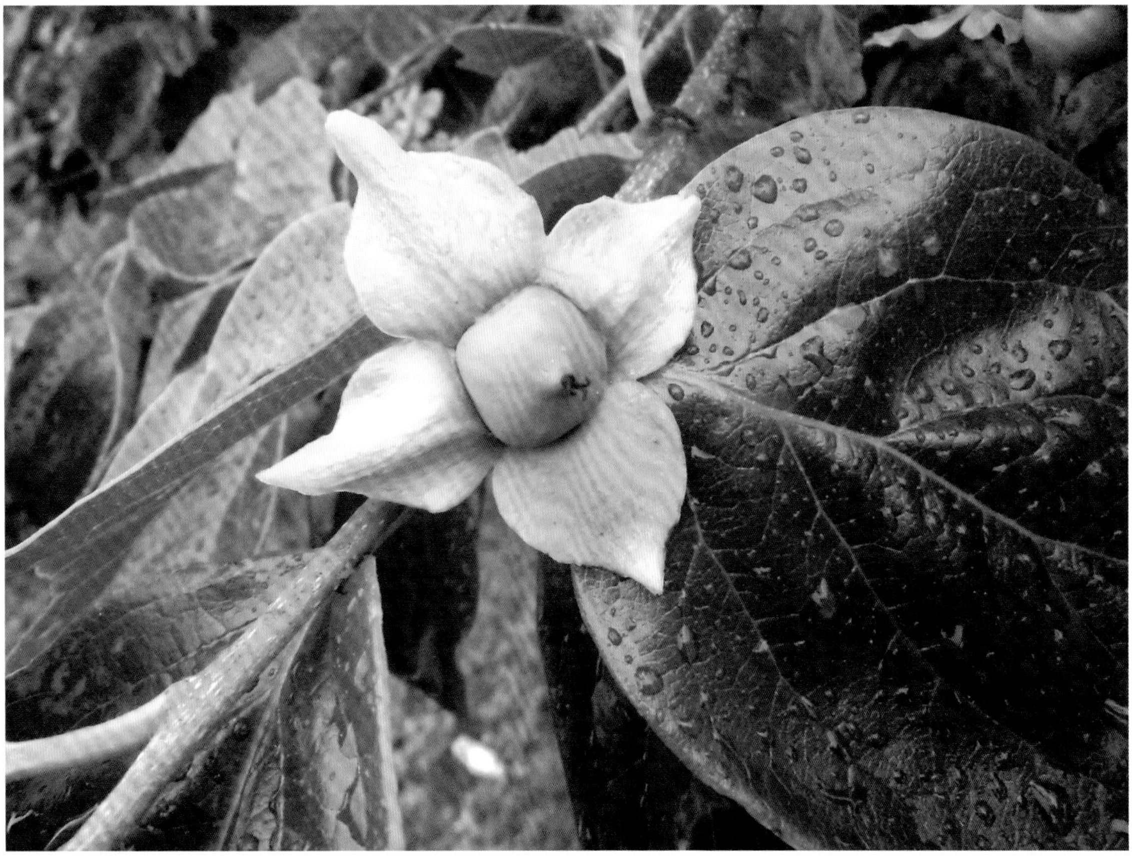

柿

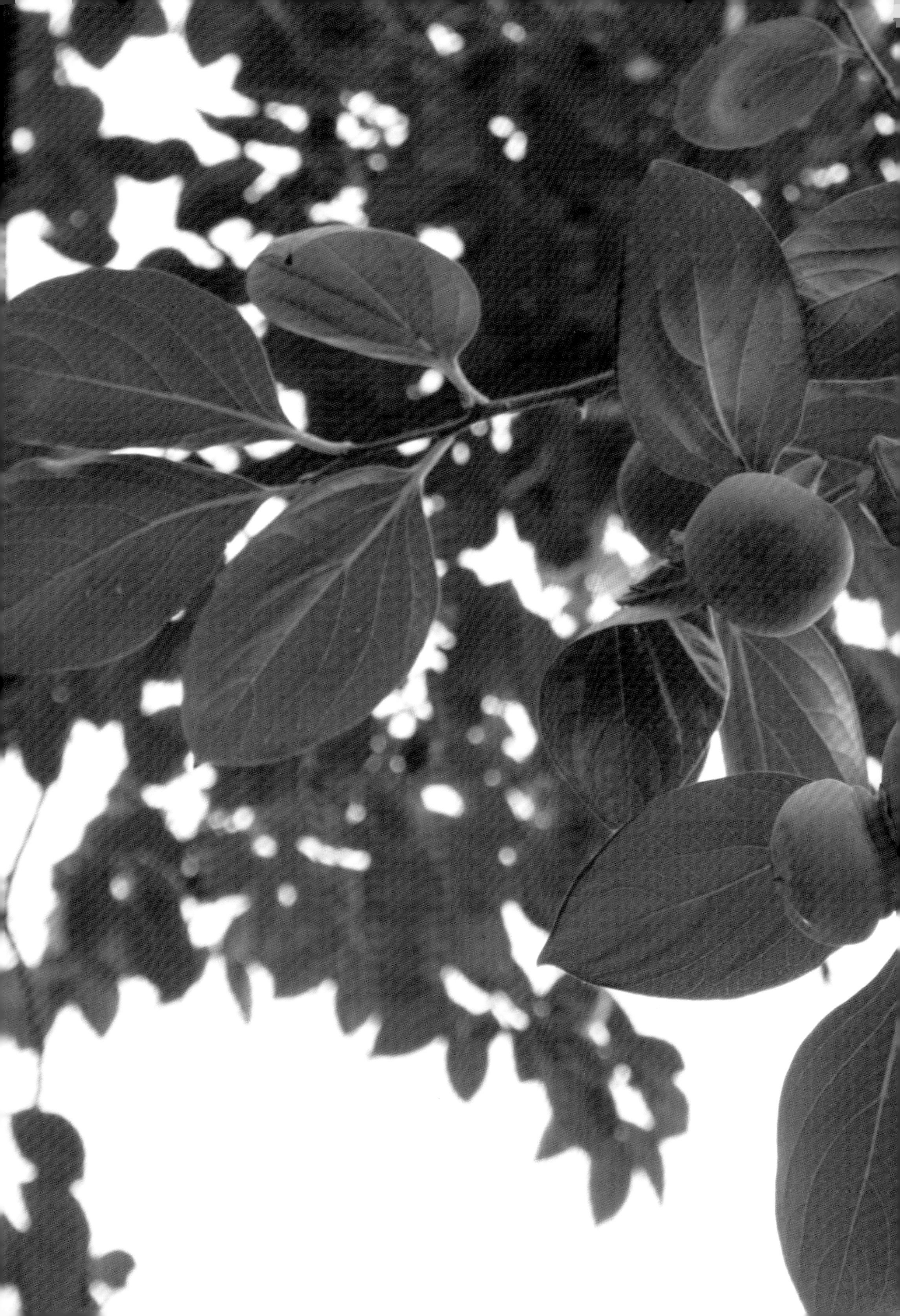

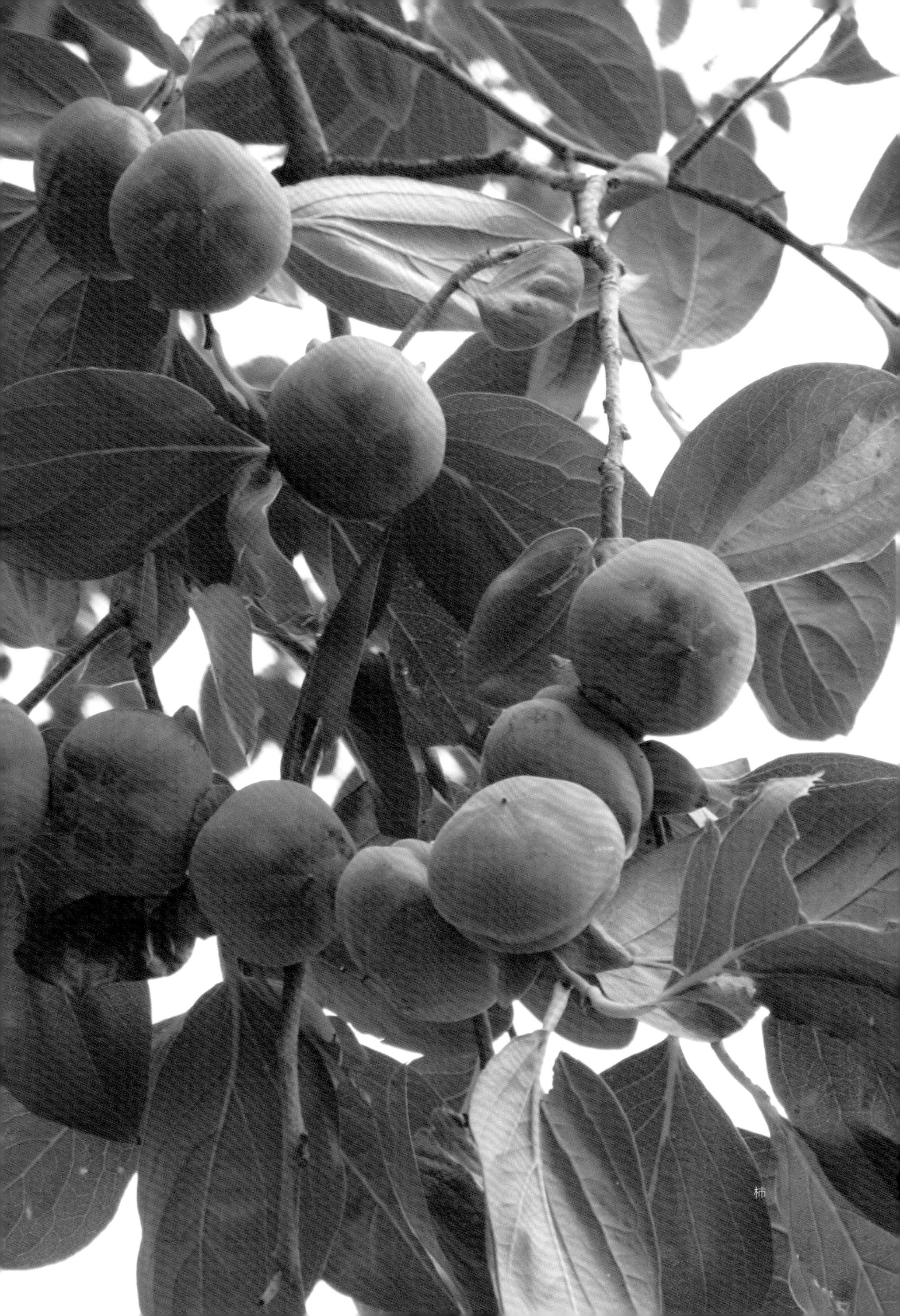

柿

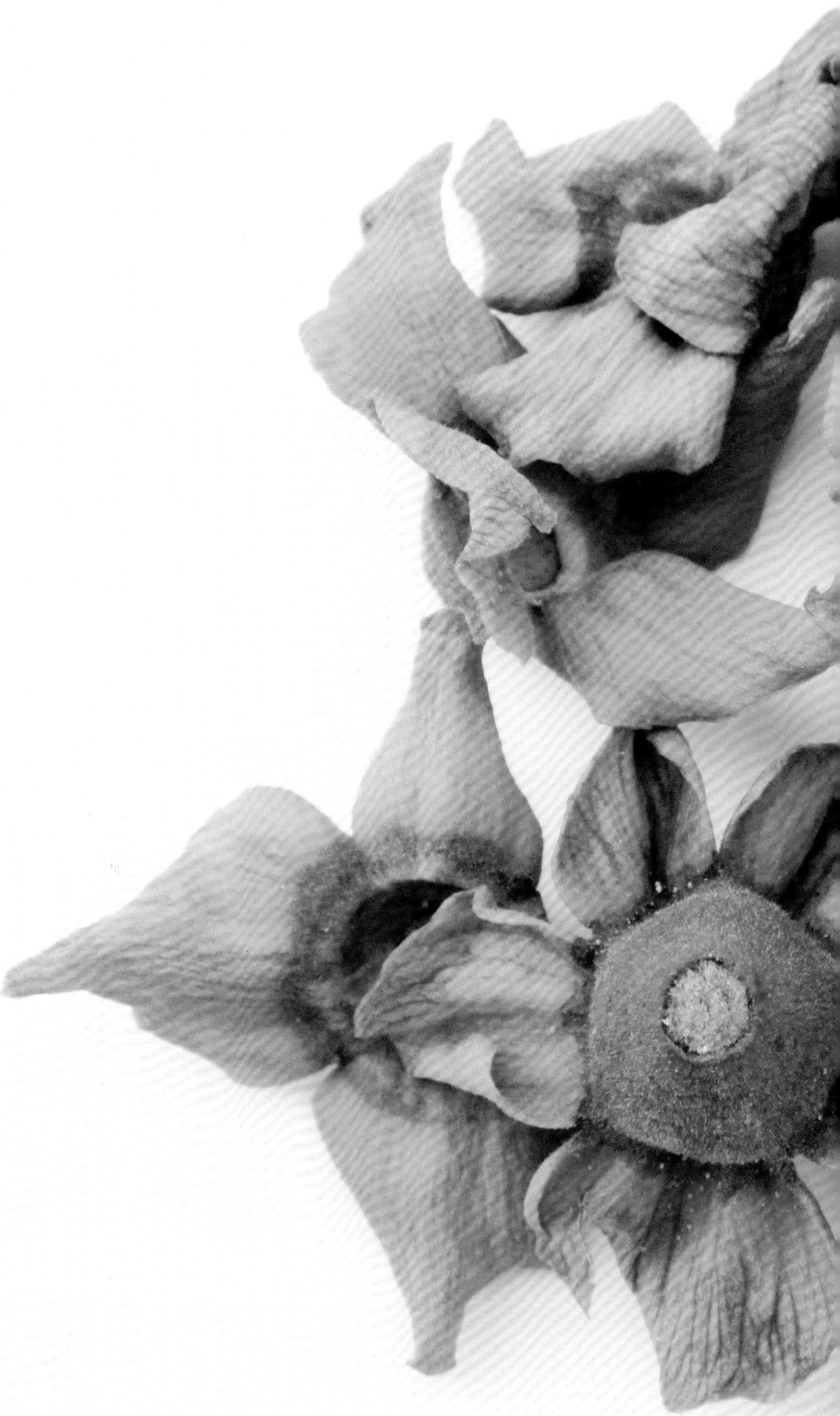

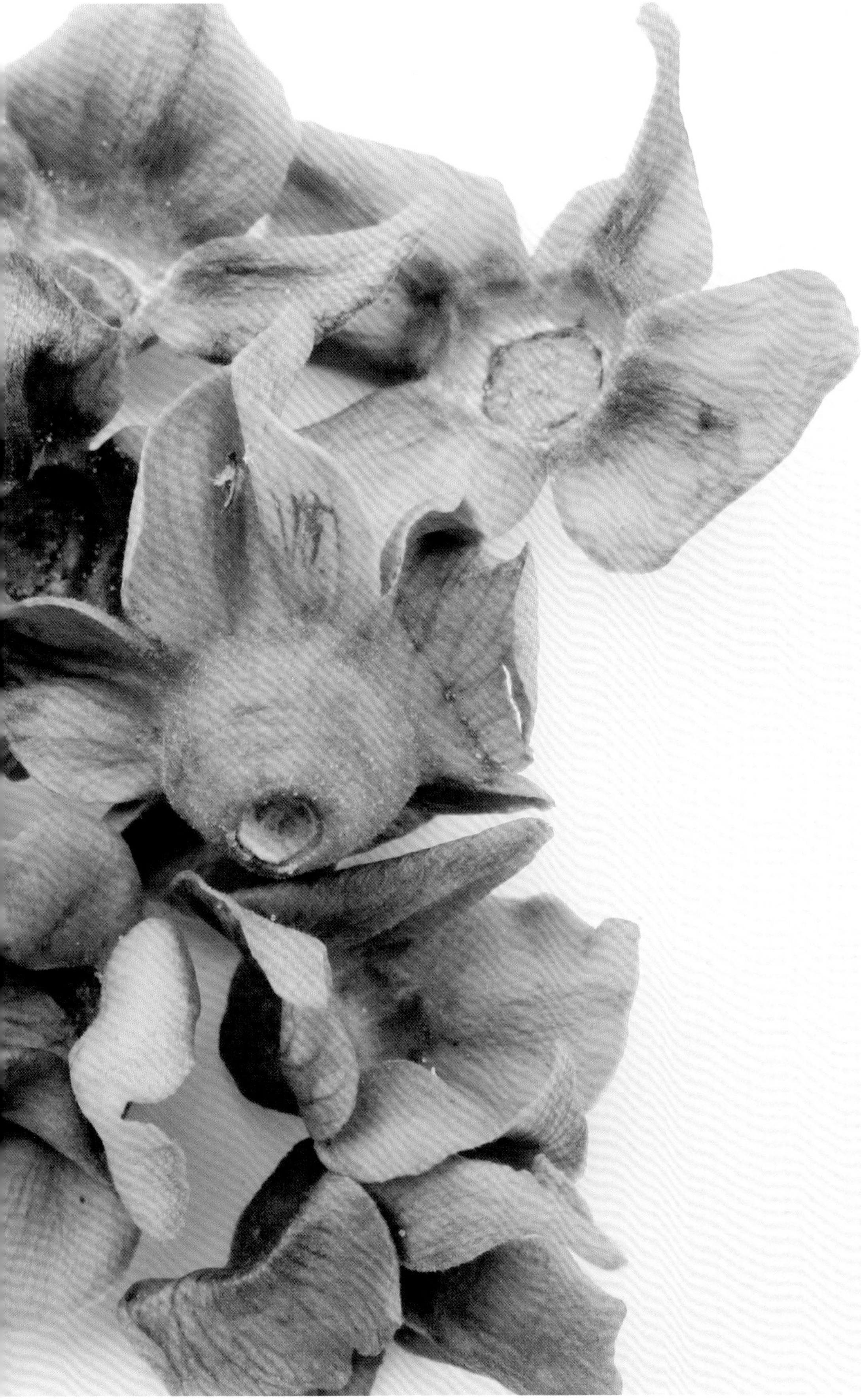

柿蒂饮片

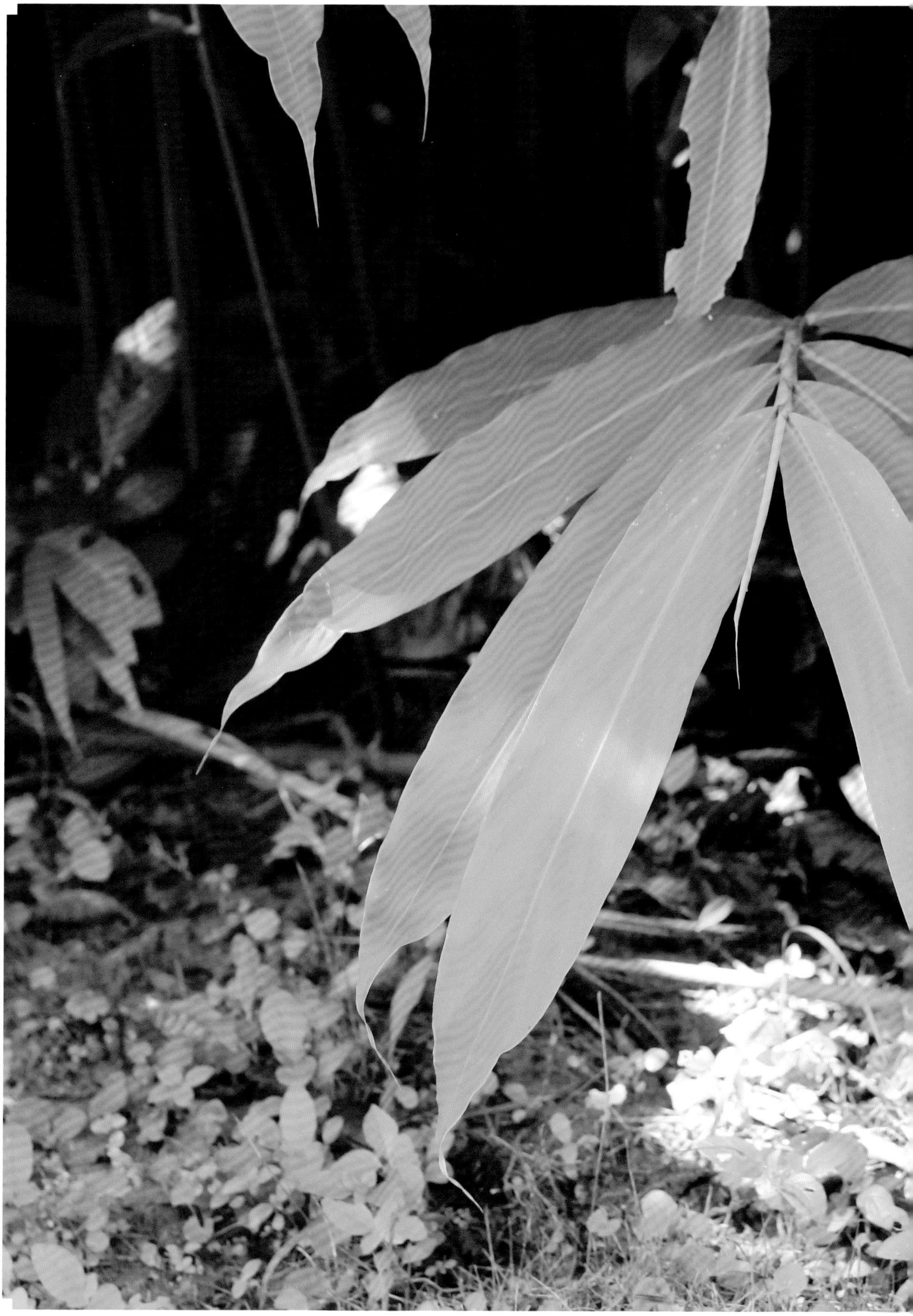

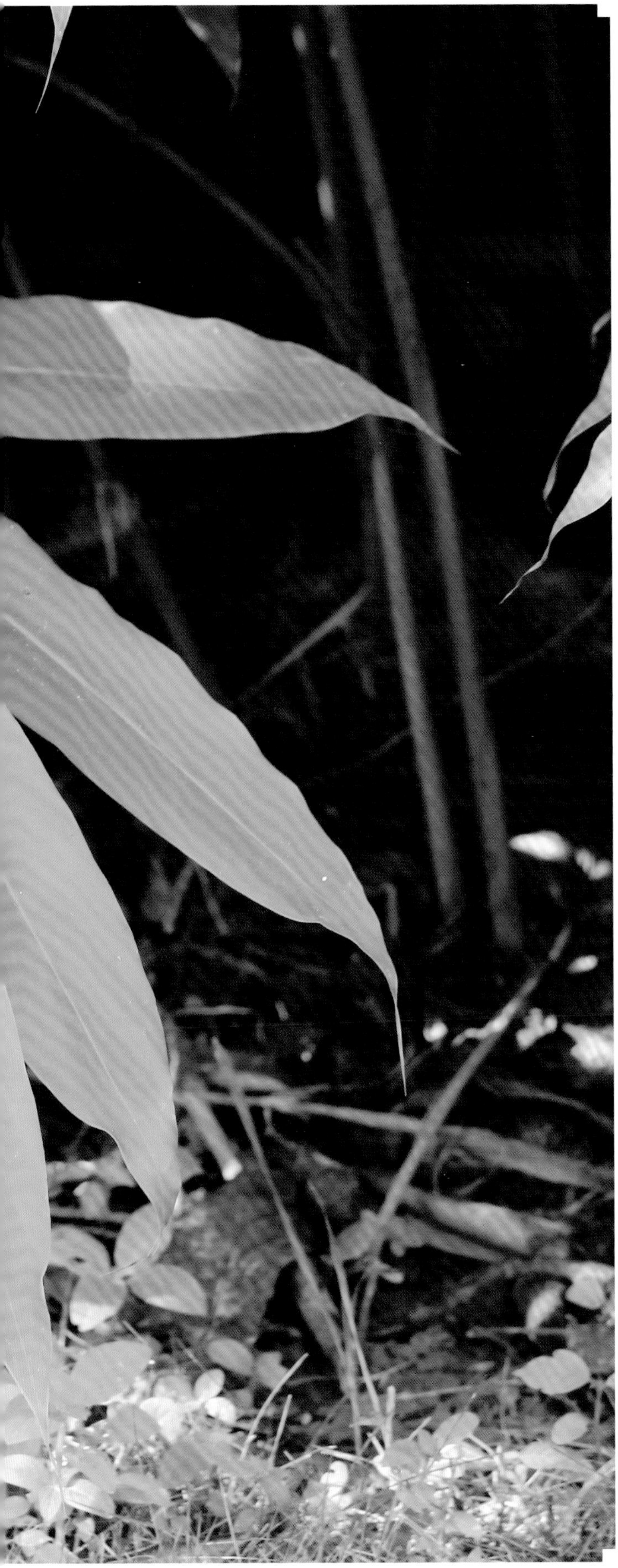

砂仁

【蒙药名】乌兰。

【别　名】缩砂仁、春砂仁、阳春砂。

【来　源】本品为姜科多年生草本植物阳春砂 *Amomum villosum* Lour. 等的干燥成熟果实。

【性味归经】味辛，性温。归脾、胃经。

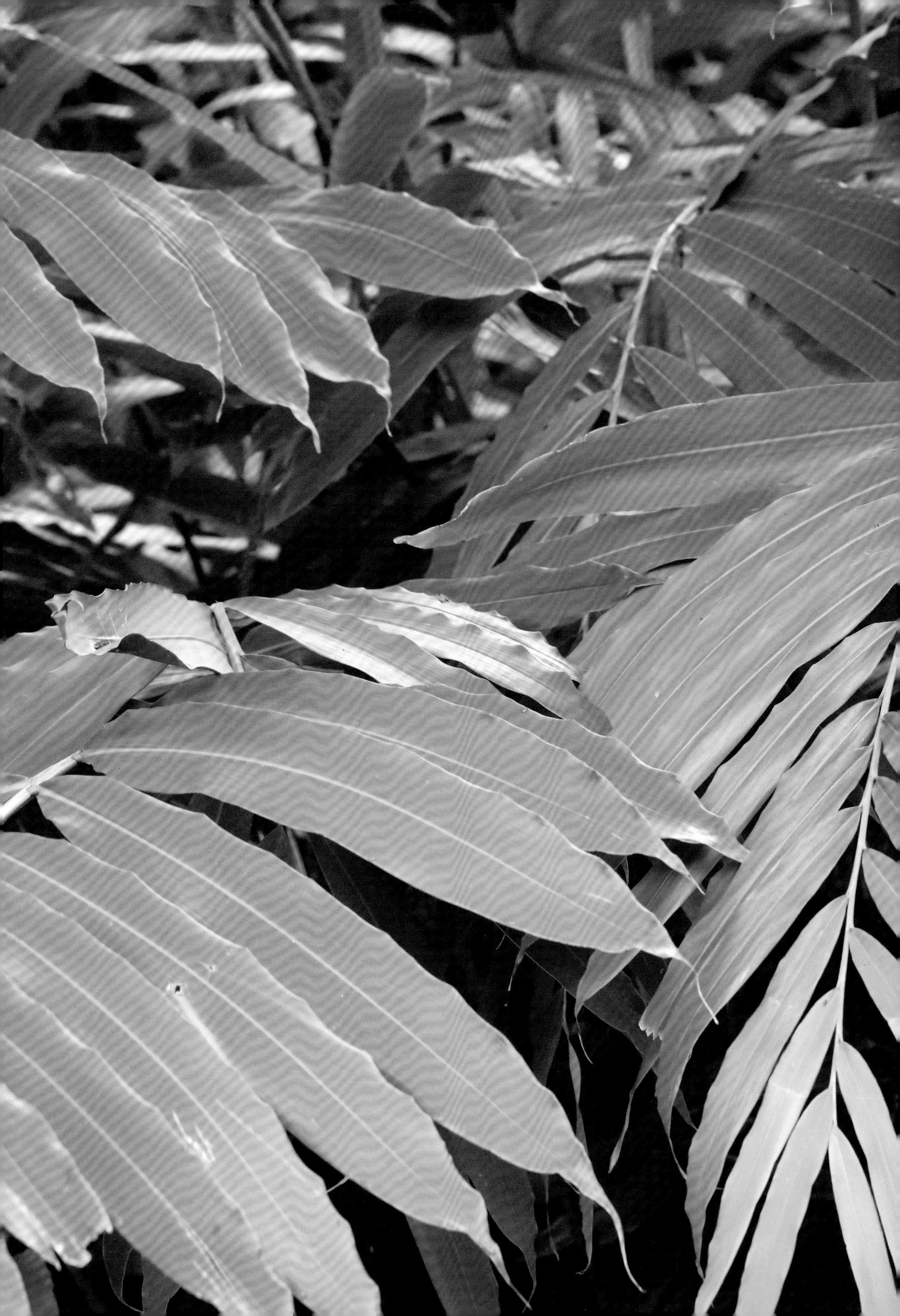

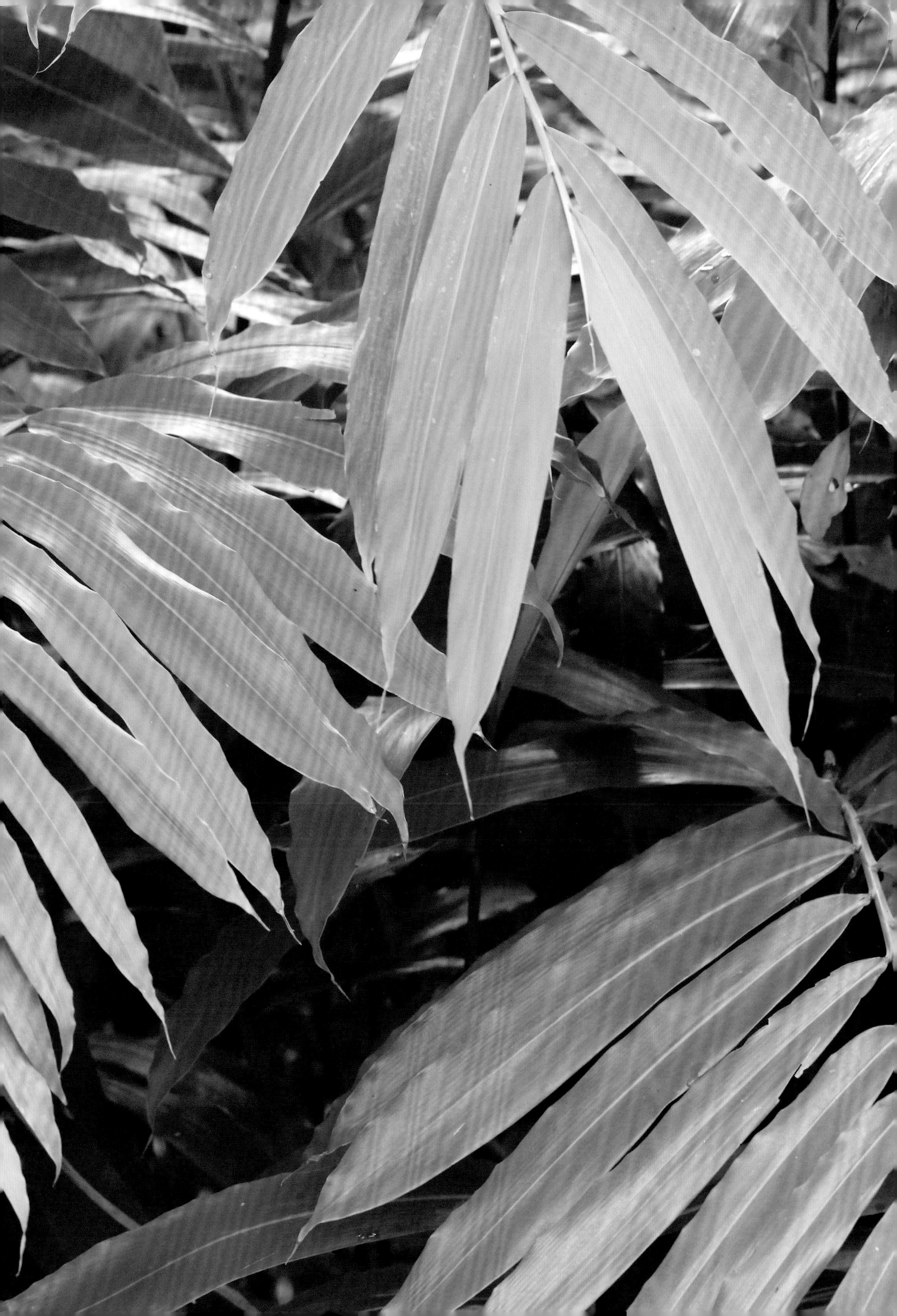

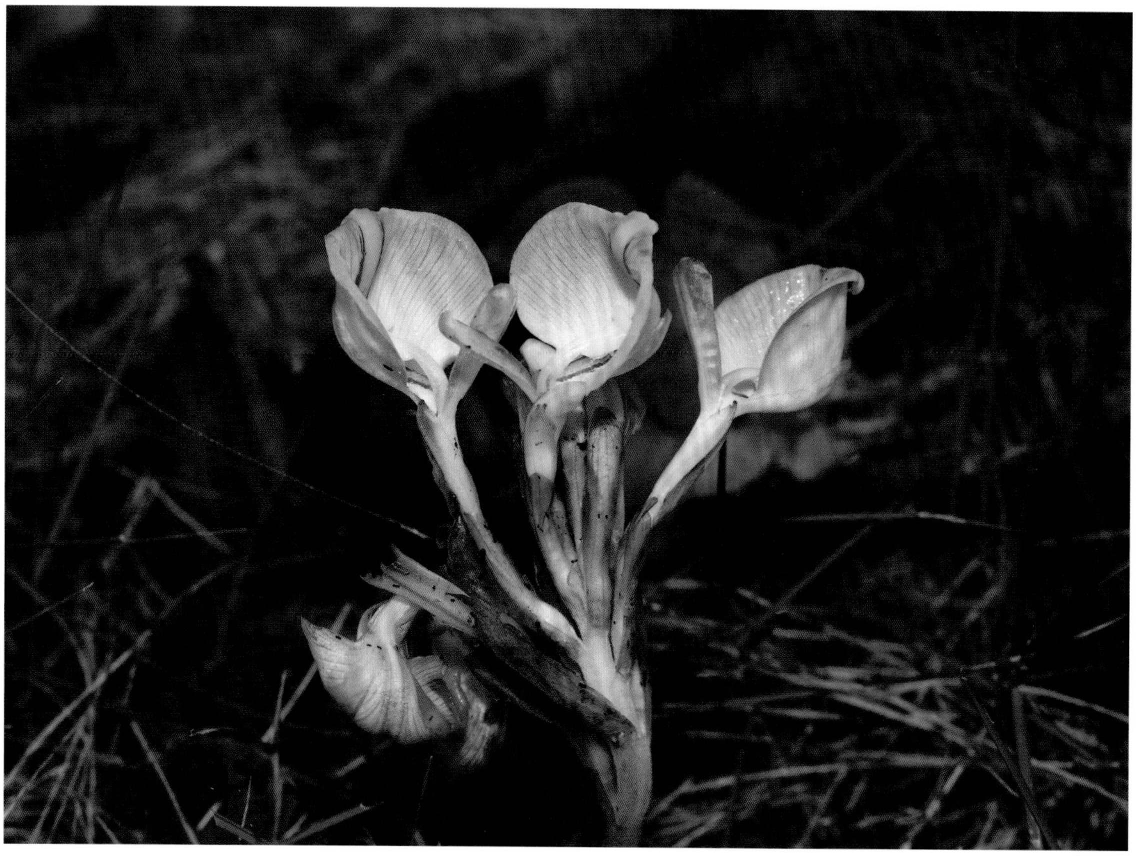

阳春砂

识别特征

多年生草本，株高 1.2 ~ 2.0 m。根茎圆柱形，匍匐于地面，节上具鞘状膜质鳞片。茎直立，圆柱形。叶无柄或近无柄；叶舌半圆形，长 3 ~ 5 mm，棕红色或有时绿色；叶 2 列，叶片狭长椭圆形或披针形，长 15 ~ 40 cm，宽 2 ~ 5 cm，先端尾尖，基部渐狭或近圆形，全缘，两面无毛或有时下面有微毛。总花梗长 3 ~ 10 cm，被细柔毛；鳞片膜质，先端钝圆，基部常联合成管状。穗状花序椭圆形，总苞片膜质，长椭圆形；花萼管状，白色，先端具 3 浅齿；花冠管细长；唇瓣圆匙形，中央部分稍加厚，呈现淡黄色或黄绿色，间有红色斑点，先端 2 浅裂，反卷；侧生退化雄蕊 2，位于唇瓣的基部，呈乳头状突起；雄蕊 1，药隔附属体 3 裂，花丝扁平，较花药略短，子房被白色柔毛。蒴果椭圆形，具不分枝的软刺，棕红色。种子多数，聚成一团，有浓郁的香气。花期 3—5 月，果期 7—9 月。

生境分布

生长于气候温暖、潮湿、富含腐殖质的山沟林下阴湿处。阳春砂分布于我国广东、广西等省区。海南砂分布于海南、广东及湛江地区。缩砂分布于越南、泰国、印度尼西亚等国。以阳春砂质量为优。

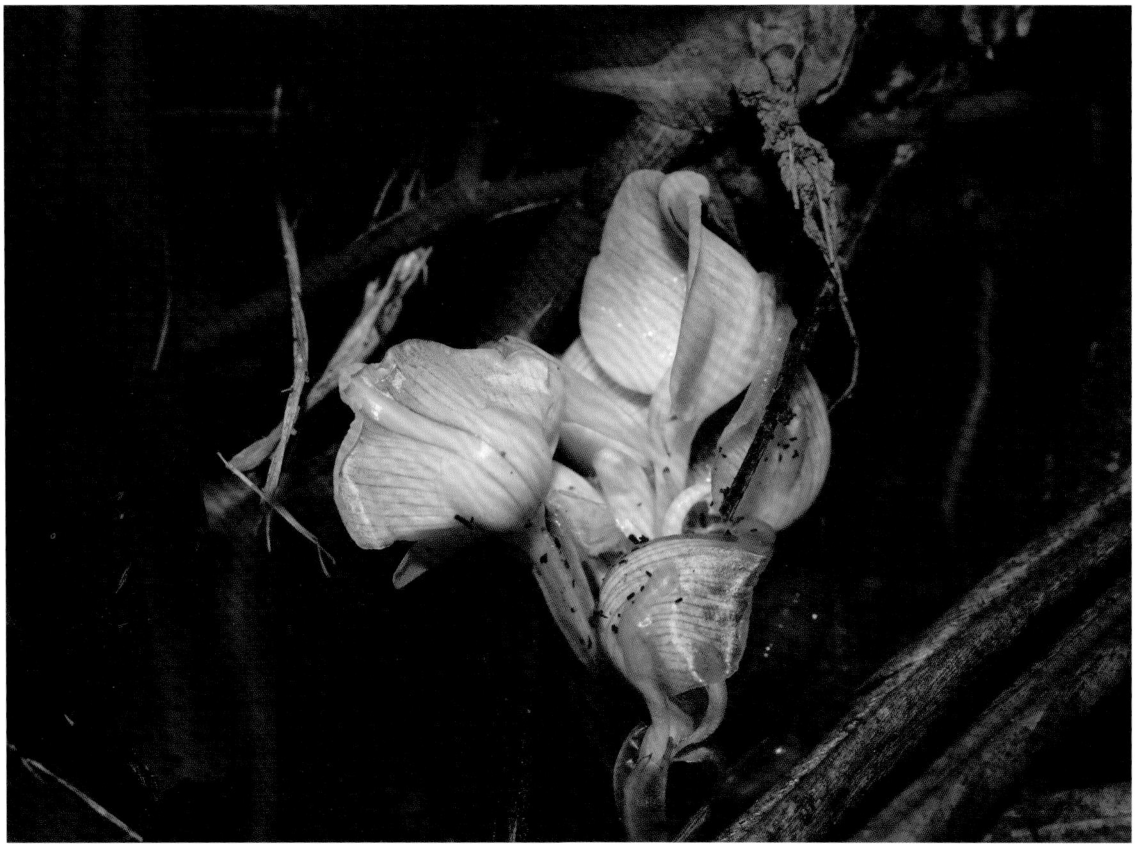

阳春砂

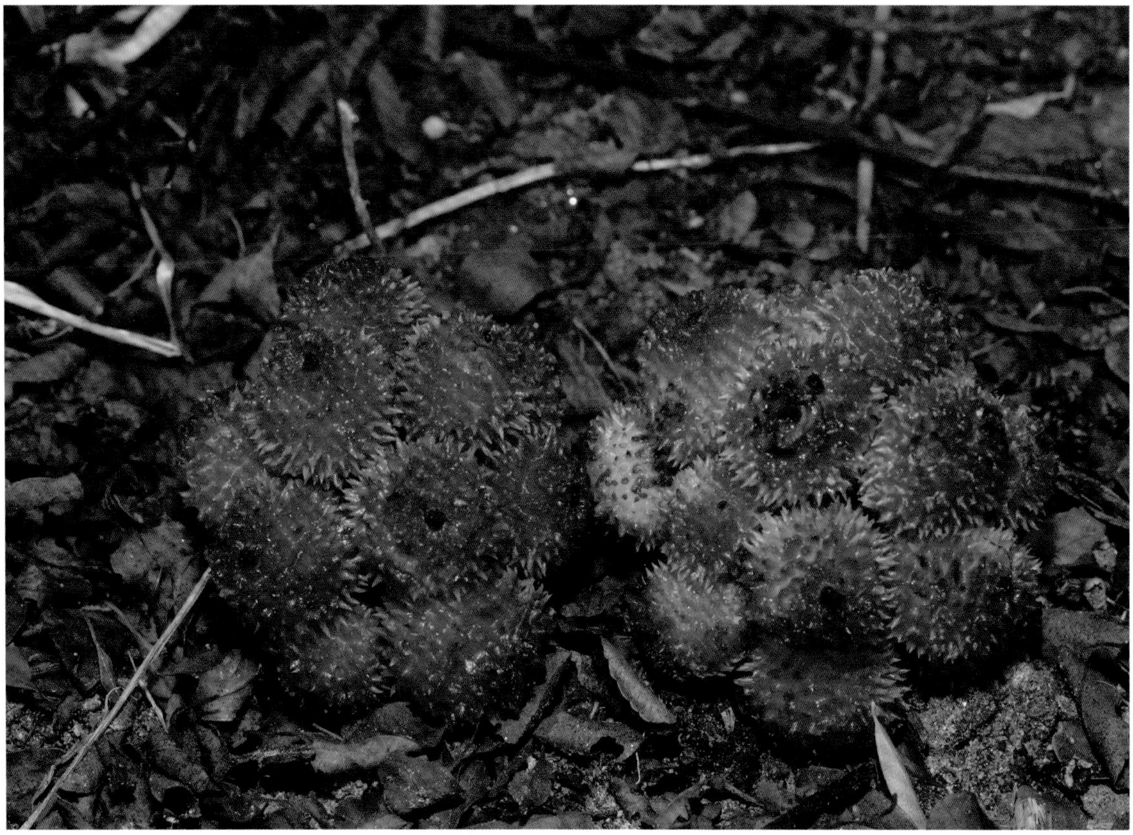

阳春砂

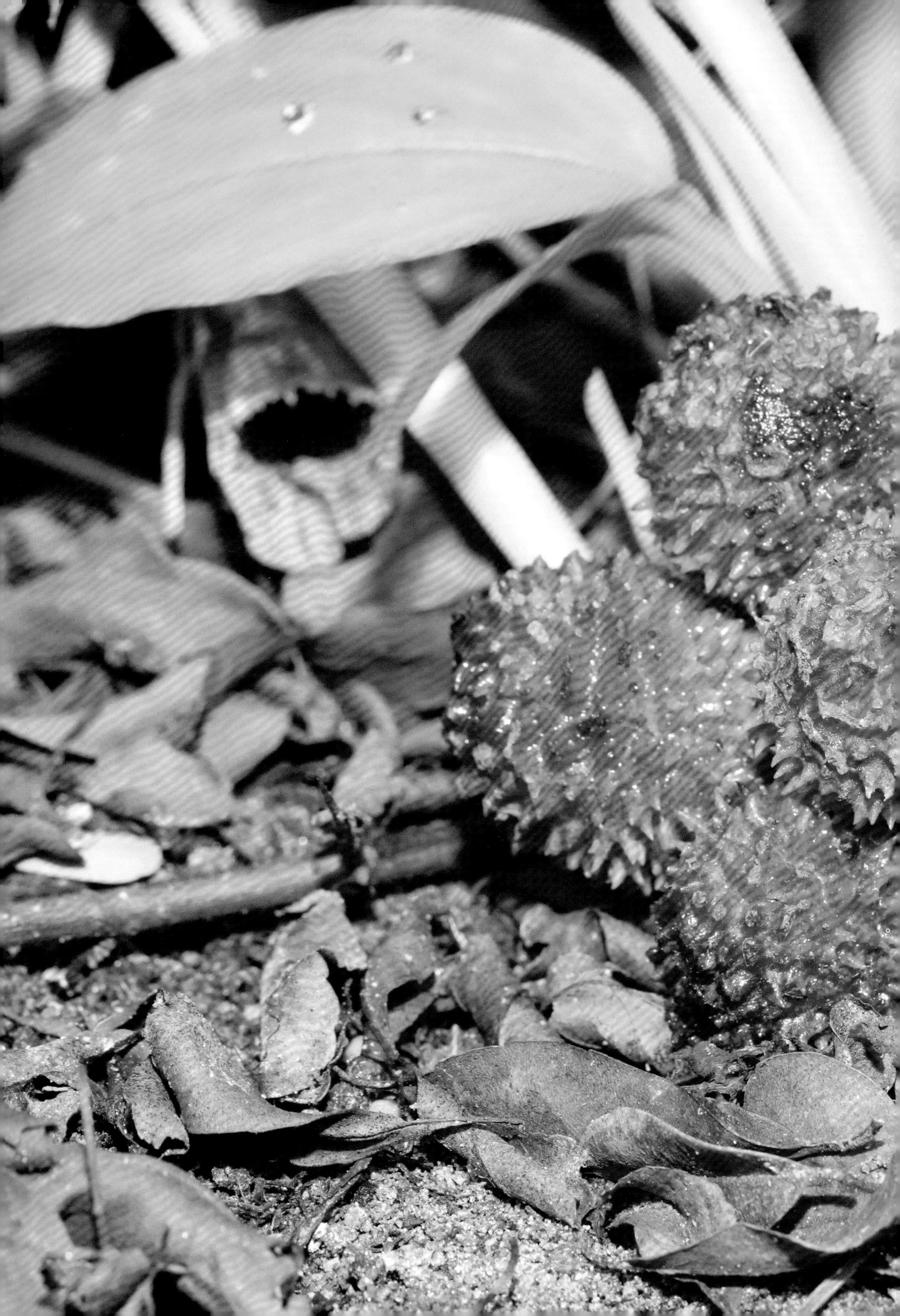

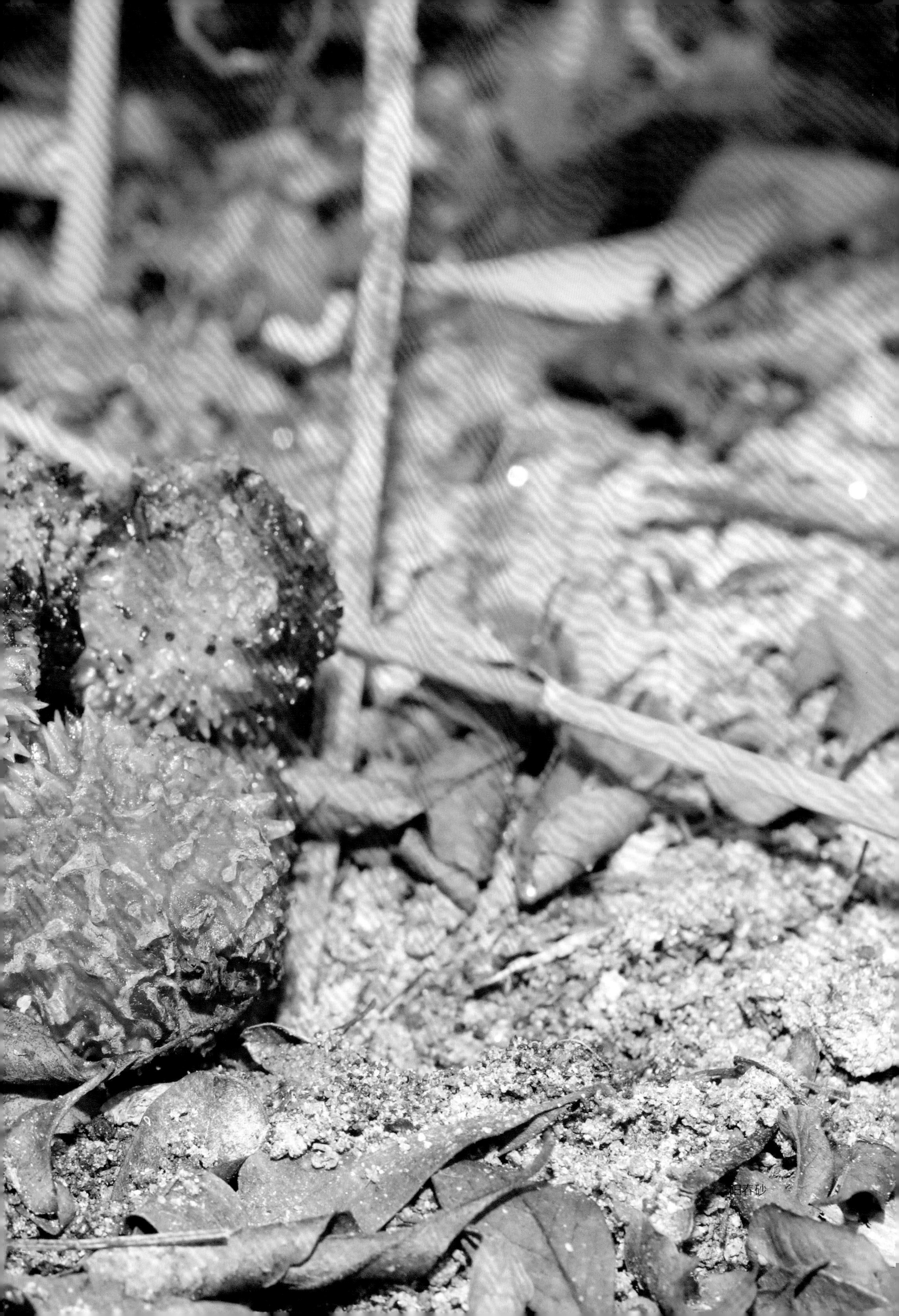

阳春砂

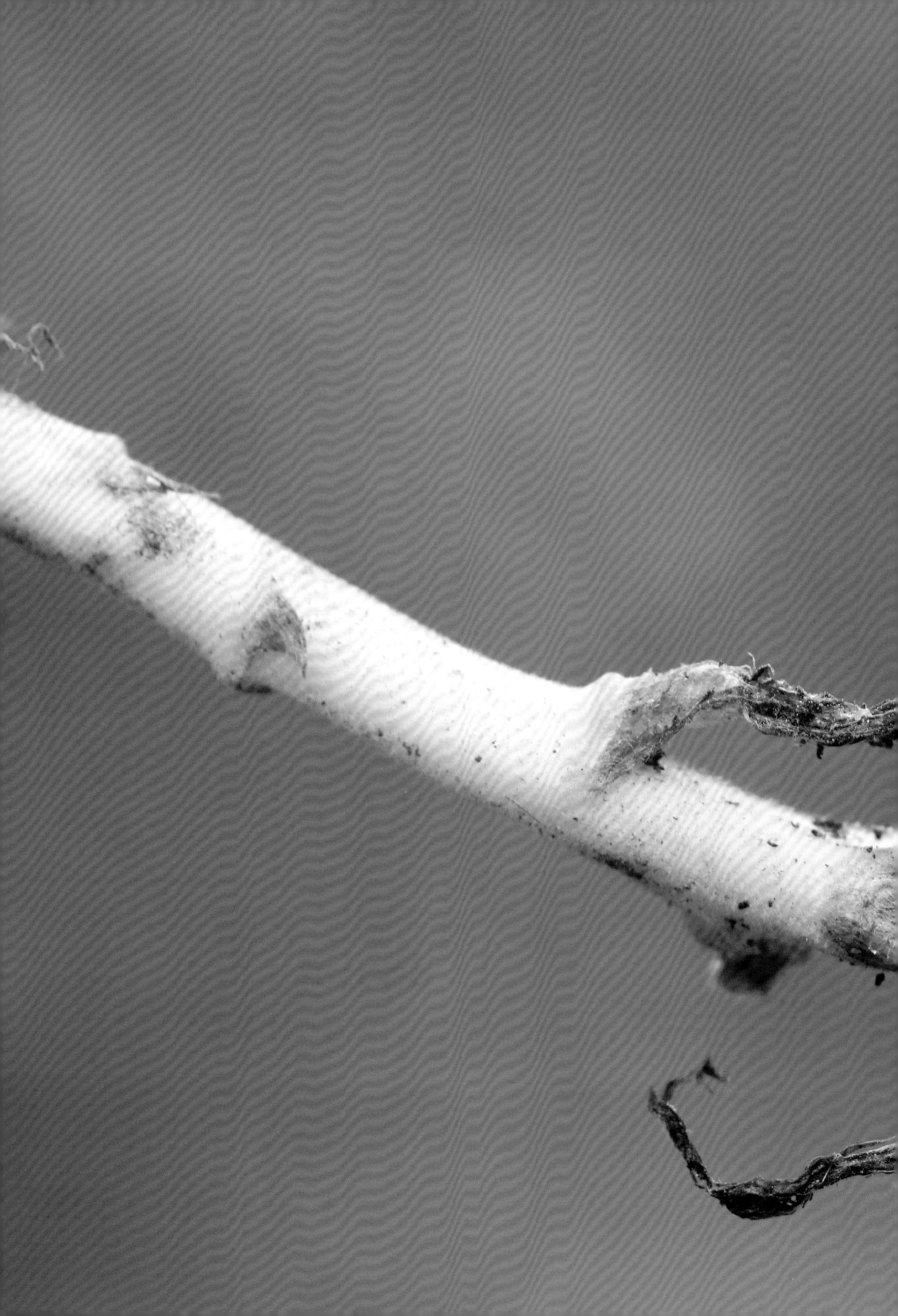

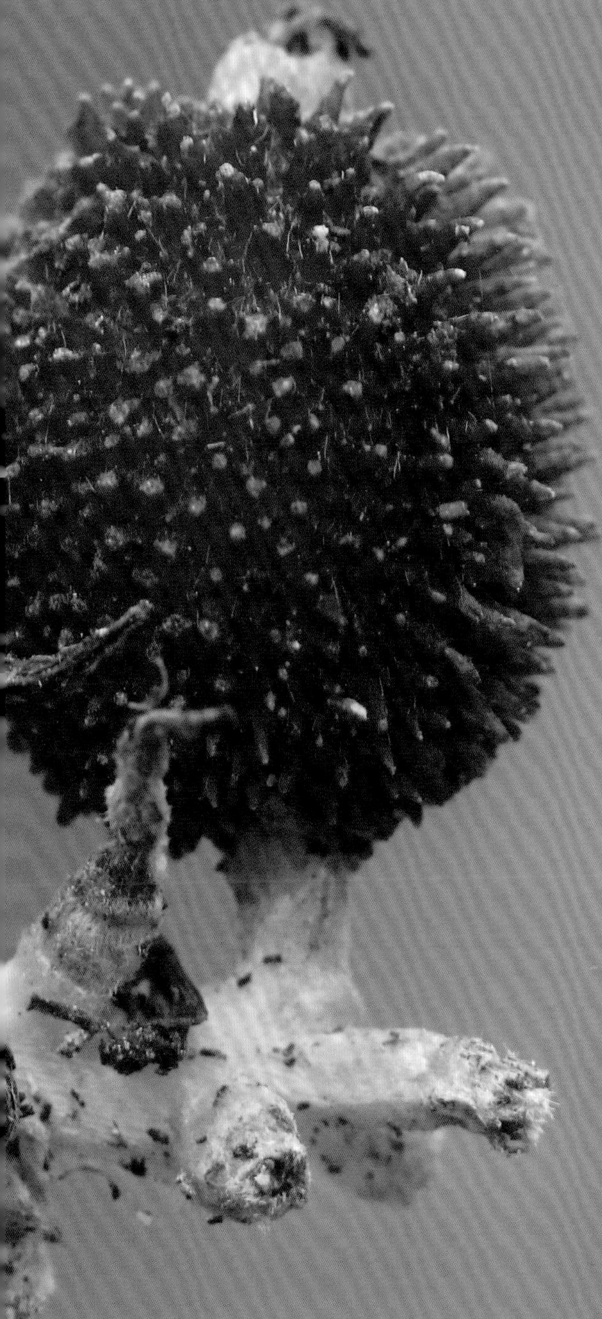

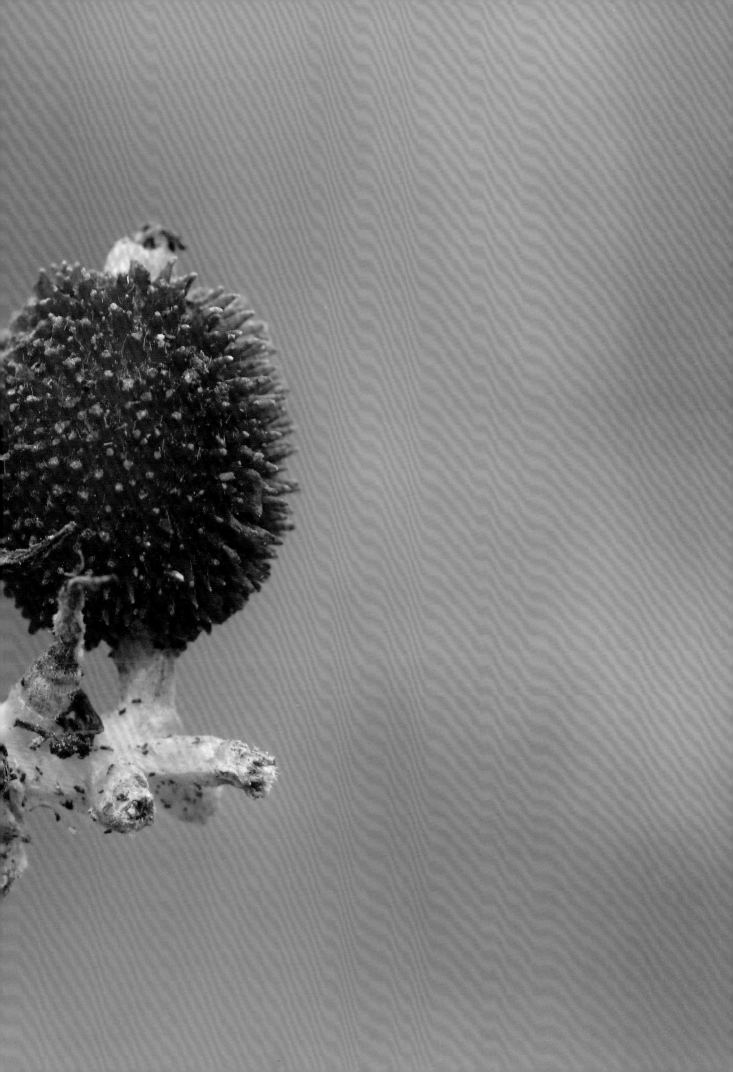

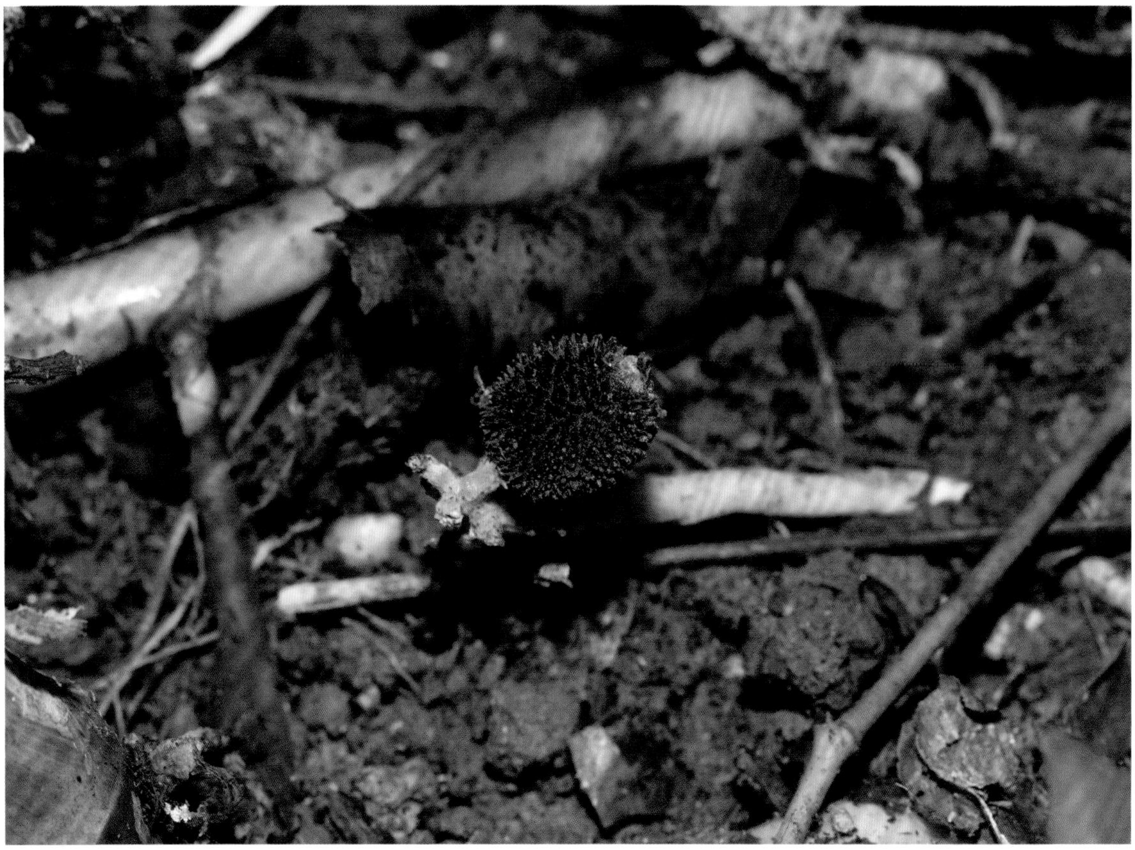

阳春砂

采收加工

夏、秋二季果实成熟时采收，晒干或低温干燥。用时，打碎生用。

药材鉴别

本品呈椭圆形、卵圆形或卵形，有不明显的 3 棱。表面红棕色或棕褐色，密生刺状突起，顶端有花被残基，基部常有果梗。果皮薄而软。种子集结成团，具 3 钝棱，中有白色隔膜，将种子团分成 3 瓣，每瓣有种子 5 ~ 26 粒。种子呈不规则多角形，表面棕红色或暗褐色，有细纵纹，外被淡棕色膜质假种皮；质硬，胚乳灰白色。气芳香而浓烈，味辛凉、微苦。

功效主治

化湿行气，温中止泻，止呕安胎。本品辛散温通以行气，芳香而化湿，入脾胃、温中焦而止泄泻，温胃则止呕吐。呕吐止，脾胃和，则胎气自安，故有化湿行气、温中止泻、止呕安胎之功效。

用法用量

内服：5～10 g，煎服，宜后下。

民族药方

1．胎动不安 砂仁 5 g，紫苏梗 9 g，莲子 60 g。先将莲子以净水浸泡半天，再入锅中加水炖煮至九成熟时，加入紫苏梗、砂仁，用小火煮至莲子熟透即可，吃莲子喝汤，每日 1 剂，连用 5～7 日。

2．妊娠呕吐 砂仁适量。研为细末，每次 6 g，姜汁少许，沸汤服。

3．浮肿 砂仁、蝼蛄各等份。焙燥研细末，每次 3 g，以温黄酒和水各半送服，每日 2 次。

4．乳腺炎 砂仁末适量。与少许糯米饭拌匀，搓成花生米大小，外裹以消毒青布，塞鼻孔。右侧乳腺炎塞左鼻，左侧乳腺炎塞右鼻，或左右交替每隔 12 小时更换 1 次。一般用 1 周可愈。

5．痛经 砂仁、木香（后下）各 10 g，乌药、香附、生姜各 15 g。水煎服。

使用注意

阴虚内热者禁服。

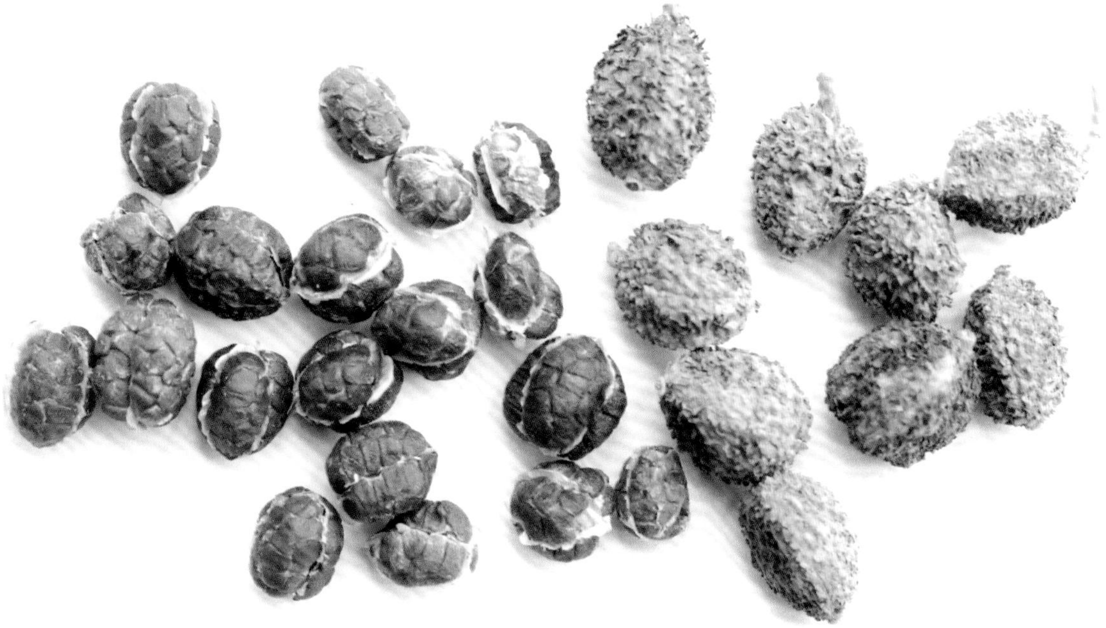

砂仁药材

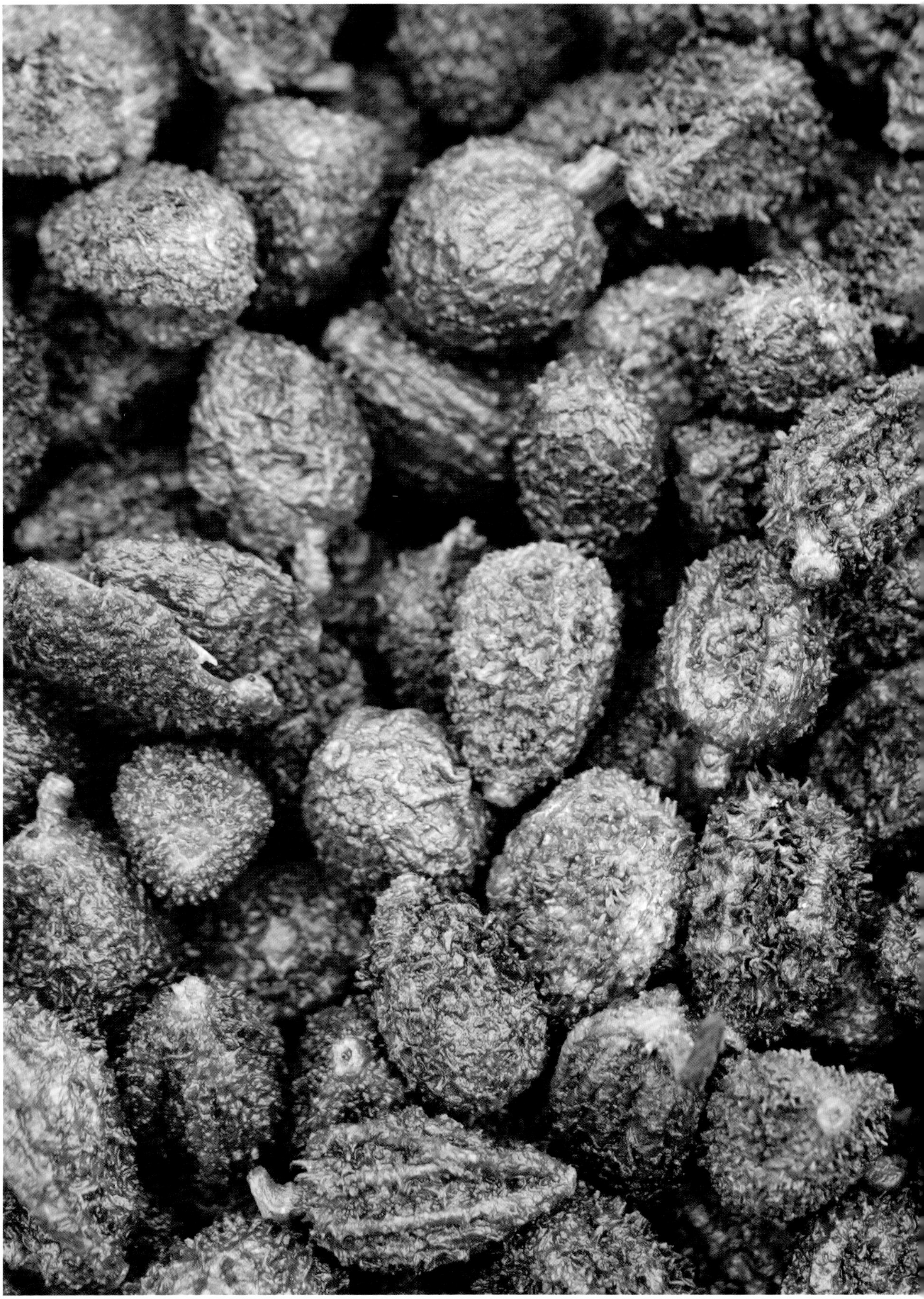

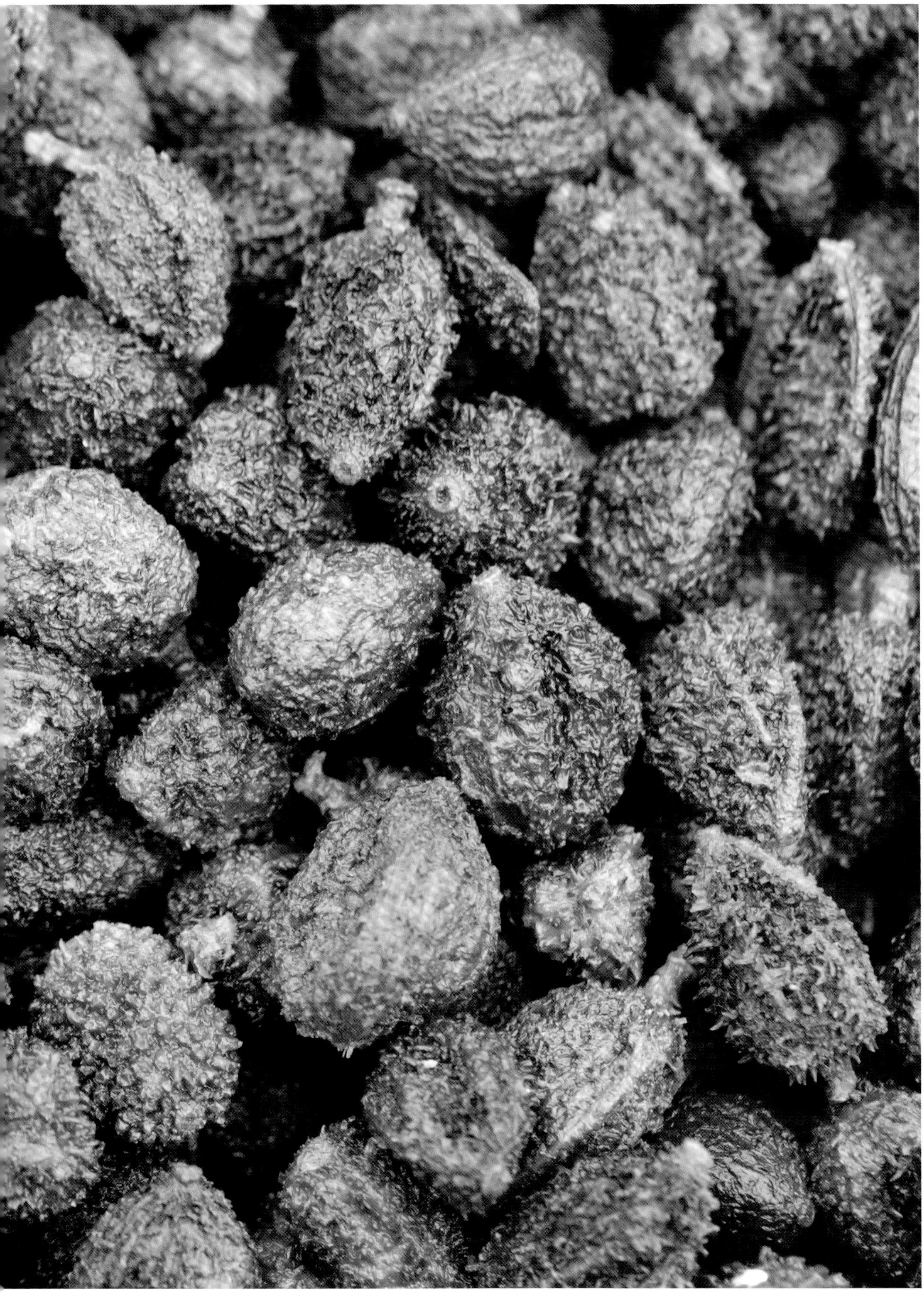

砂仁药材

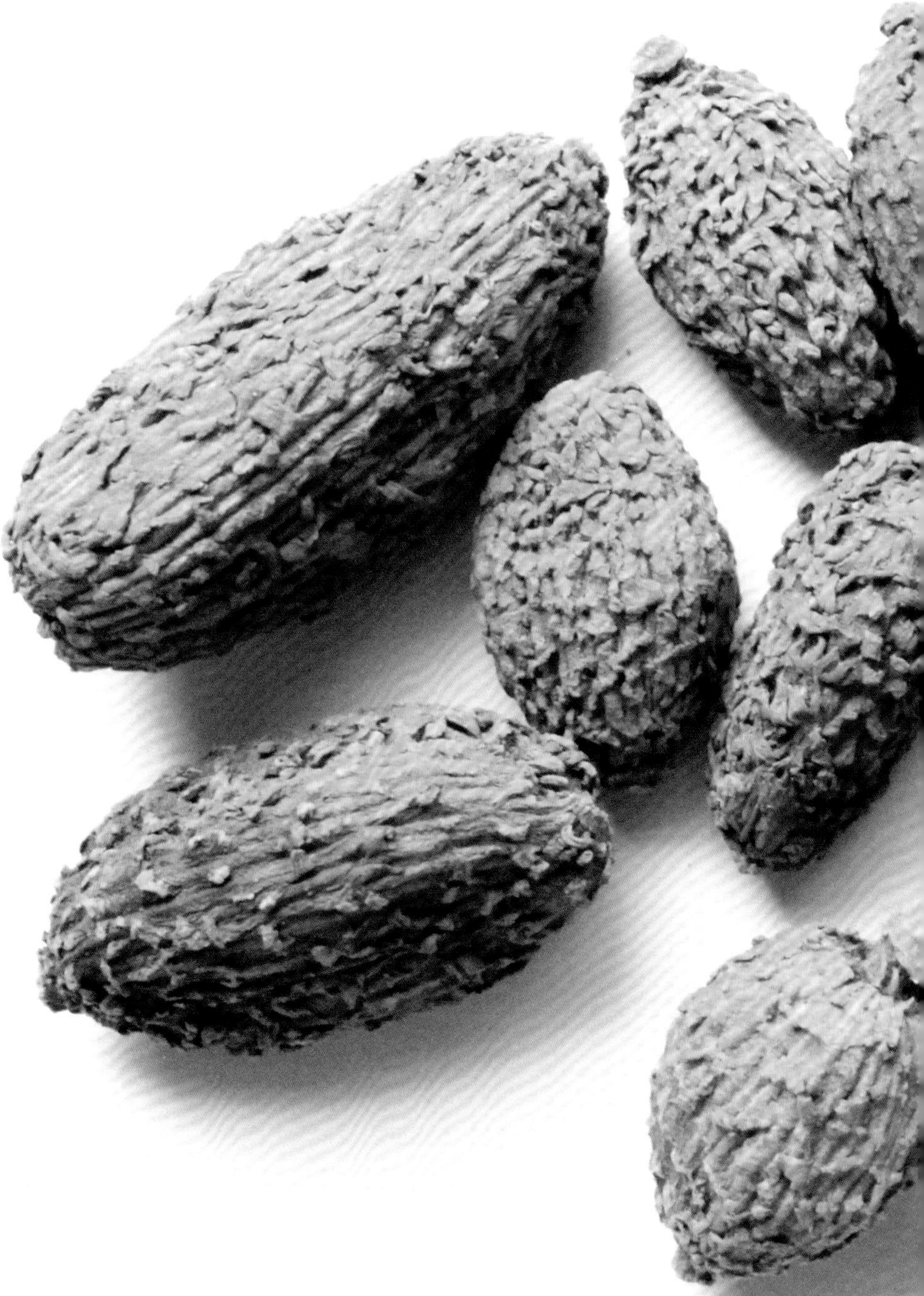

砂仁

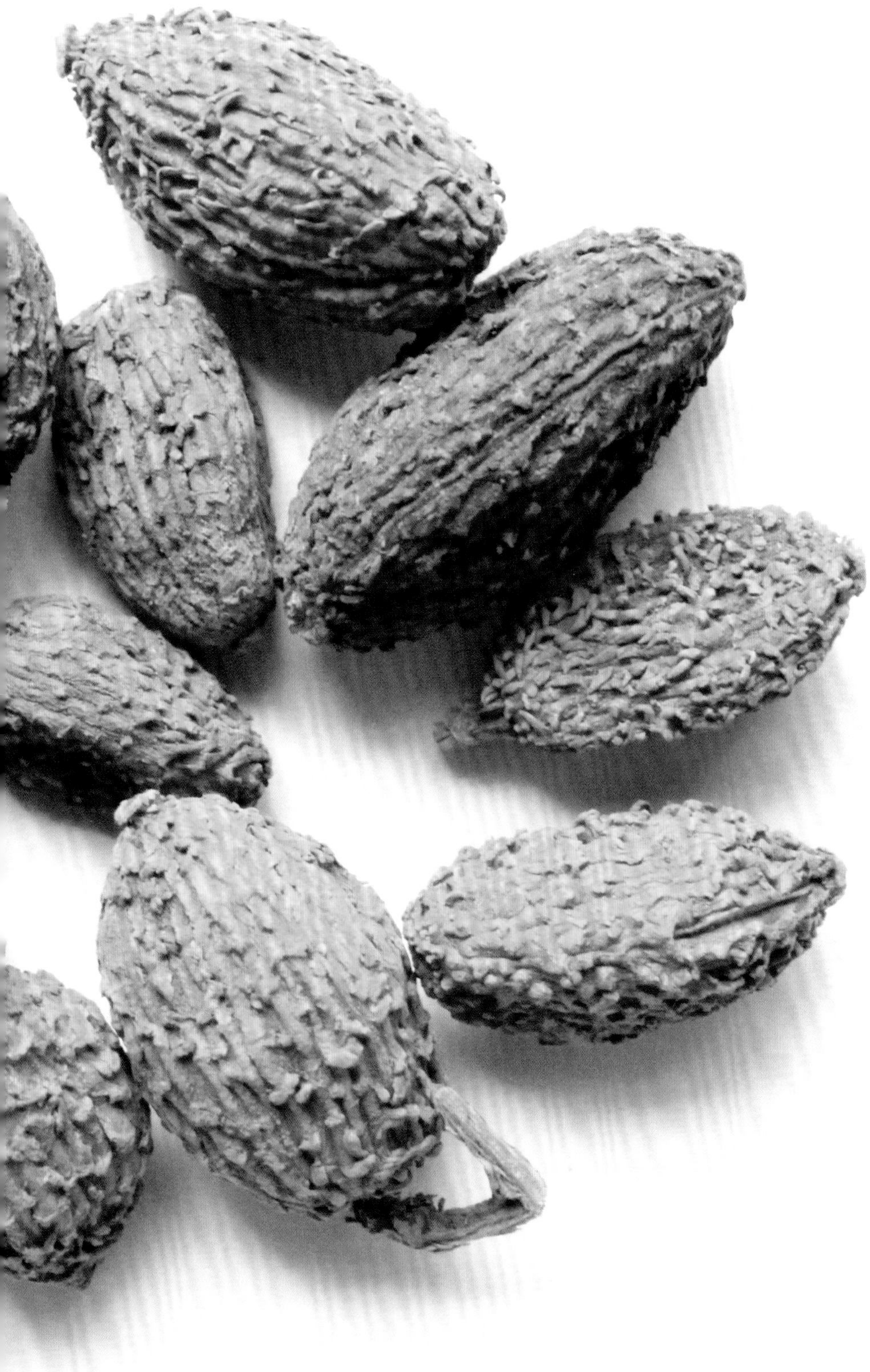

砂仁饮片

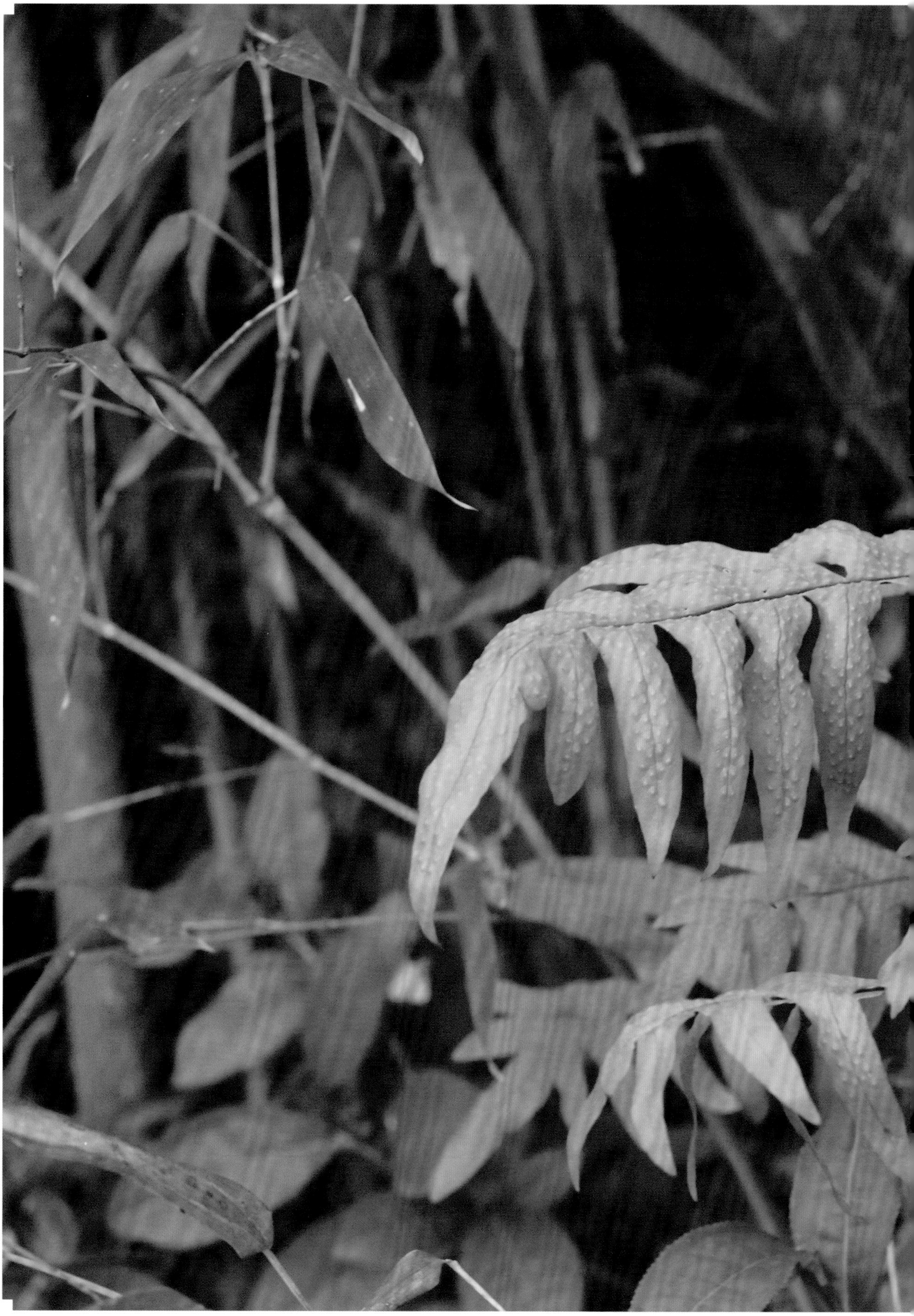

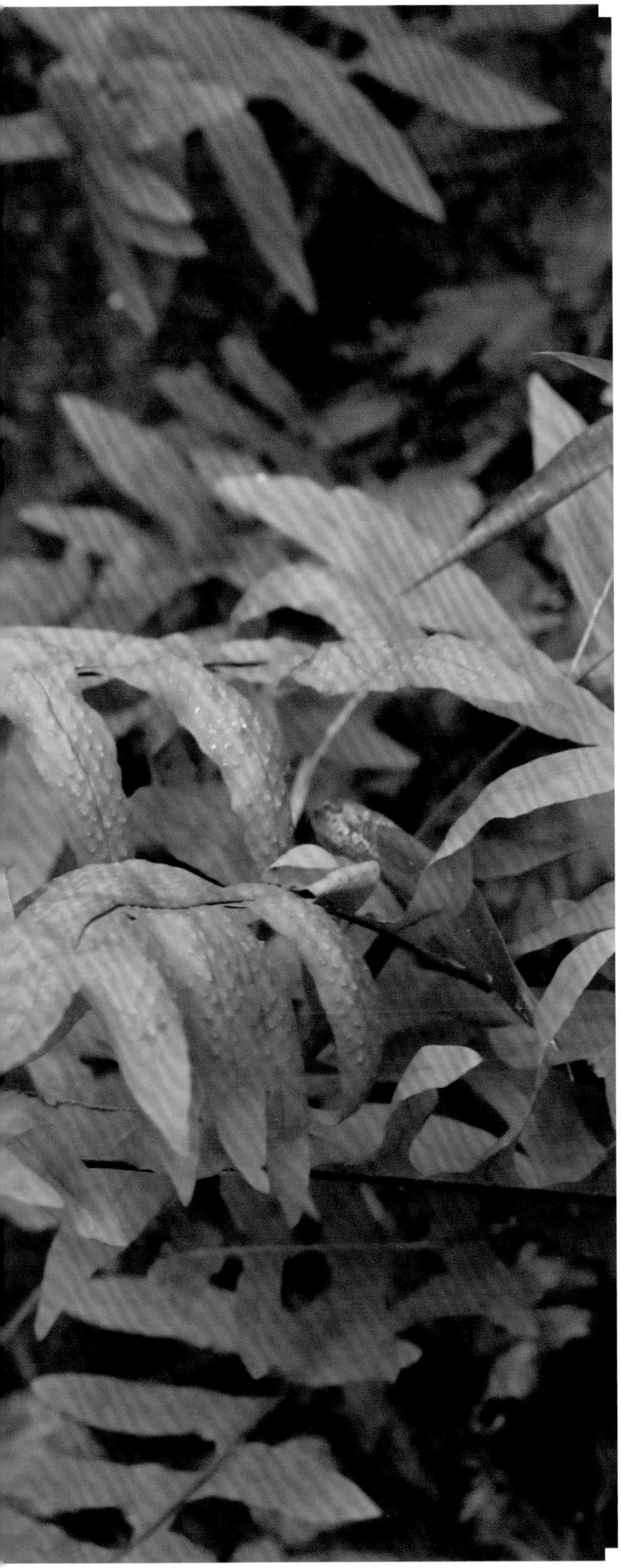

骨碎补

【蒙药名】勃钦。

【别　名】查日森、勃哲热拉勒。

【来　源】本品为槲蕨科植物槲蕨 *Drynaria fortunei*（Kunze）J. Smith 的根茎。

【性味归经】味苦、甜，性寒。归热经。

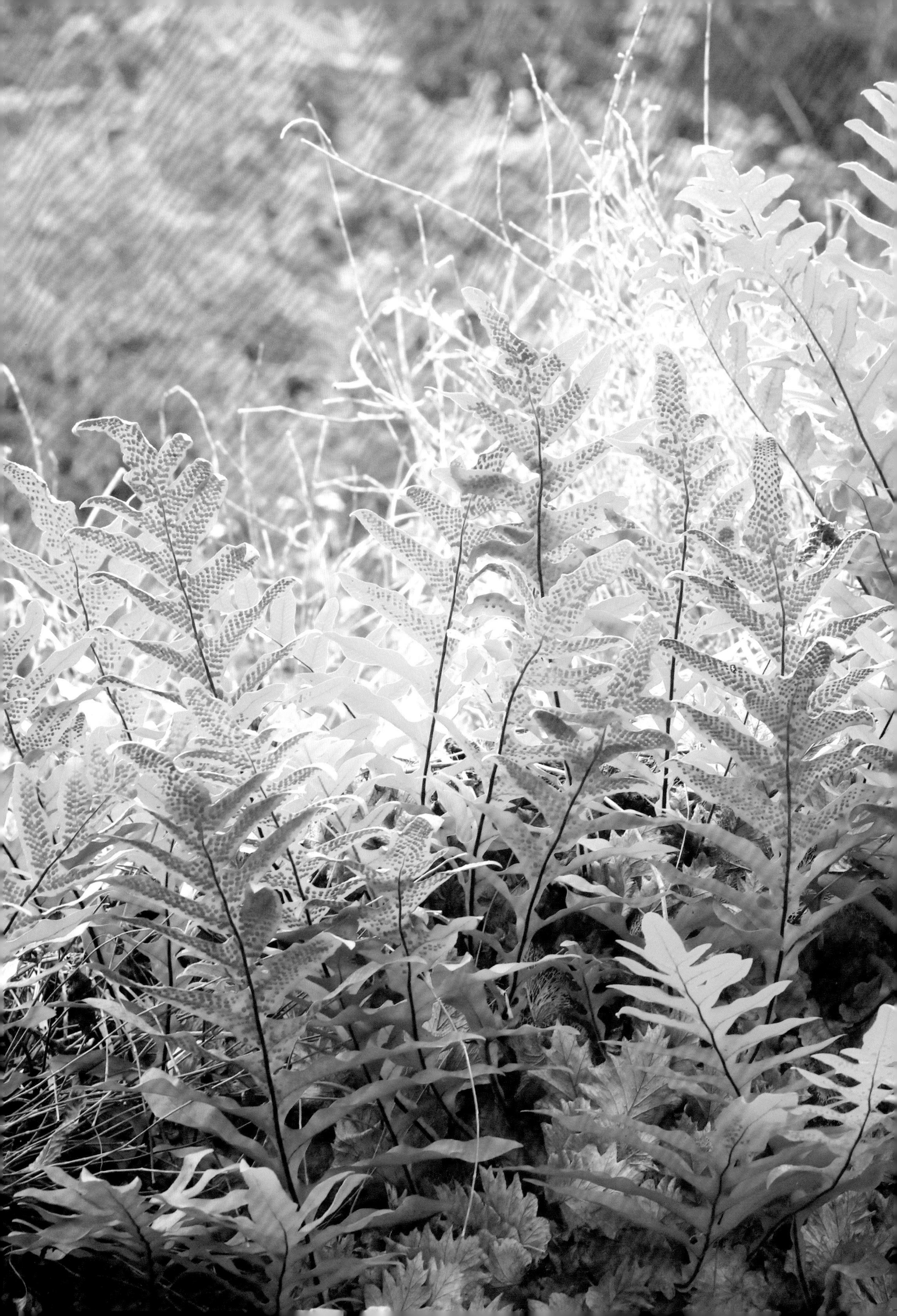

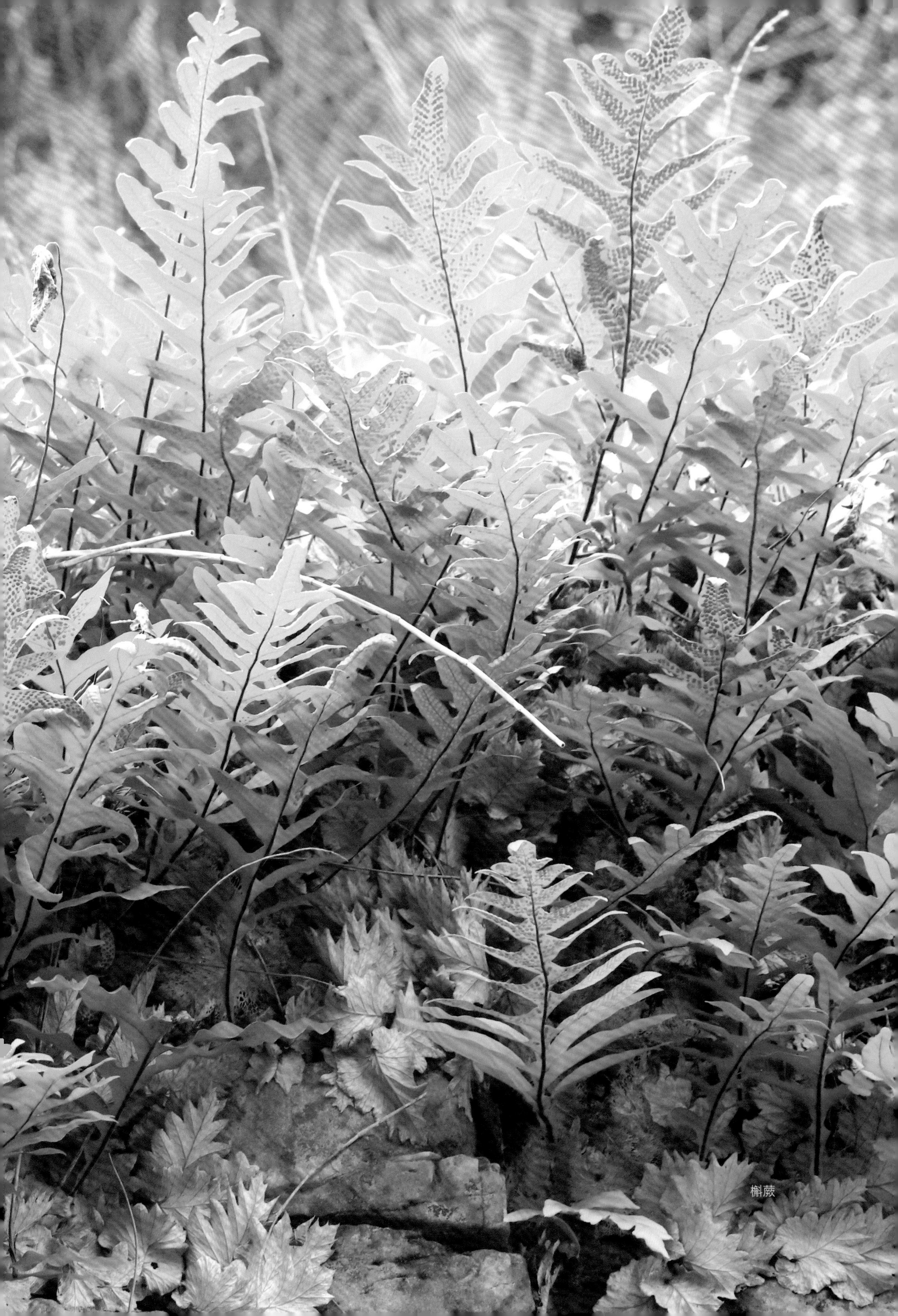
槲蕨

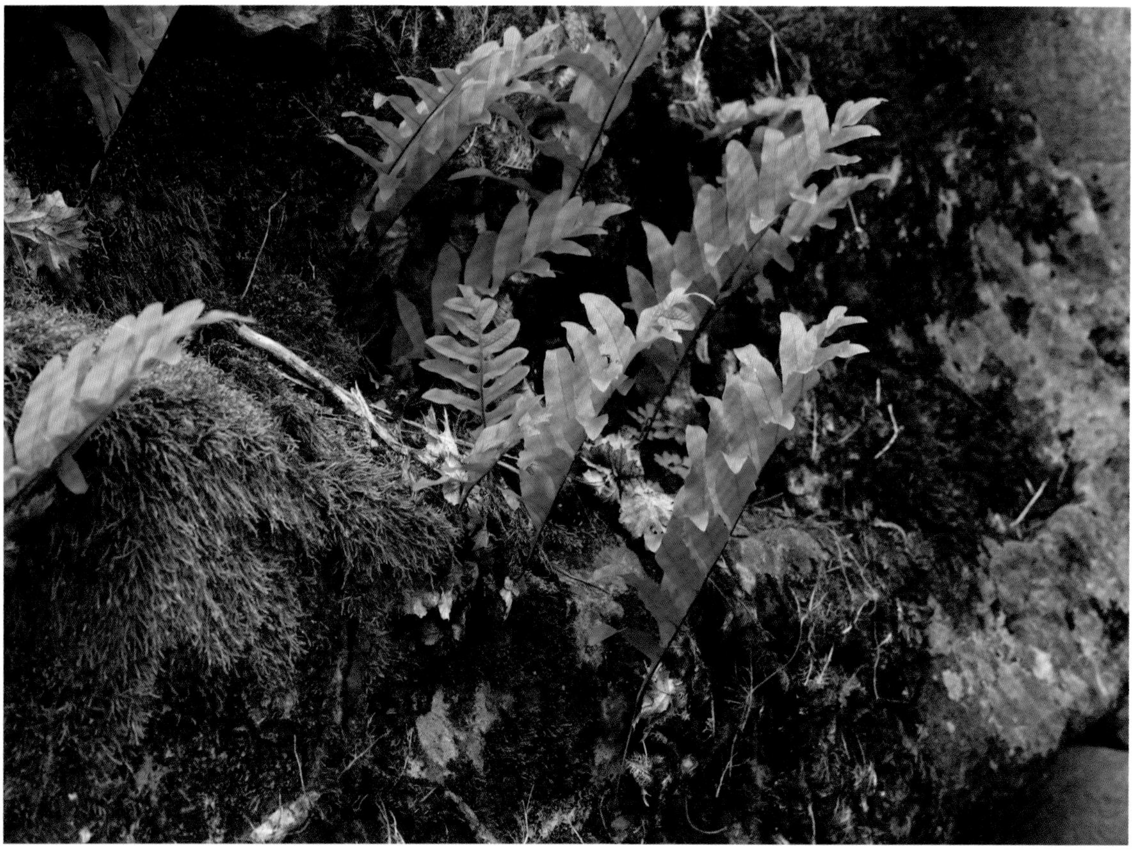

槲蕨

识别特征

附生草本植物，植株高达 25 ~ 40 cm，根状茎横生，粗壮肉质，密被钻状披针形鳞片，有绿毛。叶二型；槲叶状的营养叶灰棕色，卵形，无柄，干膜质，长 5 ~ 7 cm，宽约 3.5 cm，基部心形，背面有疏短毛，边缘有粗浅裂；孢子叶高大，纸质，绿色，无毛，长椭圆形，宽 14 ~ 18 cm，向基部变狭而呈波状，下延成有翅膀的短柄，中部以上深羽裂；裂片 7 ~ 13 对，略斜上，长 7 ~ 10 cm，宽 2 ~ 3 cm，短尖头，边缘有不明显的疏钝齿；网状脉，两面均明显。孢子囊群圆形，着生于内藏小脉的交叉点上，沿中脉两侧排成 2 ~ 3 行，每个长方形的叶脉网眼中着生 1 枚，无囊群盖。

生境分布

生长于海拔 200 ~ 1800 m 的林中岩石或树干上。分布于西南及浙江、江西、福建、湖北、湖南、广东、广西、贵州等省区。

采收加工

全年均可采挖，除去泥沙，干燥，或燎去毛状鳞片。

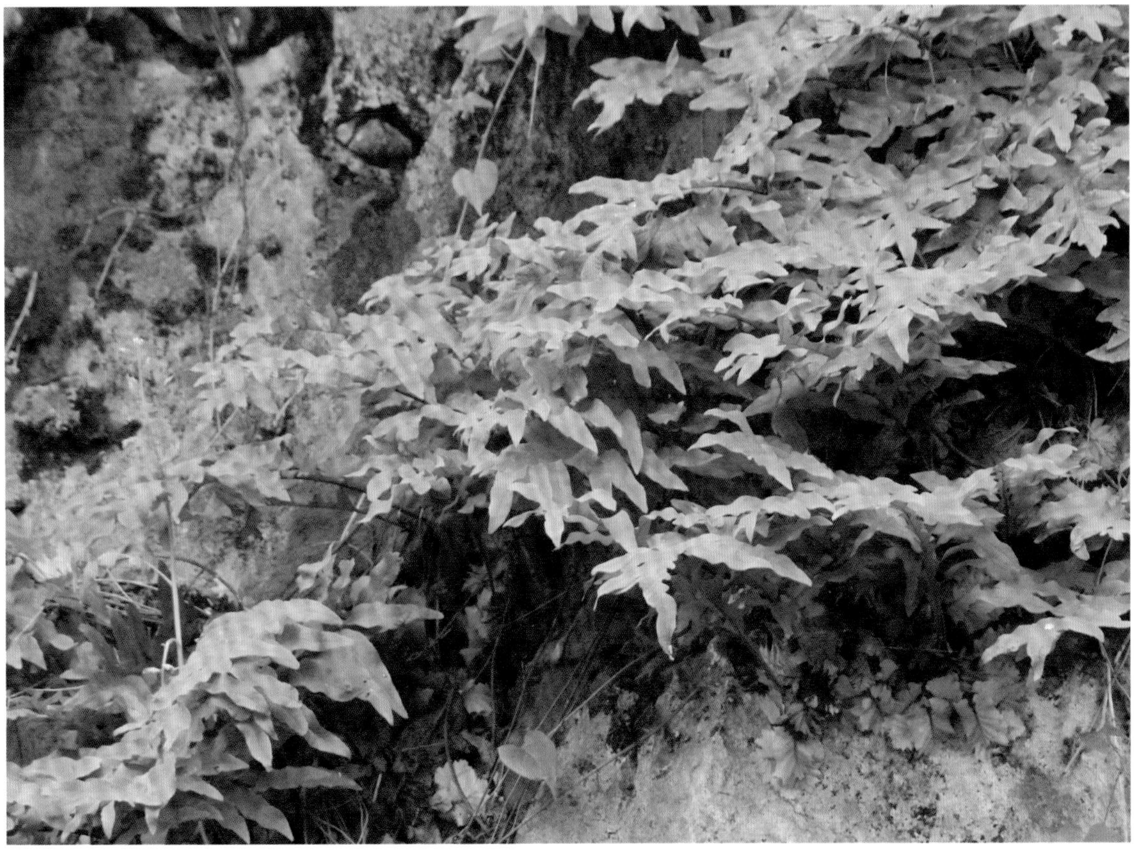

槲蕨

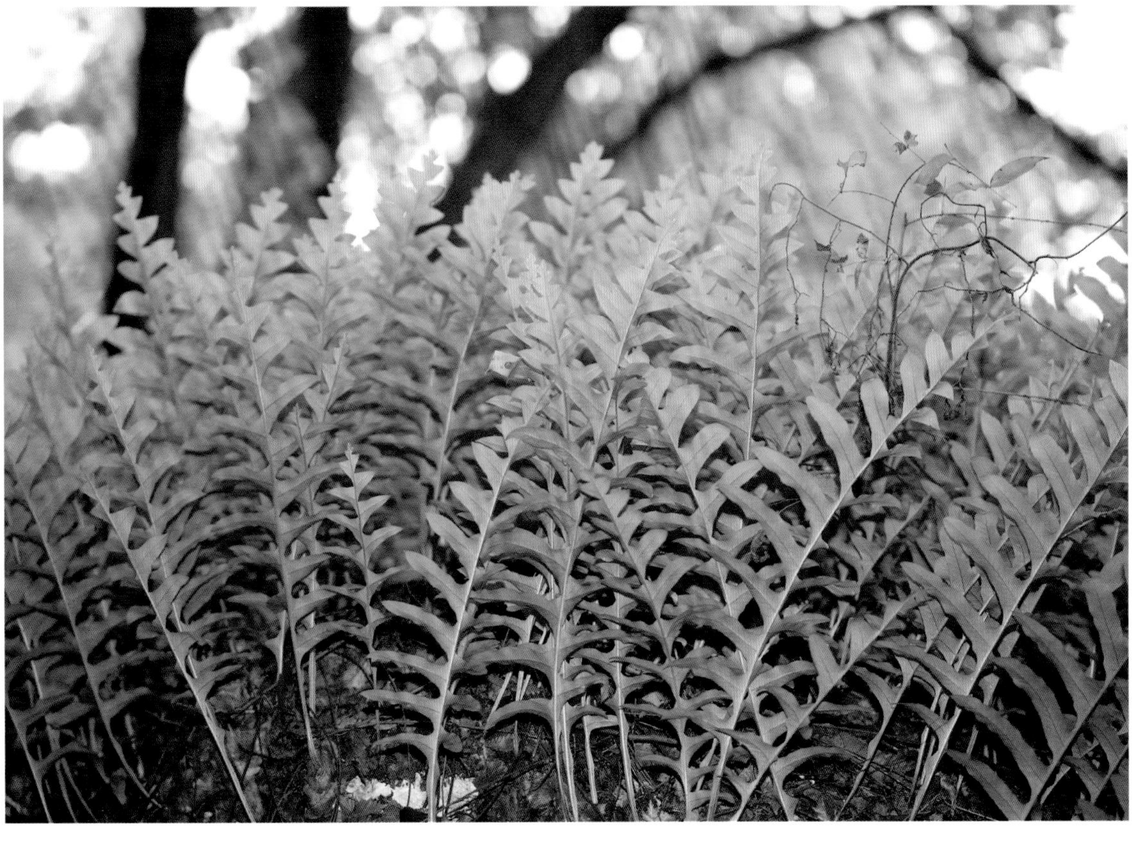

槲蕨

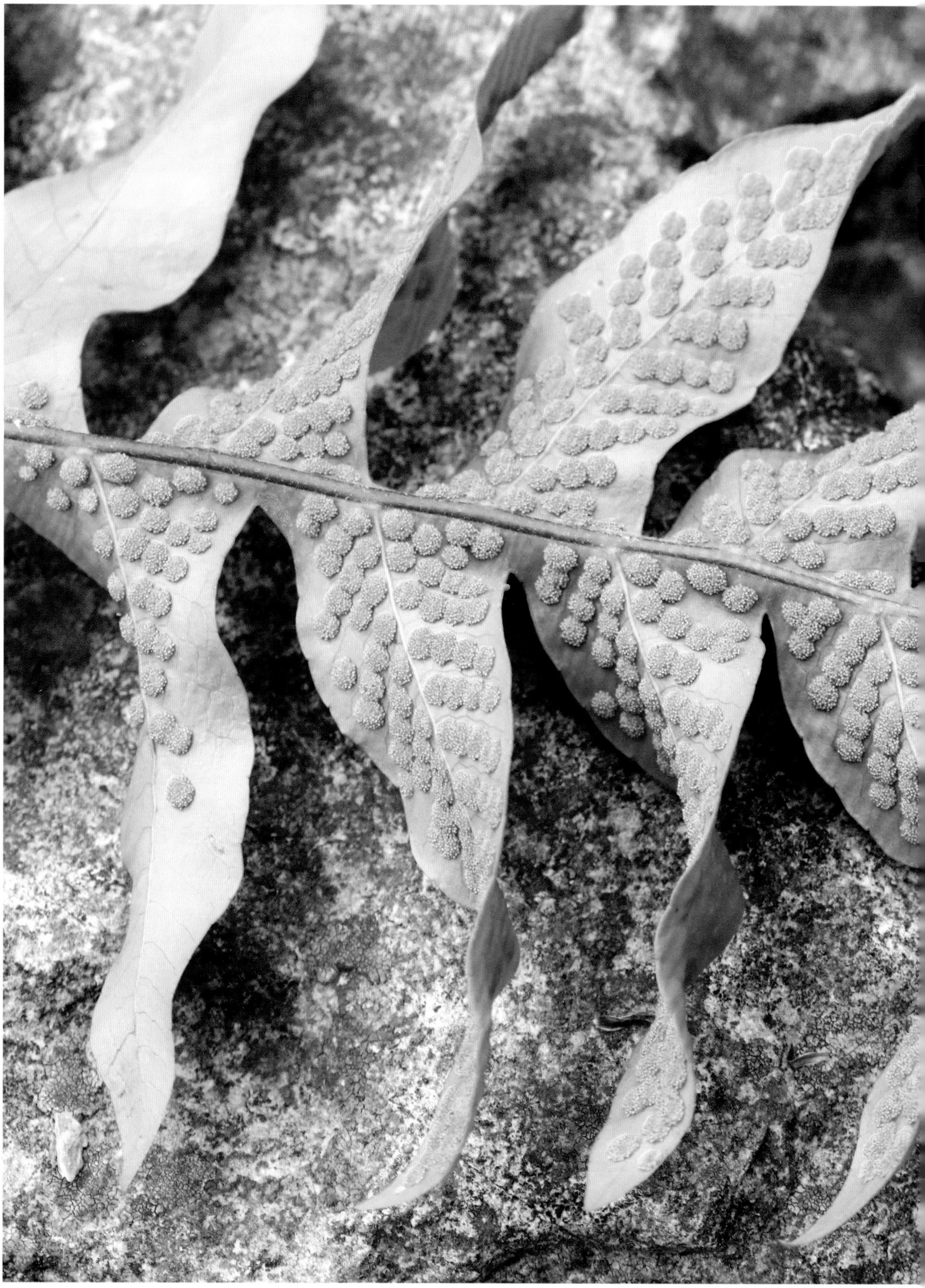

骨碎补

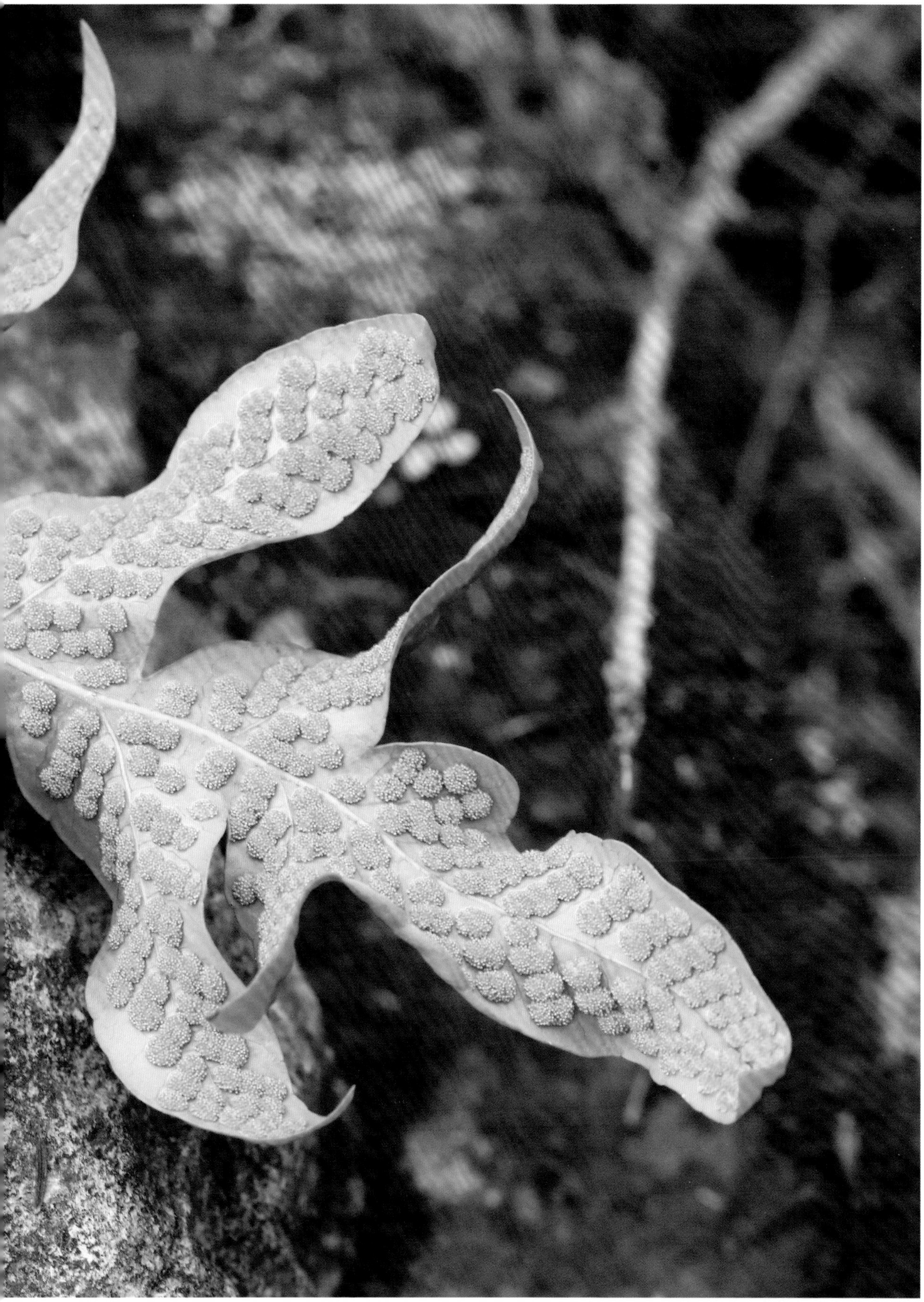

槲蕨

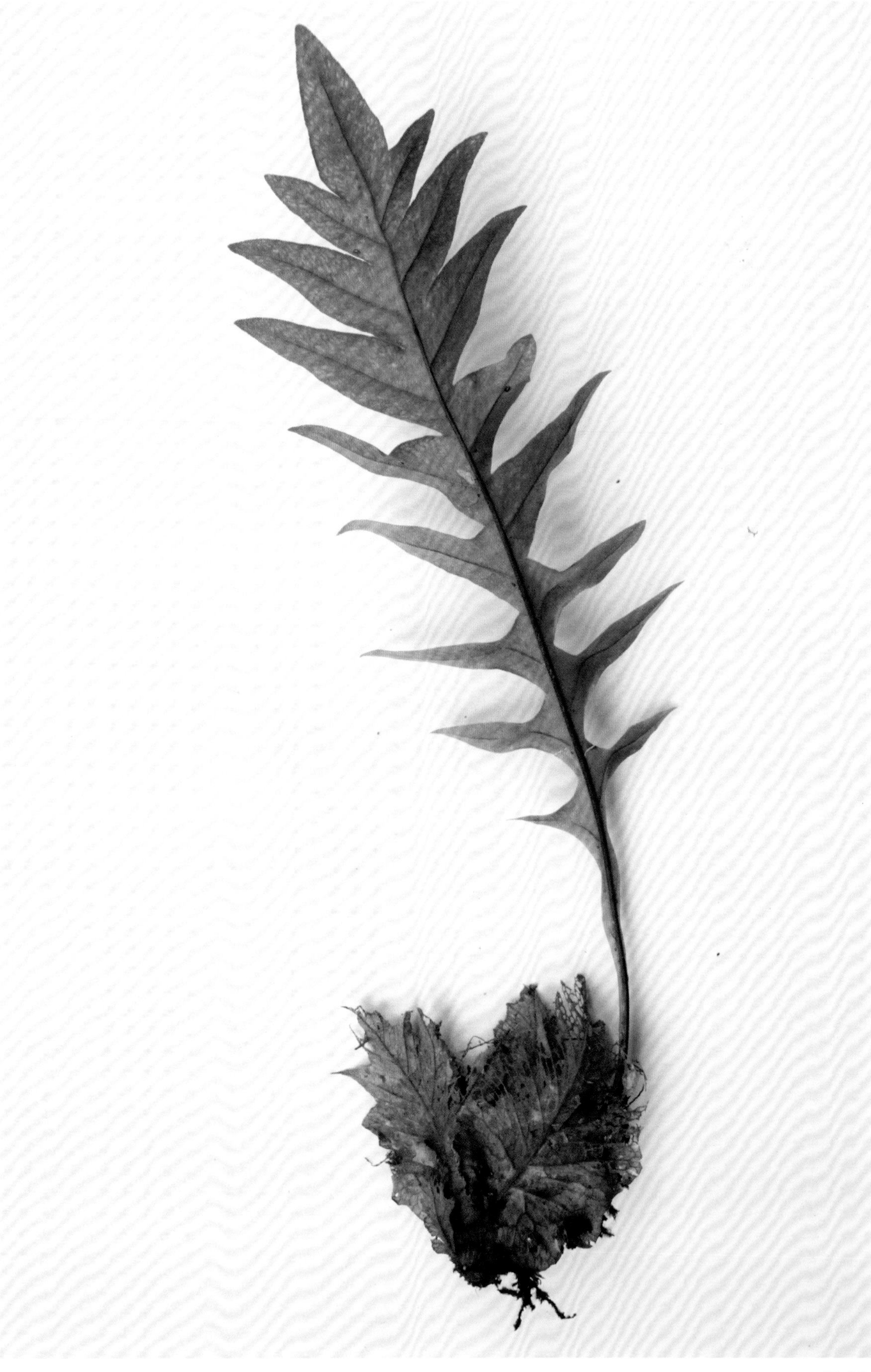

骨碎补

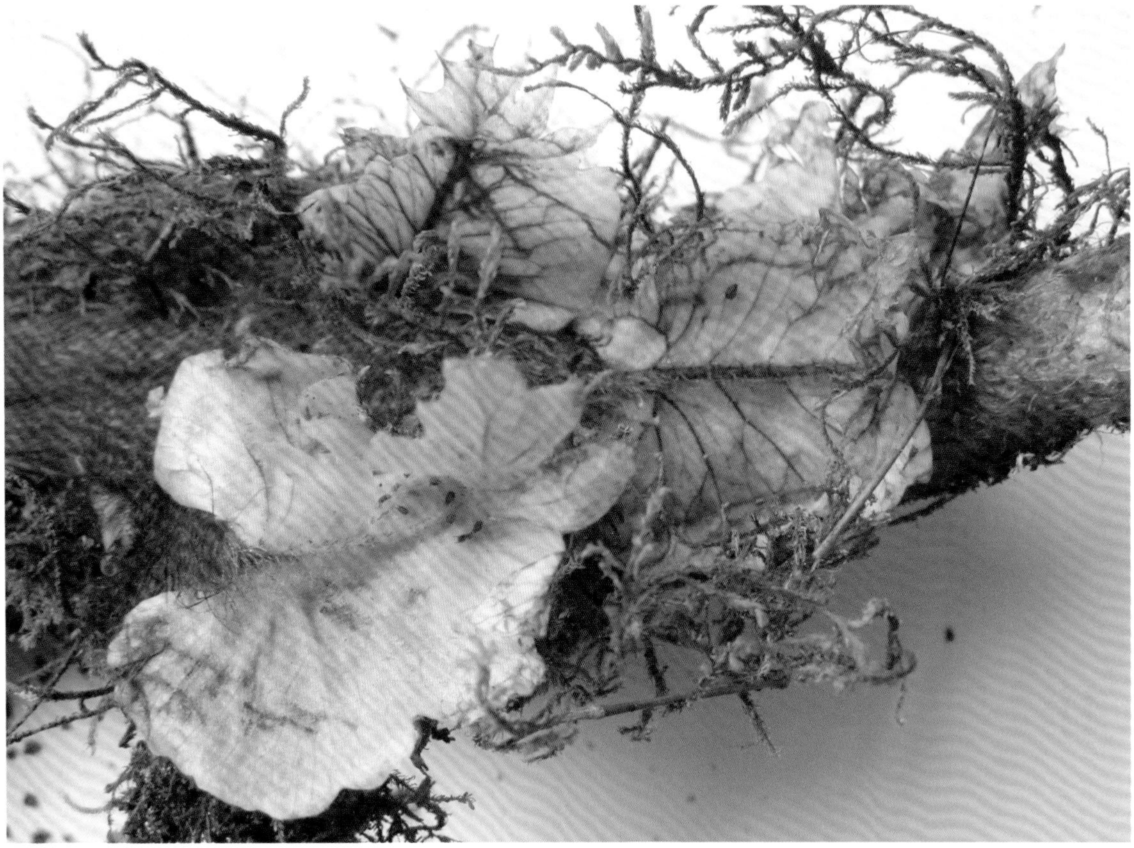

骨碎补药材

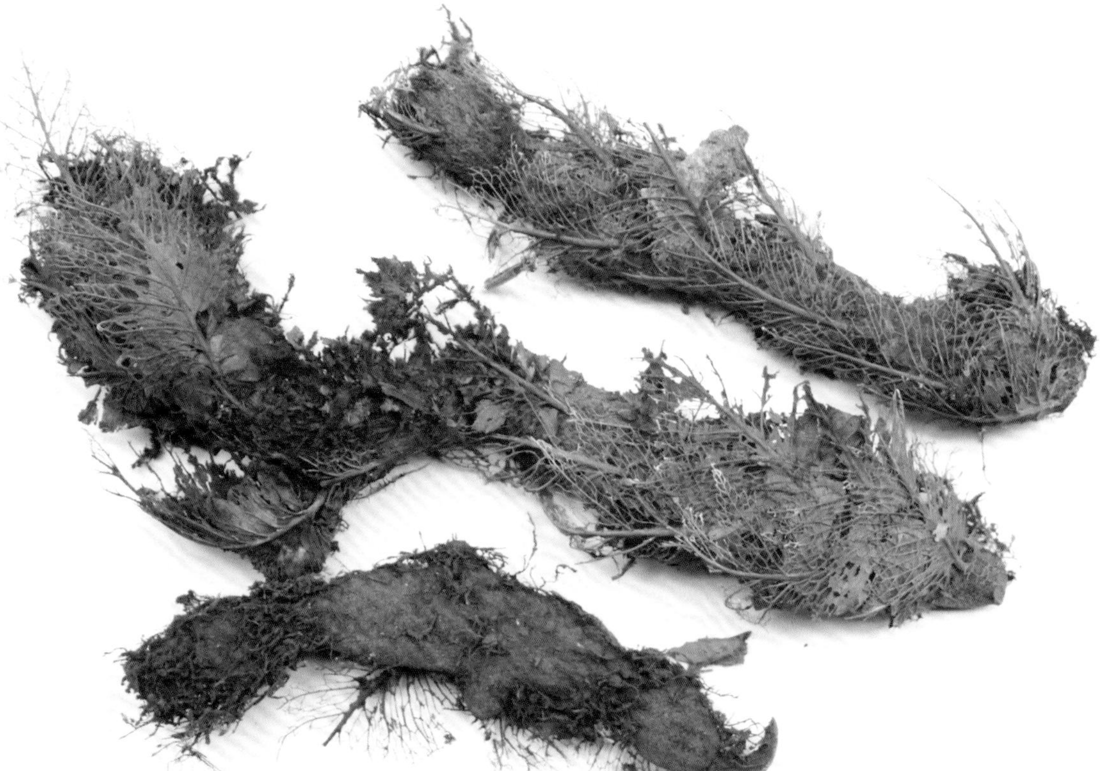

骨碎补药材

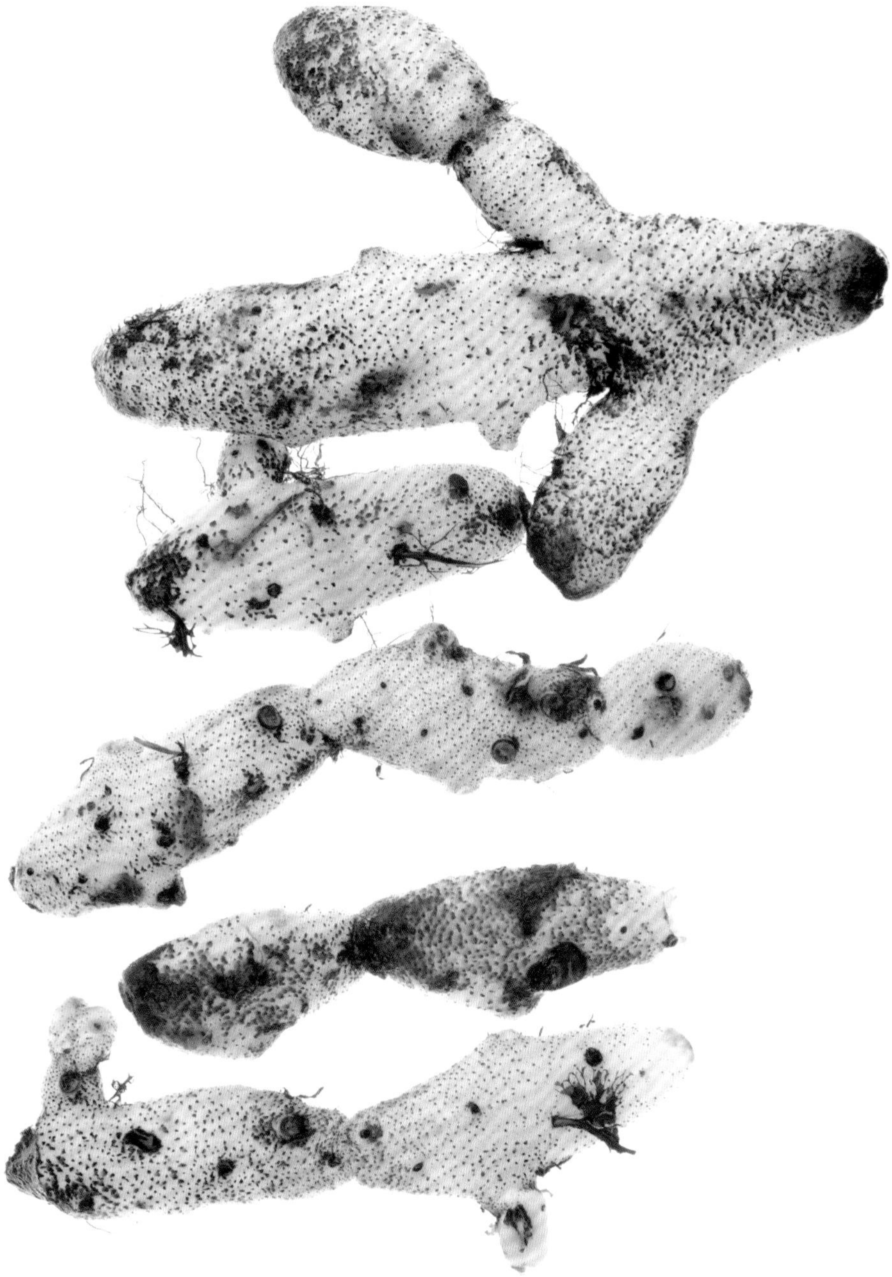

骨碎补药材

药材鉴别

根茎为不规则背腹扁平的条状、块状或片状，多弯曲，两侧常有缢缩和分枝，长3～20 cm，宽0.7～1.5 cm。表面密被棕色或红棕色细小鳞片，紧贴者呈膜质盾状；直伸者披针形，先端尖，边缘流苏状（睫毛），并于叶柄基部和根茎嫩端较密集。鳞片脱落处显棕色，可见细小纵向纹理和沟脊。上面有叶柄痕，下面有纵脊纹及细根痕。质坚硬，断面红棕色，有白色分体中柱，排成长扁圆形。气香，味微甜、涩。以条粗大、棕色者为佳。

功效主治

强筋骨，活血止痛。主治腰痛、五劳七伤、伤风感冒、足膝痿弱、耳鸣耳聋、牙痛、久泻、遗尿、跌仆骨折及斑秃。

用法用量

内服：煎汤，10 ~ 20 g；或入丸、散。外用：适量，捣烂敷或晒干研末敷；也可浸酒搽。

民族药方

1. **强筋健骨** 骨碎补 15 g，续断、淫羊藿各 10 g，熟地黄 8 g。水煎服。
2. **伤风感冒** 骨碎补 30 g，马兰 5 g。水煎服。
3. **腰痛** 骨碎补 30 g。炖肉吃，每日 2 次。

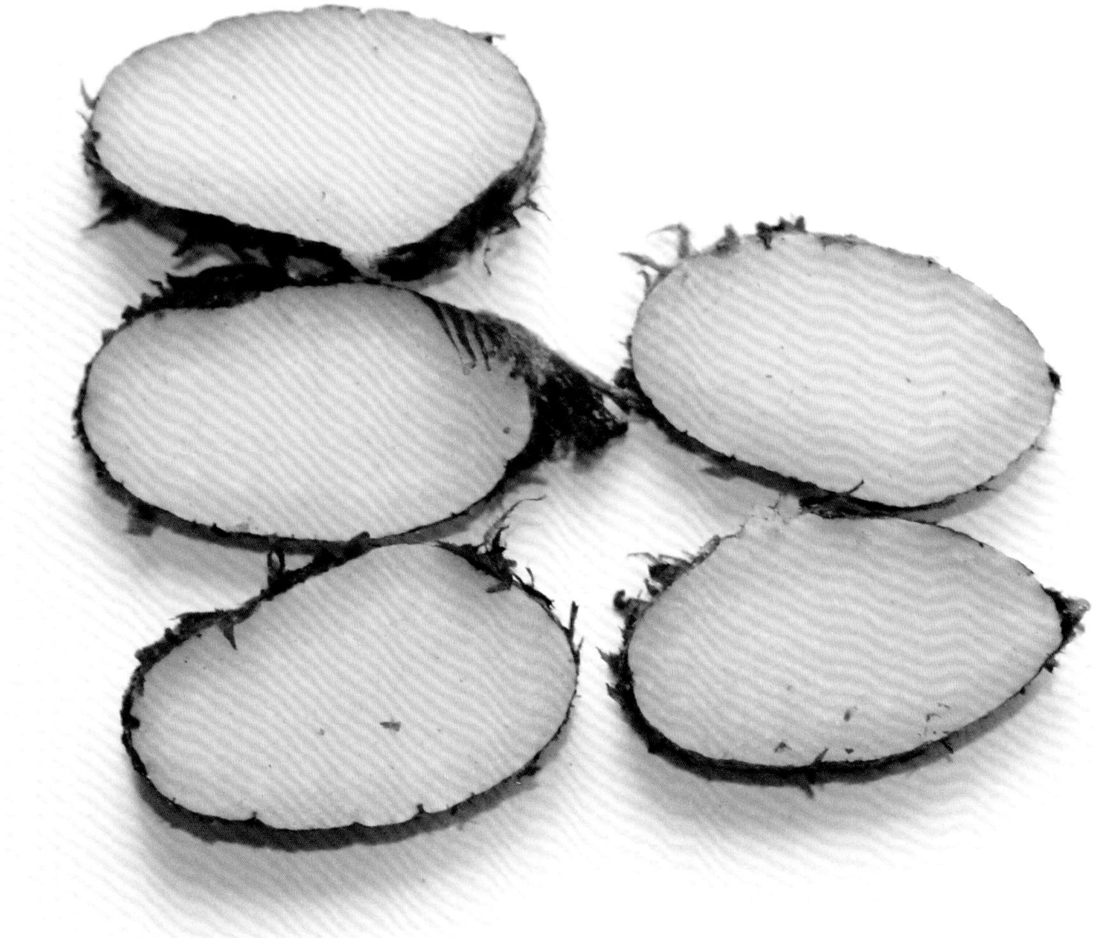

骨碎补药材

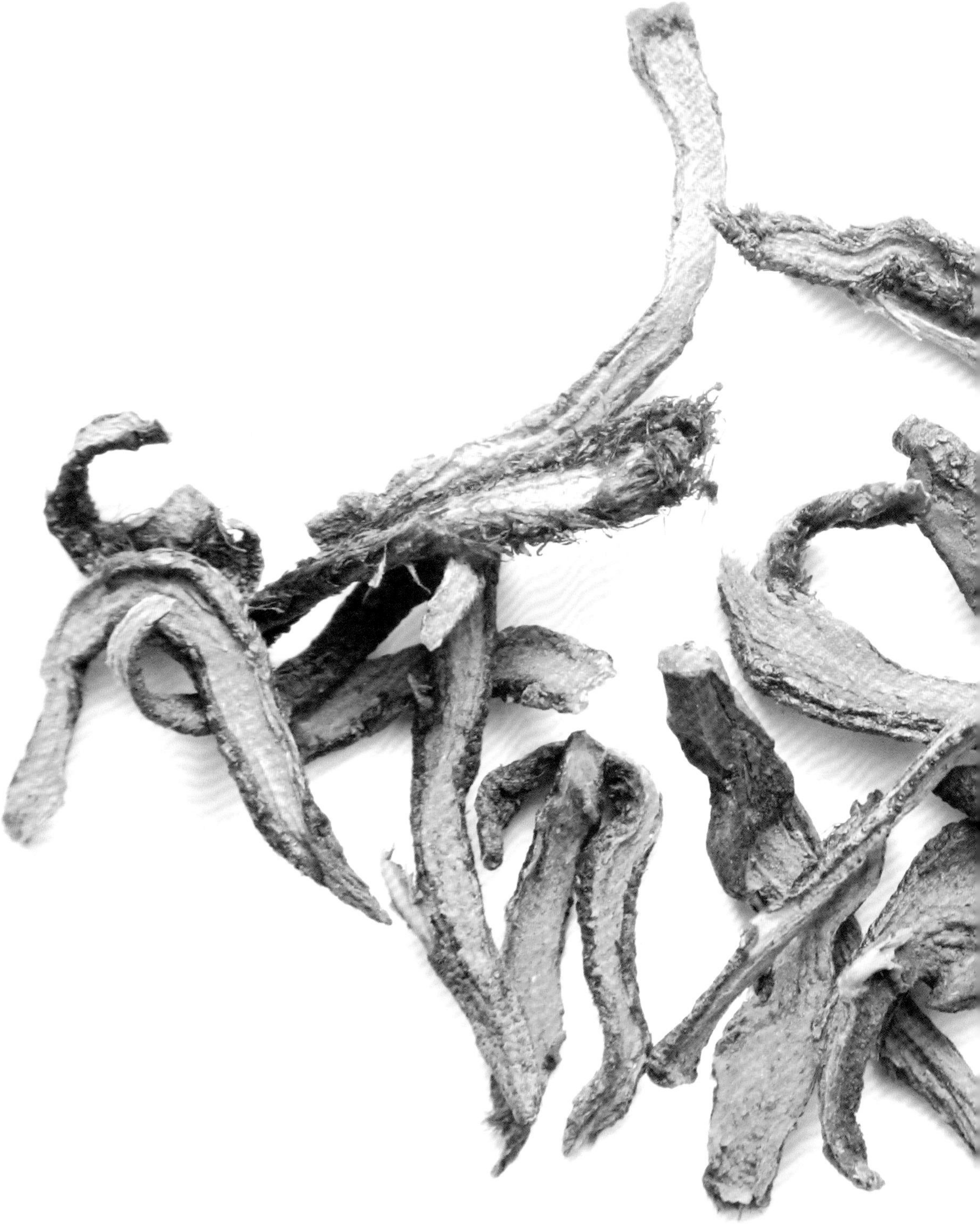

骨碎补

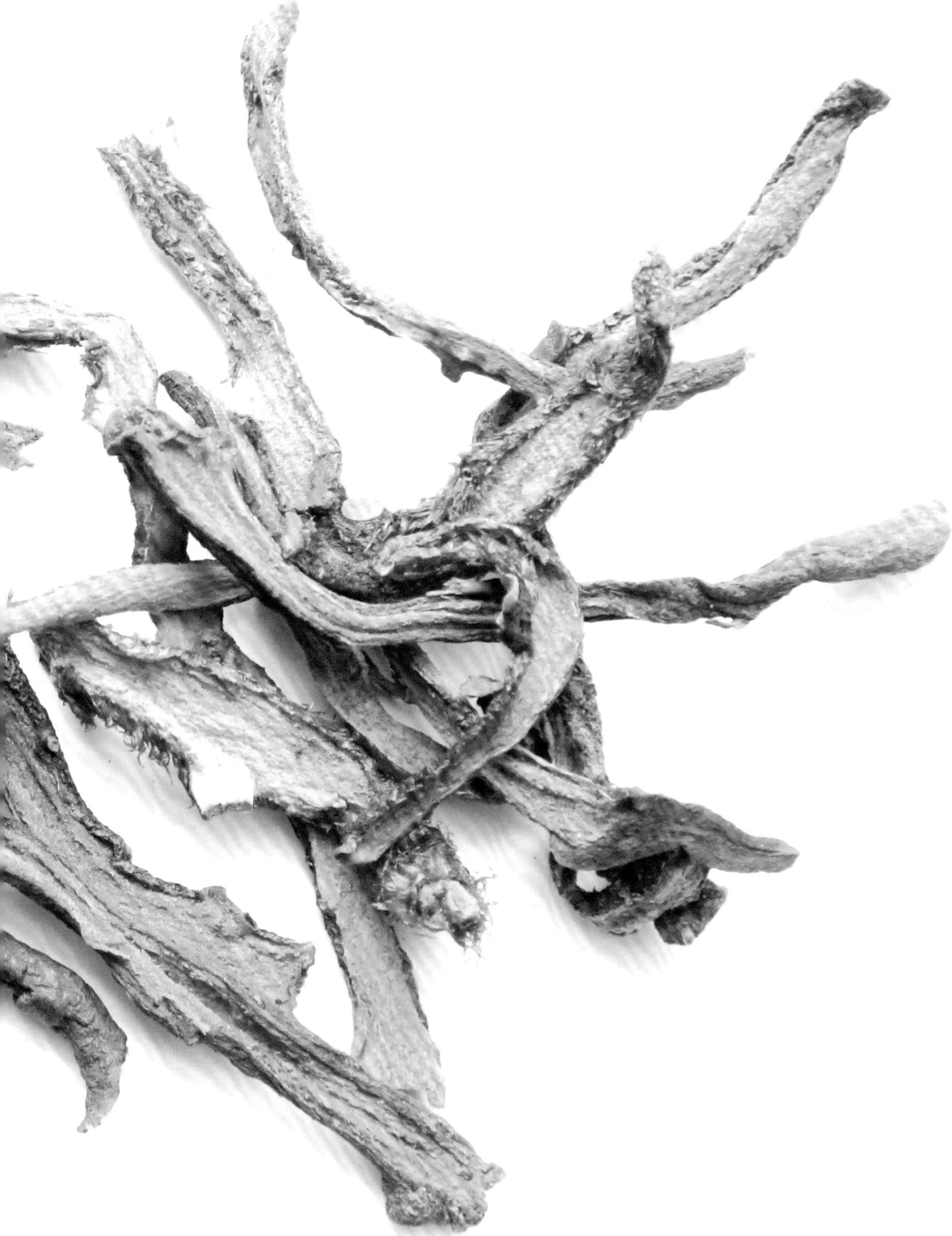

骨碎补饮片

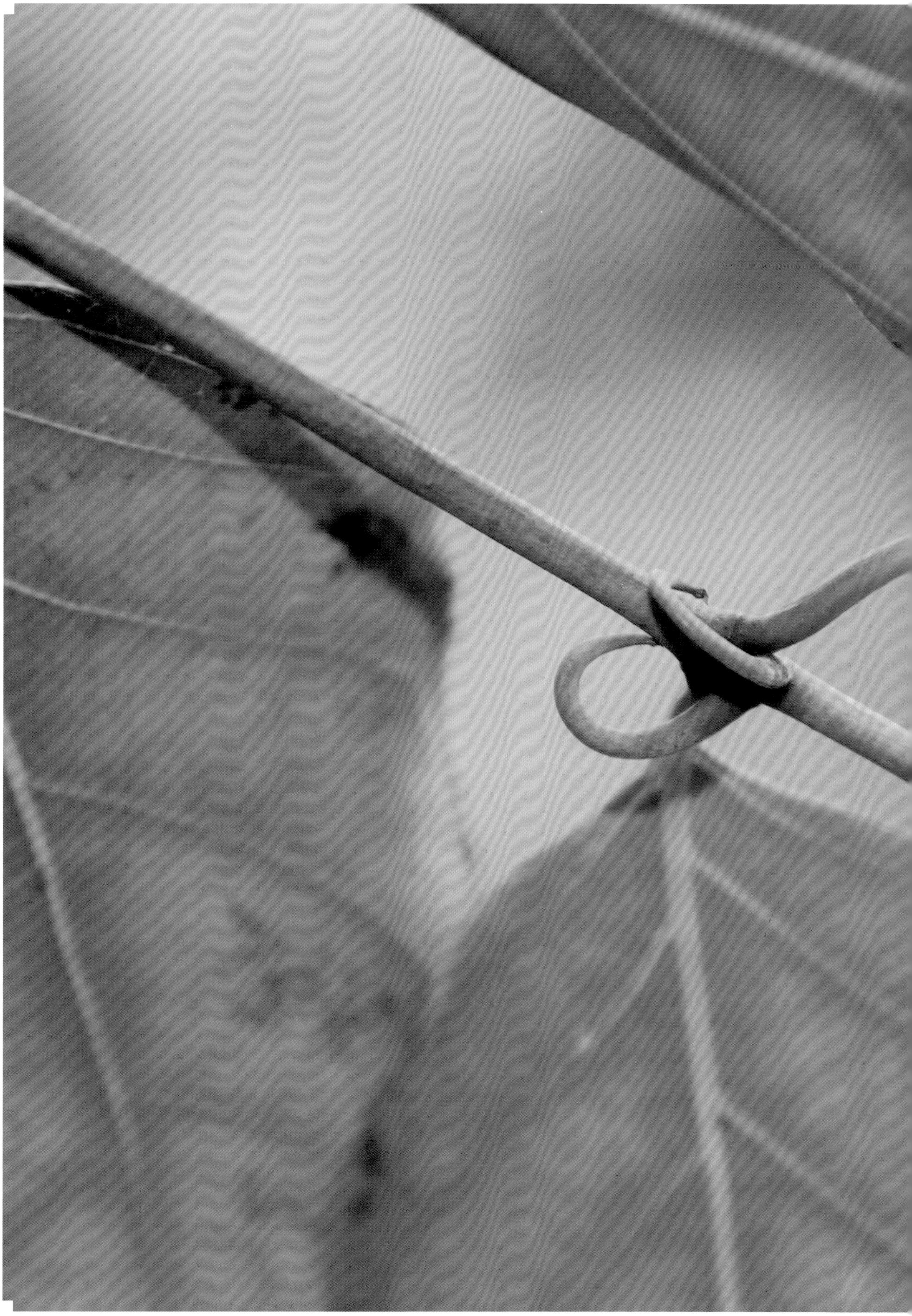

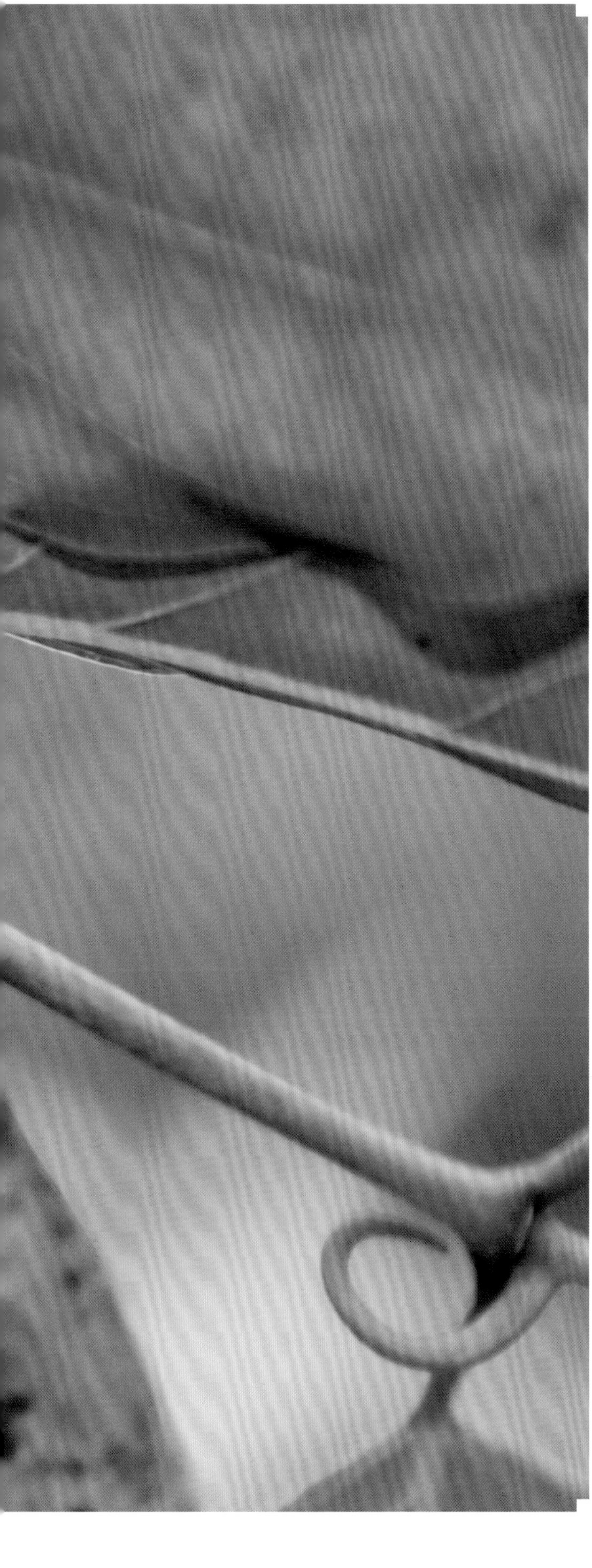

钩藤

【蒙药名】嘎日迪音。

【别　名】冲德日、钓钩藤、钓藤勾、金钩藤、双钩藤。

【来　源】本品为茜草科植物钩藤 *Uncaria rhynchophylla*（Miq.）Jacks. 的带钩茎枝。

【性味归经】味甘，性寒。归热经。

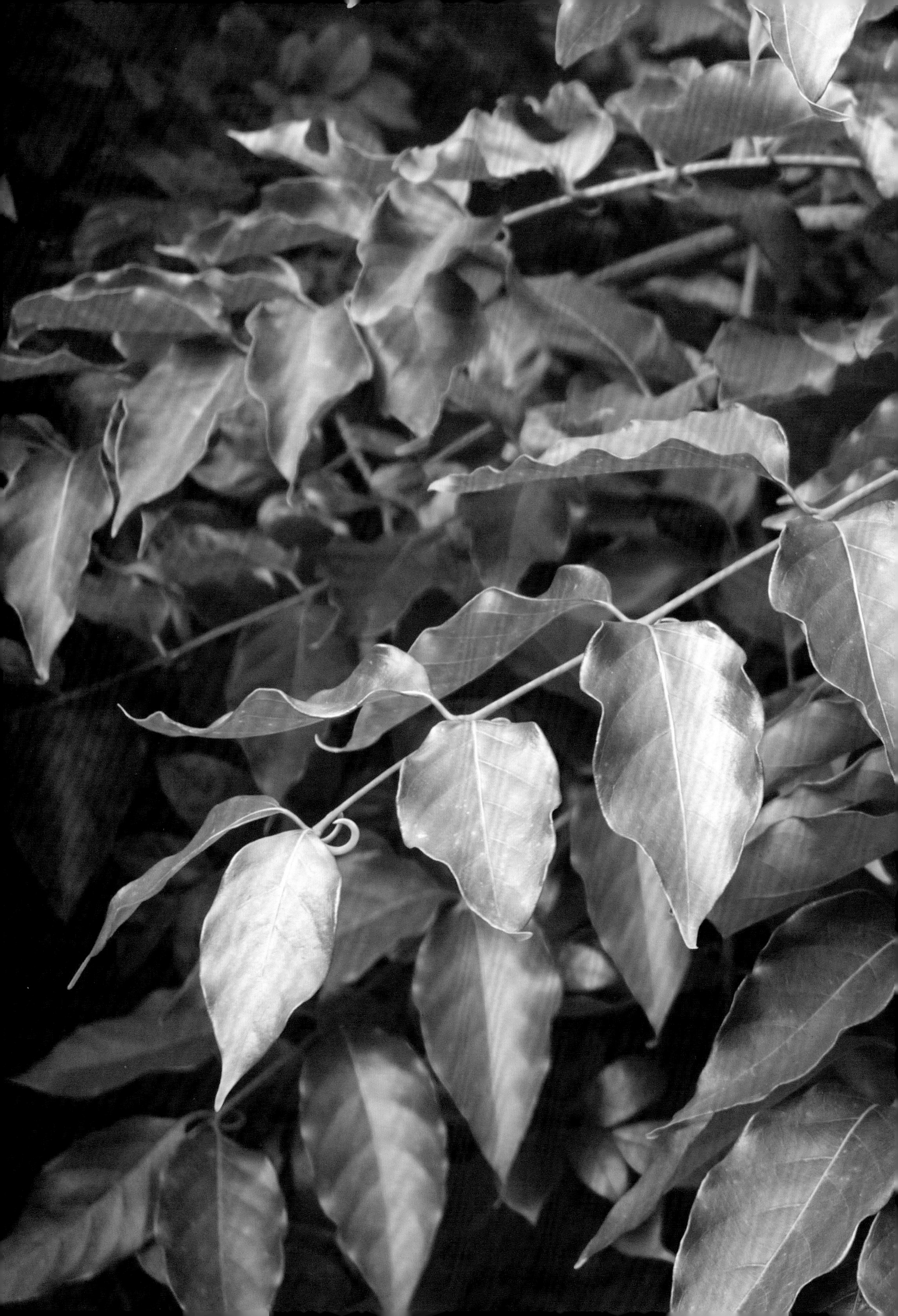

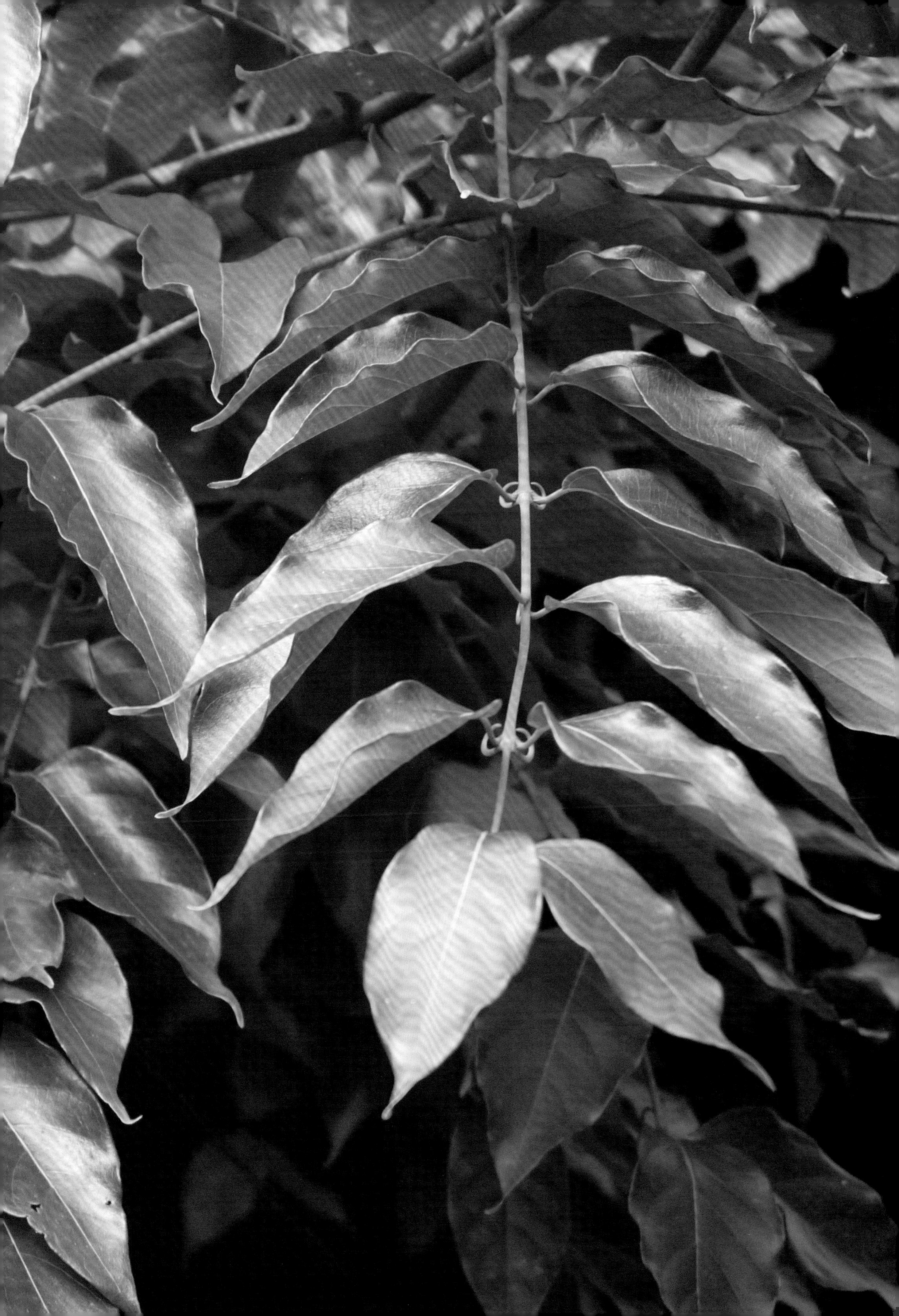

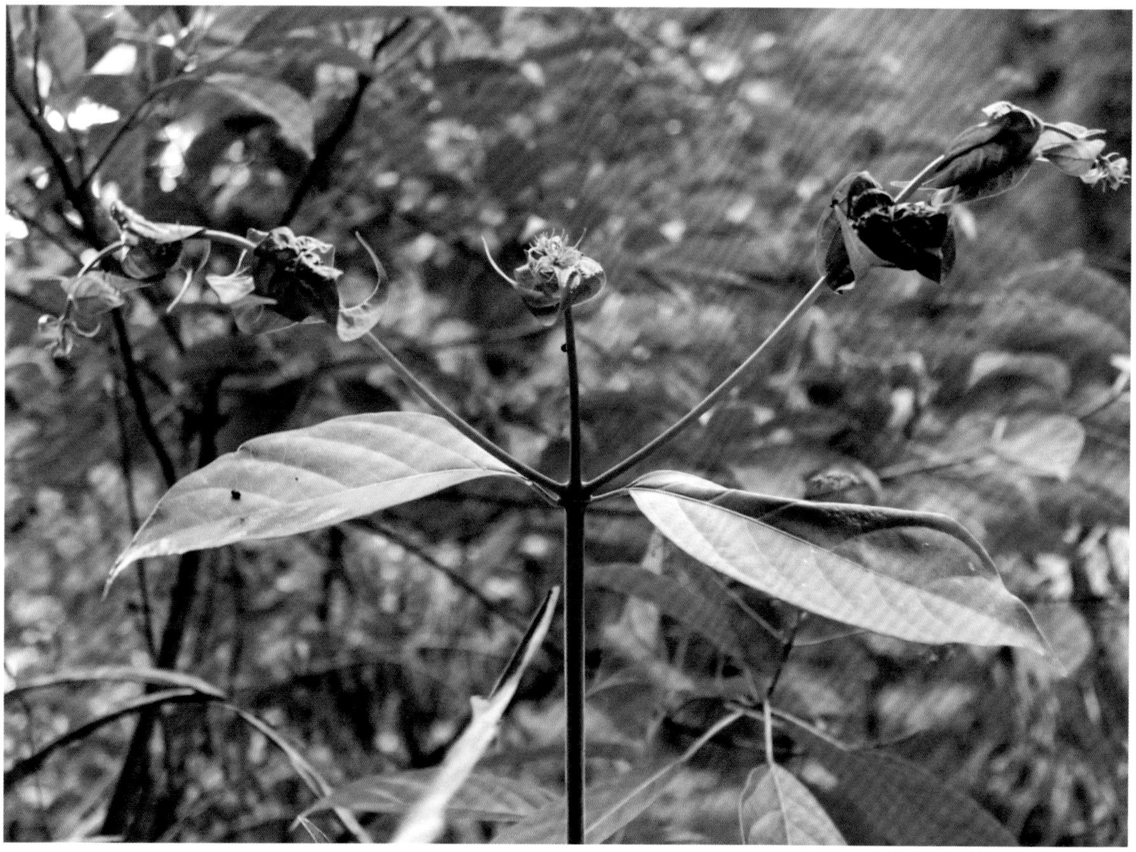

钩藤

识别特征

常绿木质藤本植物，长可达 10 m。小枝四棱柱形，褐色，秃净无毛。叶腋有成对或单生的钩，向下弯曲，先端尖，长 1.7 ~ 2.0 cm。叶对生；具短柄；叶片卵形、卵状长圆形或椭圆形，长 5 ~ 12 cm，宽 3 ~ 7 cm，先端渐尖，基部宽楔形，全缘，上面光亮，下面在脉腋内常有束毛，略呈粉白色，干后变褐红色；托叶 2 深裂，裂片条状钻形，长 6 ~ 12 mm。头状花序单个腋生或为顶生的总状花序式排列，直径 2.0 ~ 2.5 cm；总花梗纤细，长 2 ~ 5 cm；花黄色，花冠合生，上部 5 裂，裂片外被粉状柔毛；雄蕊 5；子房下位。蒴果倒卵形或椭圆形，被疏柔毛，有宿存萼。种子两端有翅。

生境分布

生长于山谷溪边的疏林中。分布于陕西、安徽、浙江、江西、福建、湖北、湖南、广东、广西、四川、贵州、云南等省区。

采收加工

栽后 3 ~ 4 年采收，在春季发芽前，或在秋后嫩枝已长老时，把带有钩的枝茎剪下，再用剪刀在着生钩的两头平齐或稍长剪下，每段长 3 cm 左右，晒干，或蒸后晒干。

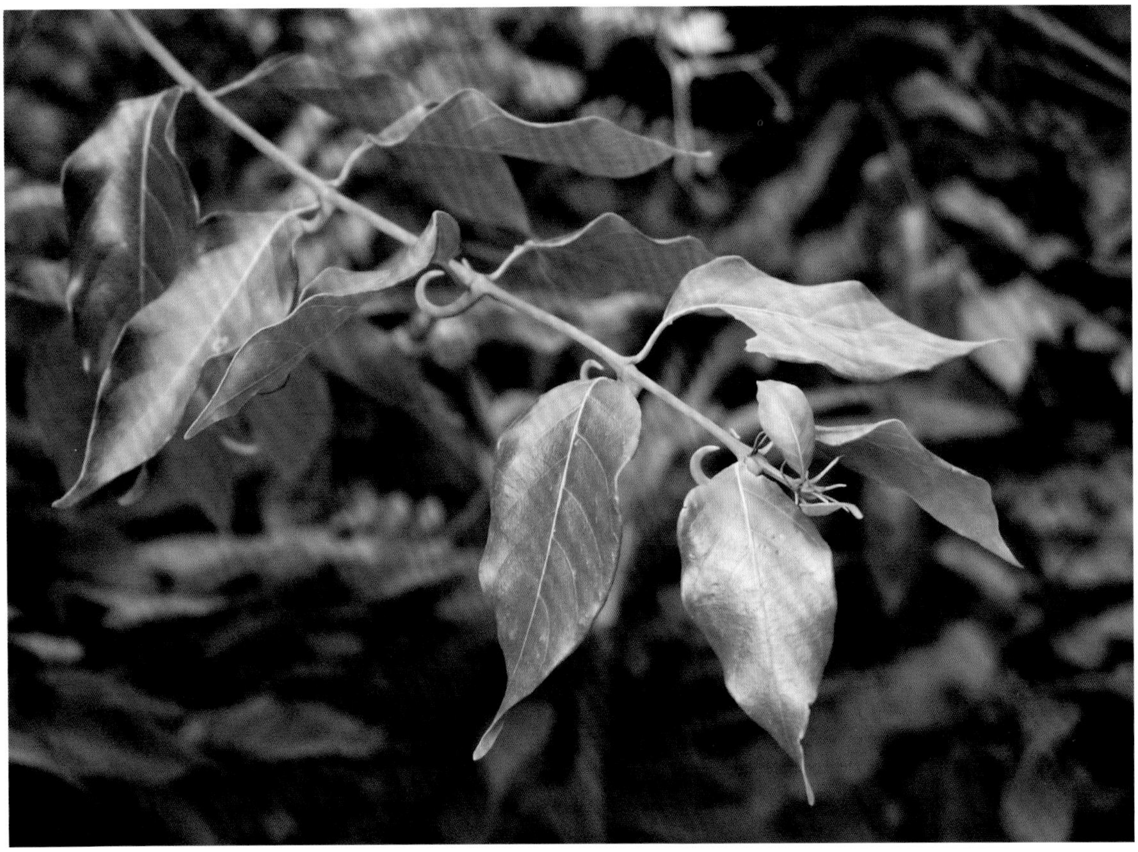

钩藤

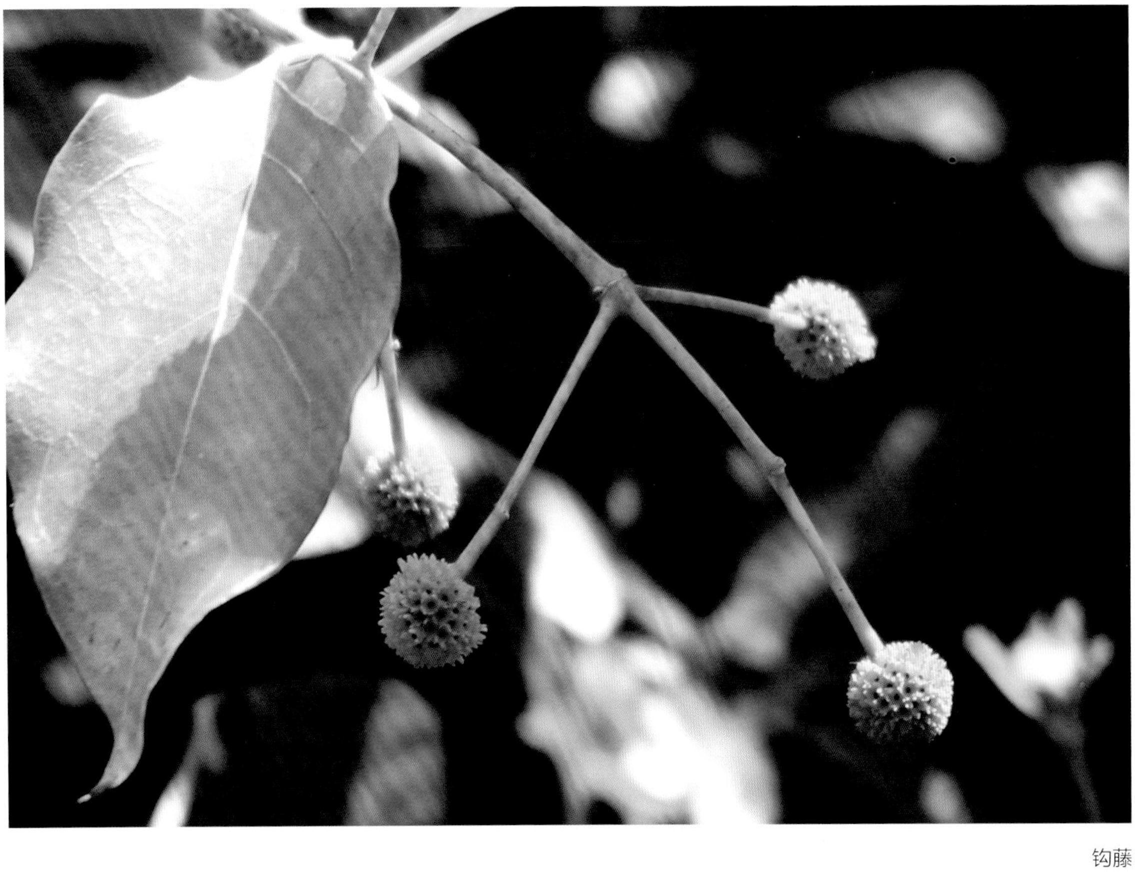

钩藤

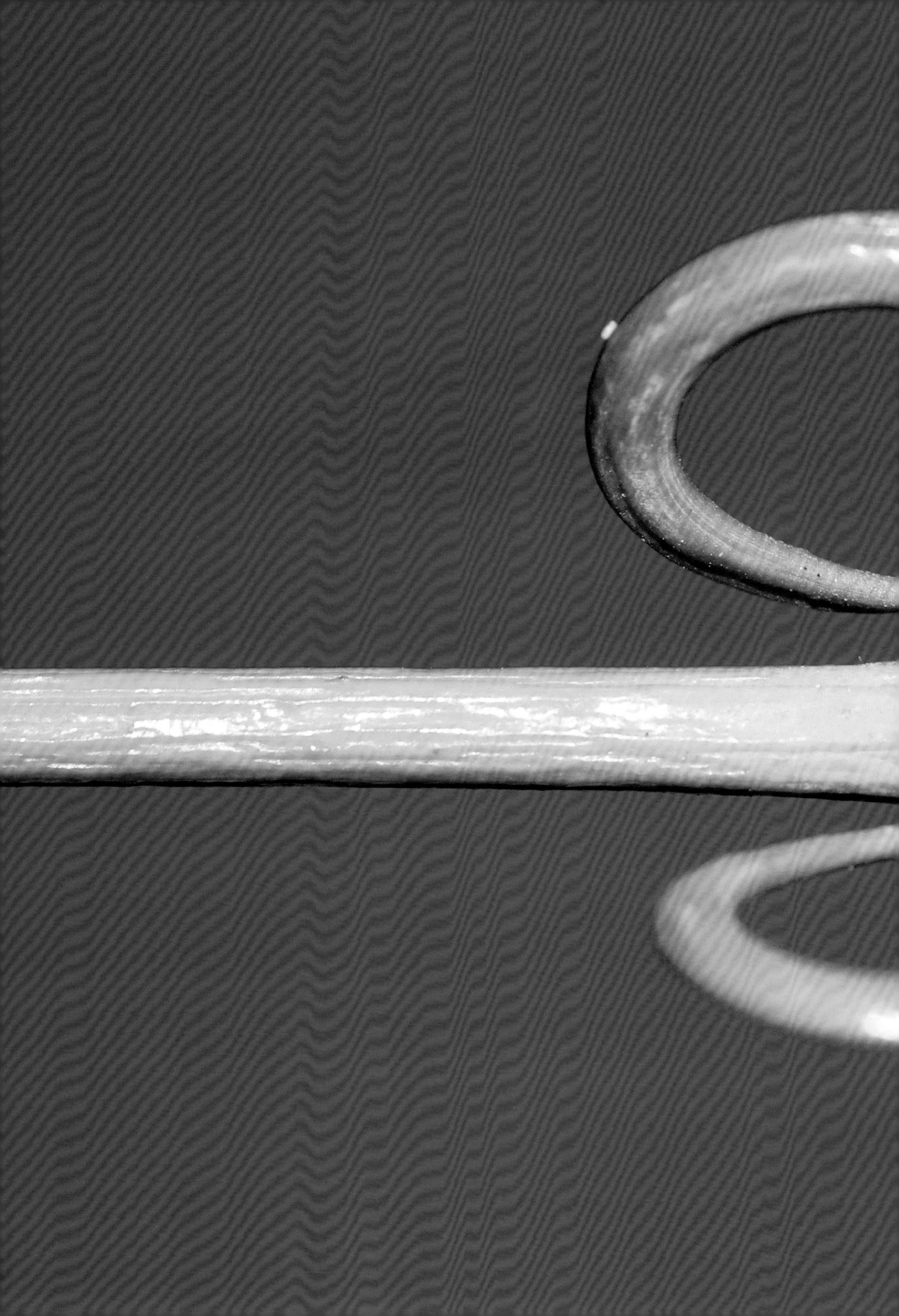

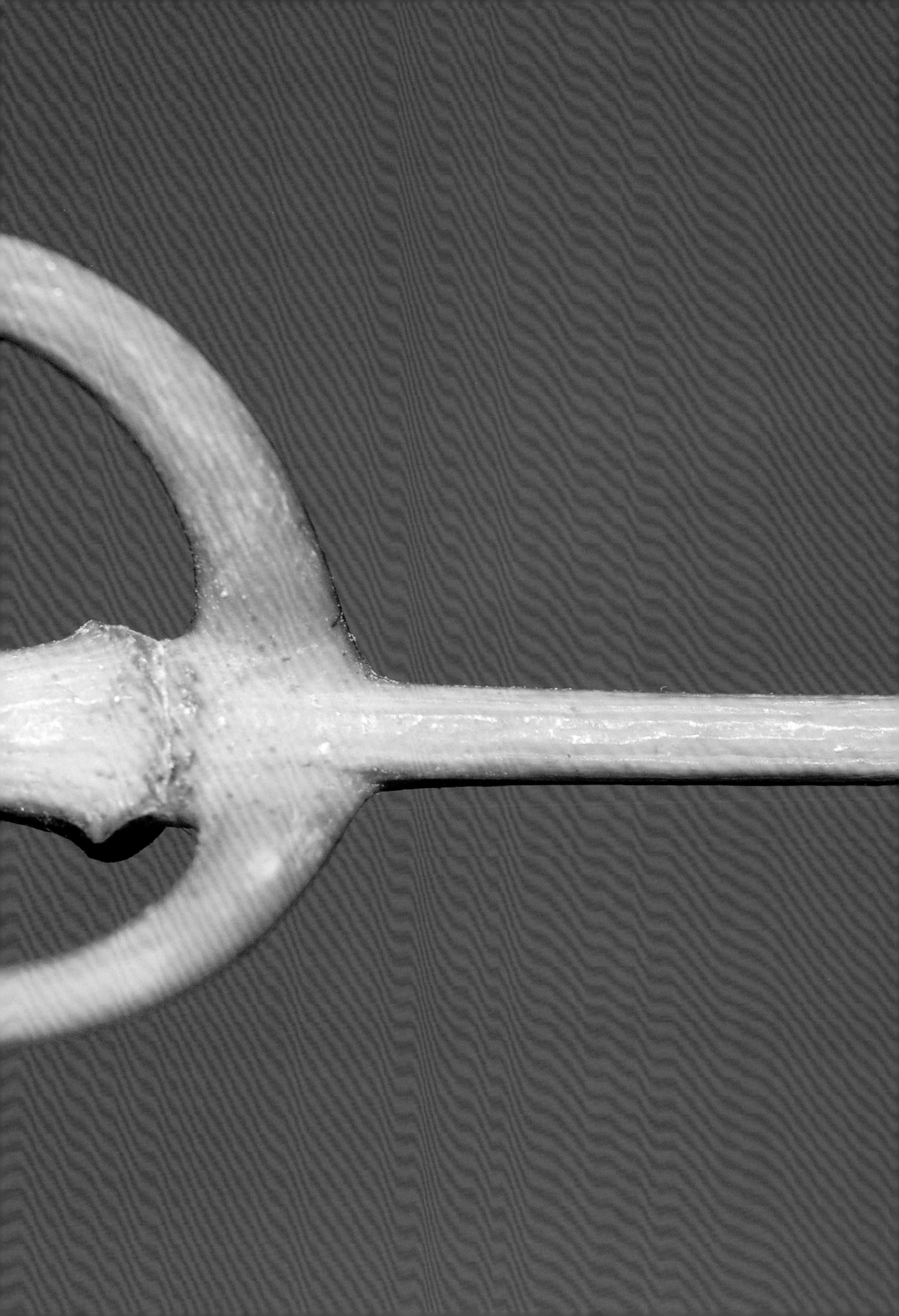

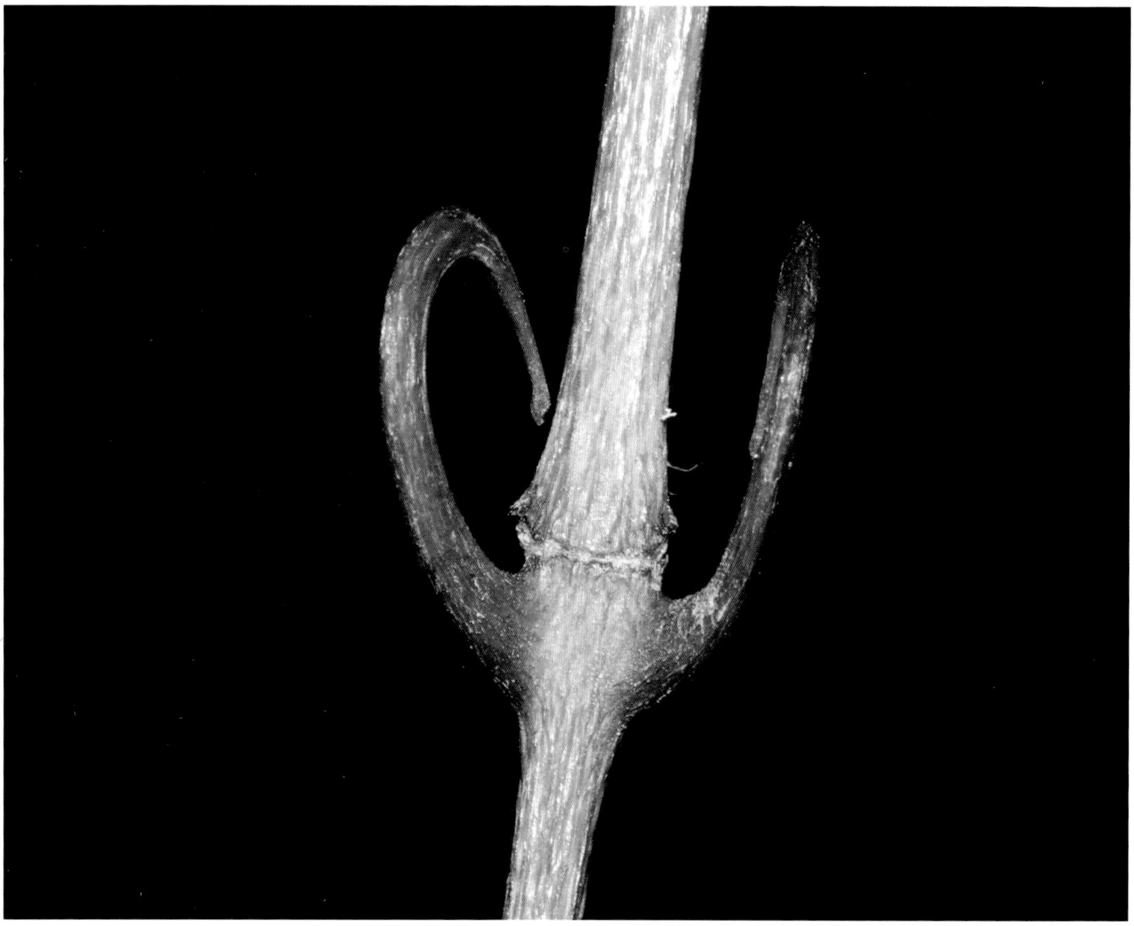

钩藤

药材鉴别

茎枝圆柱形或类方柱形，直径 2 ~ 6 mm。表面红棕色至紫棕色或棕褐色，上有细纵纹，无毛。茎上具略突起的环节，对生 2 个向下弯曲的钩或仅一侧有钩，钩长 1 ~ 2 cm，形如船锚，先端渐尖，基部稍圆。钩基部的枝上可见叶柄脱落后的凹点及环状的托叶痕。体轻，质硬。横切面外层棕红色，髓部淡棕色或淡黄色。气微，味淡。

功效主治

息风止痉，清热平肝。主治小儿惊风、夜啼、热盛动风、子痫、眩晕、头胀痛。

用法用量

内服：煎汤，6 ~ 30 g，不宜久煎；或入散剂。

民族药方

1. 头痛久不愈 钩藤 21 g，鸡蛋 2 个。先煮鸡蛋后放钩藤，服时趁热气熏头部。

2．惊风 钩藤 6 ~ 15 g，六月雪 9 g。水煎服。

3．关节痛 钩藤叶、蛇含、蛇莓、生姜各适量。共捣烂，用桐油炒热，敷痛处。或鲜钩藤根 250 g。晒干，煮米饭吃。

4．小儿惊风 钩藤茎枝、排风藤、五匹风各 9 g，大过路黄、金银花、天麻各 6 g，水竹叶 20 张。煨水服，每日 3 次。

5．面神经麻痹 钩藤 60 g，鲜何首乌藤 125 g。水煎服。

6．呕血 钩藤、隔山消、乌不落各 10 g。水煎服。

7．高血压 ①钩藤 30 g。加水 1000 ml，煎煮 10 分钟，早、晚分服，30 日为 1 个疗程。②钩藤 20 g。剪碎，加入少量冰片，布包，于每日晚睡前和晨起放入盆（或桶）内，加温水浴脚，每次 30 ~ 45 分钟，可不断加水，以保持水温。每日 1 包，10 日为 1 个疗程。

8．百日咳 钩藤、薄荷各 6 g。水煎服，每日 1 剂。

使用注意

脾胃虚寒者慎服。

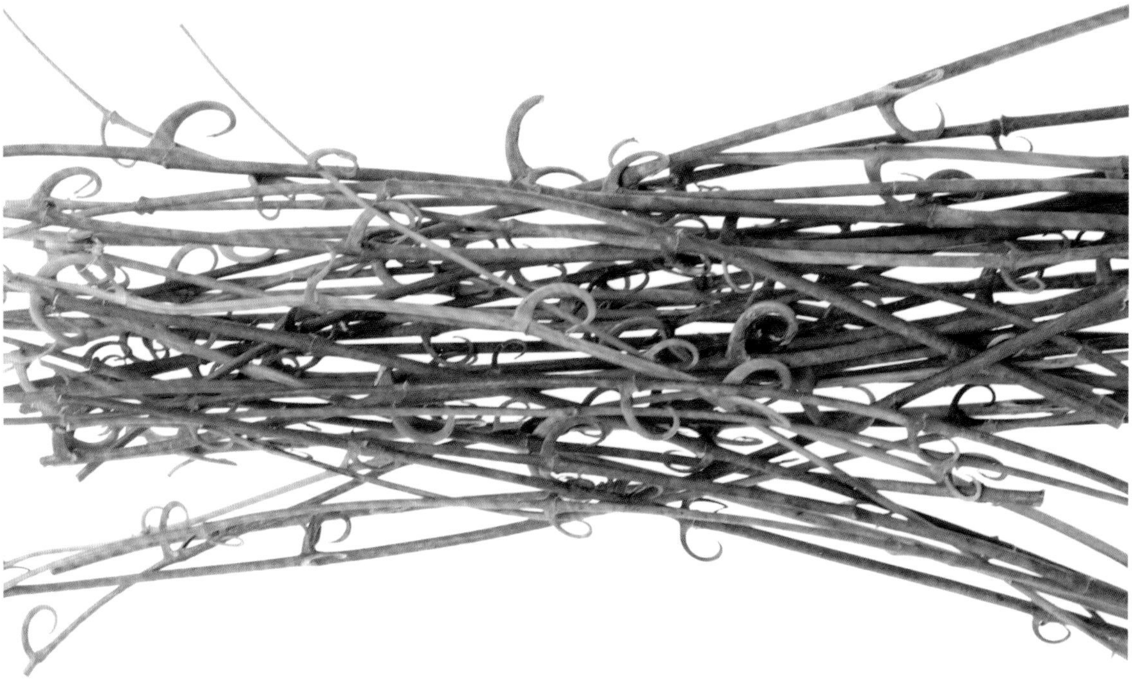

钩藤药材

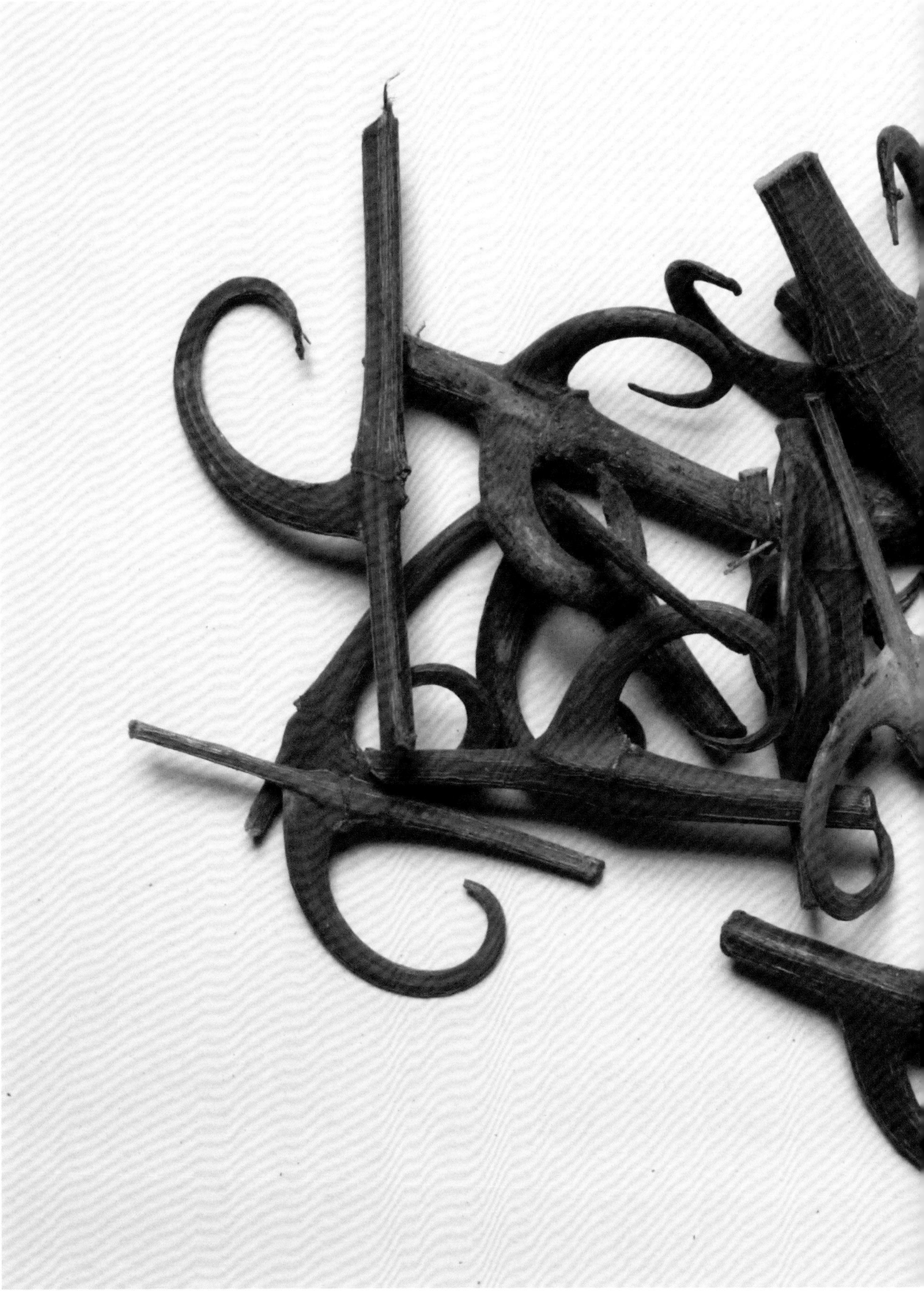

钩藤

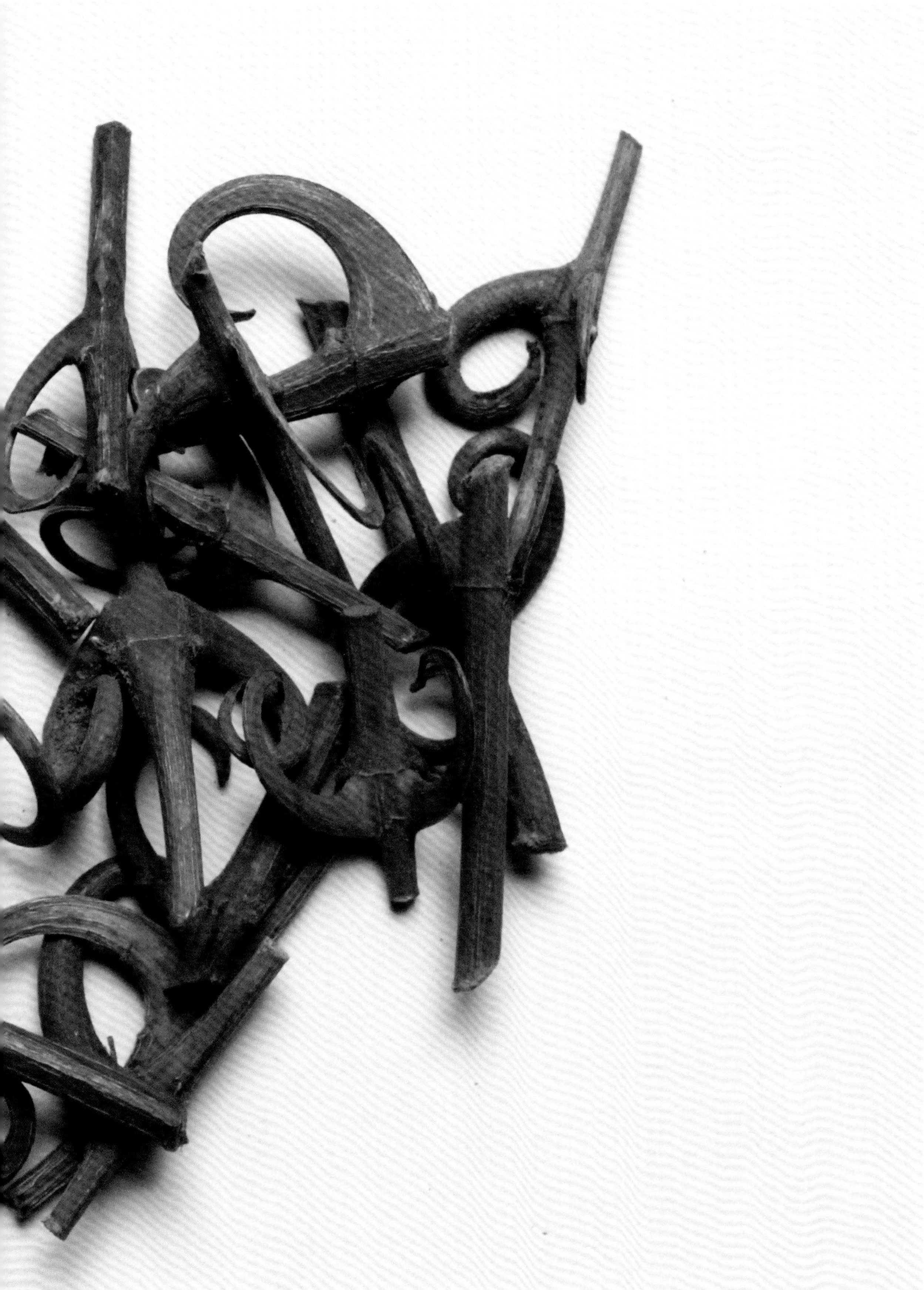

钩藤饮片

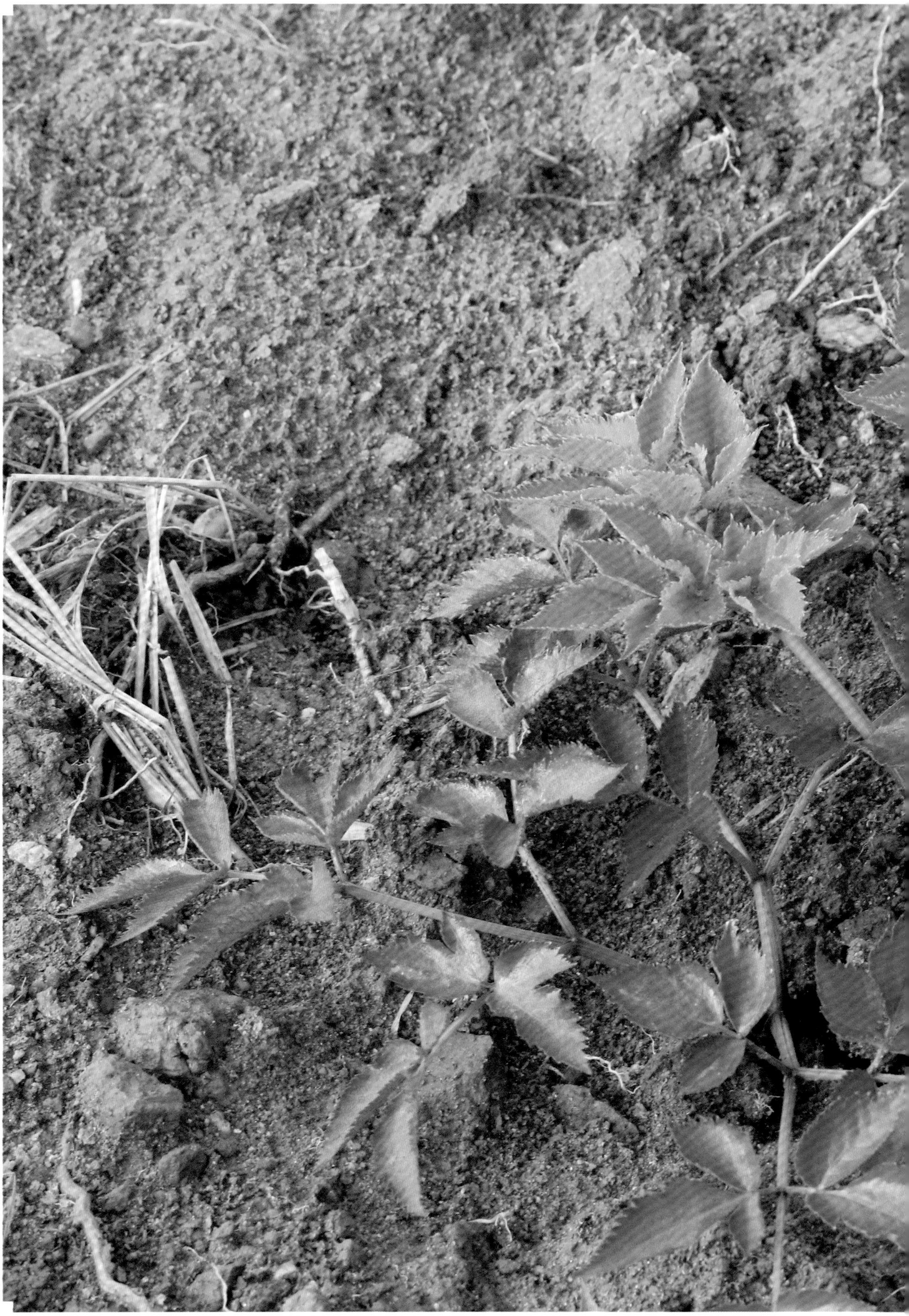

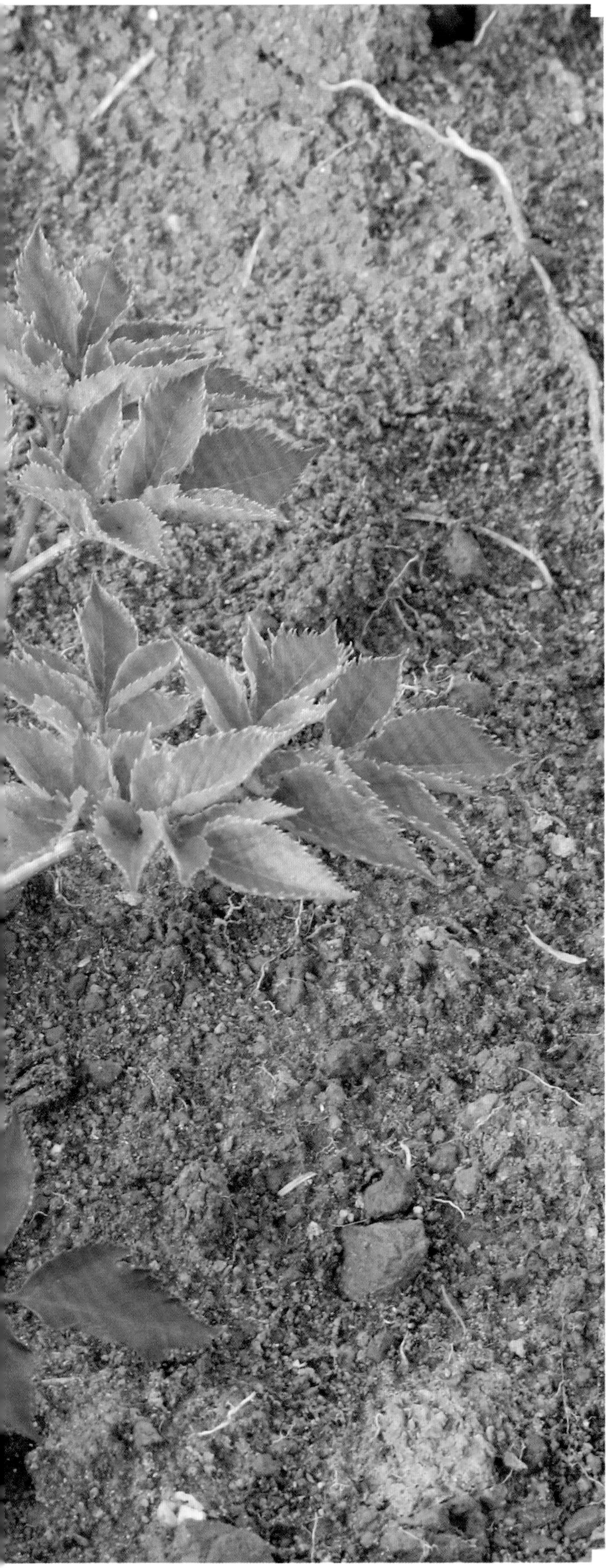

独活

【蒙药名】查干。

【别　名】大活、布如玛、川独活、山独活、香独活、西独活。

【来　源】本品为伞形科多年生草本植物重齿毛当归 *Angelica pubescens* Maxim. f. biserrata Shan et Yuan 的干燥根。

【性味归经】味辛、苦，性微温。归肝、膀胱经。

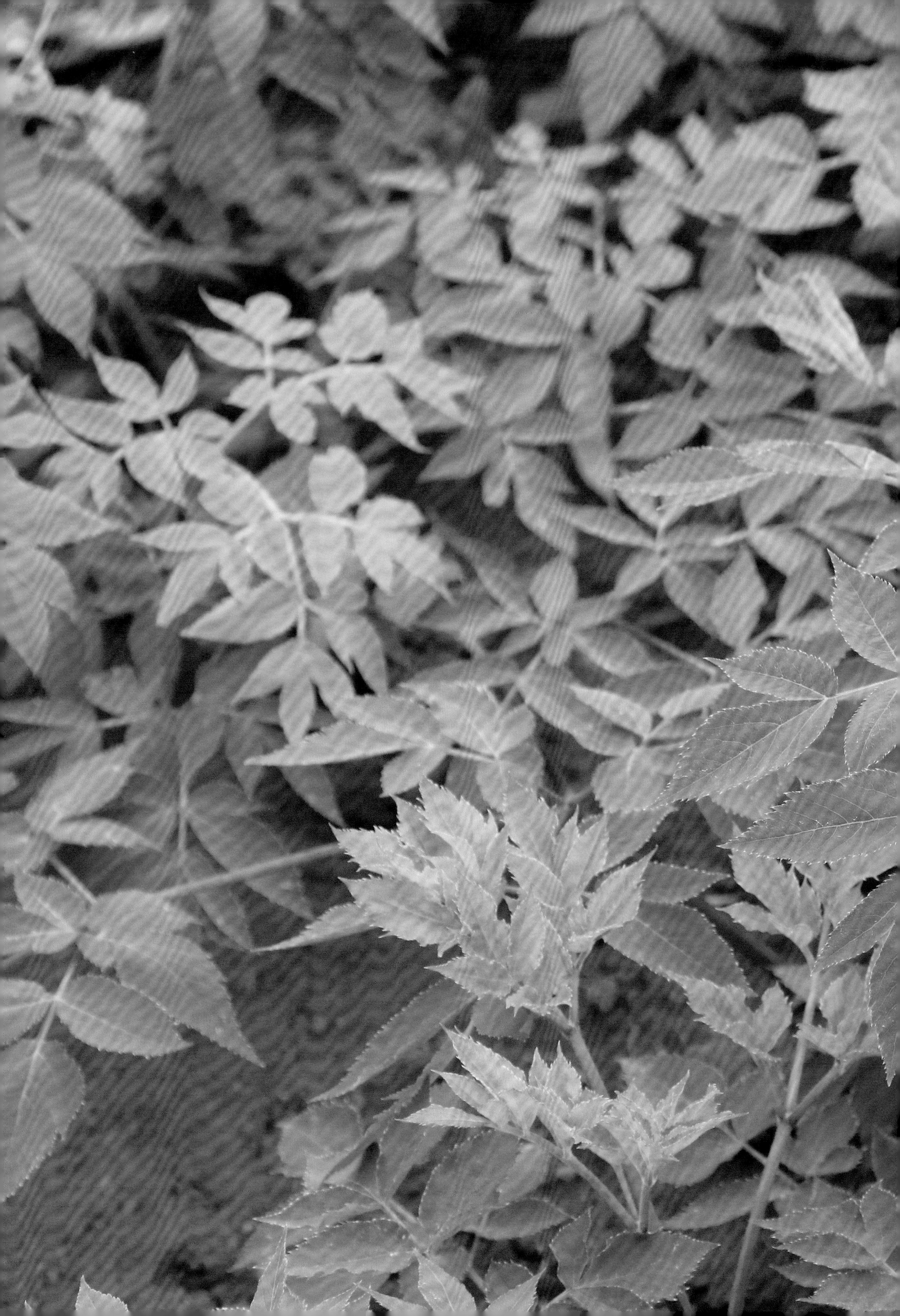

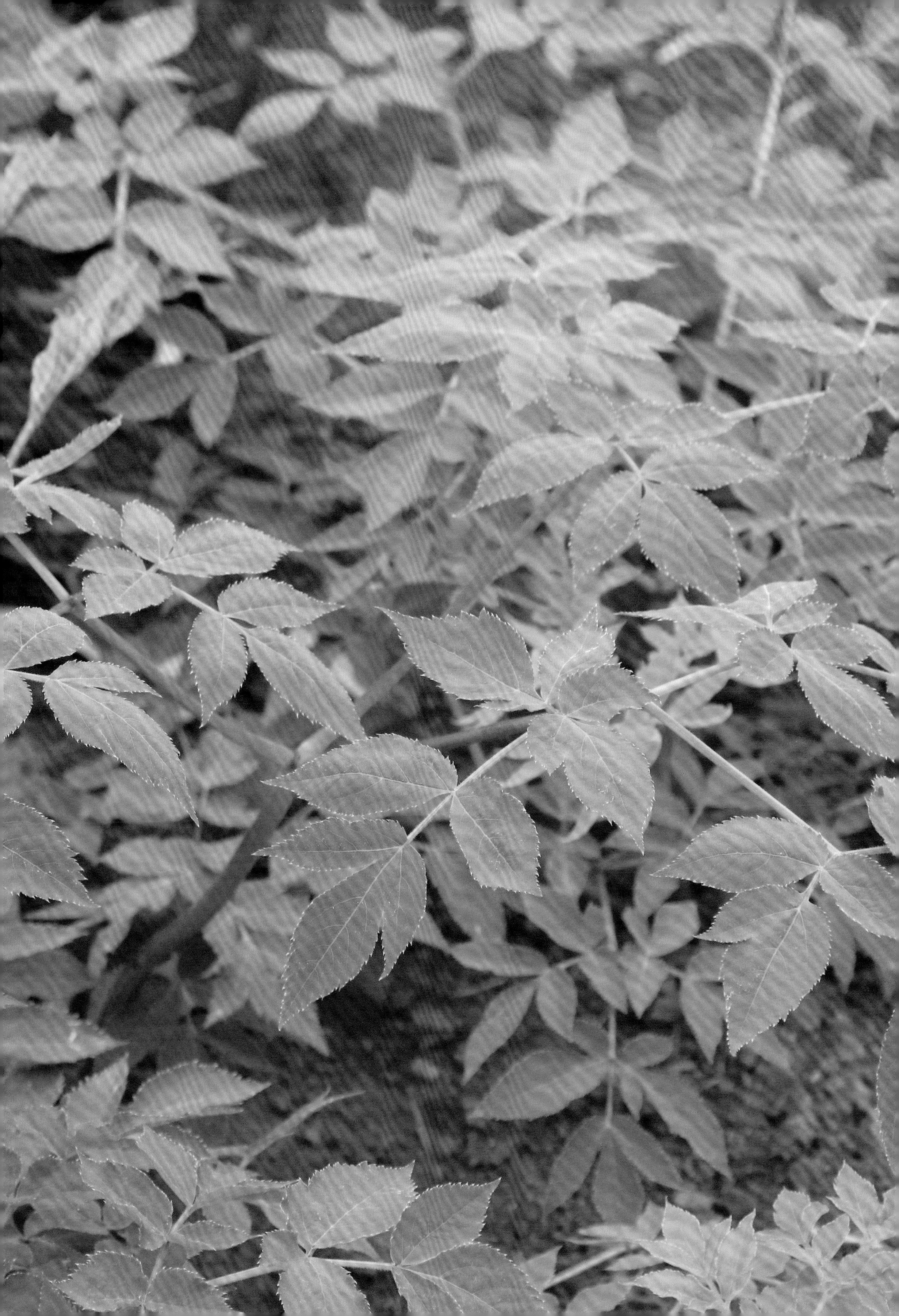

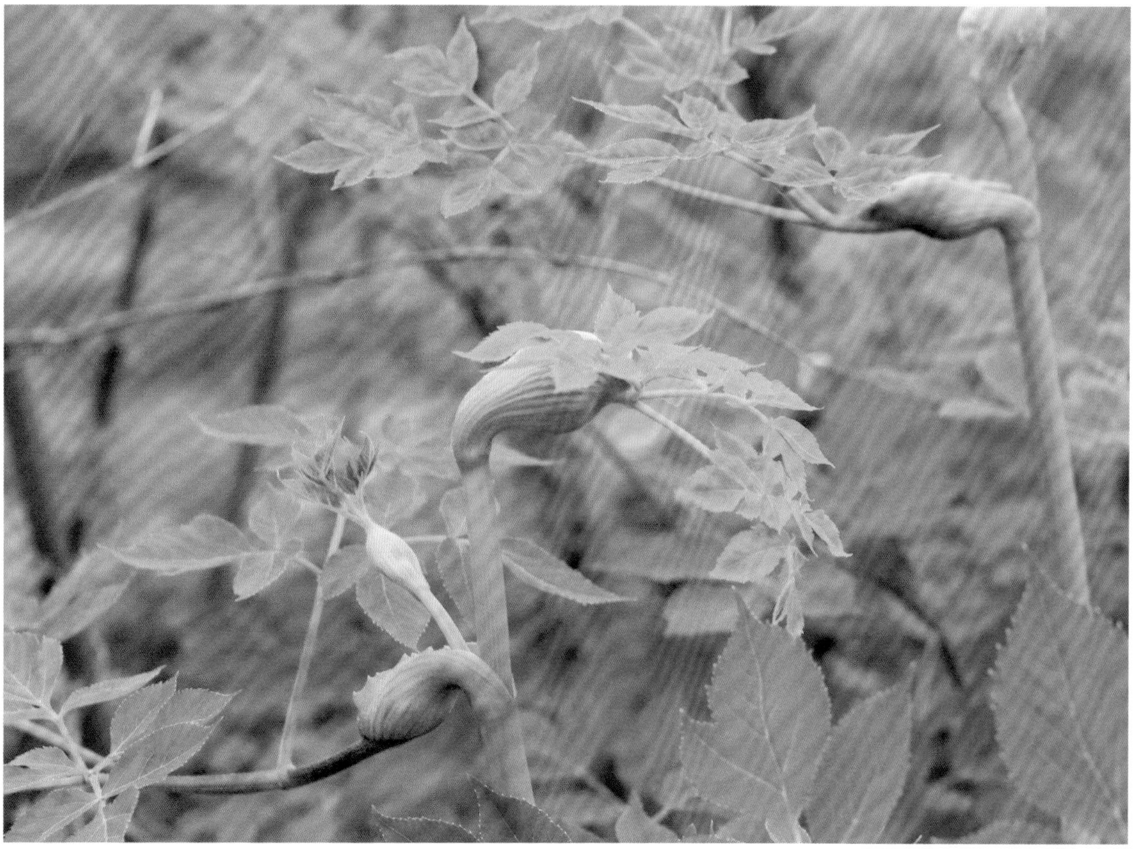

重齿毛当归

识别特征

多年生草本，高 60 ~ 100 cm，根粗大。茎直立，带紫色。基生叶和茎下部叶的叶柄细长，基部呈鞘状；叶为 2 ~ 3 回三出羽状复叶，小叶片 3 裂，最终裂片长圆形，两面均被短柔毛，边缘有不整齐重锯齿；茎上部叶退化成膨大的叶鞘。复伞形花序顶生或侧生，密被黄色短柔毛，伞幅 10 ~ 25，极少达 45，不等长；小伞形花序具花 15 ~ 30 朵；小总苞片 5 ~ 8；花瓣 5，白色，雄蕊 5；子房下位。双悬果背部扁平，长圆形，侧棱翅状，分果槽棱间有油管 1 ~ 4 个，合生面有 4 ~ 5 个。花期 7—9 月，果期 9—10 月。

生境分布

生长于山谷沟边或草丛中，有栽培。分布于湖北、四川等省区。

采收加工

秋末或春初采挖，洗净泥土，切片晒干，生用。

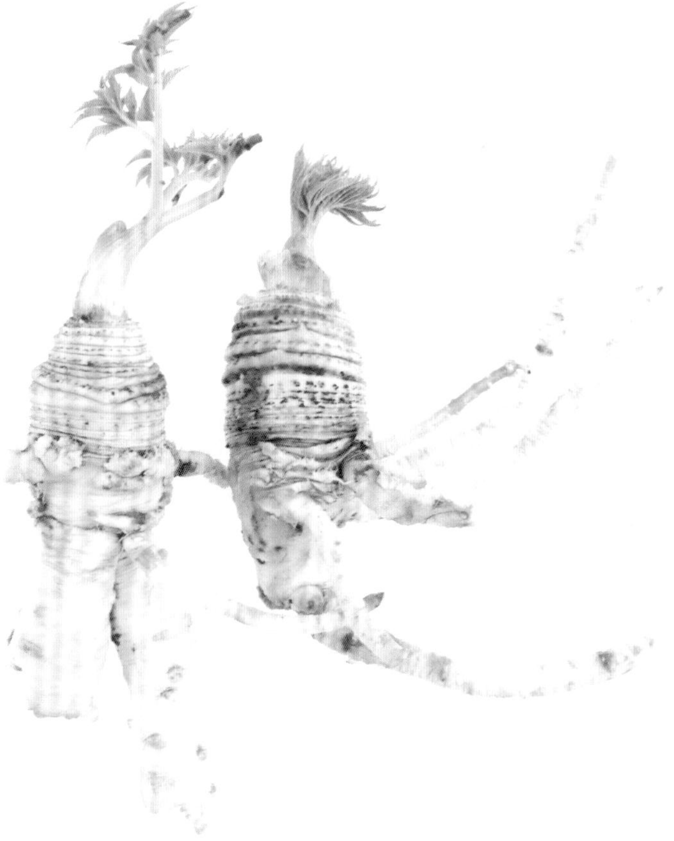

重齿毛当归

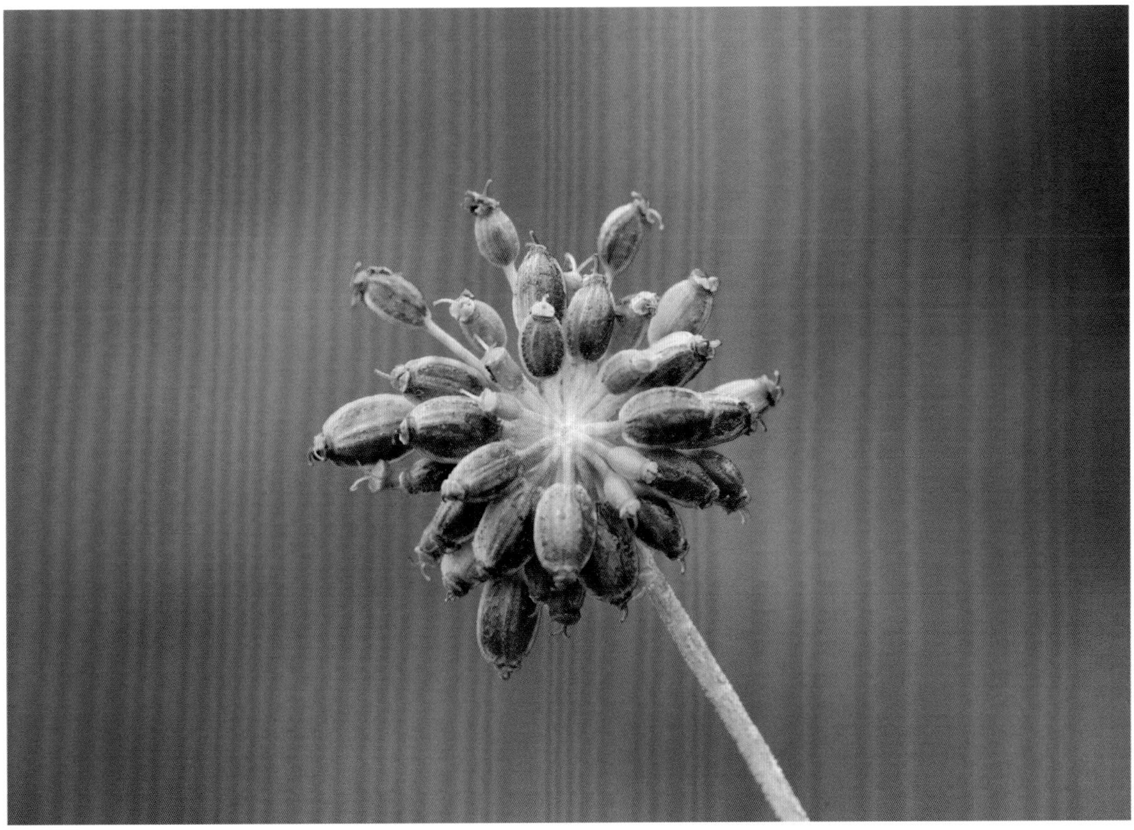

重齿毛当归

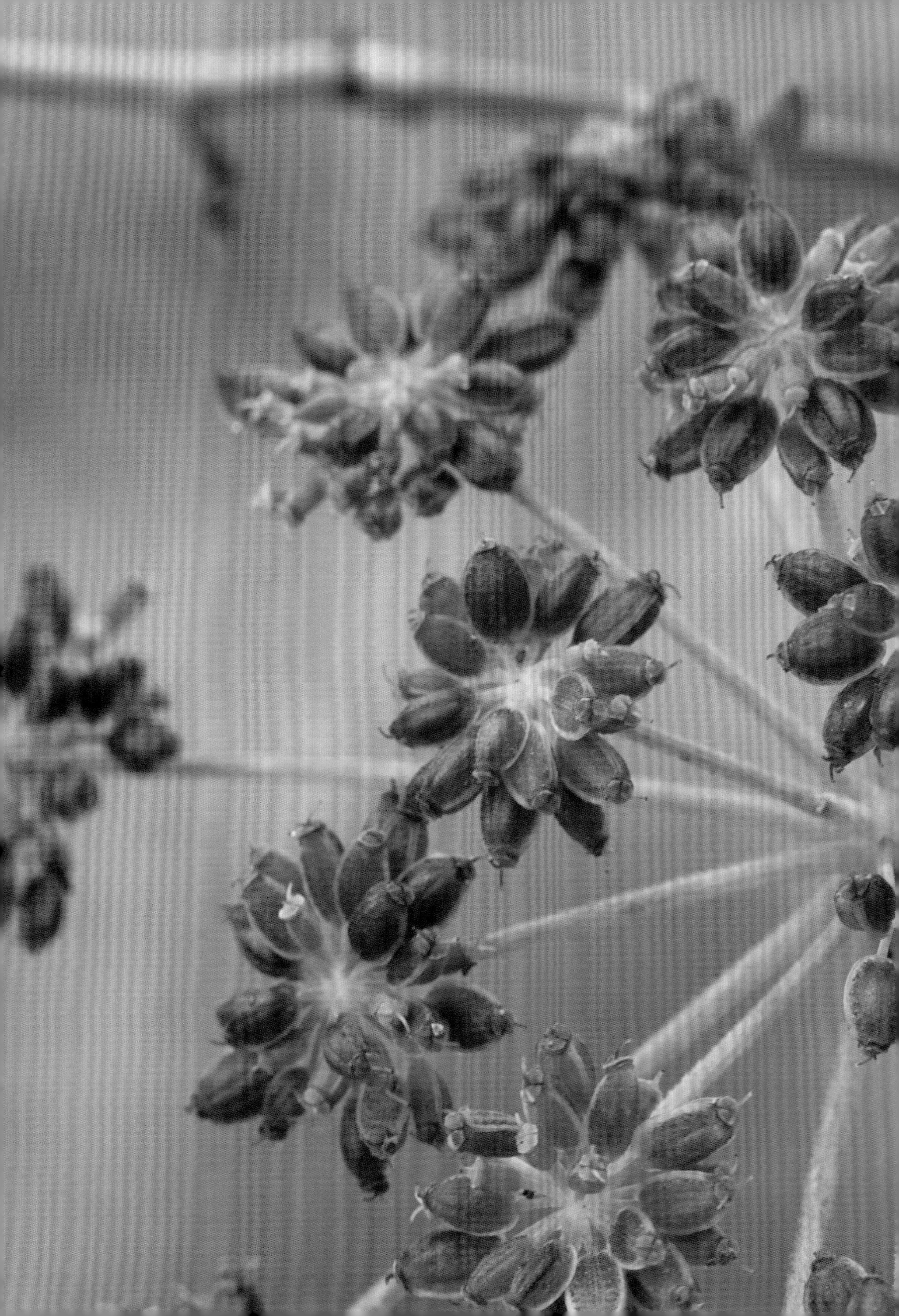

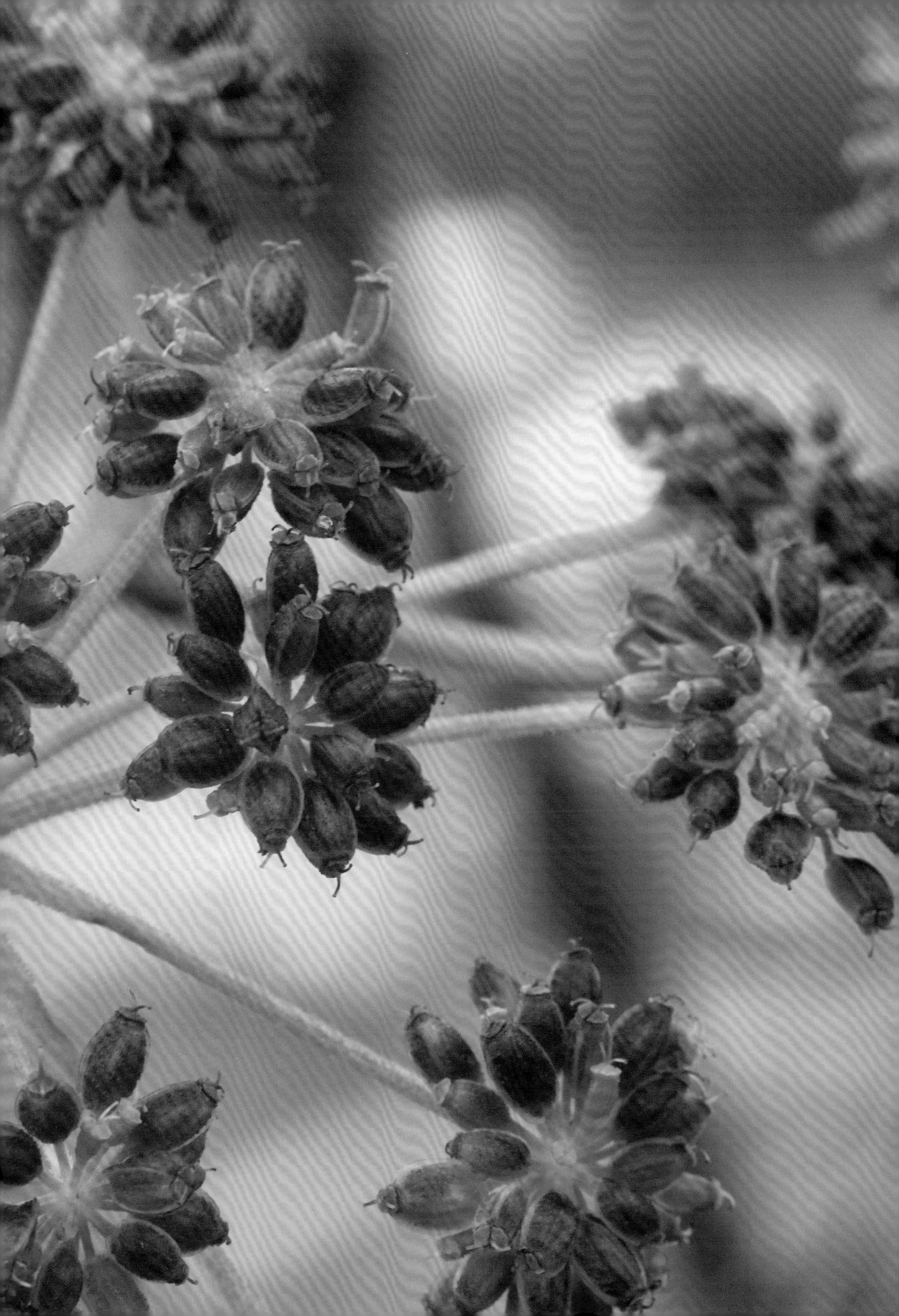

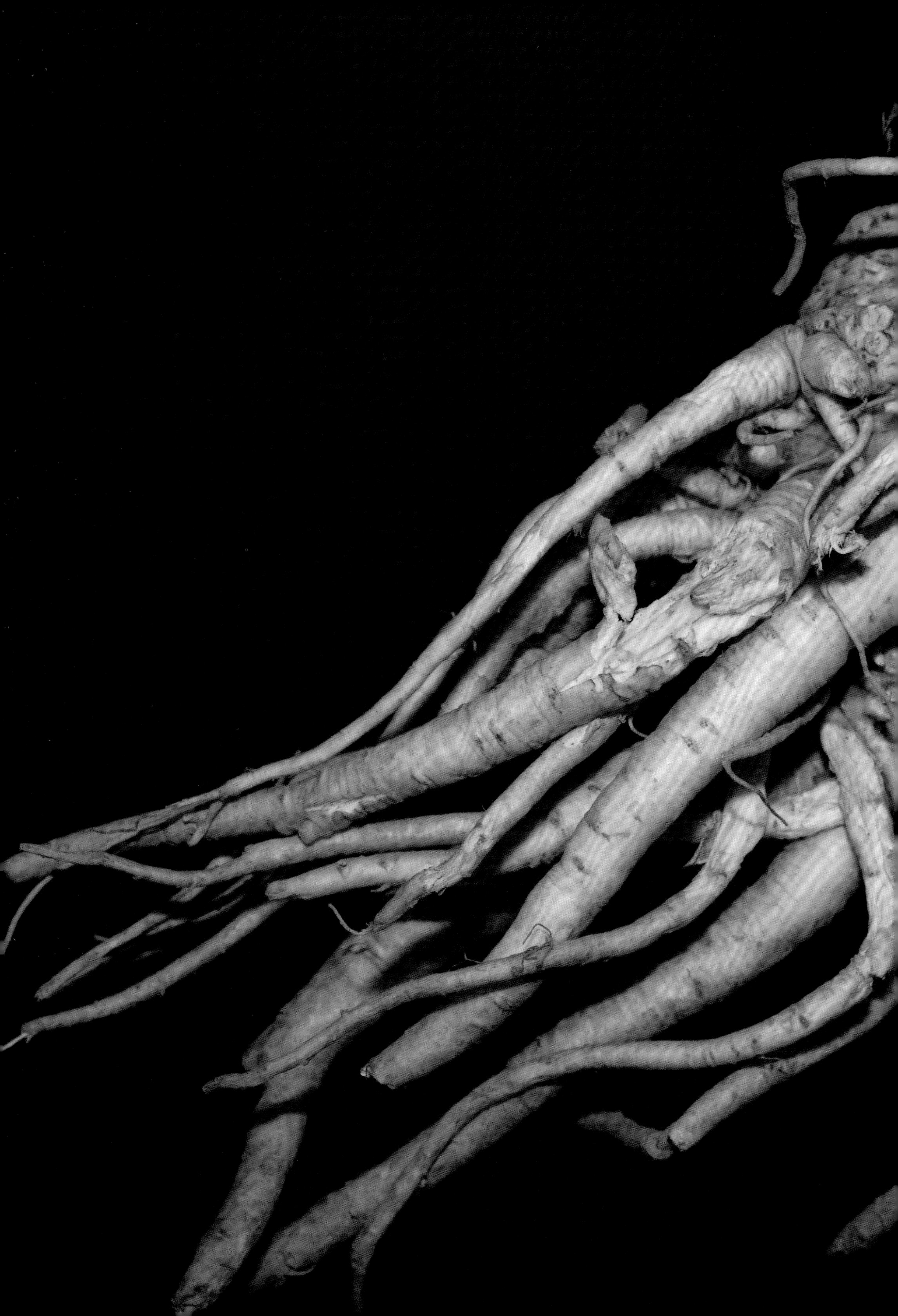

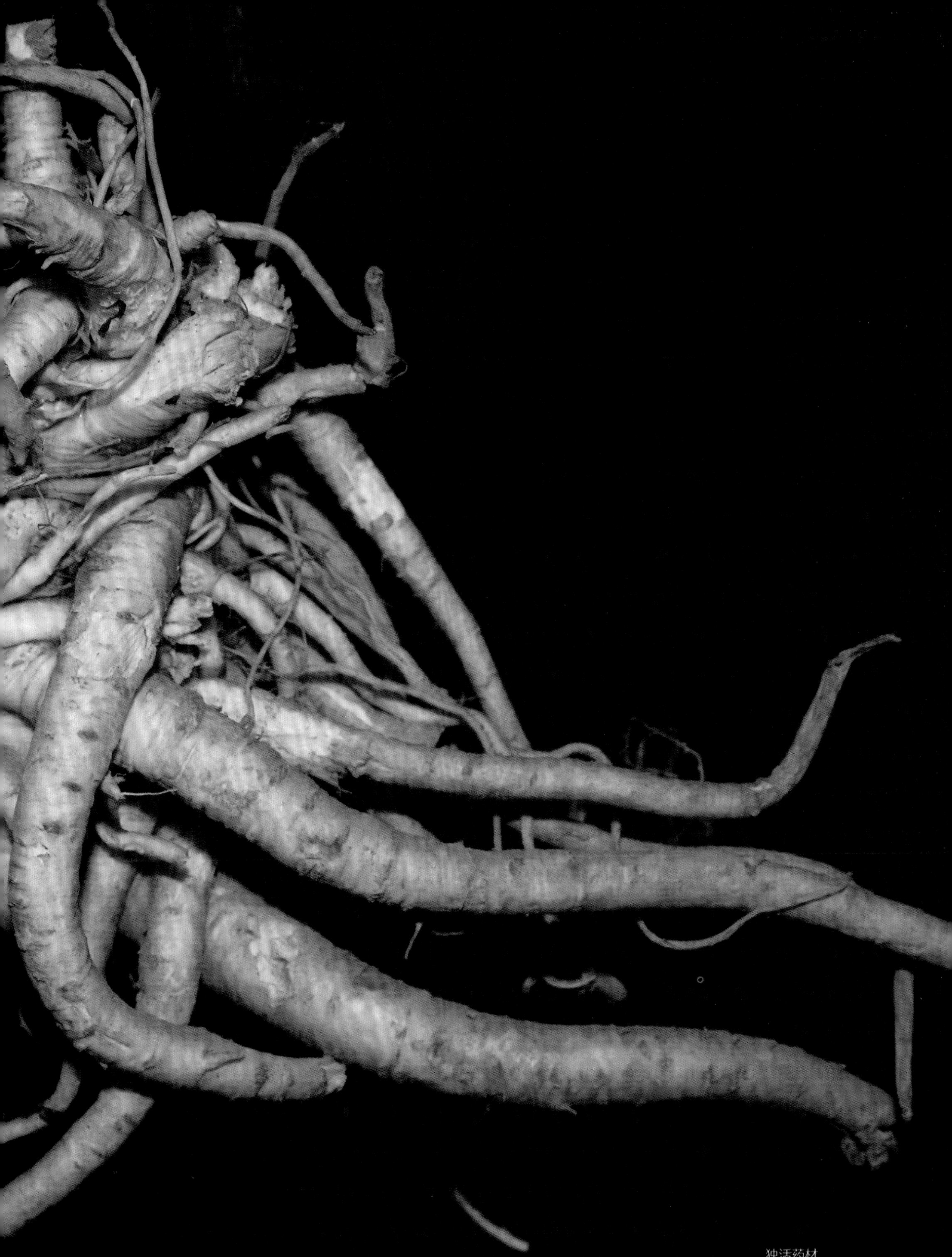

独活药材

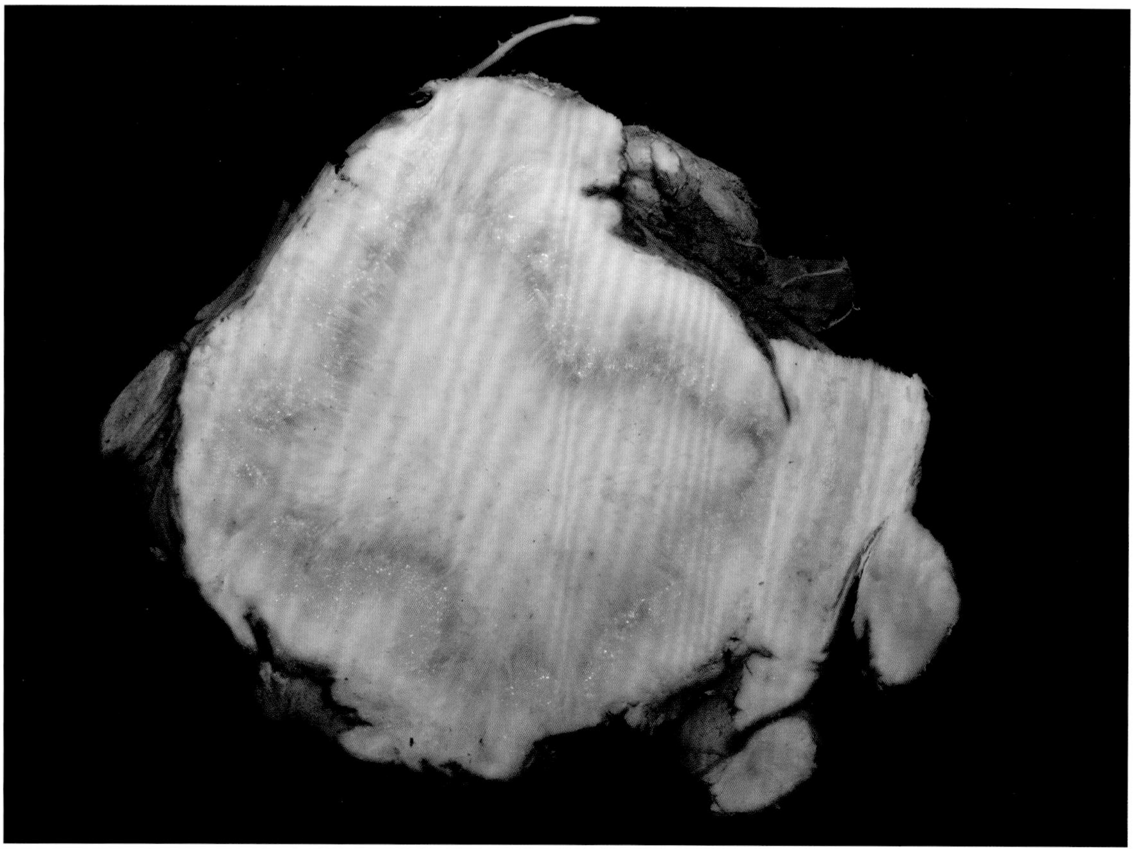

独活药材

药材鉴别

本品为类圆形或不规则形的薄片，直径 1.5 ~ 3.0 cm。外表皮棕褐色或暗褐色，具纵皱纹，有的可见横纹。切面灰黄色至黄棕色，有棕色环纹，散有众多棕色油点，有裂隙，皮部近环纹处色略深。皮木比约 2 ∶ 3。质稍硬。有特异香气，味苦、辛，微麻舌。

功效主治

祛风湿，止痹痛，解表邪。本品辛能散风、苦能燥湿，归肝经走筋脉，故能祛关节筋脉之风湿而有止痹痛之效。温能胜寒，入膀胱经走太阳经主一身之表，故能解肌表风寒之邪。

用法用量

内服：5 ~ 15 g，煎服。

民族药方

1. 慢性气管炎 独活 15 g，红糖 25 g。加水煎成 100 ml，分 3 ~ 4 次服。

2. 青光眼 独活、羌活、五味子各 6 g，白芍 12 g。水煎服。

3. 面神经炎 独活、薄荷、白芷各 30 g。共研为细末，炼蜜为丸，每丸 3 g，每日 3 丸，口含服用。

4. 风湿腰痛 独活 50 g，杜仲、续断各 15 g。米酒 1 杯为引，水煎服。

5. 阴寒头痛 独活 10 g，细辛 3 g，川芎 12 g。水煎服。

6. 腰腿疼痛 独活、牛膝各 15 g，祖师麻 10 g。水煎服。

7. 产后中风、虚弱者不可服他药者 独活 90 g。用水 600 ml，煎取 200 ml，分服。

8. 风牙肿痛 独活适量。煮酒热漱。

使用注意

本品辛温燥散，凡非风寒湿邪而属气血不足之痹症者忌用。

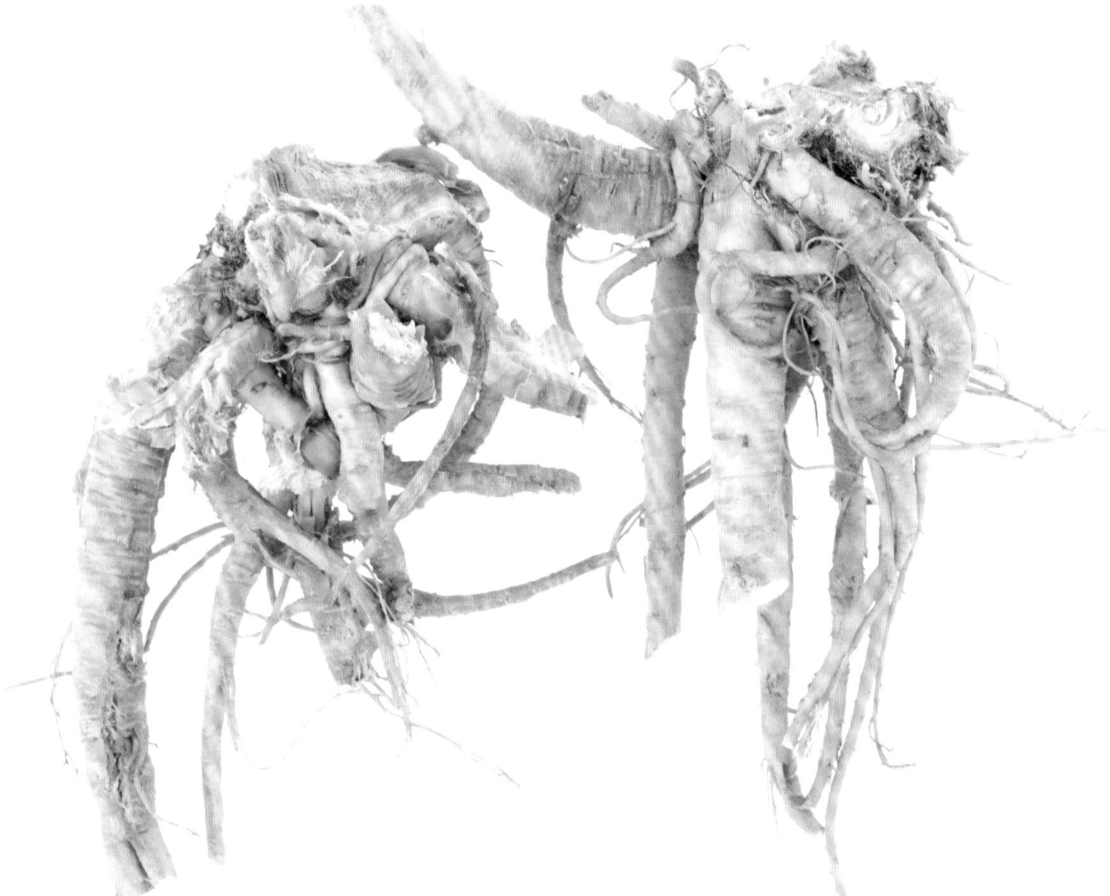

独活药材

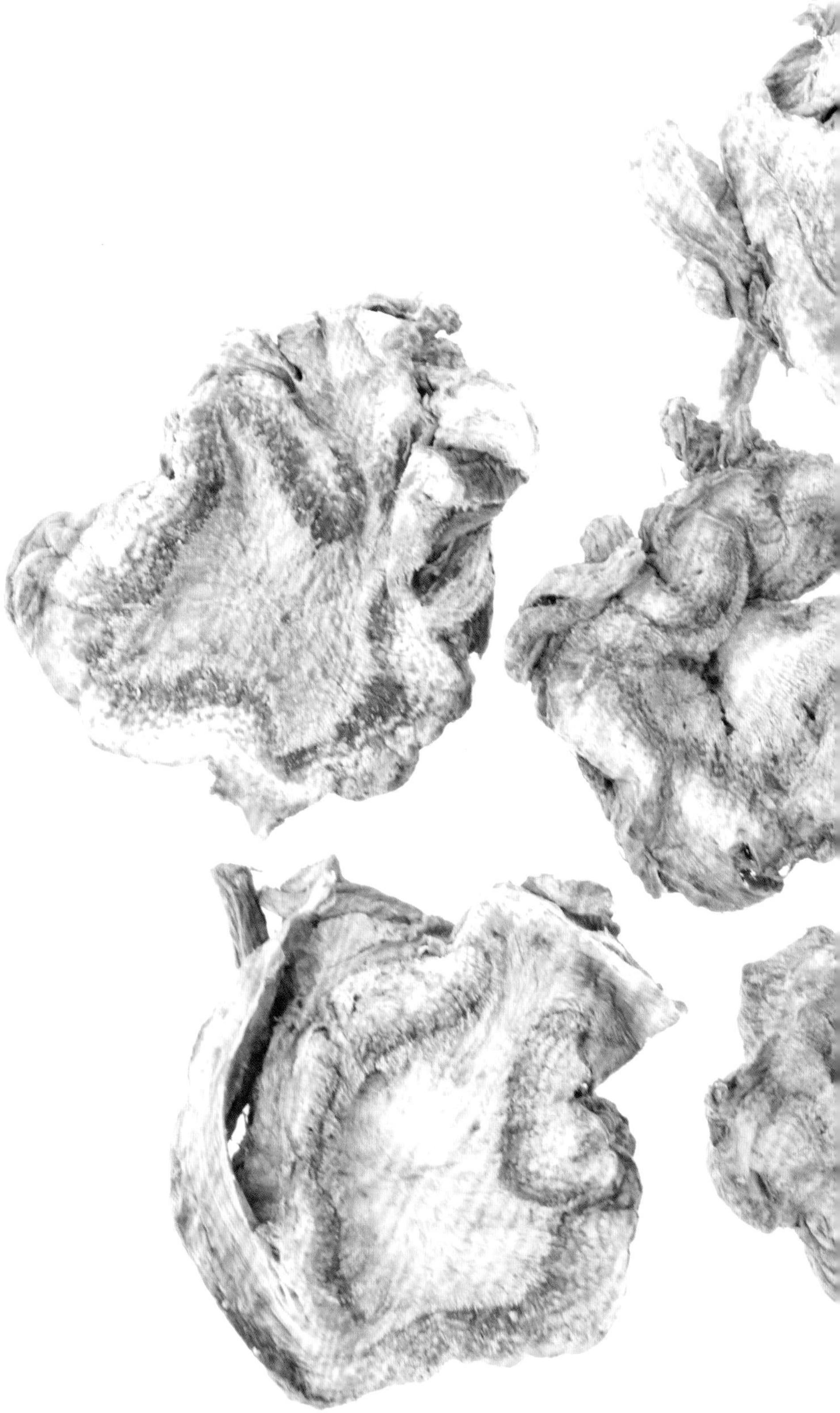

独活

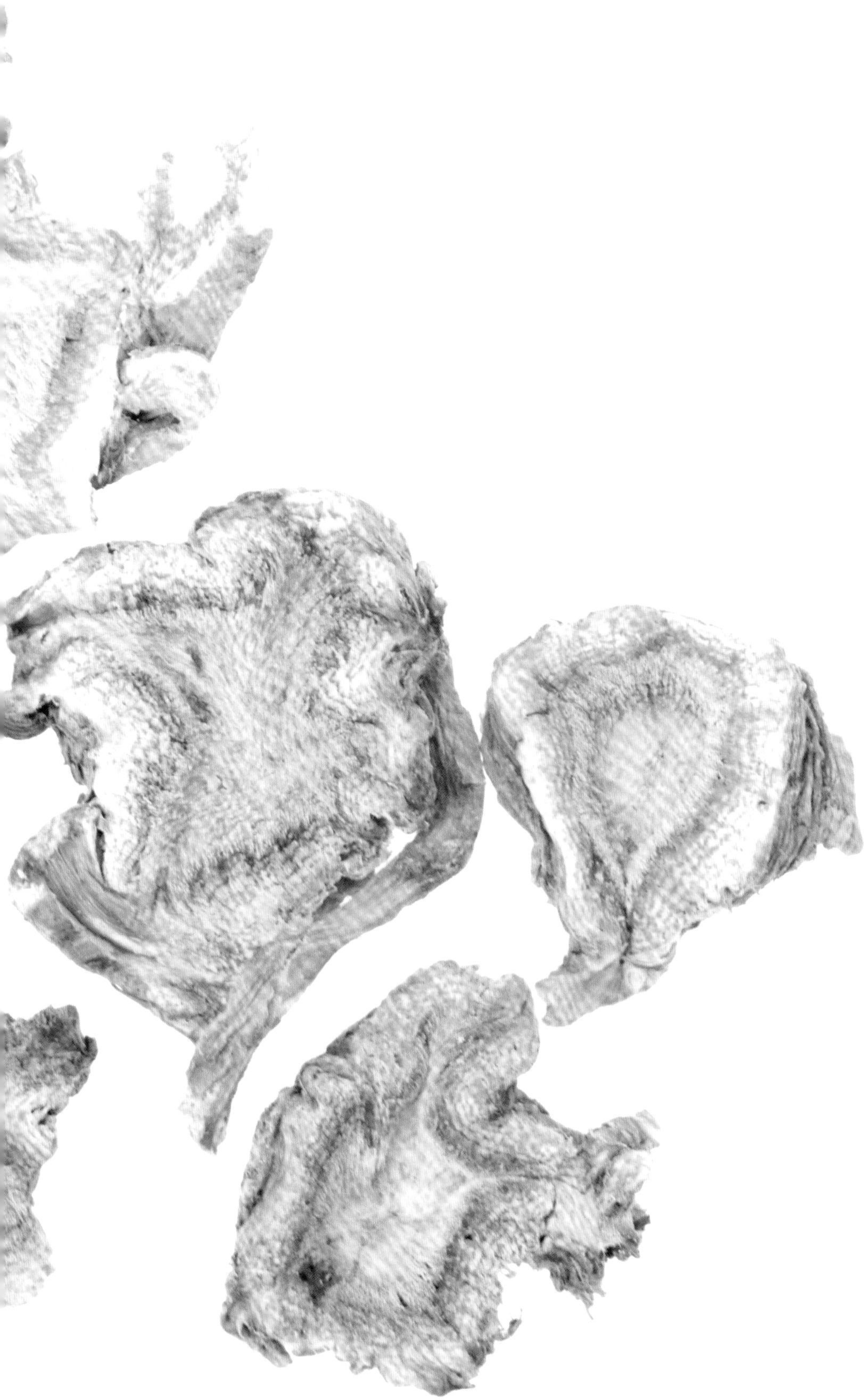

独活饮片

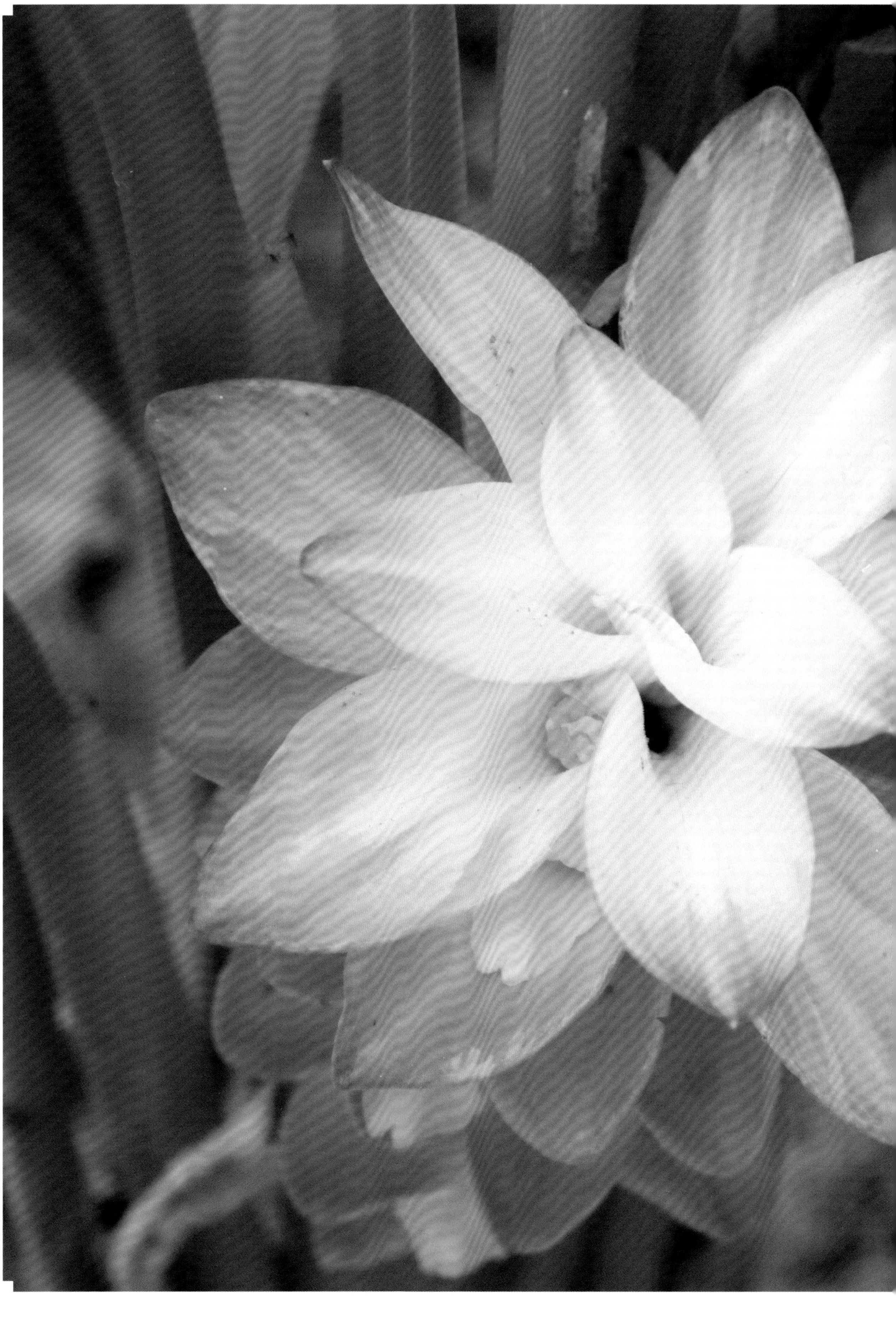

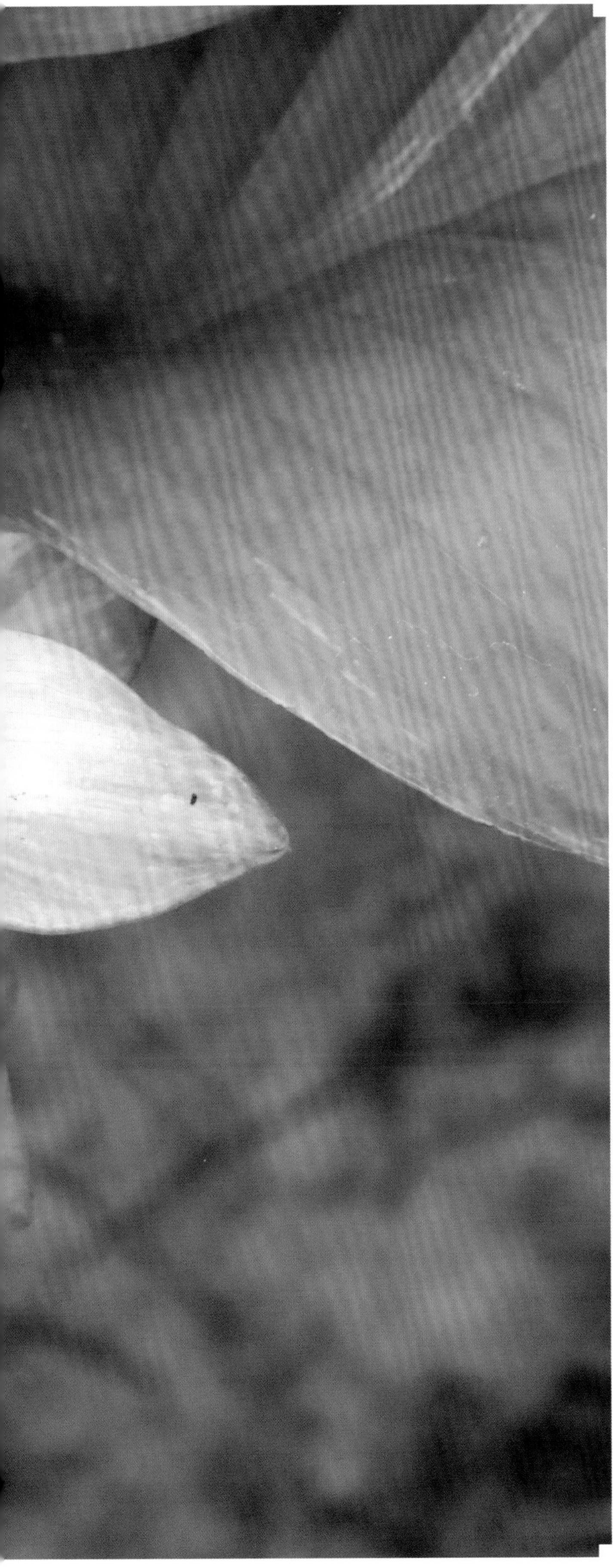

姜黄

【蒙药名】协日。

【别　名】永瓦、广姜黄、嘎斯尔、色姜黄、片子姜黄。

【来　源】本品为姜科多年生草本植物姜黄 *Curcuma longa* L. 的干燥根茎。

【性味归经】味辛、苦，性温。归肝、脾经。

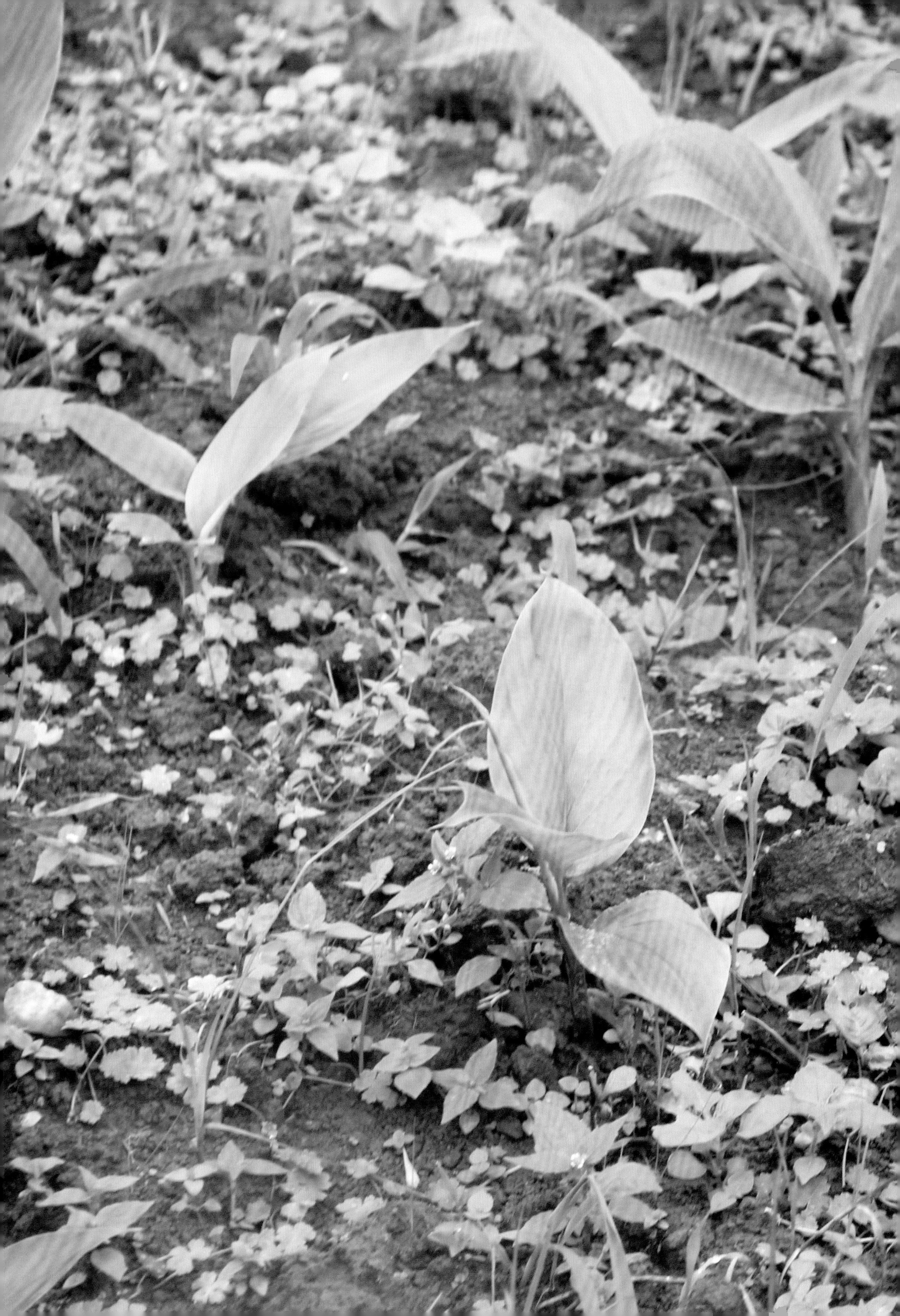

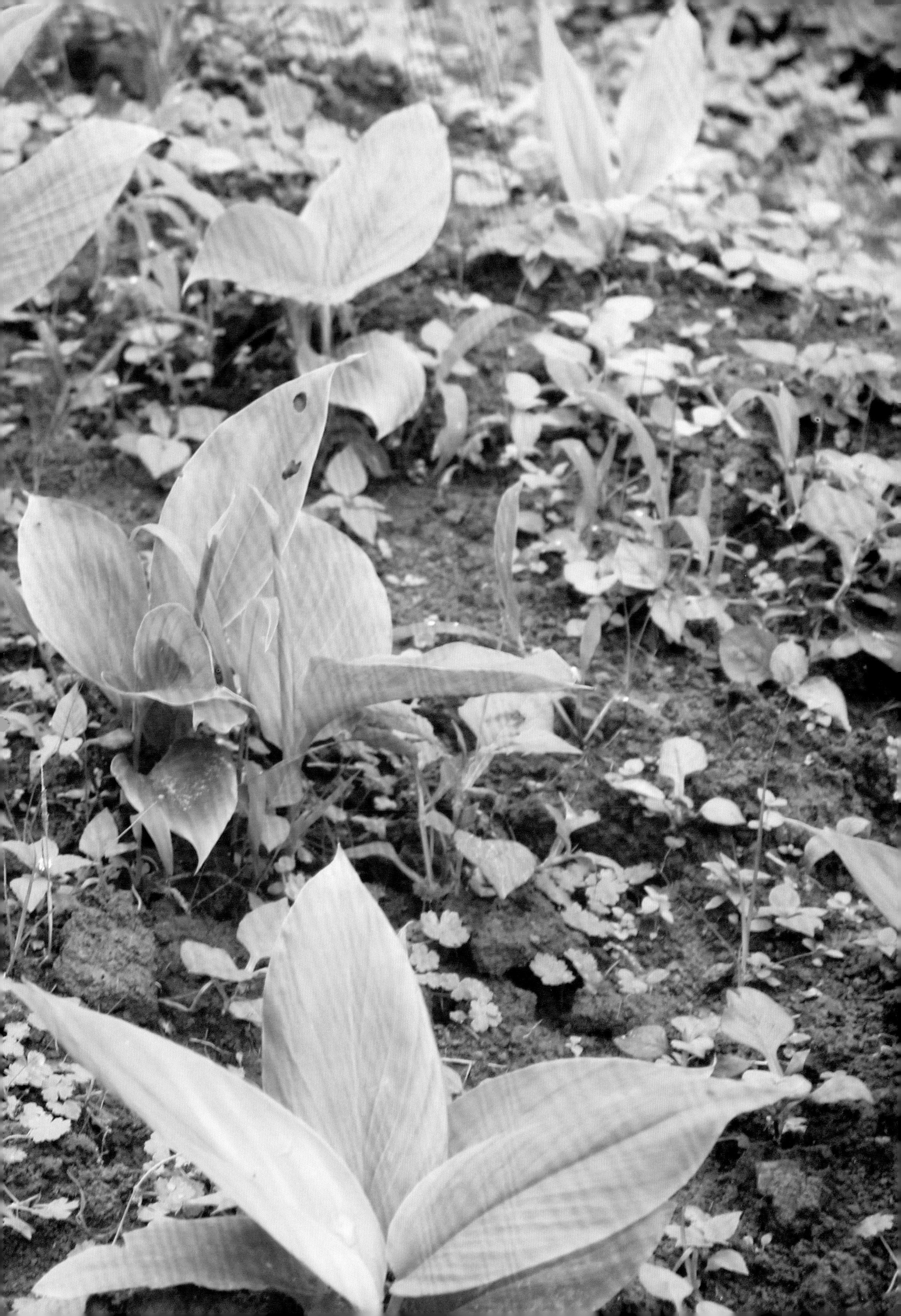

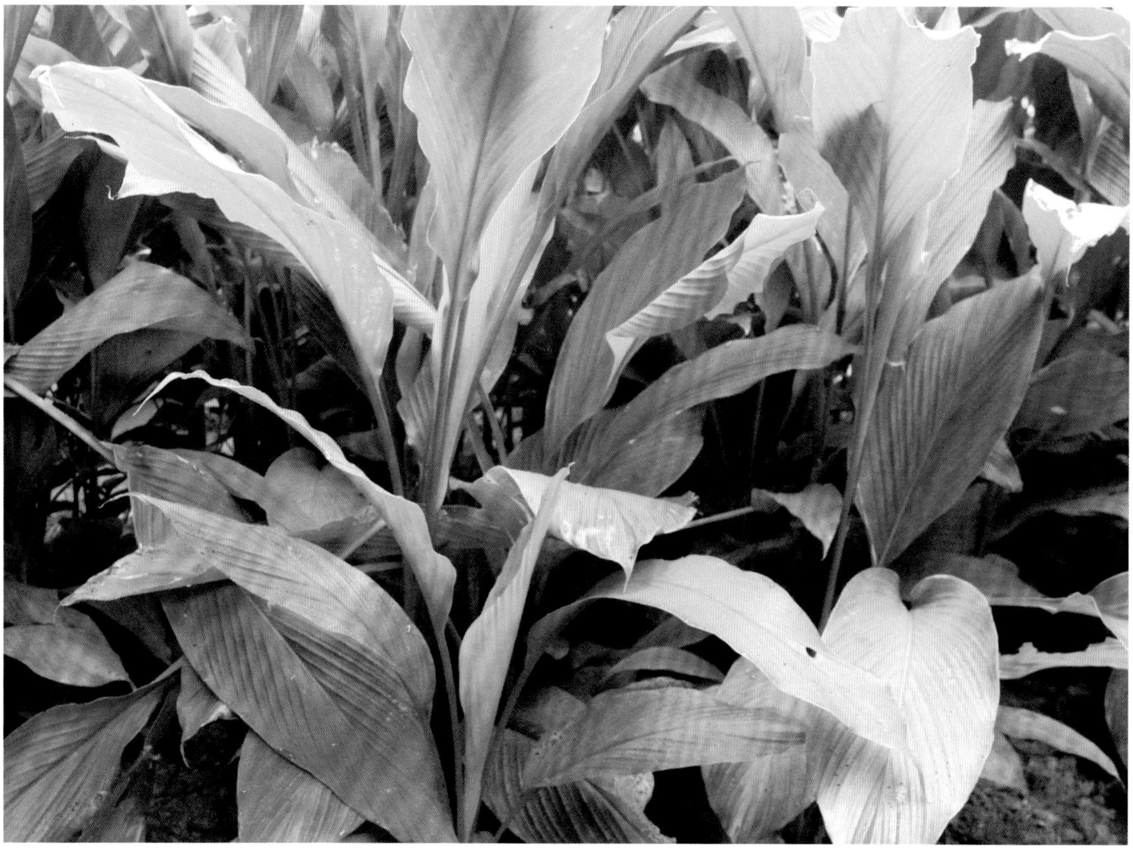

姜黄

识别特征

多年生宿根草本。根粗壮，末端膨大呈长卵形或纺锤状块根，灰褐色。根茎卵形，内面黄色，侧根茎圆柱状，红黄色。叶根生；叶片椭圆形或较狭，长 20 ~ 45 cm，宽 6 ~ 15 cm，先端渐尖，基部渐狭；叶柄长约为叶片之半，有时几与叶片等长；叶鞘宽，约与叶柄等长。穗状花序稠密，长 13 ~ 19 cm；总花梗长 20 ~ 30 cm；苞片阔卵圆形，每苞片内含小花数朵，顶端苞片卵形或狭卵形，腋内无花；萼 3 钝齿；花冠管上部漏斗状，3 裂；雄蕊药隔矩形，花丝扁阔，侧生退化，雄蕊长卵圆形；雌蕊 1，子房下位，花柱丝状，基部具 2 棒状体，柱头 2 唇状。蒴果膜质，球形，3 瓣裂。种子卵状长圆形，具假种皮。花期 8 月。

生境分布

生长于排水良好、土层深厚、疏松肥沃的沙质壤土中。分布于四川、福建等省区。

采收加工

冬季茎叶枯萎时采挖，煮或蒸至透心，晒干，除去须根，切厚片，生用。

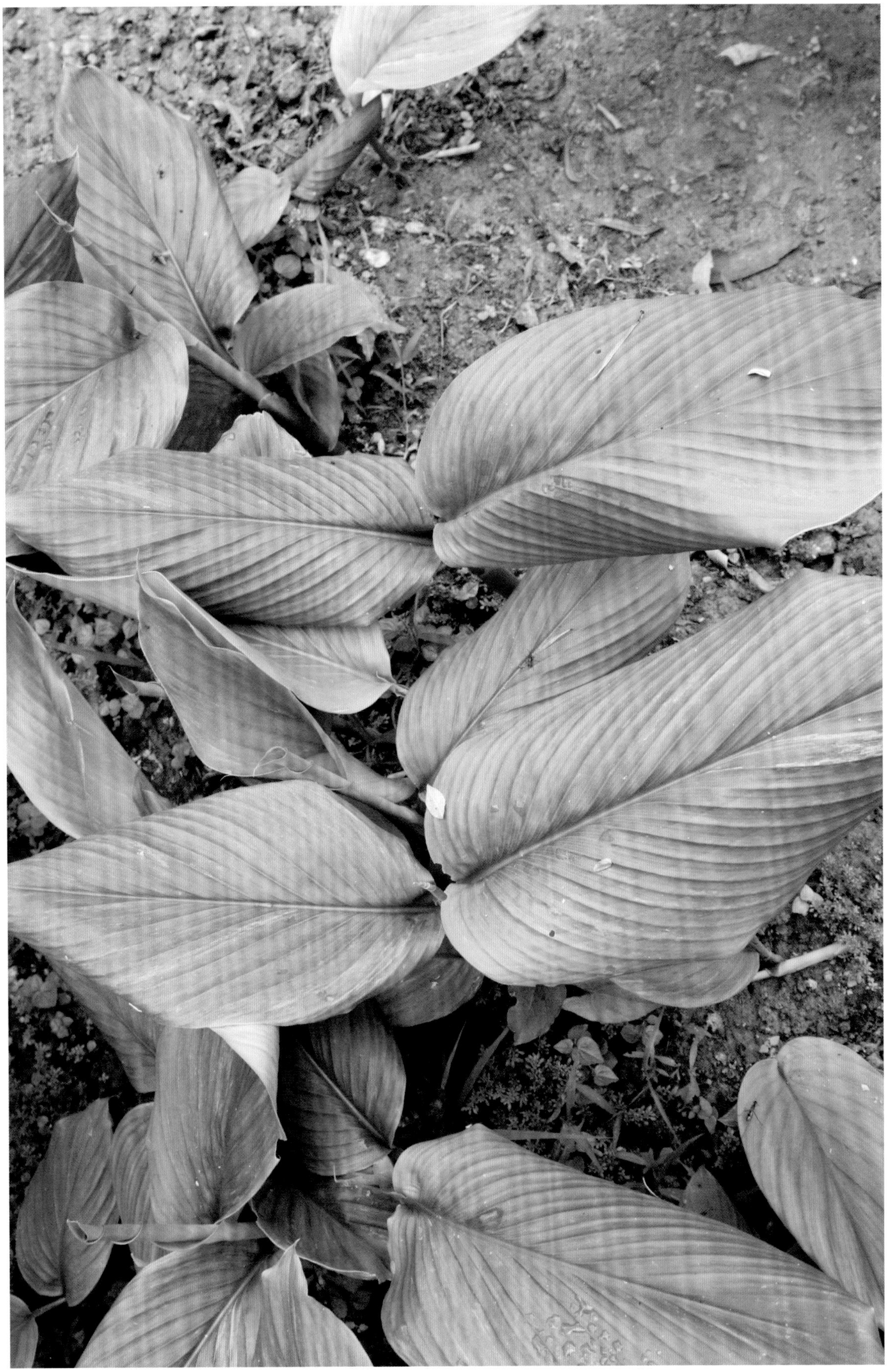

姜黄

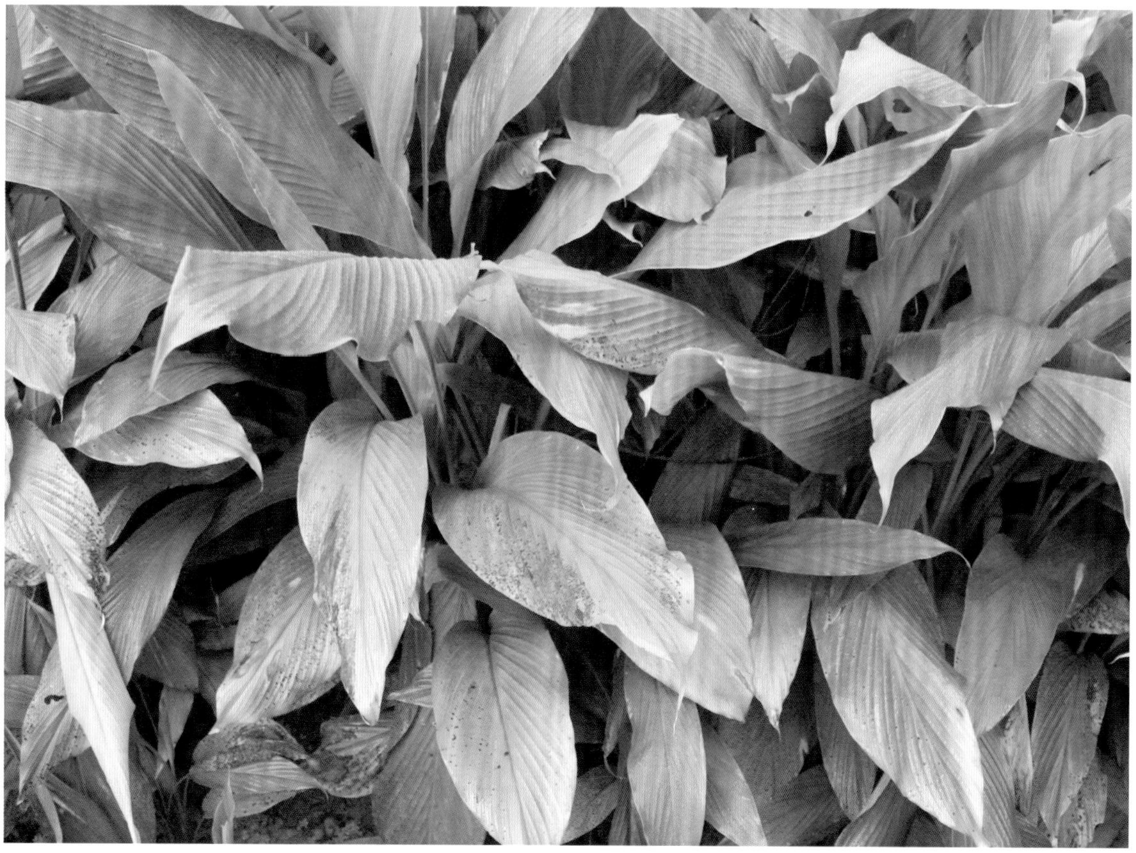

姜黄

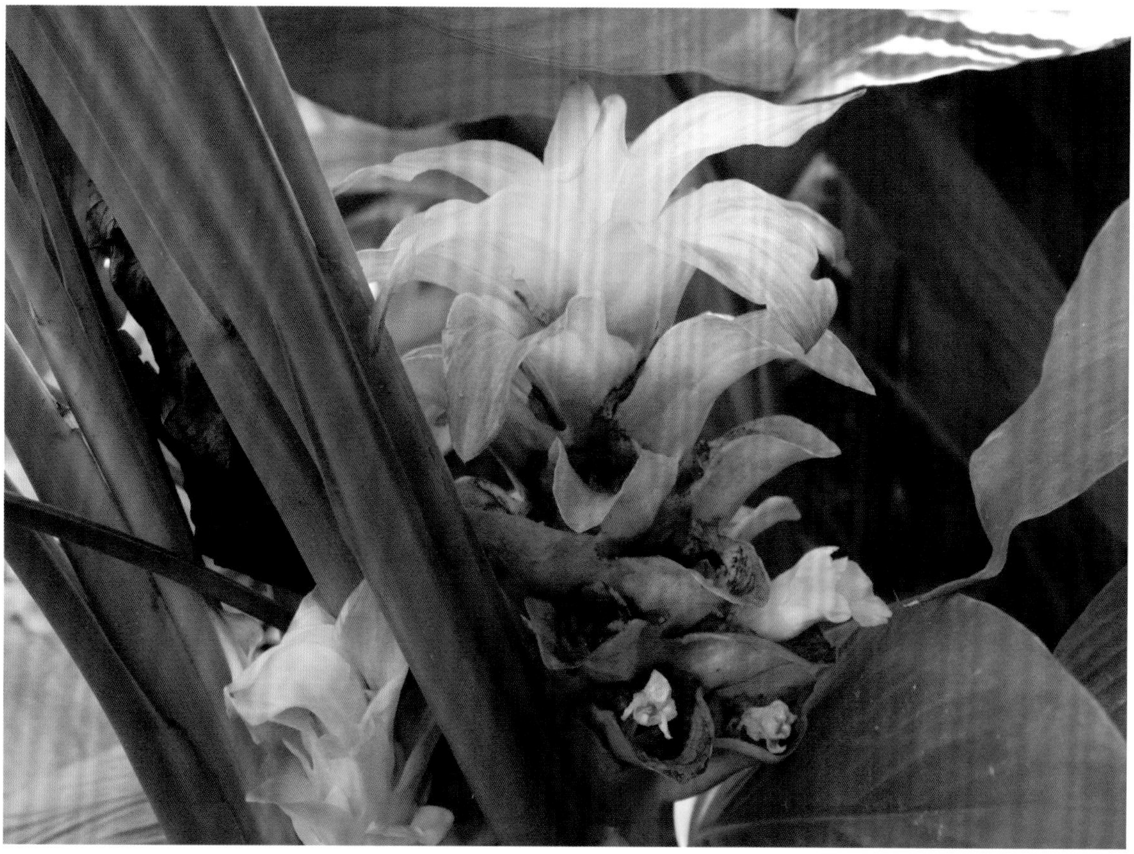

姜黄

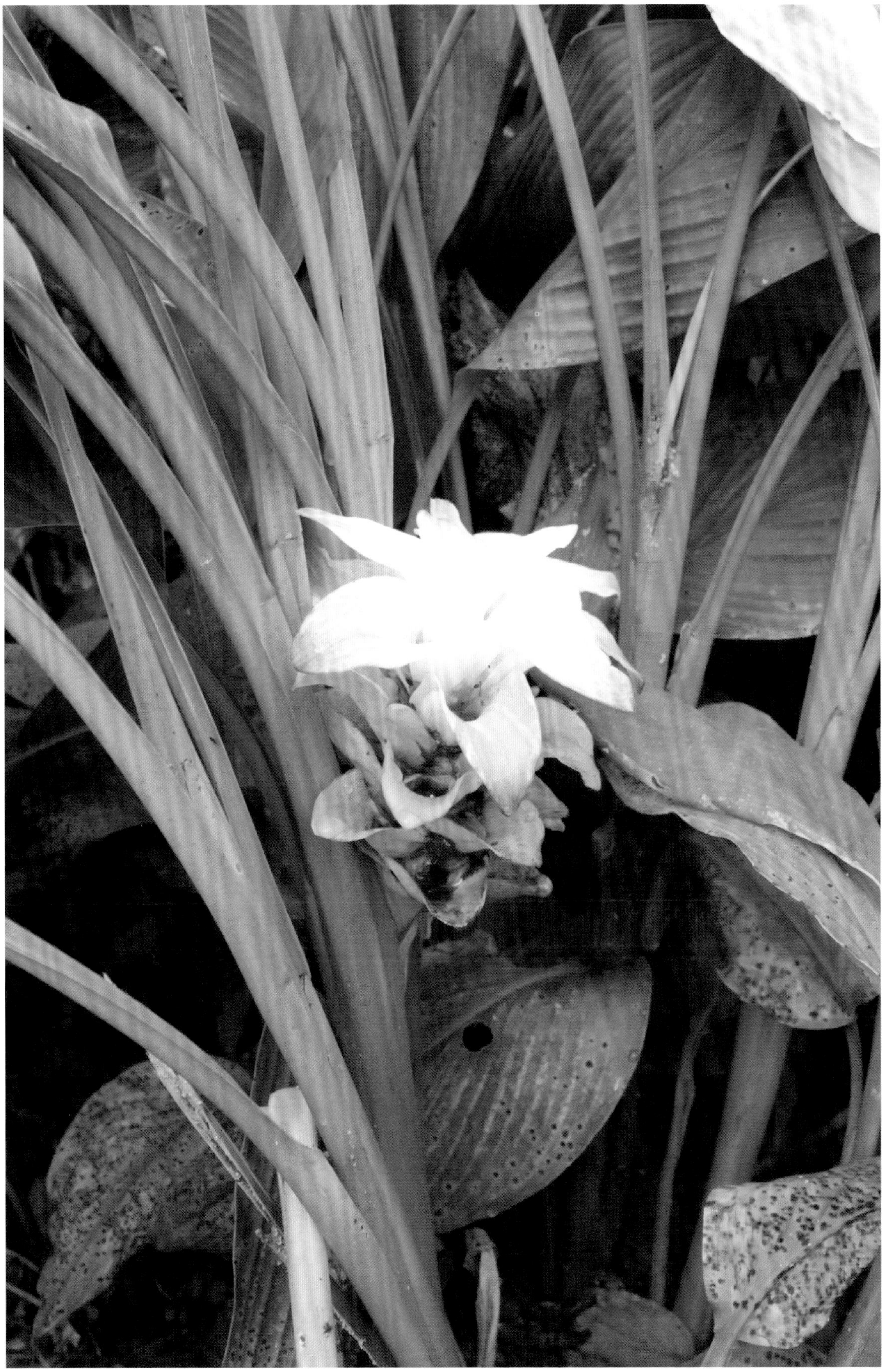

姜黄

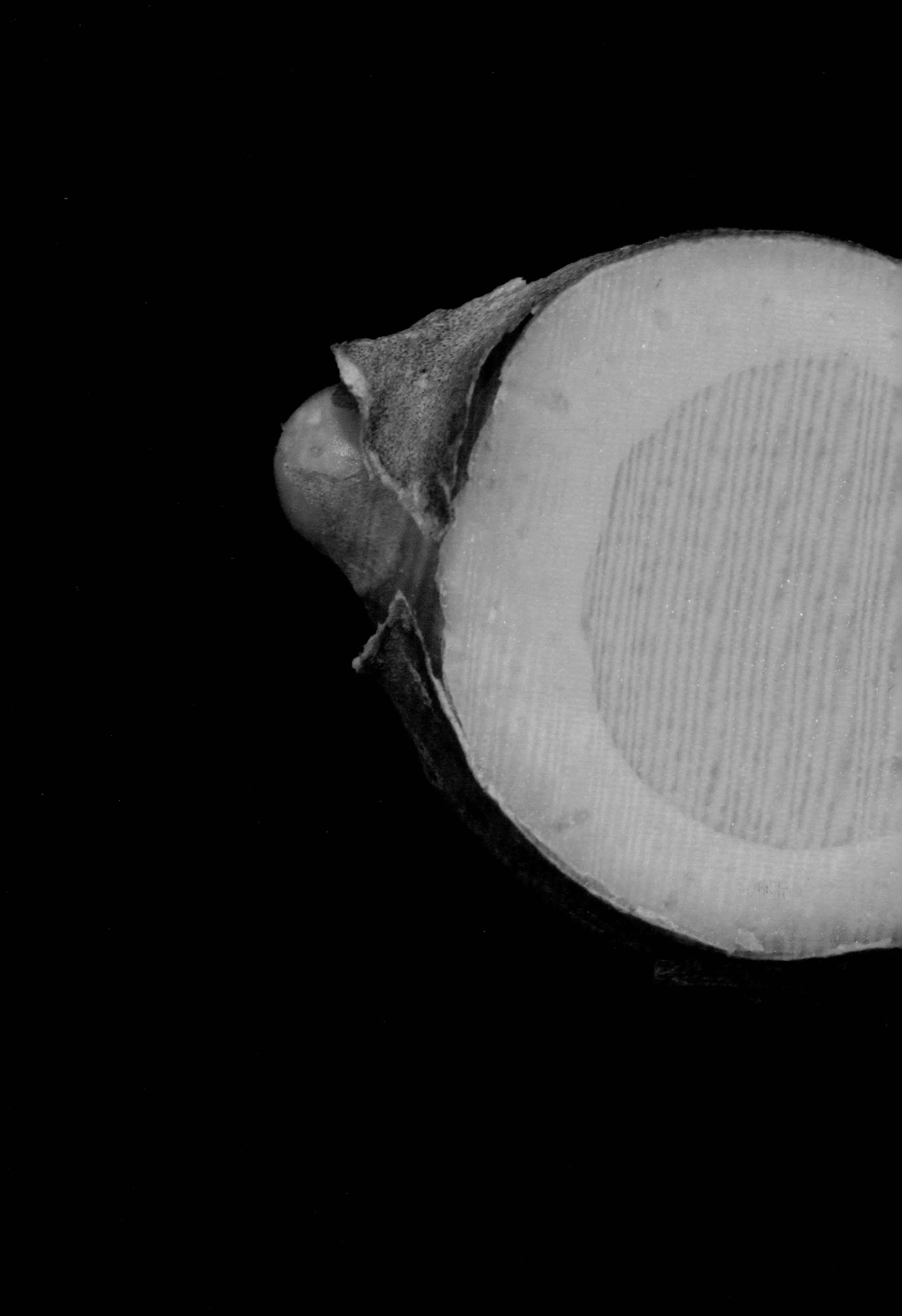

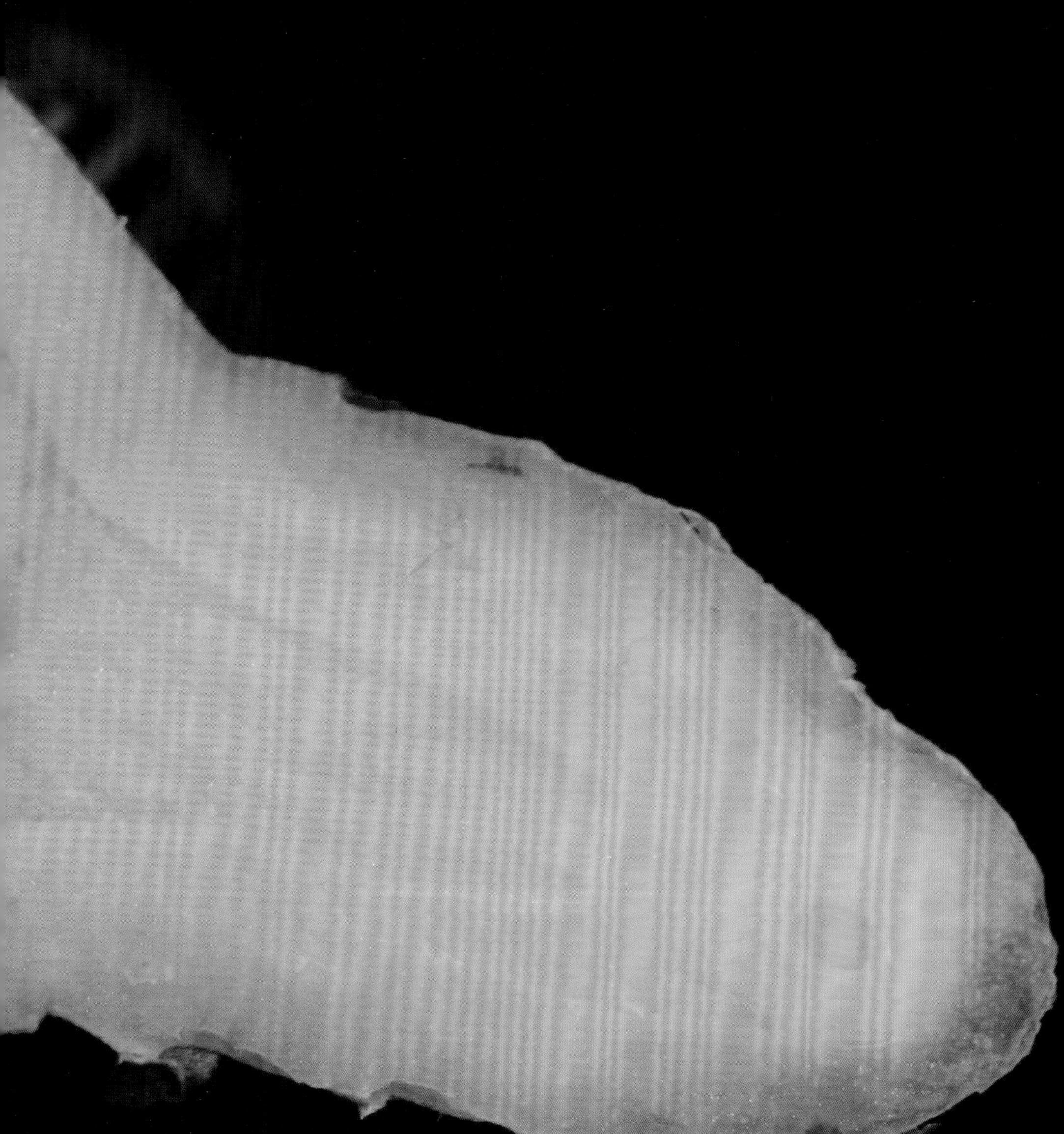

姜黄药材

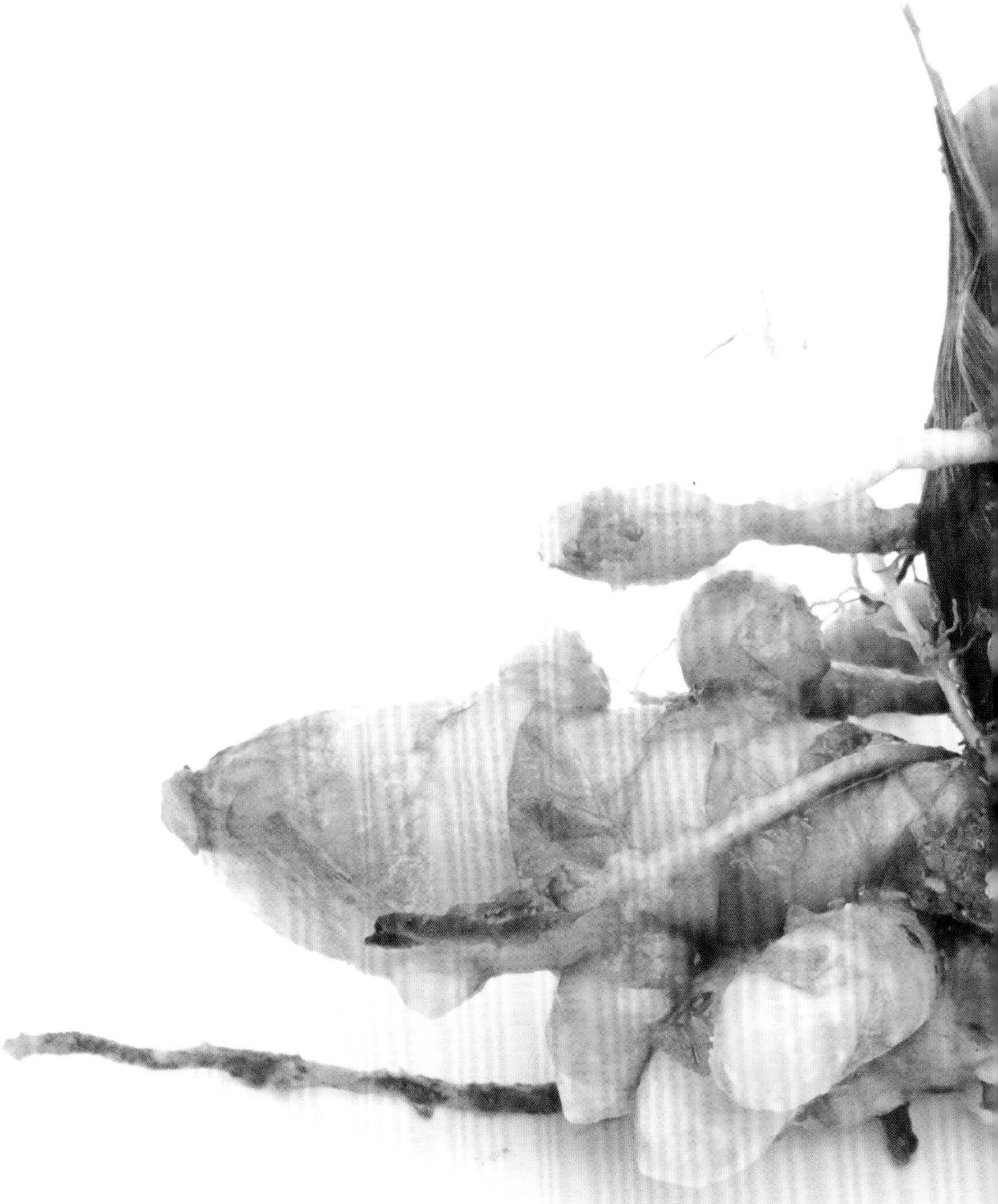

姜黄

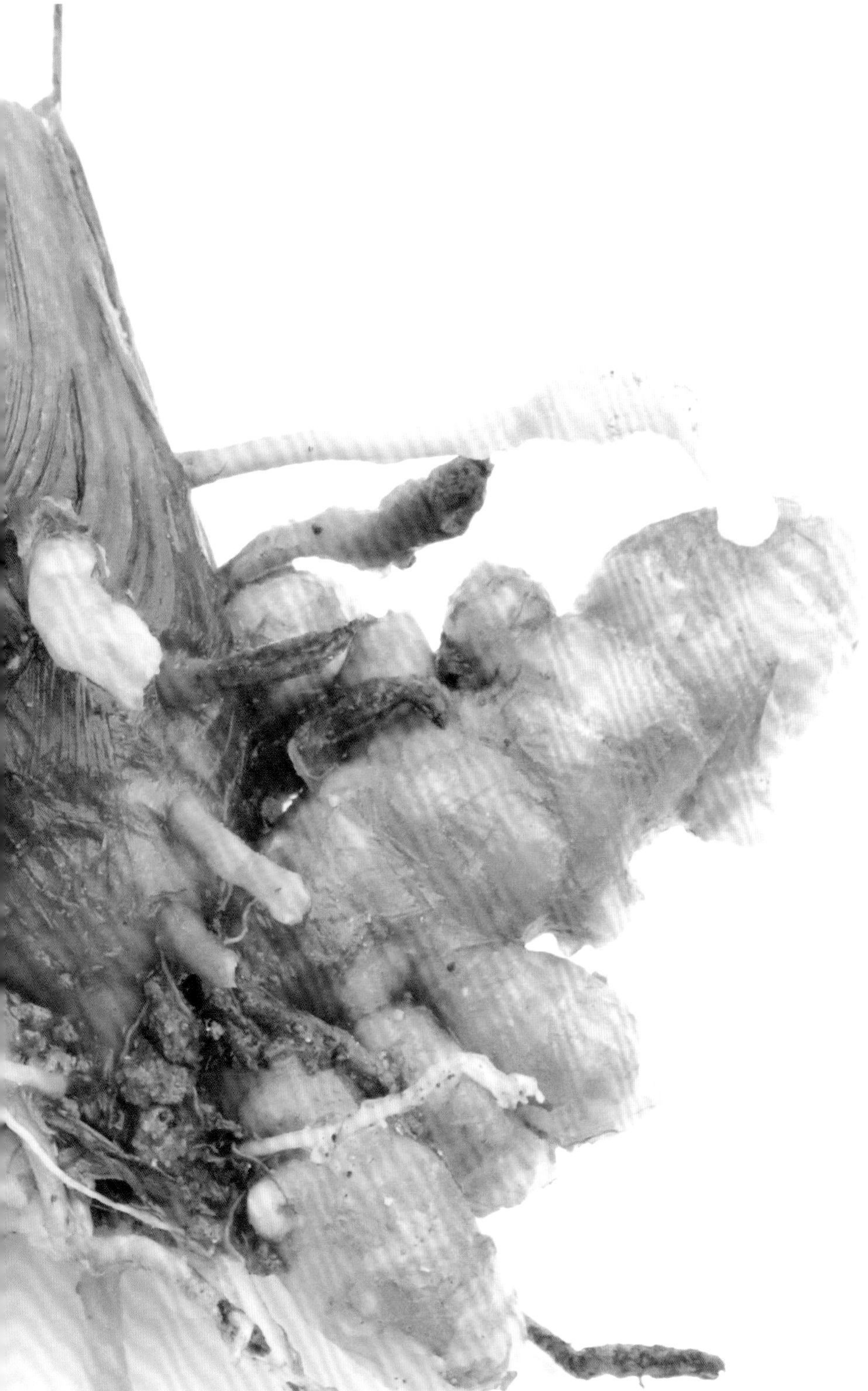

姜黄药材

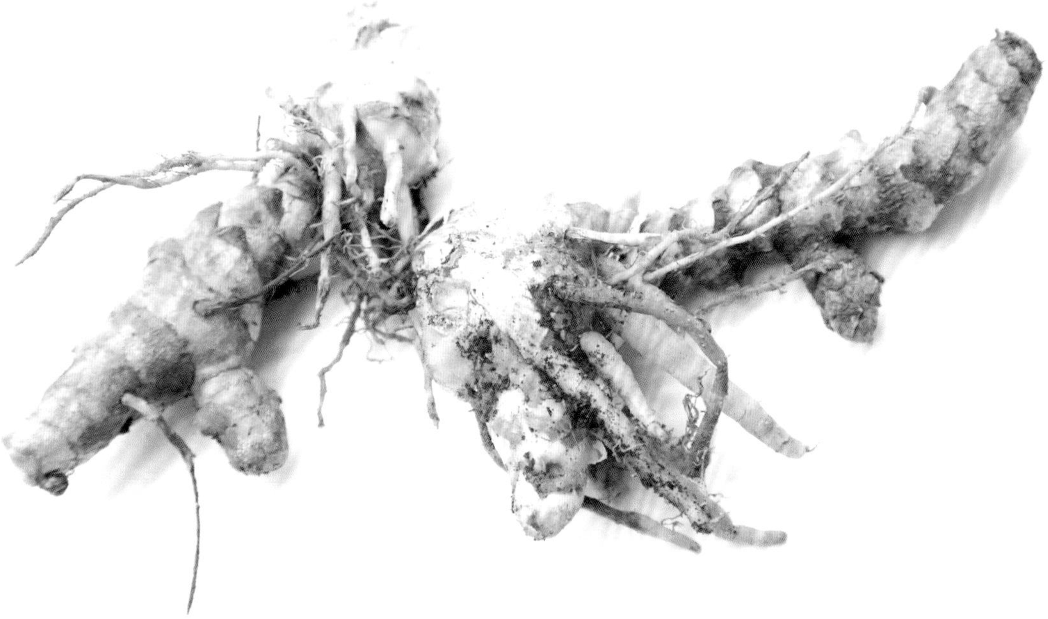

姜黄药材

药材鉴别

本品为不规则或类圆形的厚片。外表皮深黄色，棕色纹理，粗糙，有时可见环节。切面棕黄色至金黄色，角质样，皮心易离，内皮层环纹明显，维管束呈点状散在。气香特异，味苦、辛。

功效主治

活血行气，通经止痛。姜黄辛苦而温，归肝、脾经，走气分又入血分，辛温相合可内行气血，苦温相合可活血通经，故有此功。

药理作用

本品能降血脂和抗心绞痛，并能抑制血小板聚集和增强纤溶活性，对大鼠和小鼠足肿有与可的松、保泰松相近似的抗炎作用。姜黄煎剂腹腔注射，对小鼠各期妊娠和兔早期妊娠有明显的终止作用。此外，还有兴奋子宫、利胆、抗病原微生物等作用。

用法用量

内服：煎汤，3 ~ 10 g；或入丸、散。外用：适量，研末调敷。

民族药方

1．心绞痛 口服姜黄浸膏片或服姜黄散（与当归、木香和乌药配伍），可缓解心腹痛。

2．高脂血症 口服姜黄浸膏片（每片相当于生药 3.5 g）5 片。每日 3 次。

3．胆囊炎，肝胆结石，上腹痛 姜黄、郁金各 9 g，茵陈 15 g，黄连、肉桂各 3 g，延胡索 6 g。水煎服。

4．跌打损伤及体表脓肿疼痛属阳证者 姜黄、大黄、黄柏、陈皮、白芷、天南星、苍术、厚朴、花粉、甘草各适量。研末外敷。

5．风湿肩臂关节肌肉疼痛及腰痛 姜黄、羌活、白术、当归、赤芍、海桐皮、甘草各适量。水煎服。

6．产后腹痛 姜黄 1 ~ 6 g。研末或煎汤分服。

7．炭疽，痈疽 姜黄 50 g，巴豆（制）25 g，雄黄（制）15 g。制成糊丸，晚睡前温开水送服，每次 1.0 ~ 1.5 g。年迈、婴幼儿、体虚及孕妇禁服。

8．尿黄，尿浊，膀胱热，梅毒，淋病 姜黄、蒺藜（制）各 25 g，栀子 20 g，黄柏 15 g。制成煮散剂，水煎服，每次 3 ~ 5 g，每日 1 ~ 3 次。

使用注意

孕妇慎服。

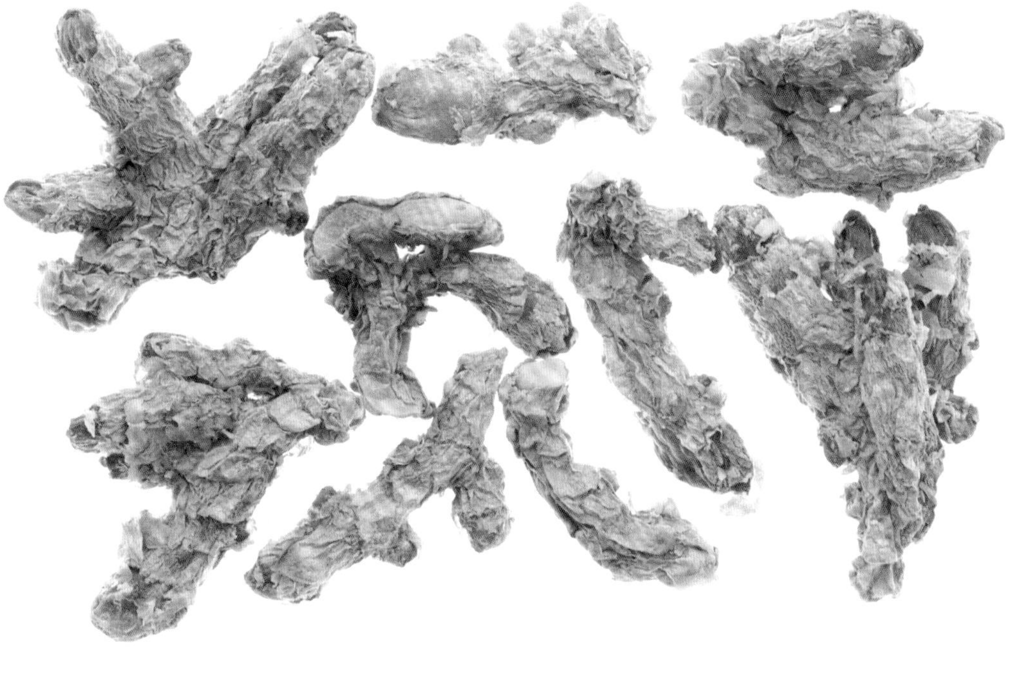

姜黄药材

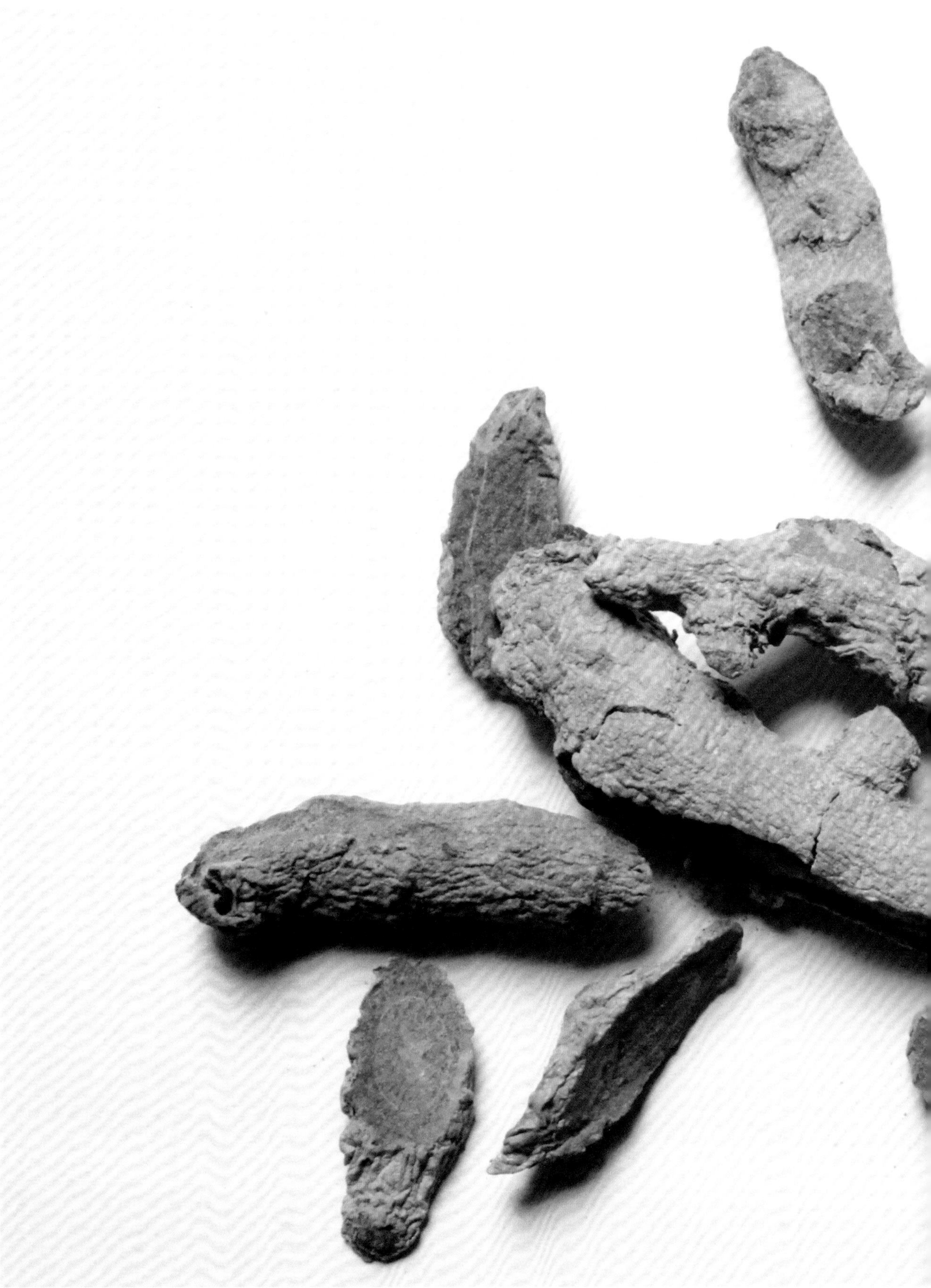

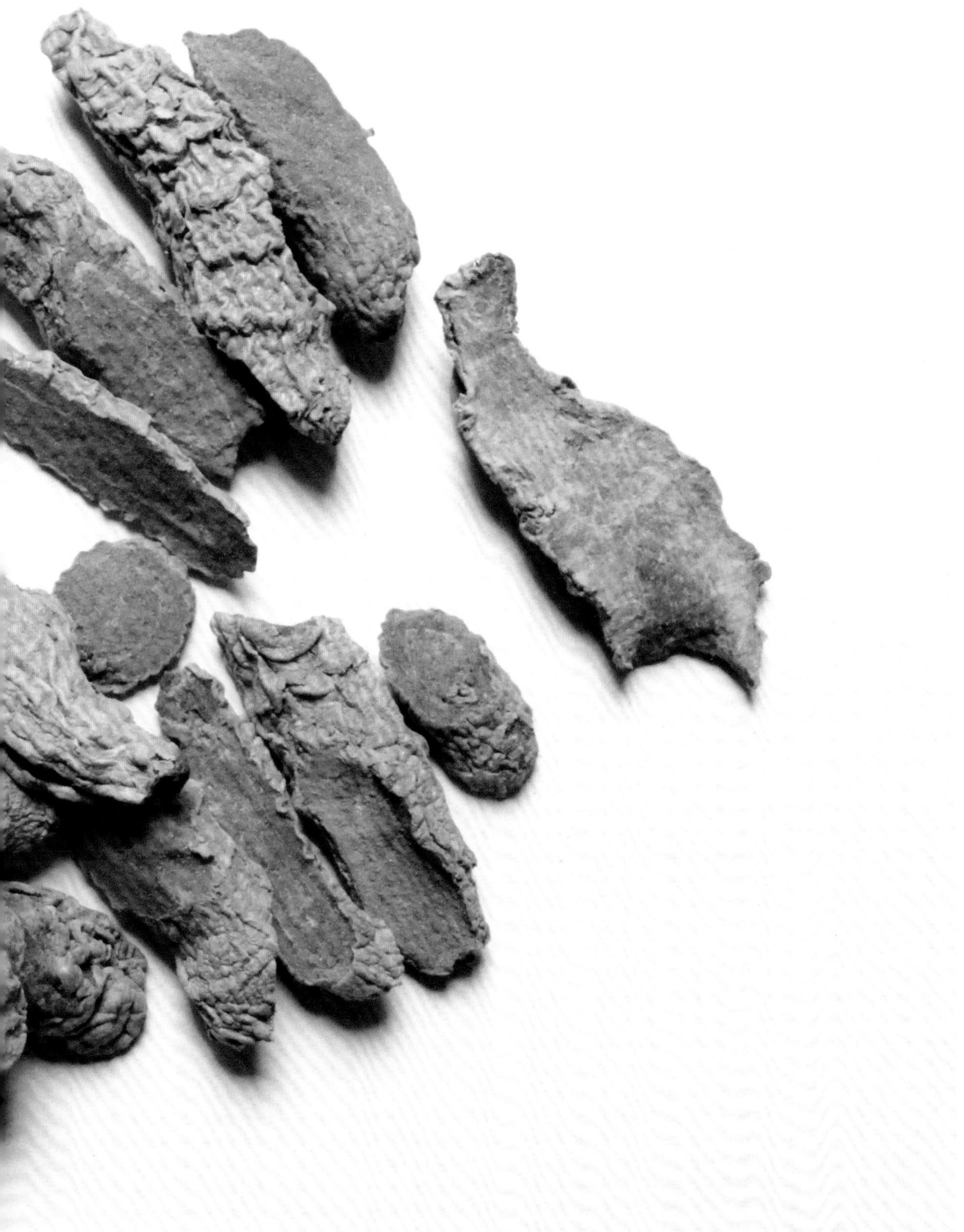

姜黄饮片

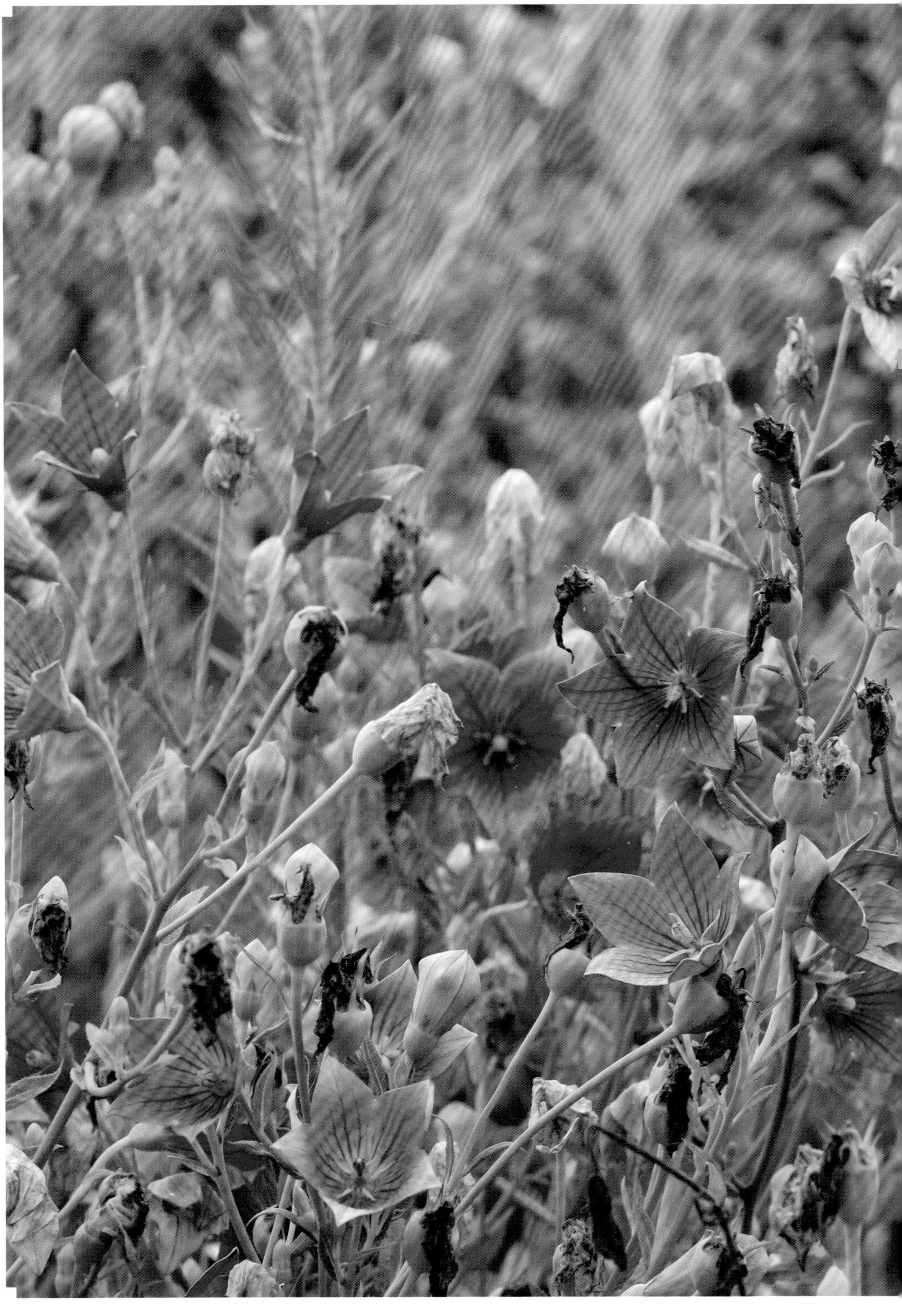

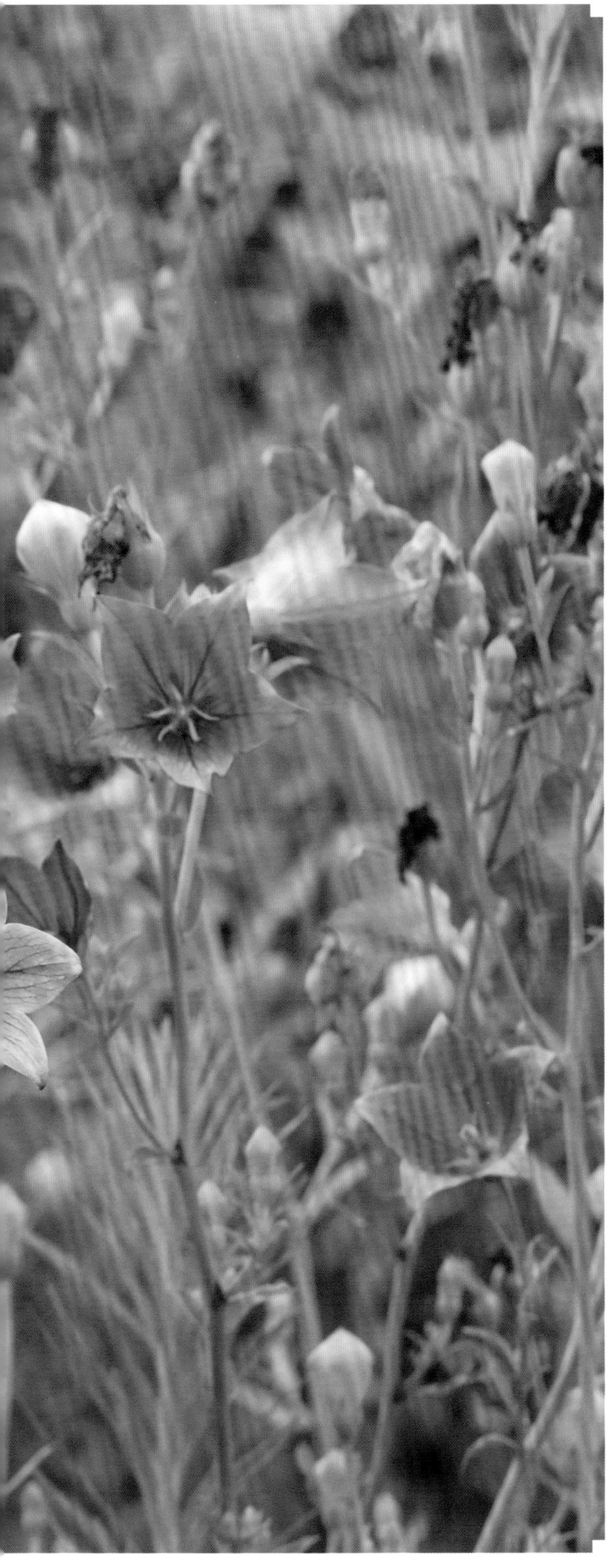

桔梗

【蒙药名】胡尔敦。

【别　名】宝日、苏格拉、苦桔梗、白桔梗、玉桔梗、炙桔梗。

【来　源】本品为桔梗科植物桔梗 *Platycodon grandiflorum*（Jacq.）A. DC. 的干燥根。

【性味归经】味甘、辛，性平。归肺经。

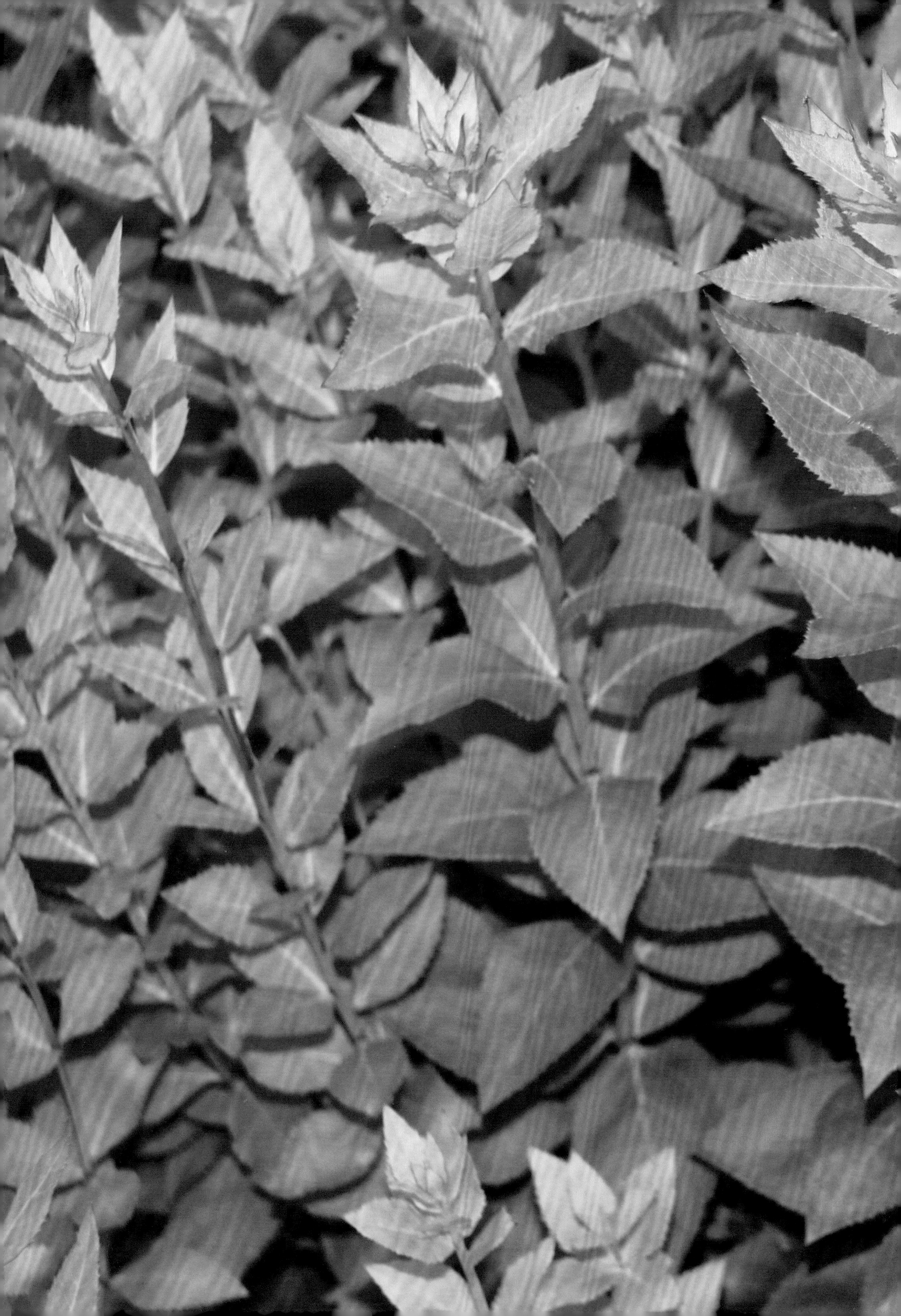

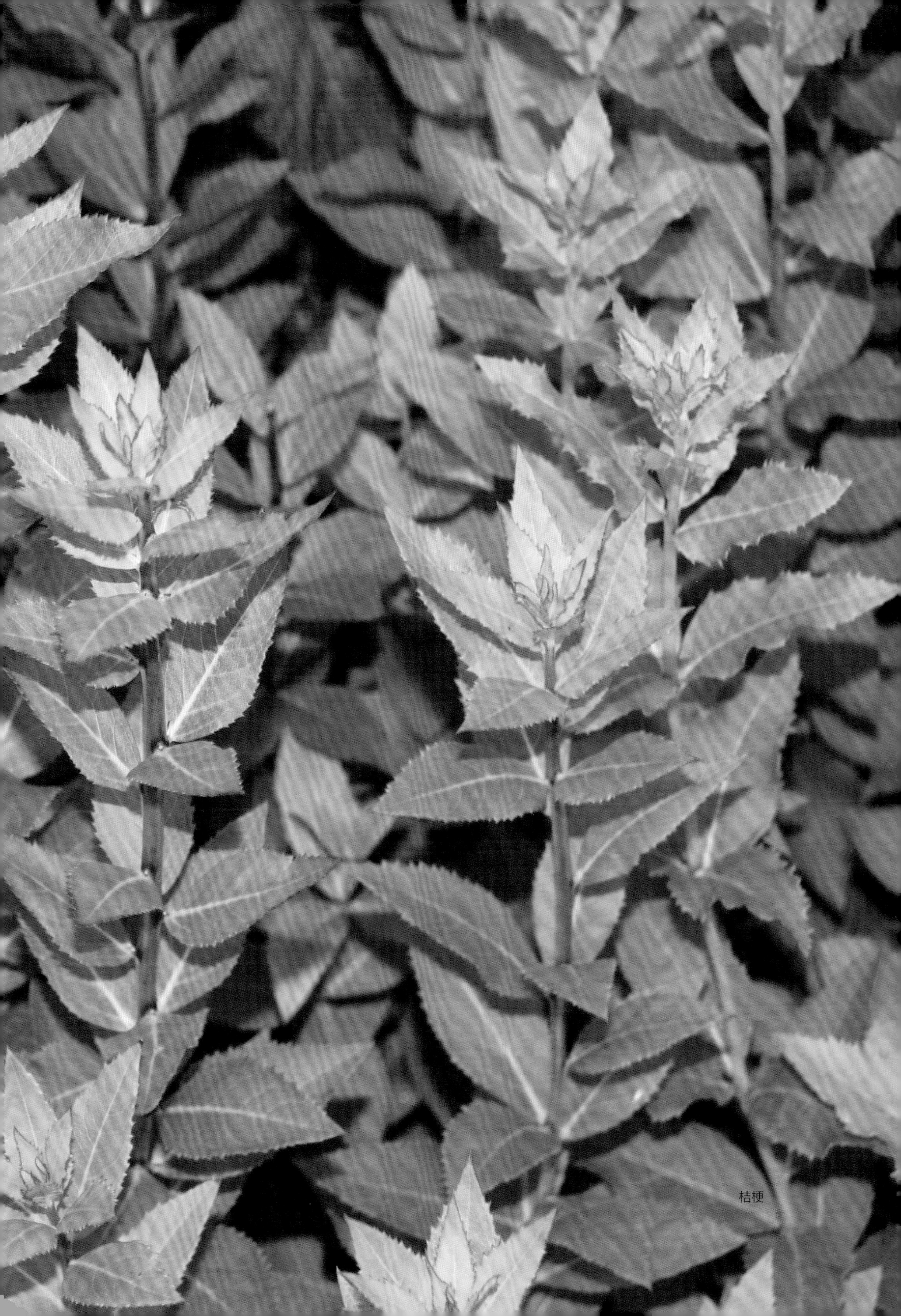

桔梗

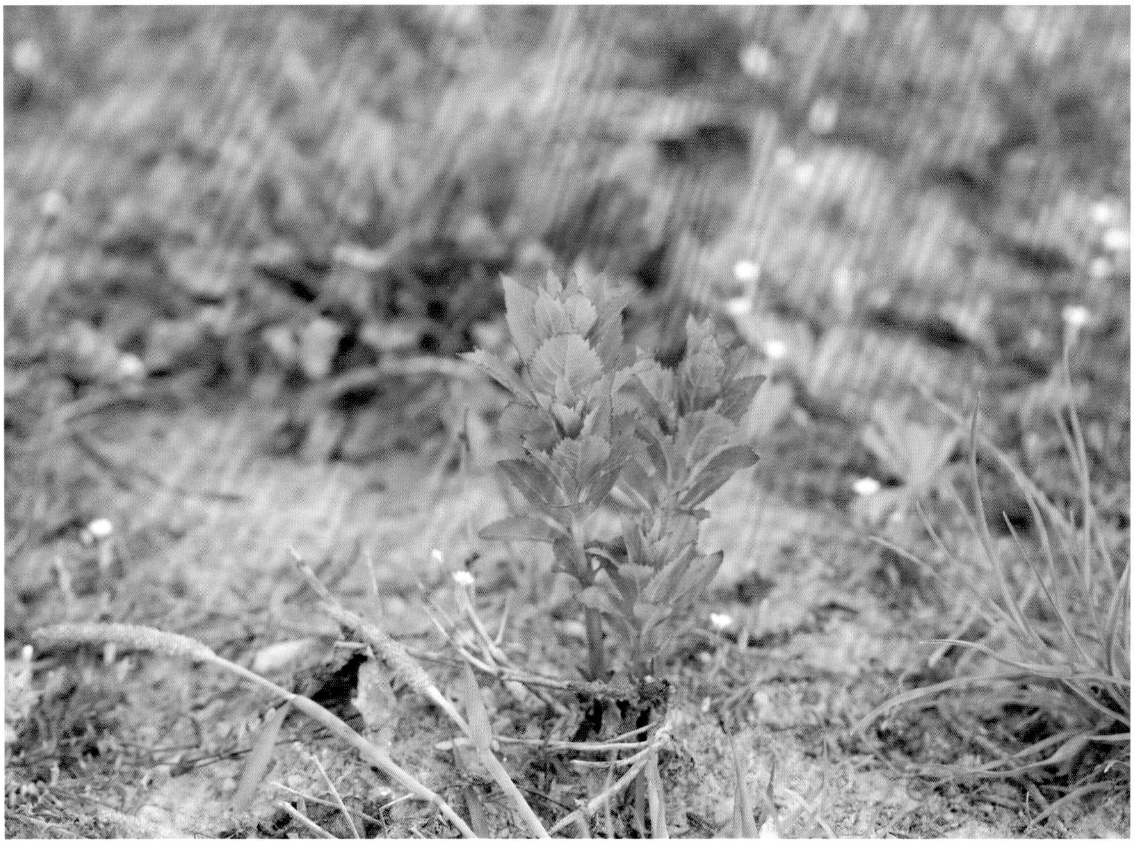

桔梗

识别特征

一年生草本，体内有白色乳汁，全株光滑无毛。根粗大，圆锥形或有分叉，外皮黄褐色。茎直立，有分枝。叶多为互生，少数对生，近无柄，叶片长卵形，边缘有锯齿。花大型，单生于茎顶或数朵成疏生的总状花序；花冠钟形，蓝紫色、蓝白色、白色、粉红色。蒴果卵形，熟时顶端开裂。花期 7—9 月，果期 8—10 月。

生境分布

适宜在土层深厚、排水良好、土质疏松而含腐殖质的沙质壤土上栽培。我国大部分地区均产。以华北、东北地区产量较大，华东地区、安徽产品质量较优。

采收加工

春、秋二季采挖，以深秋采者为佳。洗净，除去须根，趁鲜刮去外皮或不去外皮，干燥或切片晒干。

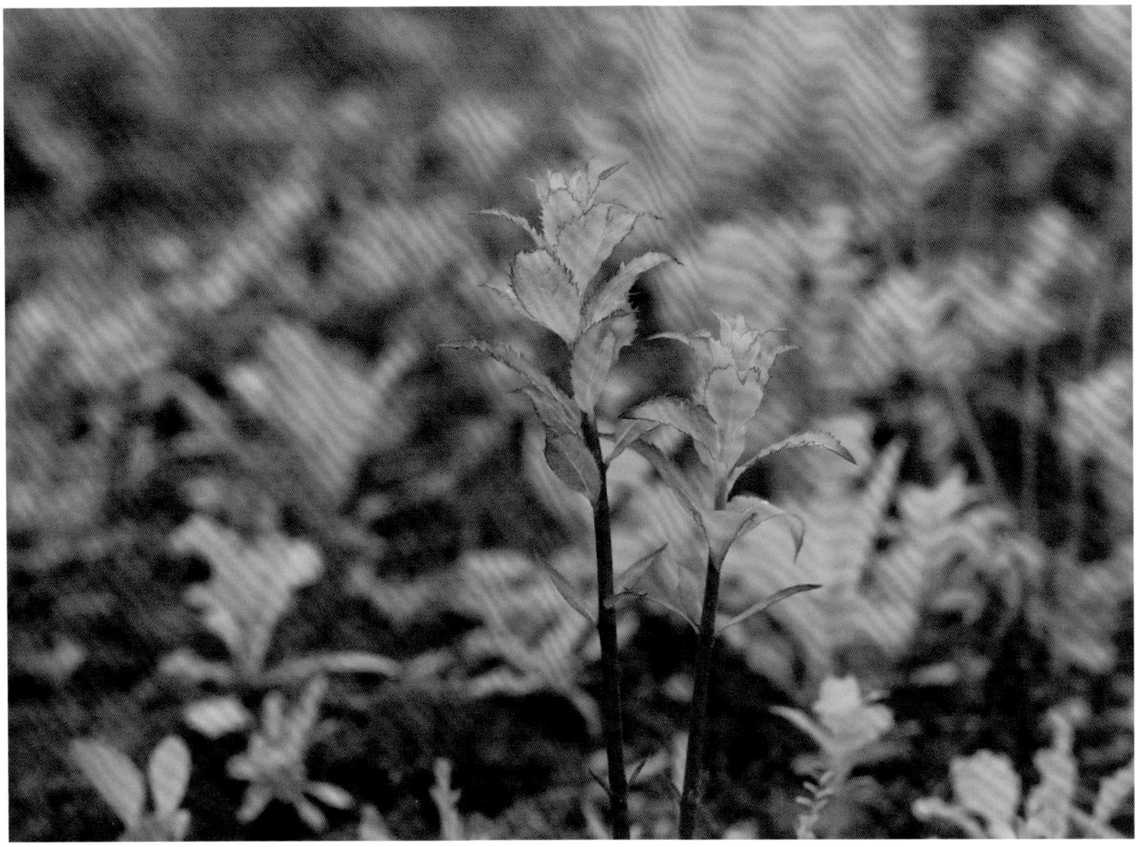

桔梗

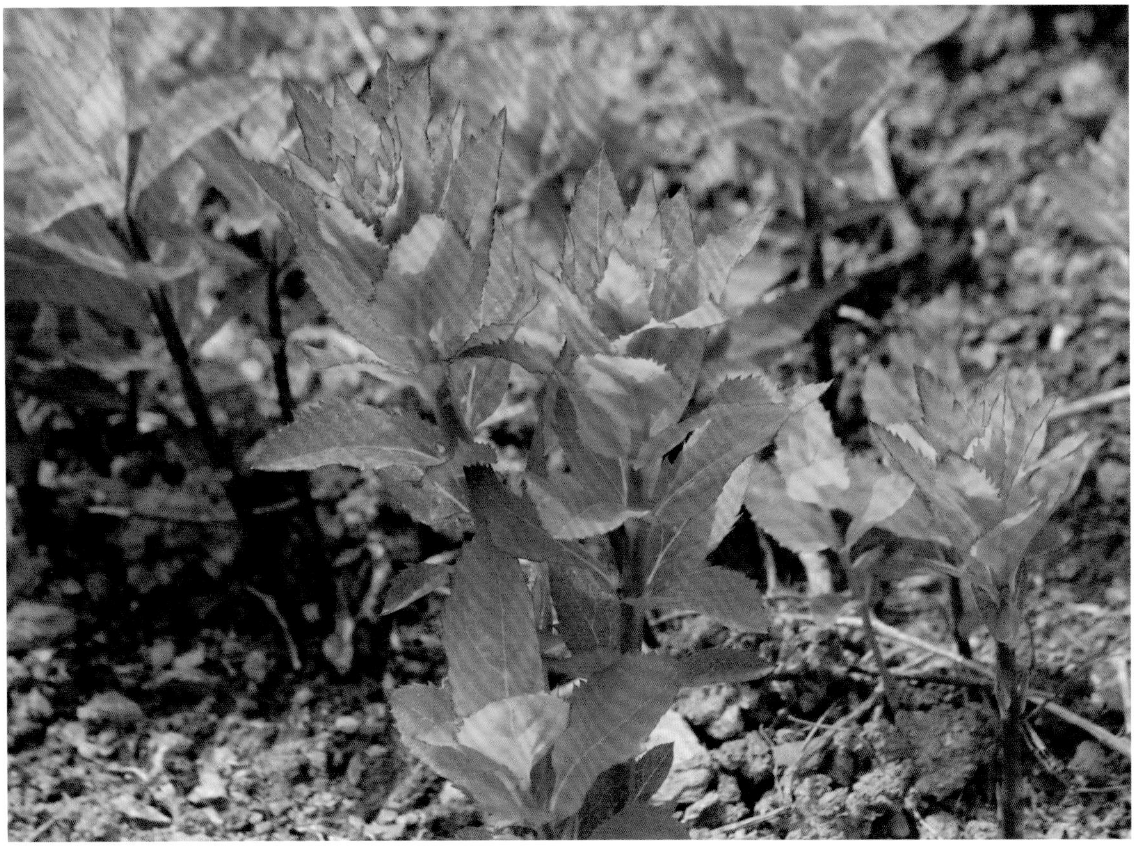

桔梗

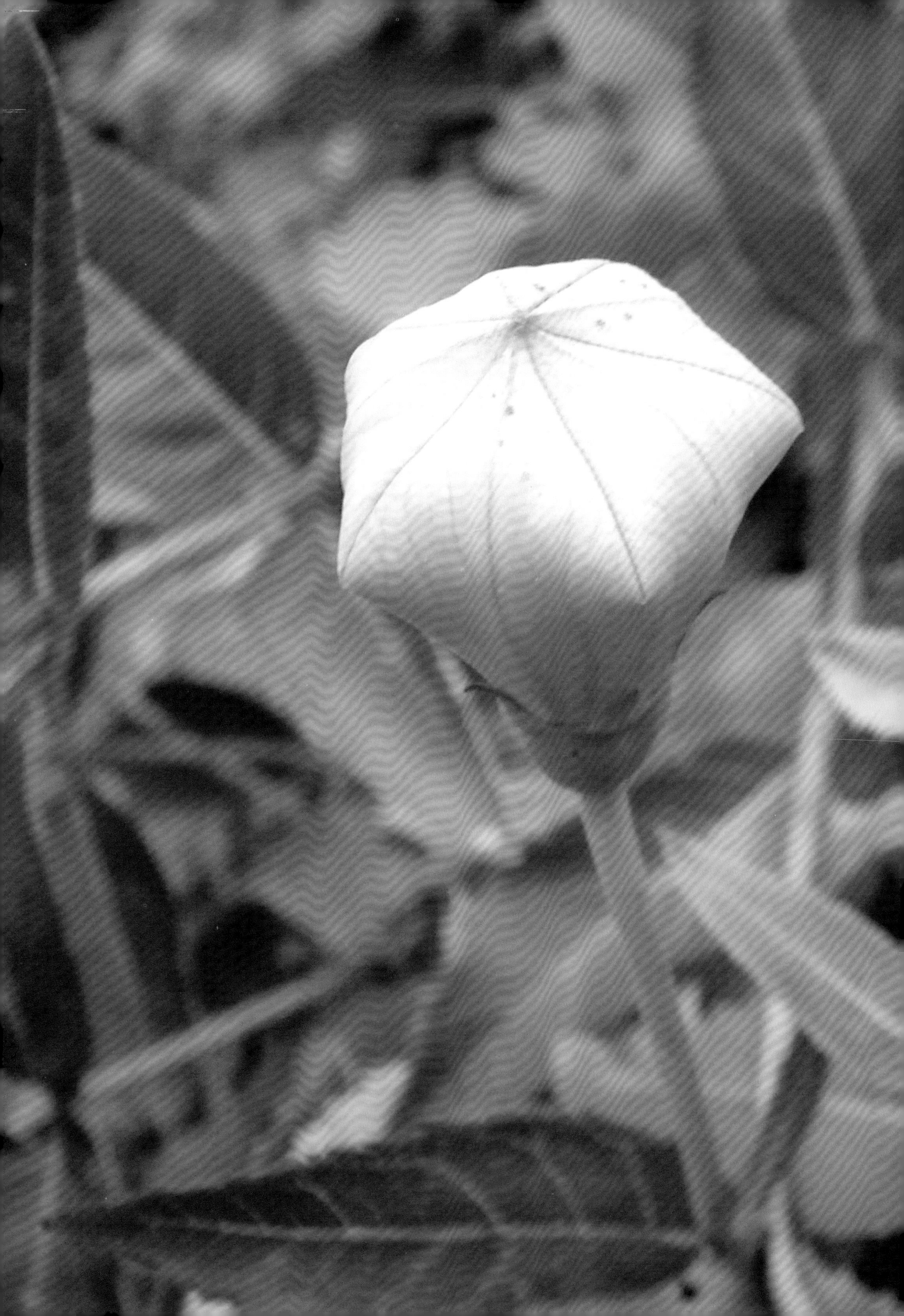

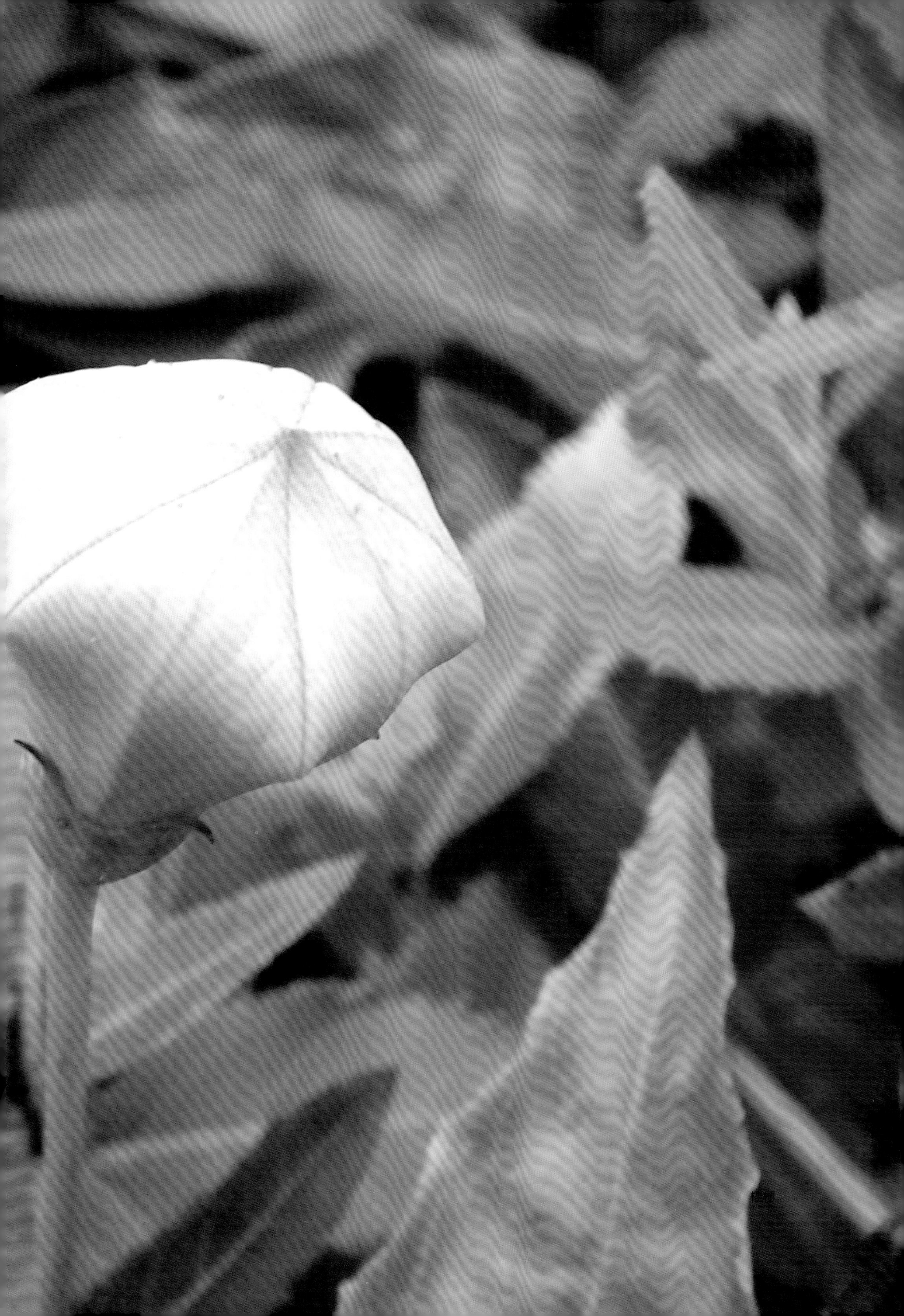

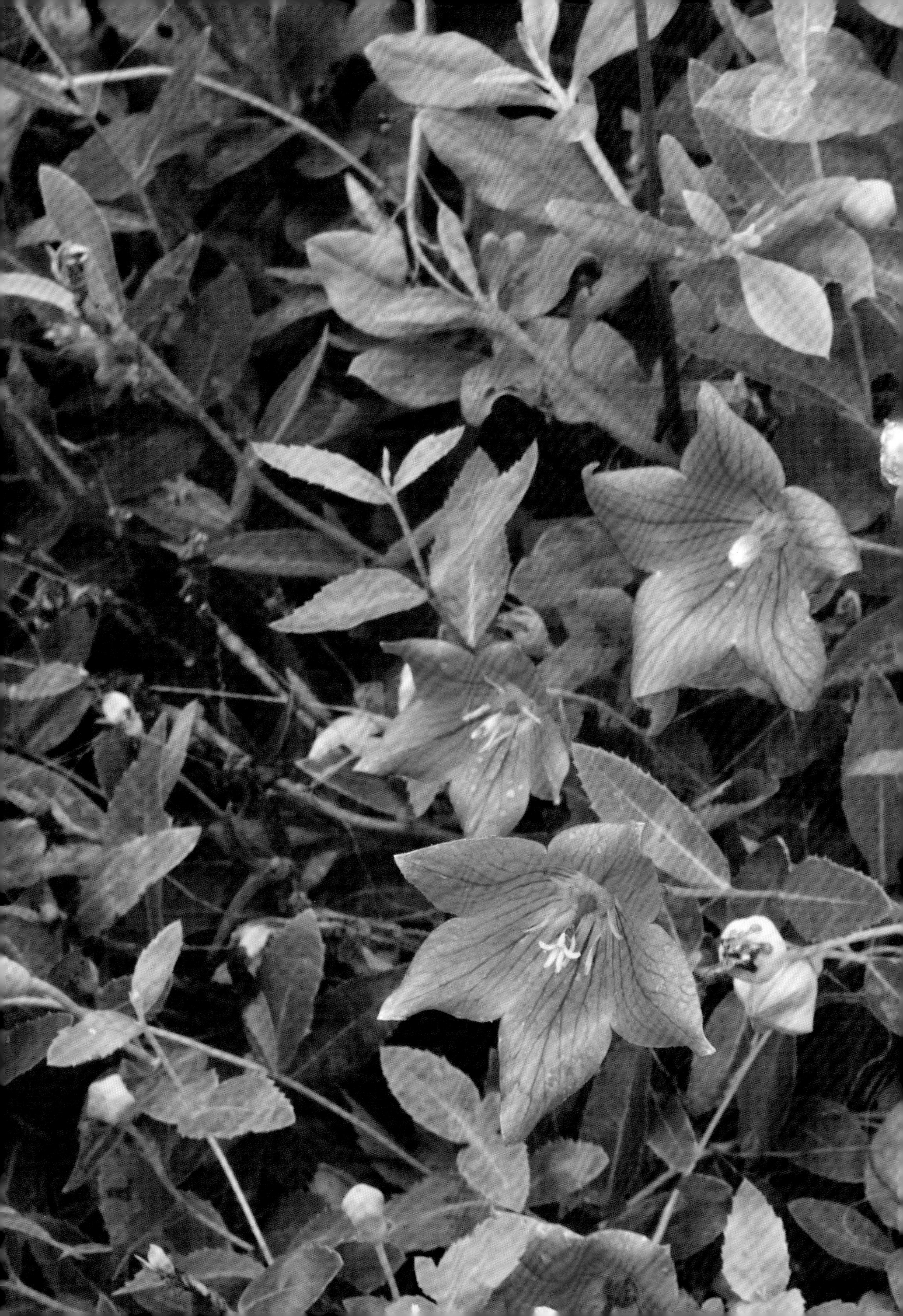

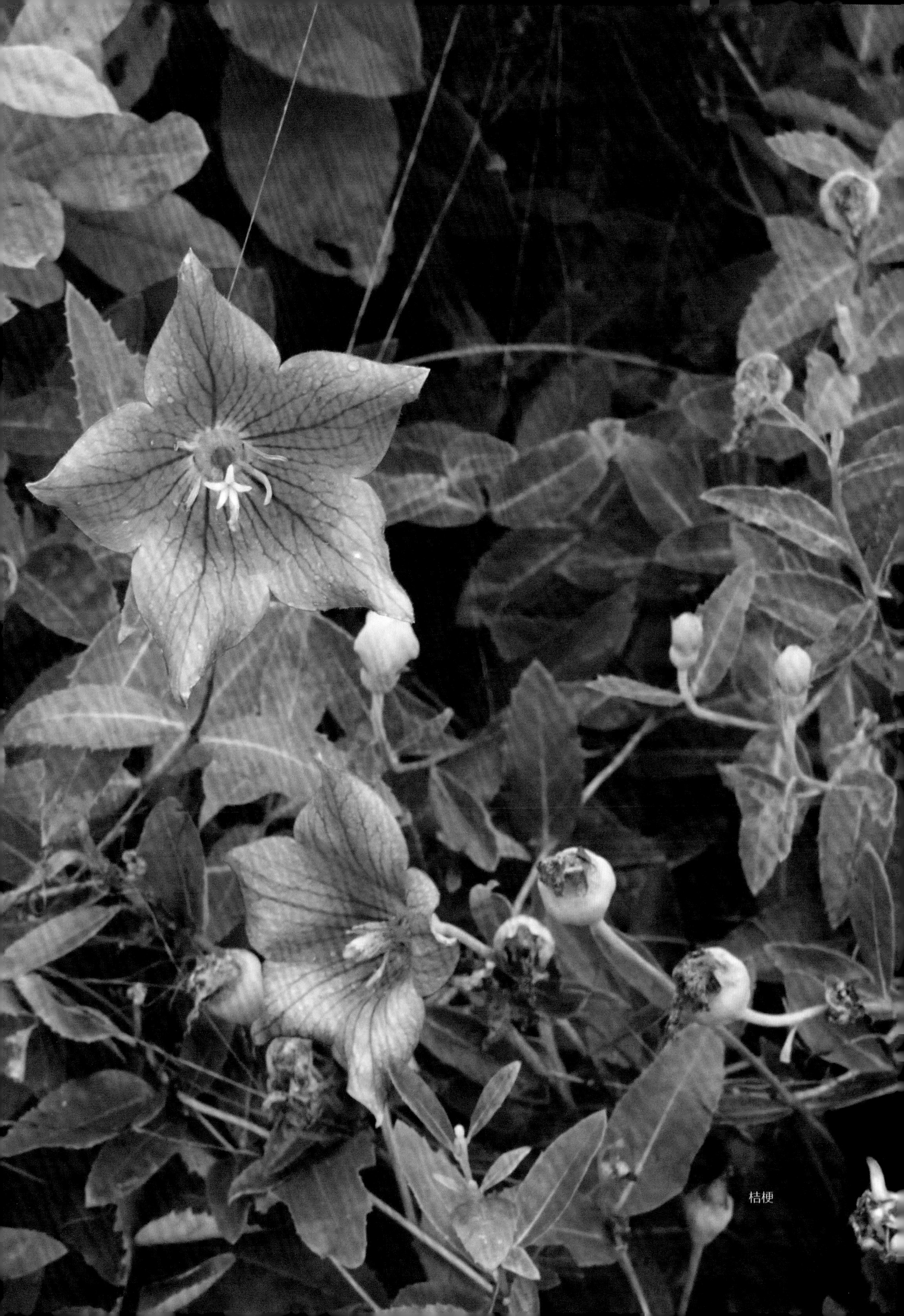

桔梗

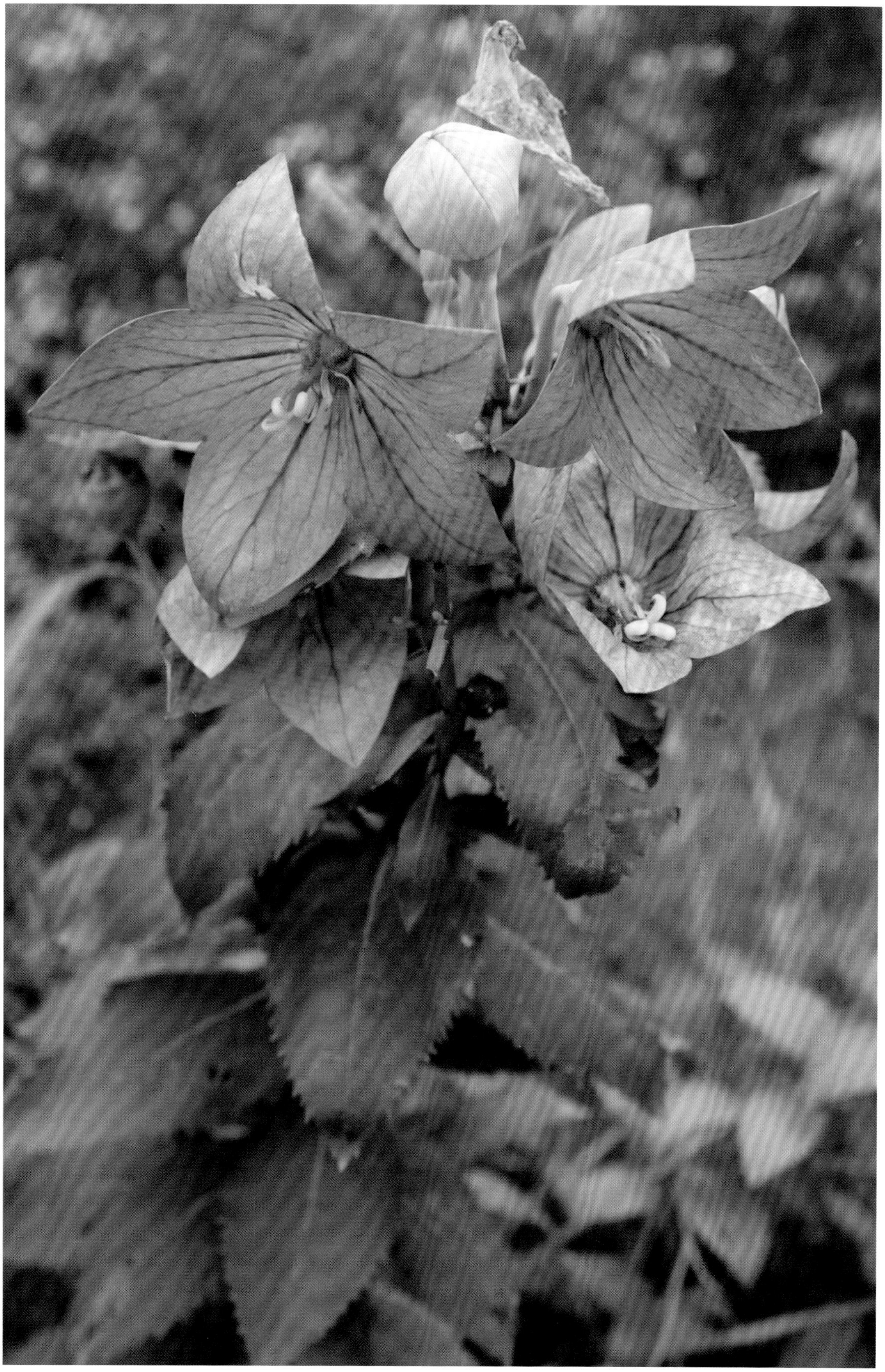

桔梗

药材鉴别

本品为椭圆形或不规则厚片，外表面白色或淡黄白色，外皮多已除去或偶有残留，未去净外面栓皮的黄棕或灰褐色。切面皮部类白色，较窄，有颗粒性，有一浅棕色环纹，木质部淡黄色，较松软。质硬脆，易折断。气微，味微甜后苦。

功效主治

宣肺化痰，利咽，排脓。本品苦泄辛散，气平性浮，善于开提宣散。归肺经，能宣肺导滞而止咳嗽，通肺气而利咽喉，决壅滞而排痈脓，为“诸药舟楫，载药上行之剂”，具有宣肺化痰、利咽、排脓之功效。

用法用量

内服：3 ~ 10 g，煎服。

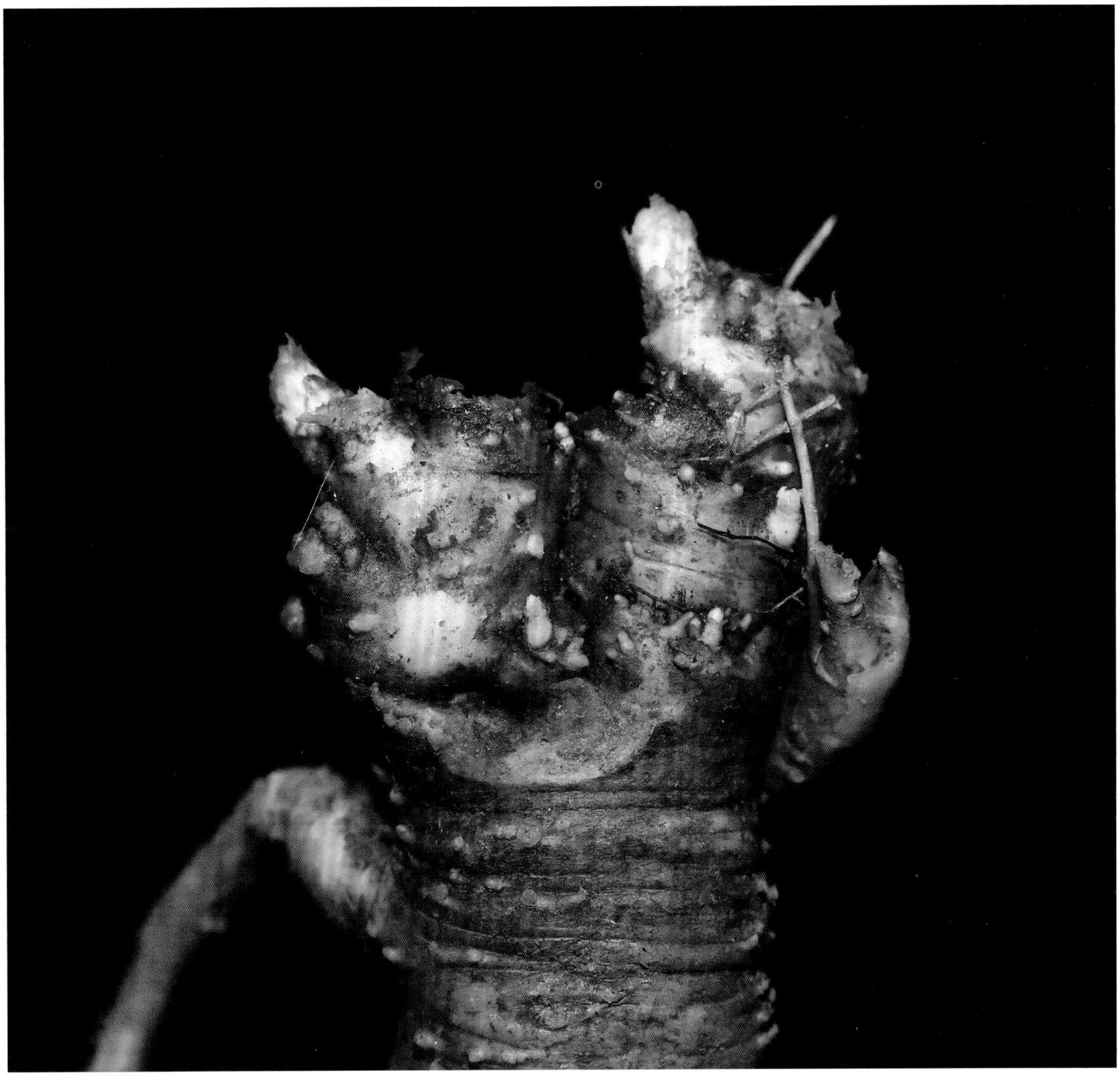

桔梗（野生）药材

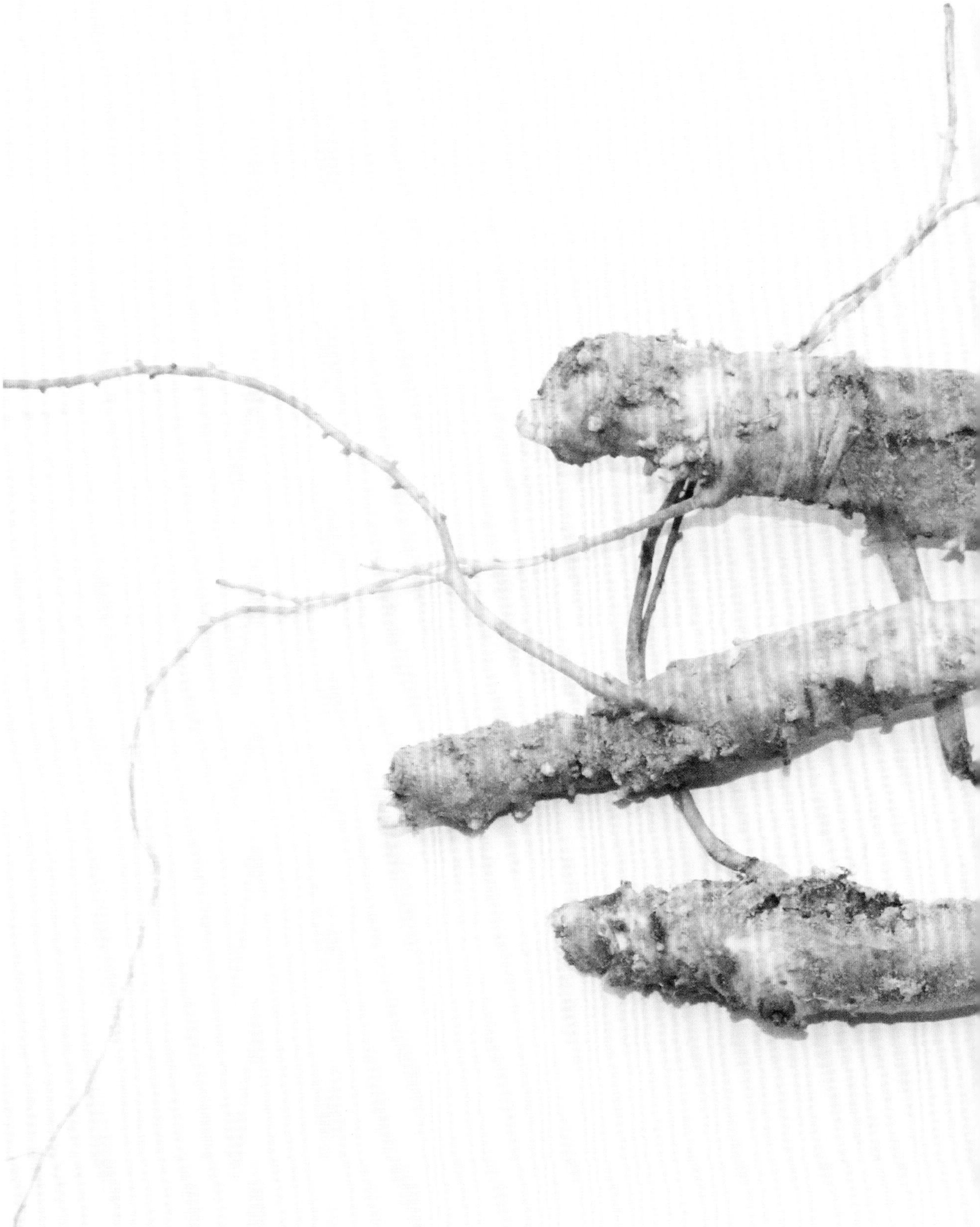

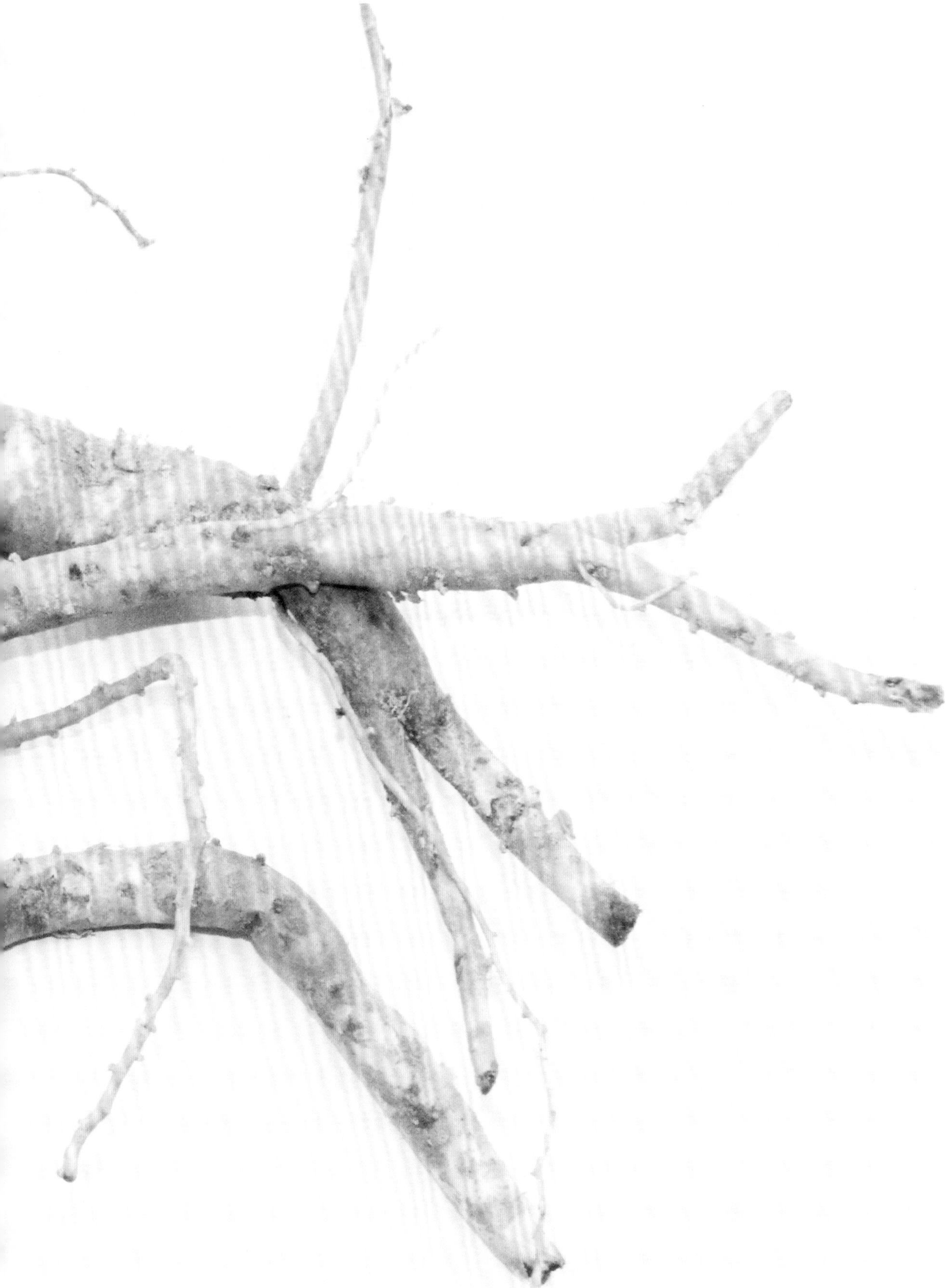

桔梗（野生）药材

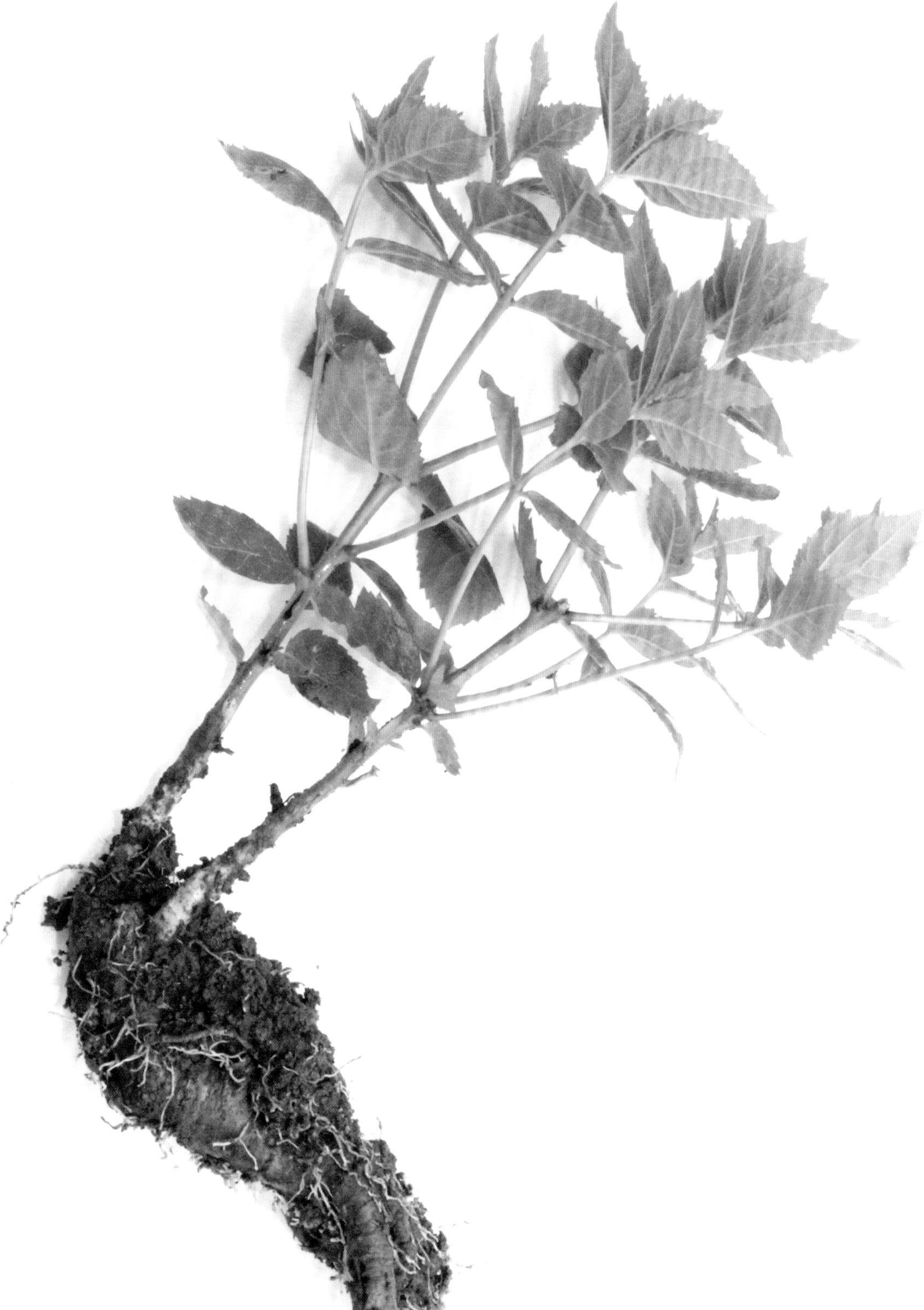

桔梗（野生）药材

民族药方

1．小儿喘息性肺炎 桔梗、枳壳、半夏、陈皮各 4 g，神曲、茯苓各 5 g，甘草 1.5 g。以上为 3 岁小儿用量，每日 1 ~ 2 剂。

2．肺痈唾脓痰 桔梗 15 g，冬瓜子 12 g，鱼腥草 30 g，甘草 6 g。水煎服。

3．咽喉肿痛 桔梗、生甘草各 6 g，薄荷、牛蒡子各 9 g。水煎服。

4．风热咳嗽痰多、咽喉肿痛 桔梗、甘草各 9 g，桑叶 15 g，菊花 12 g，杏仁 6 g。水煎服。

5．热咳痰稠 桔梗 6 g，桔梗叶、桑叶各 9 g，甘草 3 g。水煎服，每日 1 剂，连服 2 ~ 4 日。

6．咳痰不爽 桔梗 30 g，甘草 60 g。水煎，分 2 次温服。

7．慢性气管炎 桔梗 15 g，鲜飞扬草 200 g。水煎 2 次，每次煎沸 2 小时，过滤，2 次滤液混合浓缩至 60 ml，加白糖适量，每次 20 ml，每日 3 次，10 日为 1 个疗程，连服 2 个疗程。

使用注意

本品辛散苦泄，凡阴虚久咳及有咯血倾向者均不宜用。

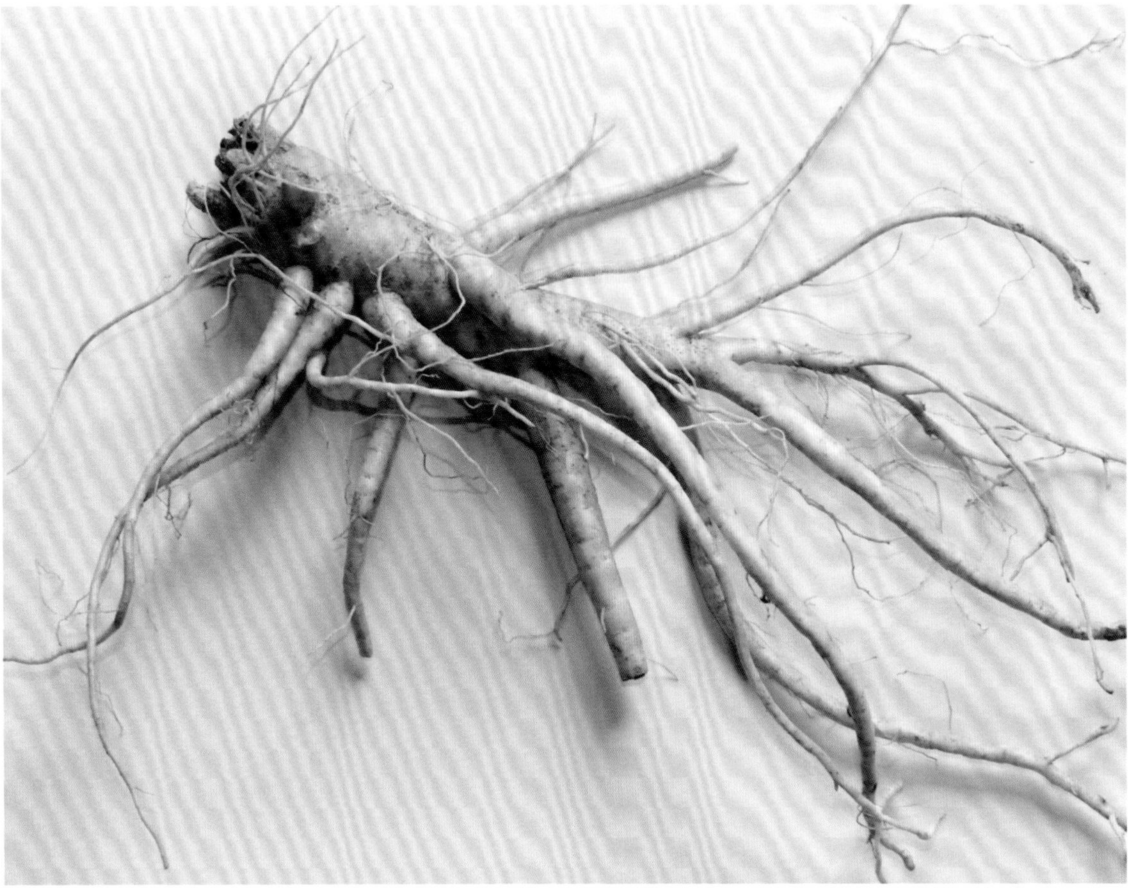

桔梗（野生）药材

桔梗（野生）饮片

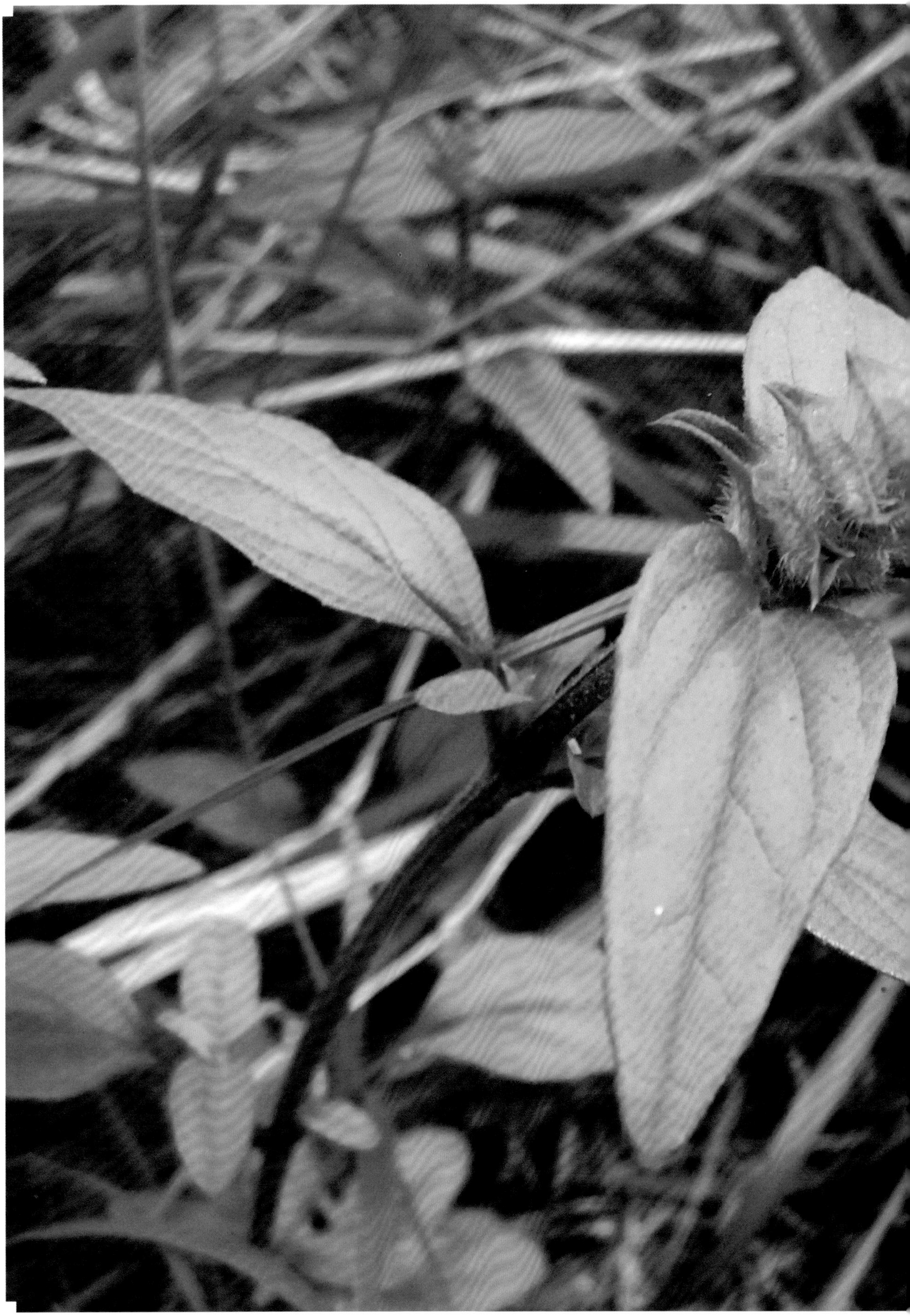

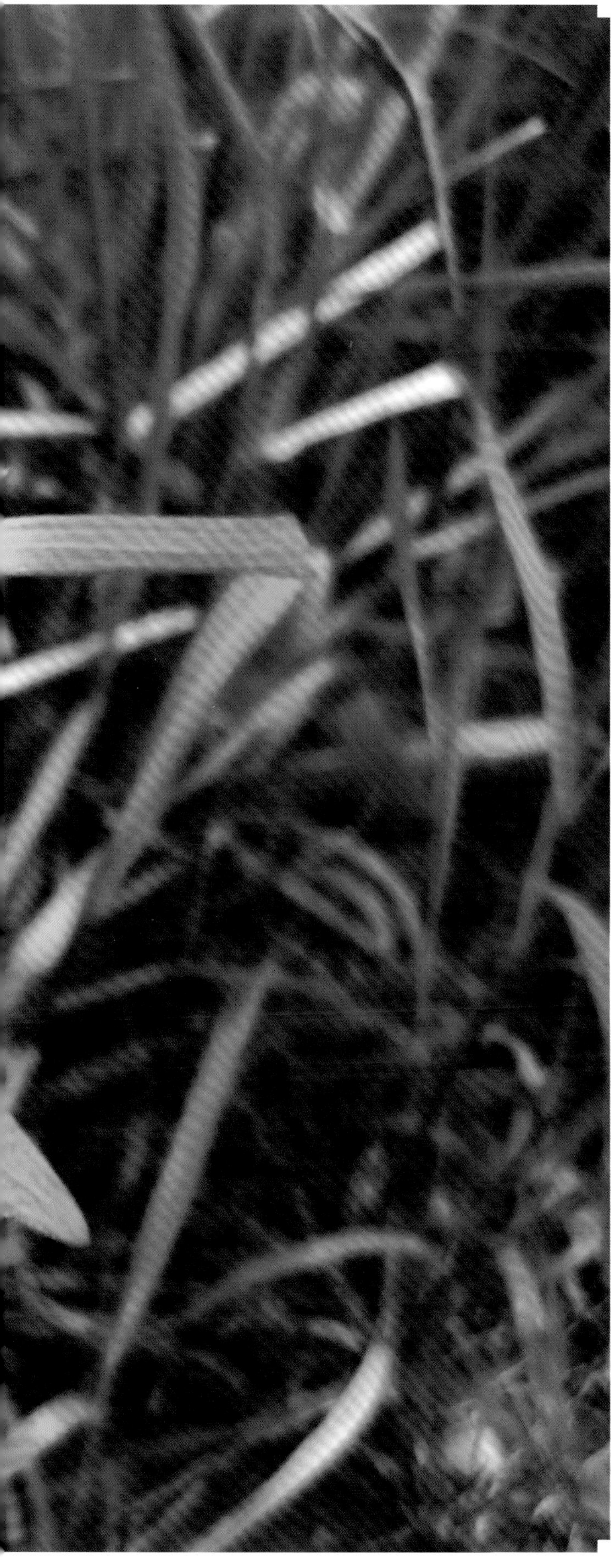

夏枯草

【蒙 药 名】宝日。

【别　 名】吉如格、枯草穗。

【来　 源】本品为唇形科多年生草本植物夏枯草 *Prunella vulgaris* L. 的全草或果穗。

【性味归经】味辛、苦，性寒。归肝、胆经。

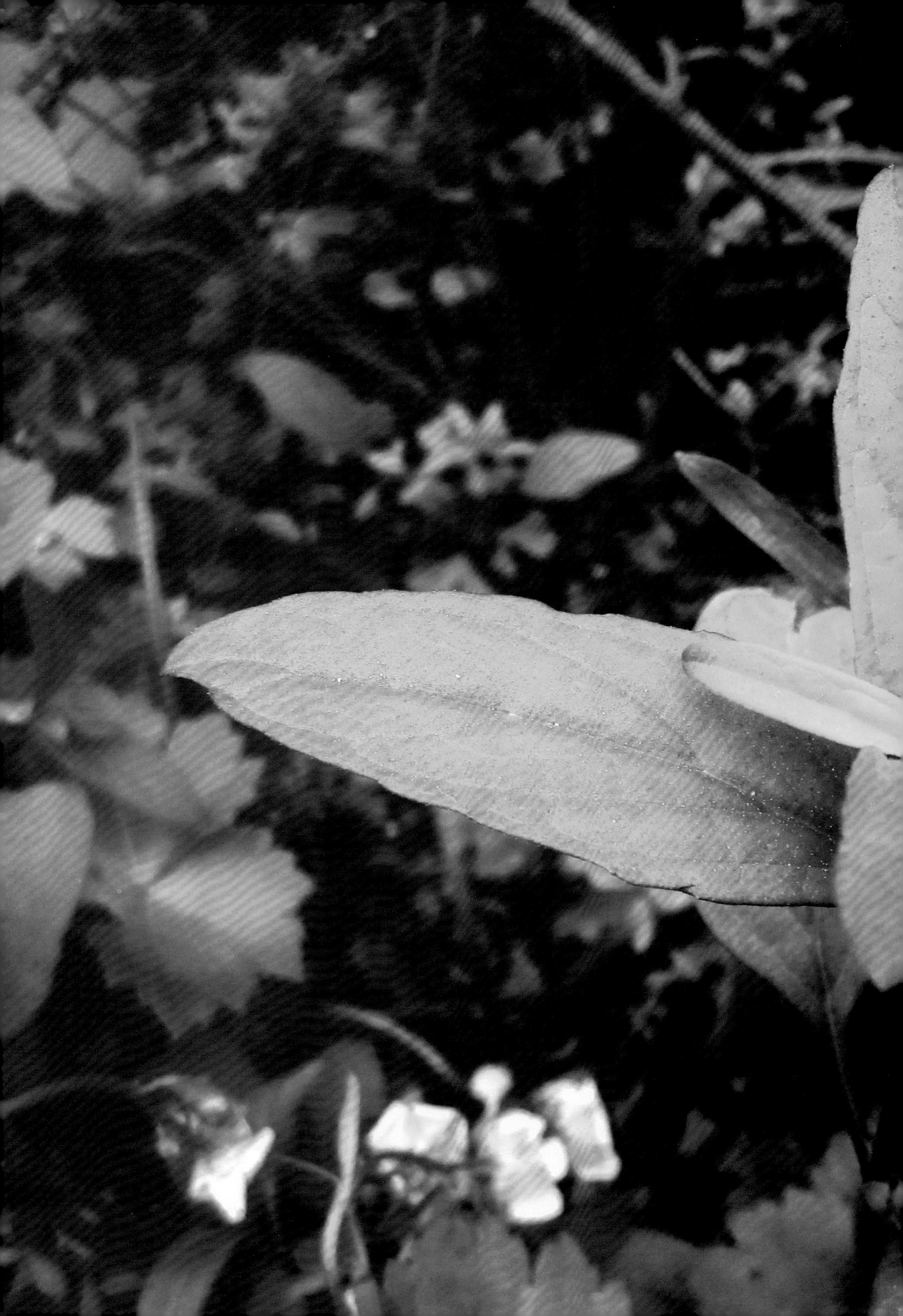

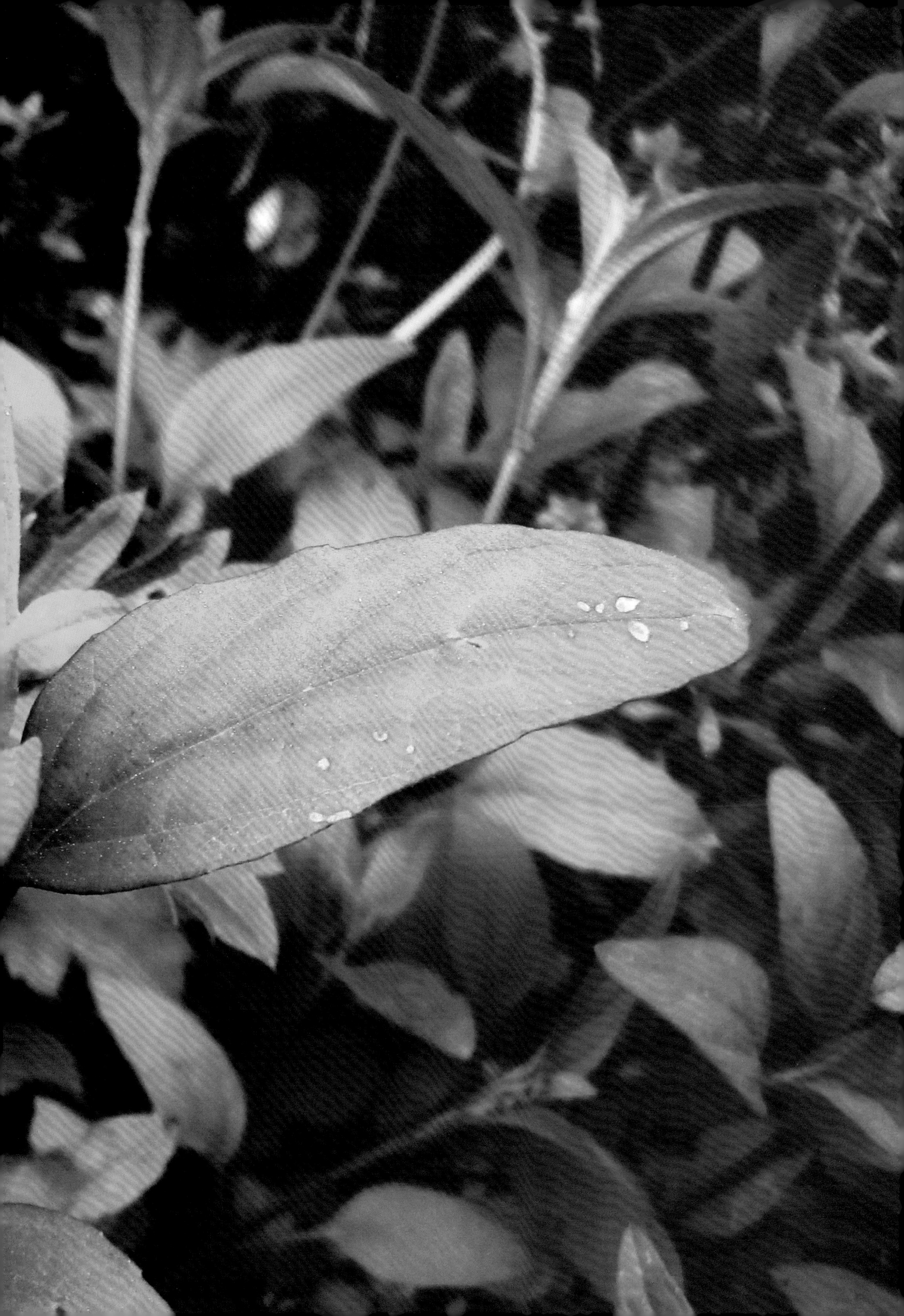

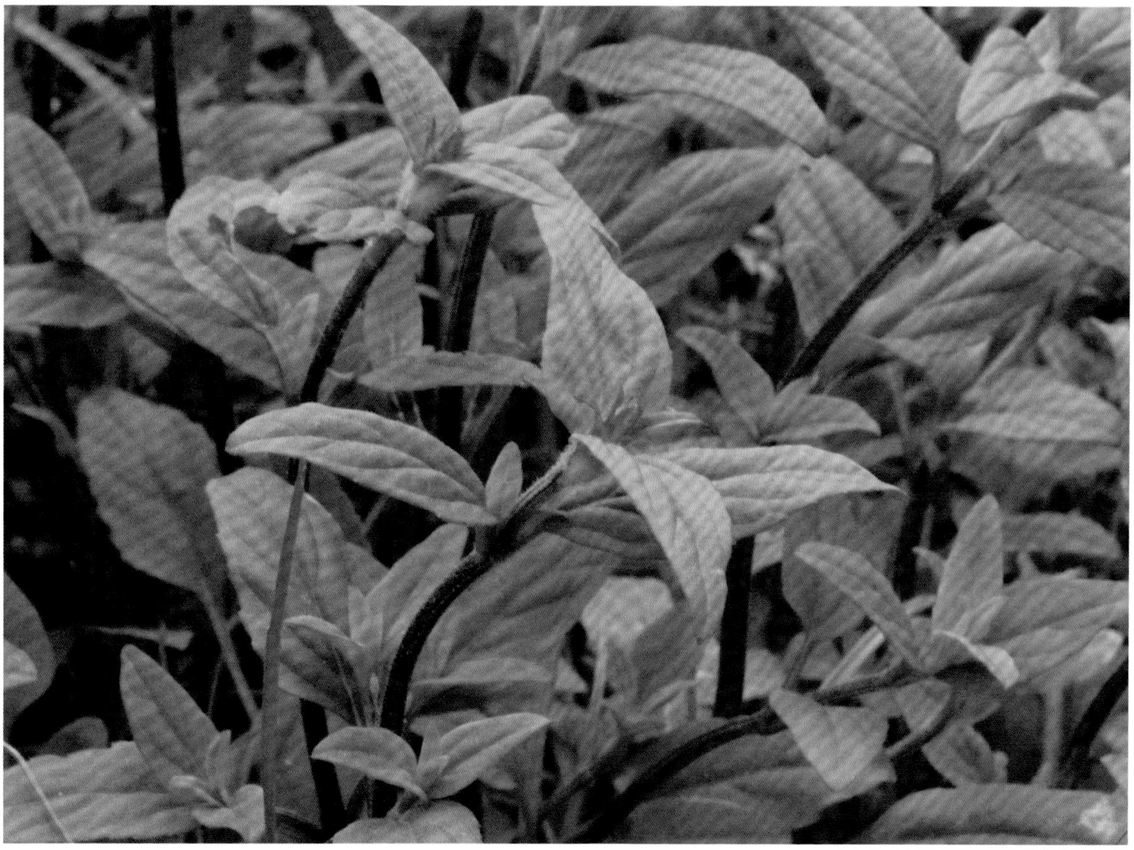

夏枯草

识别特征

多年生草本，有匍匐茎。直立茎方形，高约 40 cm，表面暗红色，有细柔毛。叶对生，卵形或椭圆状披针形，先端尖，基部楔形，全缘或有细疏锯齿，两面均披毛，下面有细点；基部叶有长柄。轮伞花序密集顶生成假穗状花序，花冠紫红色。小坚果 4 枚，卵形。花期 4—6 月，果期 4—8 月。

生境分布

均为野生，多生长于路旁、草地、林边。分布于浙江、江苏、安徽、河南等省区。

采收加工

夏季当果穗半枯时采收，晒干入药。

药材鉴别

本品呈圆柱形，略扁，淡棕色至棕红色，有短柄。苞片膜质，脉纹明显。每苞内有花 3 朵，萼片宿存。花瓣脱落，内有小坚果。质轻。气微，味淡。

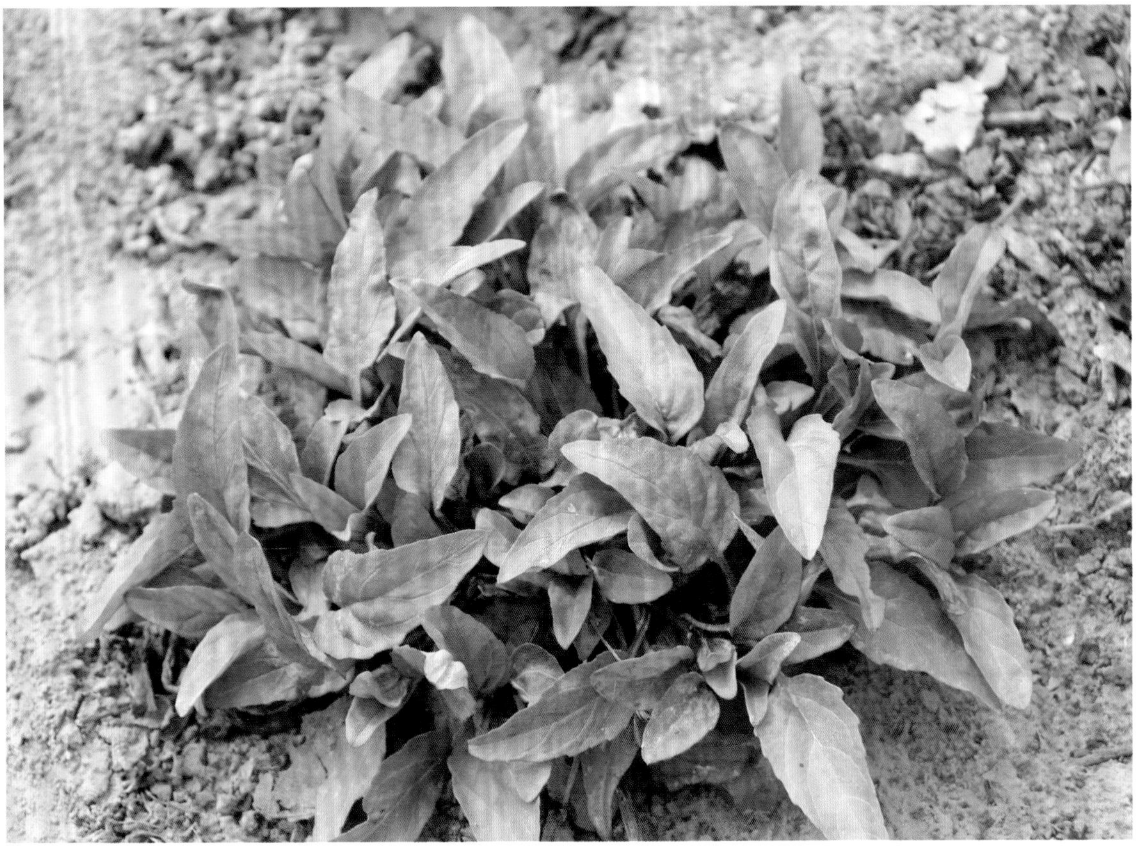

夏枯草

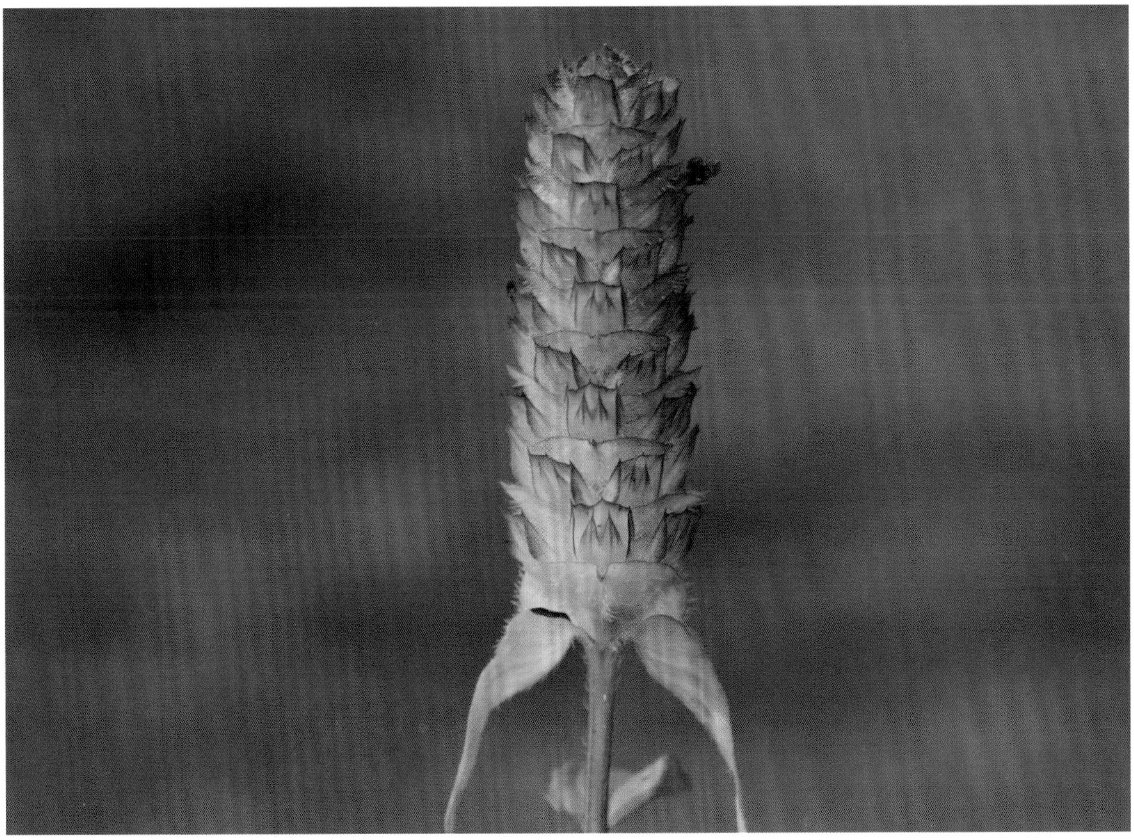

夏枯草

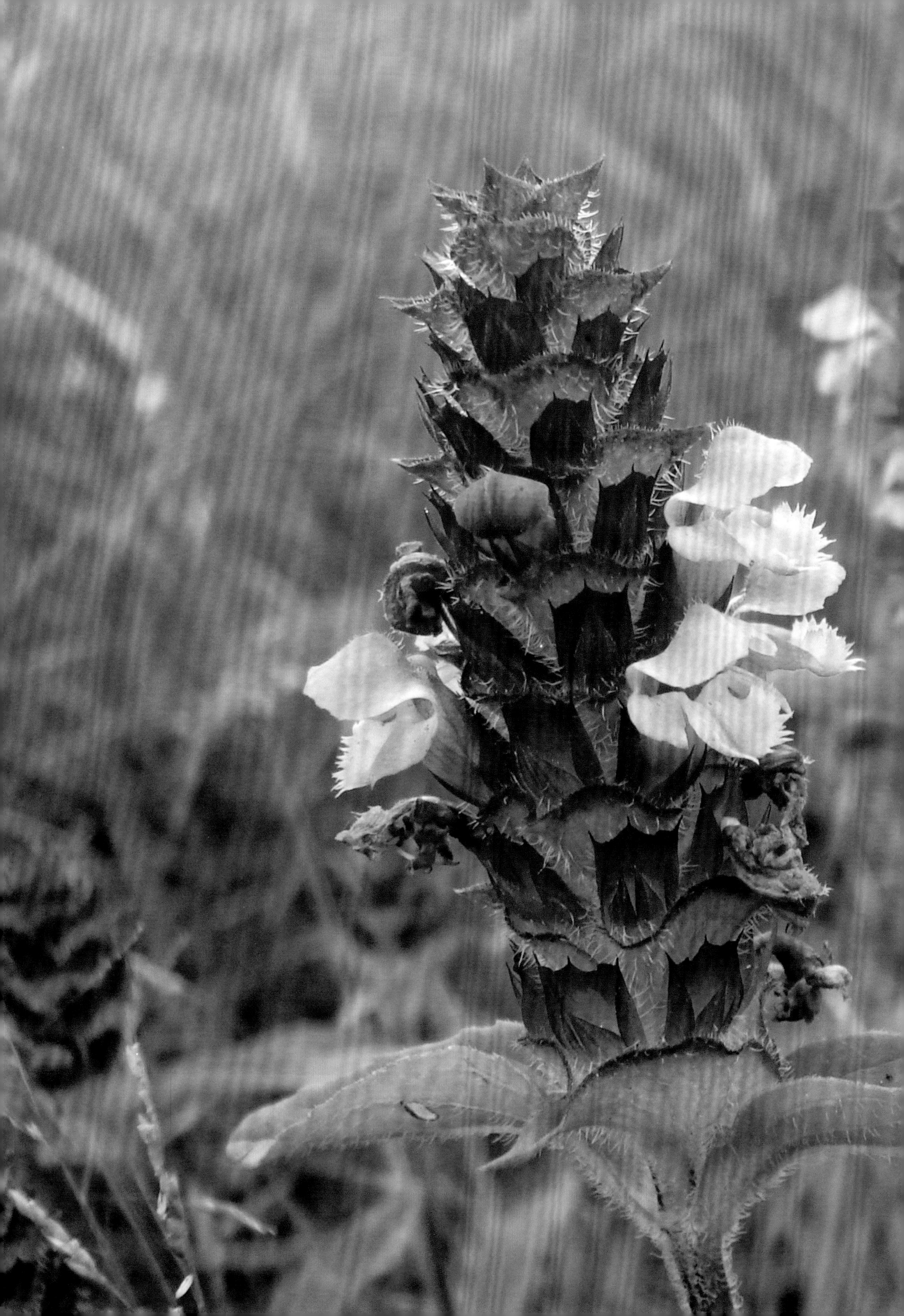

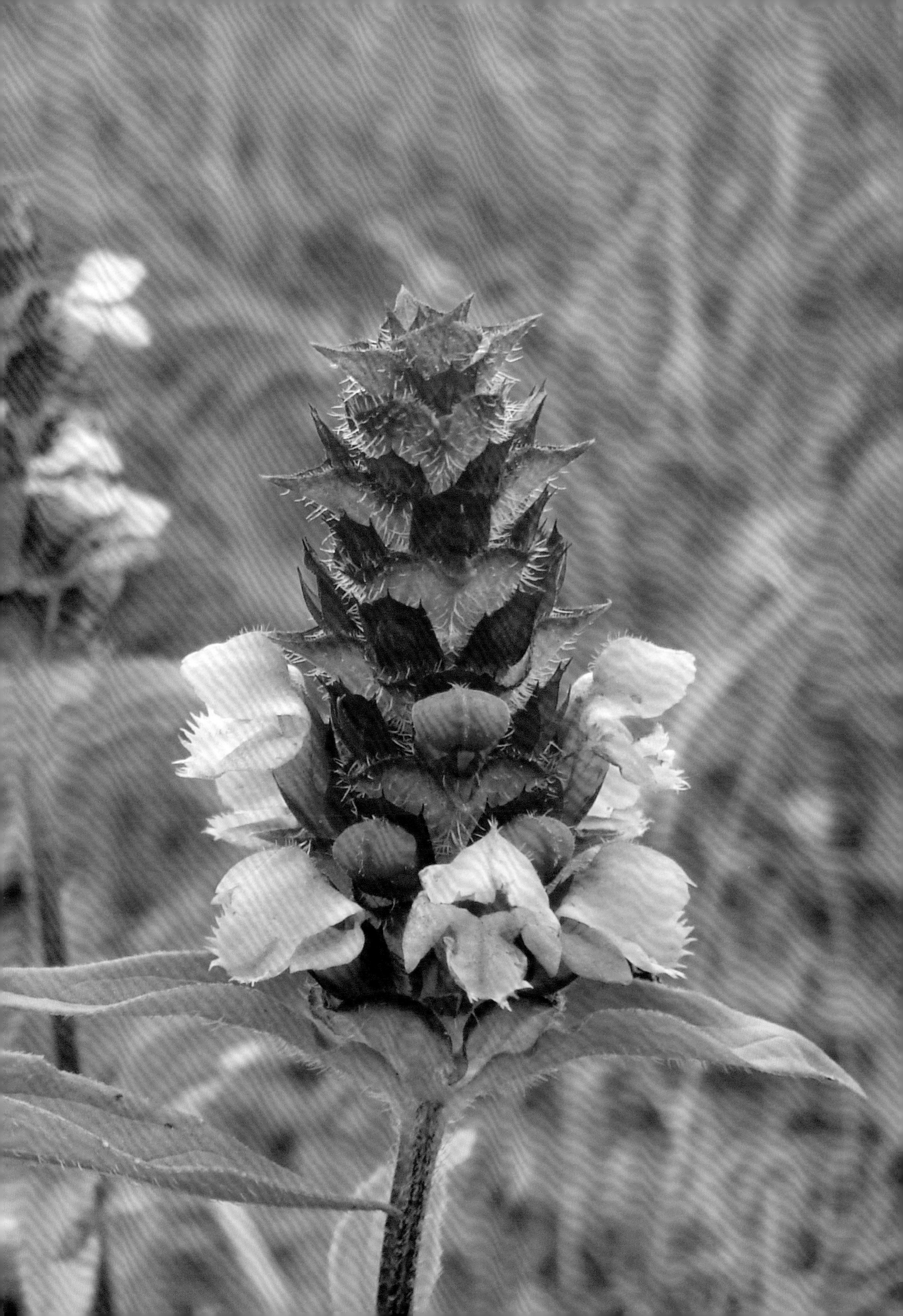

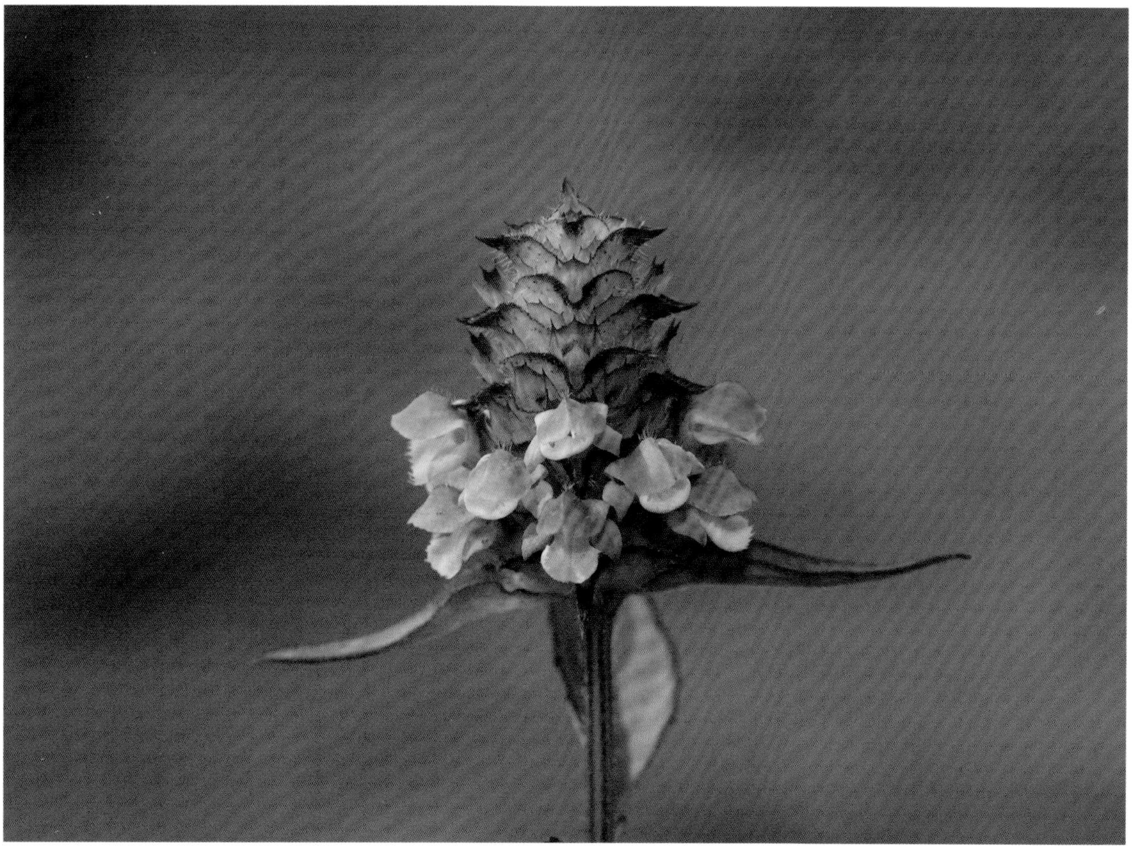

夏枯草

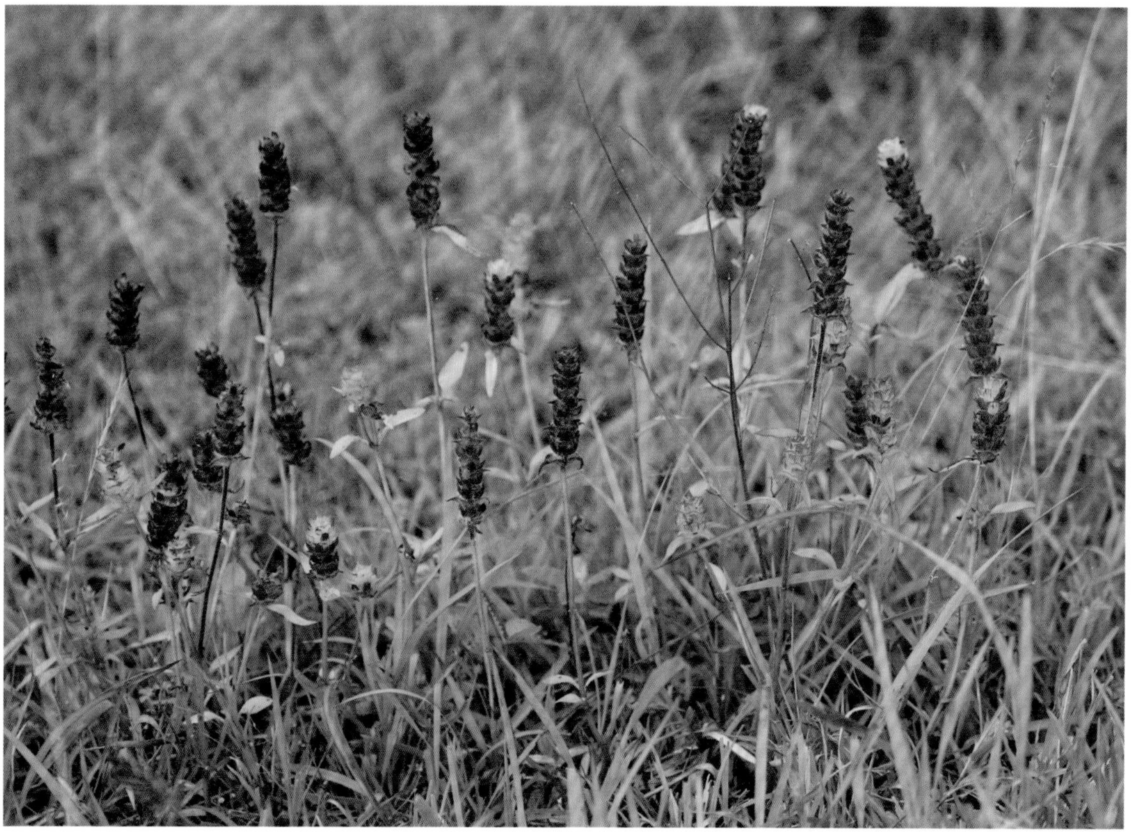

夏枯草

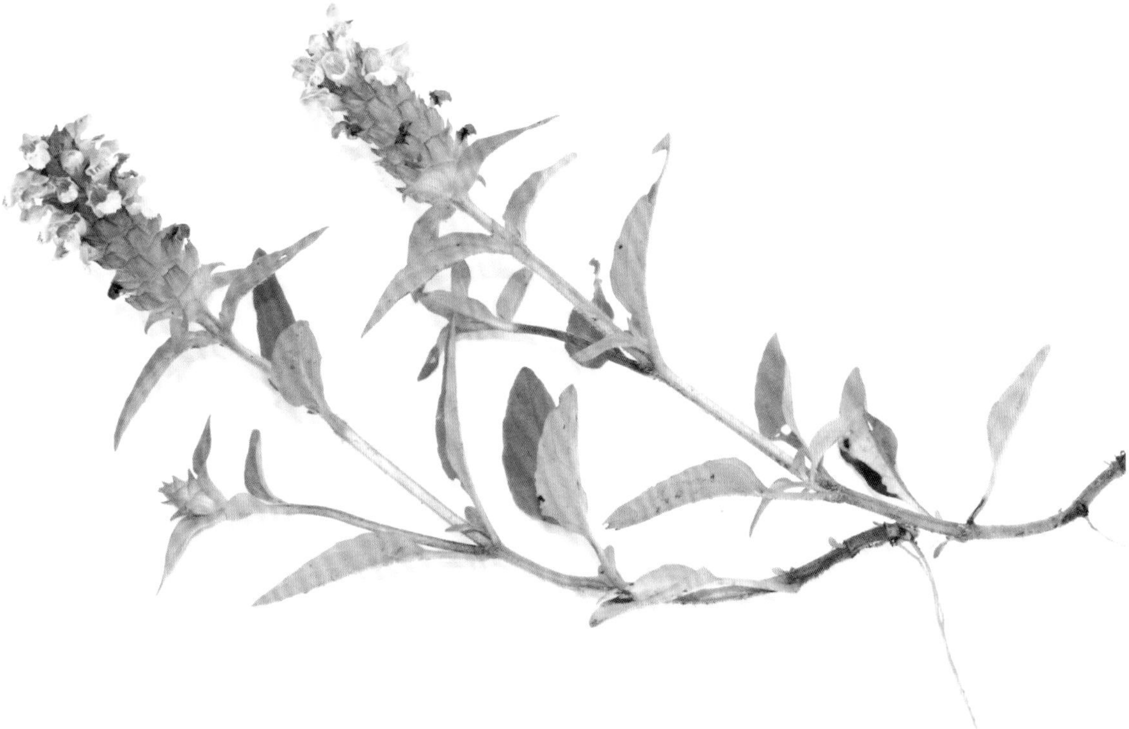

夏枯草药材

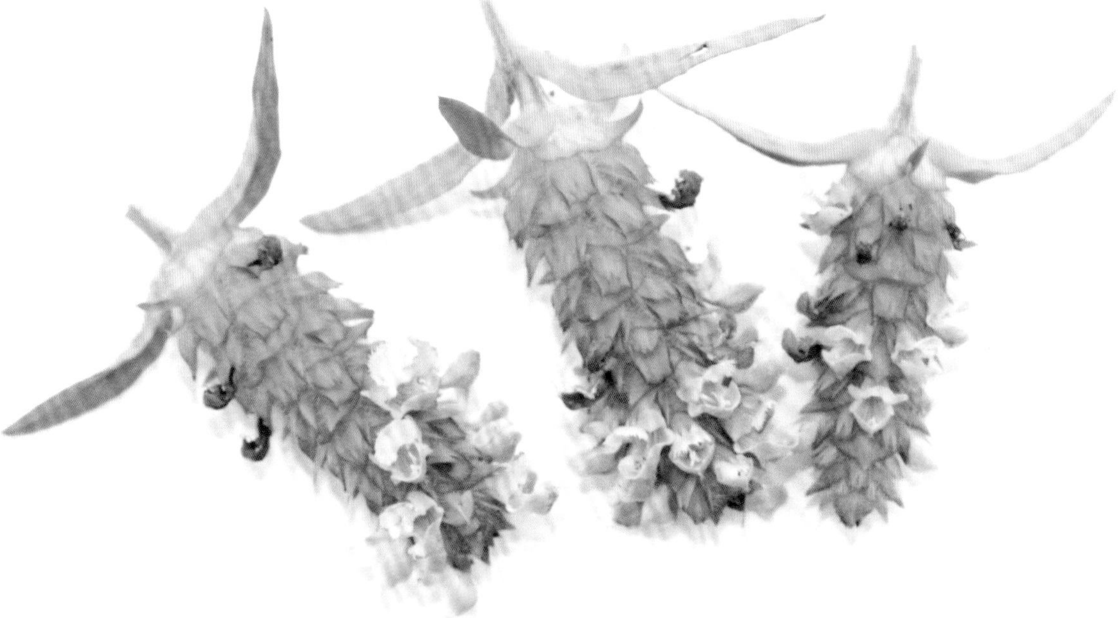

夏枯草药材

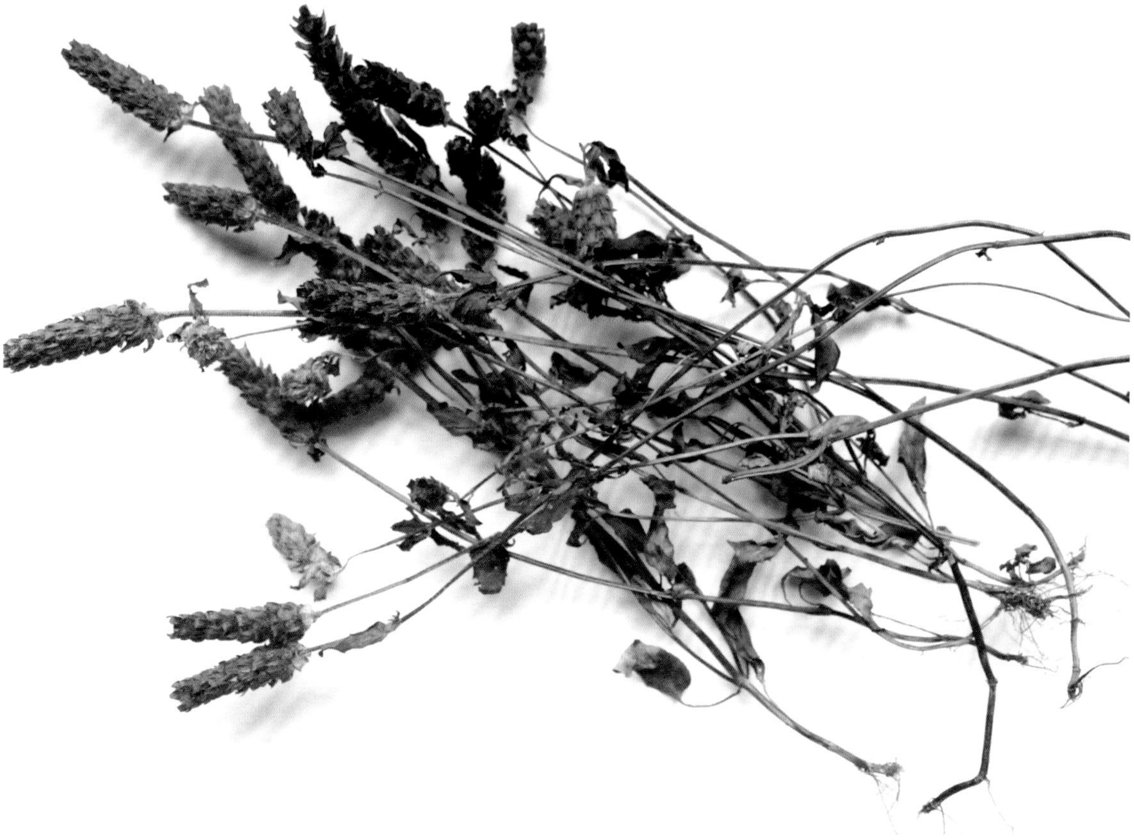

夏枯草药材

功效主治

泻肝火，散郁结，清肝明目。本品苦寒泄热，辛能散结。主归肝经，能清肝火，散郁结，为治肝热痰火郁结之瘰疬、目珠疼痛之要药。

用法用量

内服：10 ~ 15 g，煎服；或熬膏服。

民族药方

1．肝虚目痛（冷泪不止，畏光） 夏枯草 25 g，香附子 50 g。共研为末，每服 5 g，茶汤调下。

2．黄疸性肝炎 夏枯草、金钱草各 30 g，丹参 18 g。水煎，分 3 次服，连服 7 ~ 15 日，未愈，再服 7 日。

3．跌打伤，刀伤 夏枯草适量。在口中嚼碎后敷在伤处。

4．巩膜炎 夏枯草、野菊花各 30 g。水煎，分 2 ~ 3 次服。

5．长期失眠 夏枯草15 g，百合30 g。加水煎2次，混合两煎所得药汁，每日1剂，分2次服。

6．急、慢性结膜炎 夏枯草、菊花各18 g，栀子15 g，蝉蜕9 g，甘草6 g。水煎服，每日2次。

7．喉癌 夏枯草、山豆根、龙葵各30 g，嫩薄荷3 g。水煎取药汁，每日1剂，分2次服。

8．小儿肺炎 鲜夏枯草、鲜青蒿各30 g。共捣烂成糊状，敷于脐部。

9．慢性阑尾炎 夏枯草、红藤各30 g，枳壳、木香各15 g。水煎取药汁，口服，每日1剂。

10．妊娠期高血压疾病 夏枯草、决明子、白糖各15 g，菊花10 g。水煎取汁，加入白糖，煮沸即可，随量饮用。

使用注意

脾胃虚弱者慎用。

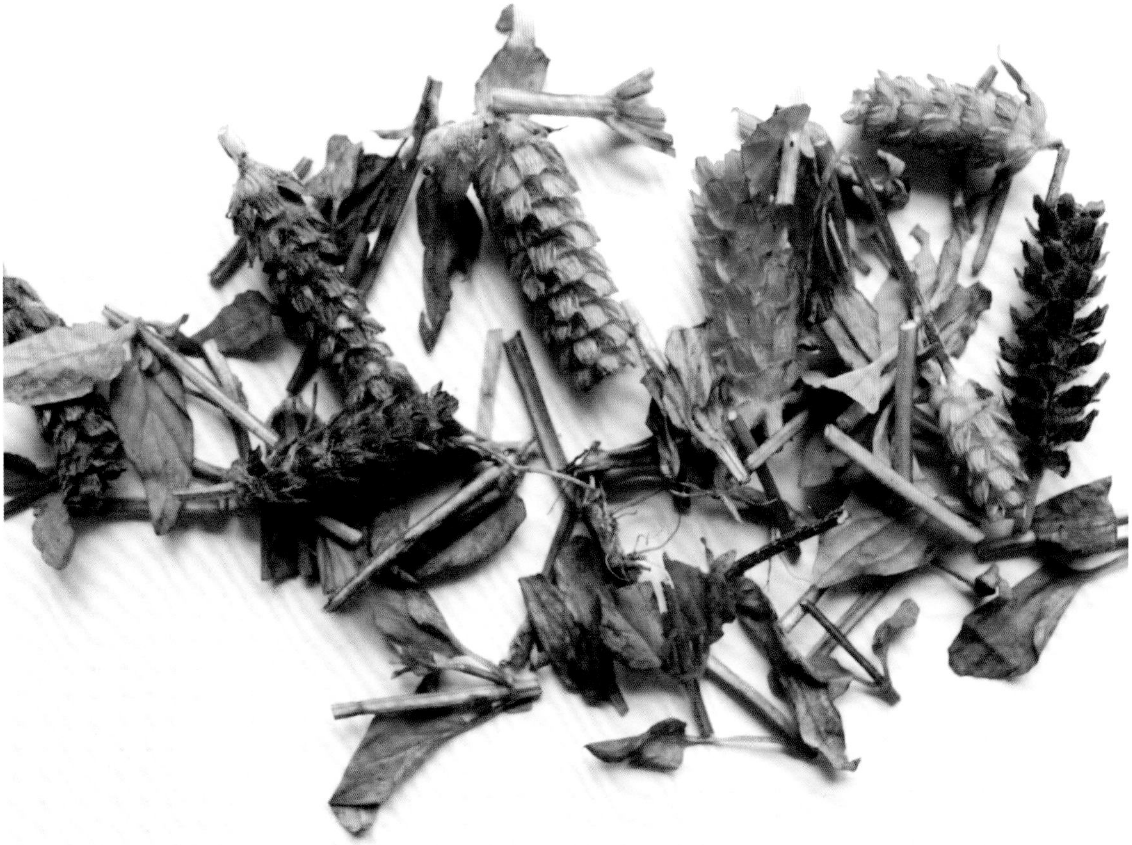

夏枯草（全草）饮片

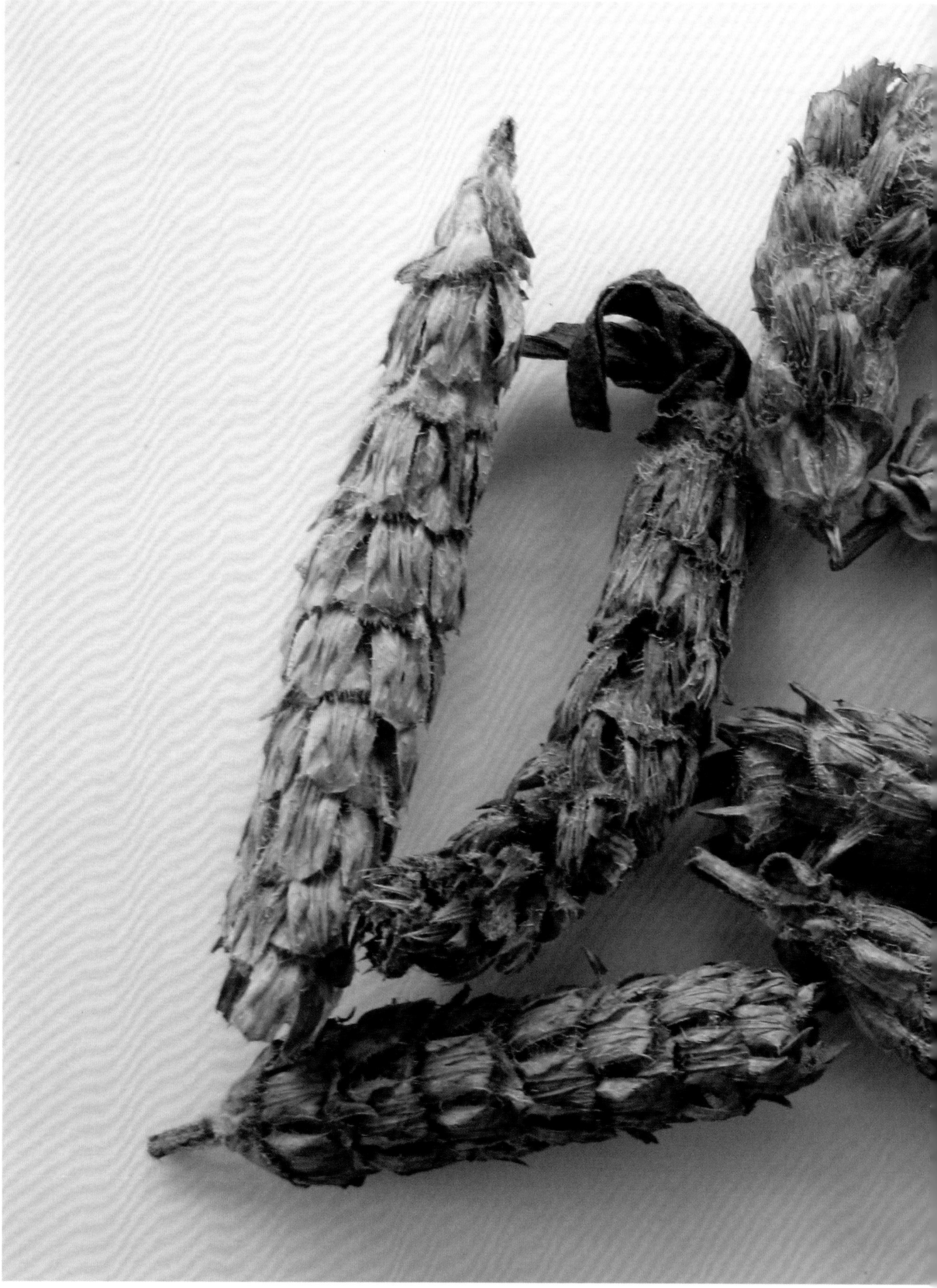

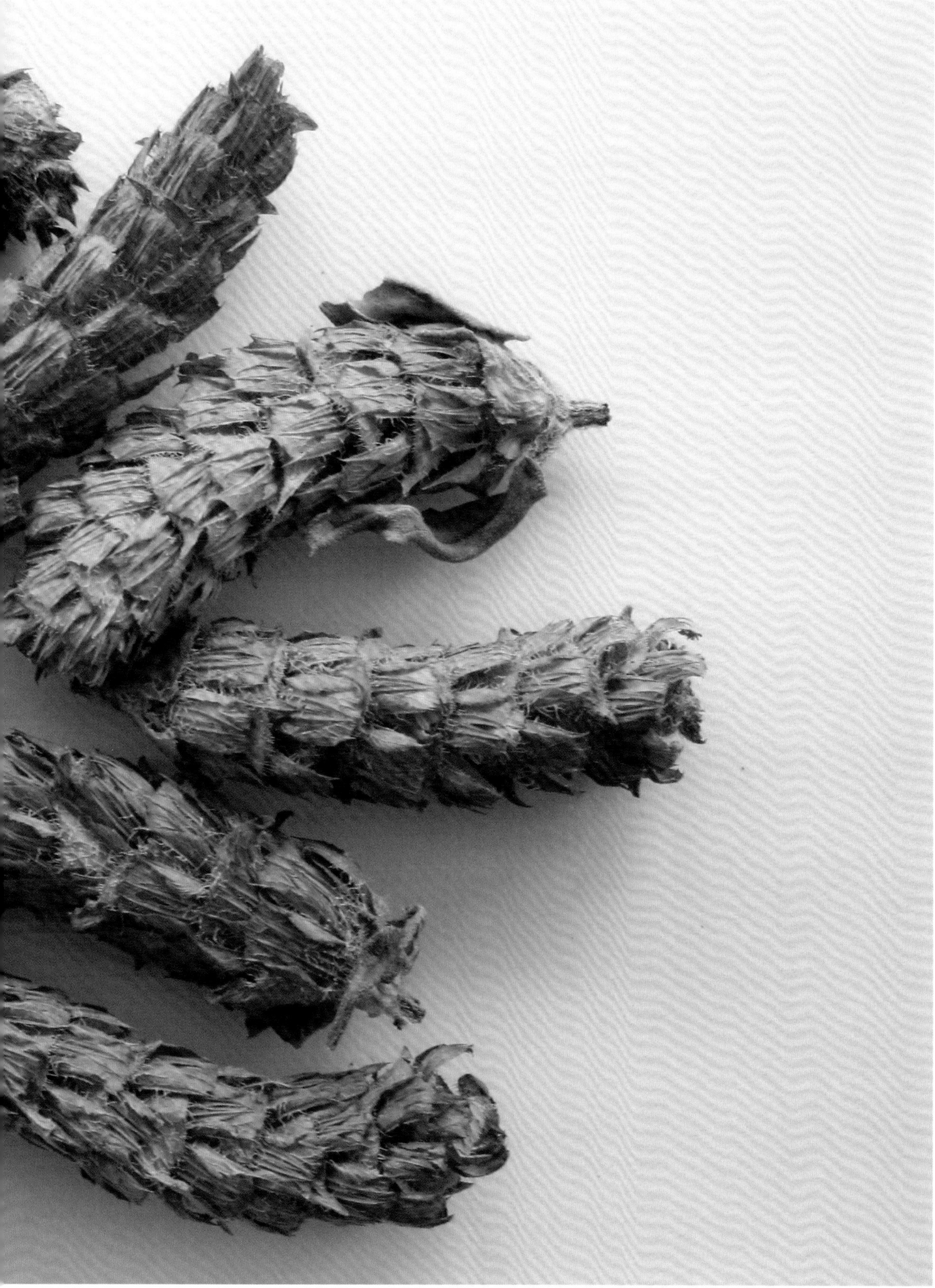

夏枯草饮片

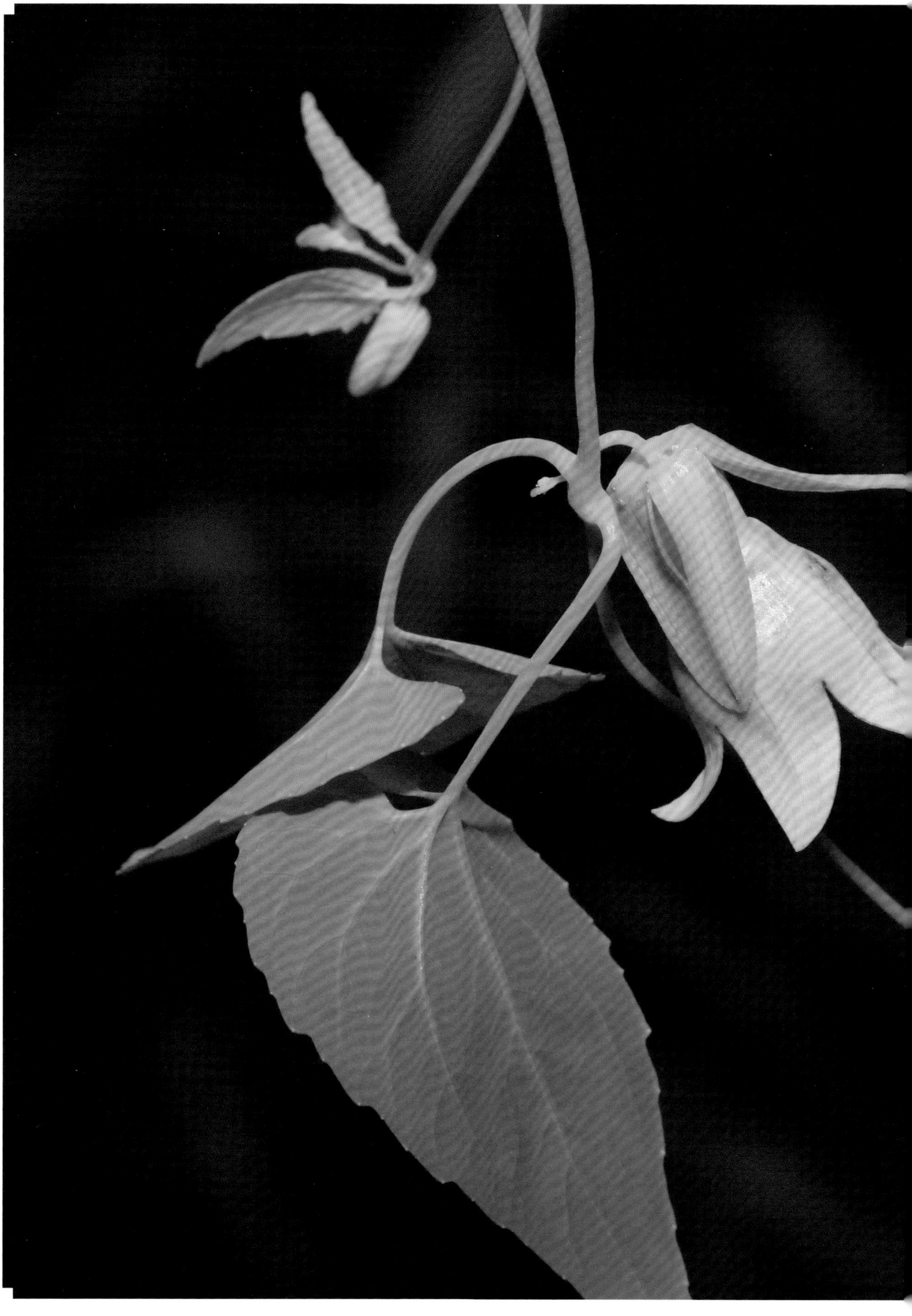

党参

【蒙药名】宋。

【别　名】希日、野台党、潞党参、鲁杜德道尔吉。

【来　源】本品为桔梗科多年生草本植物党参 *Codonopsis pilosula*（Franch.）Nannf. 的干燥根。

【性味归经】味甘，性平。归脾、肺经。

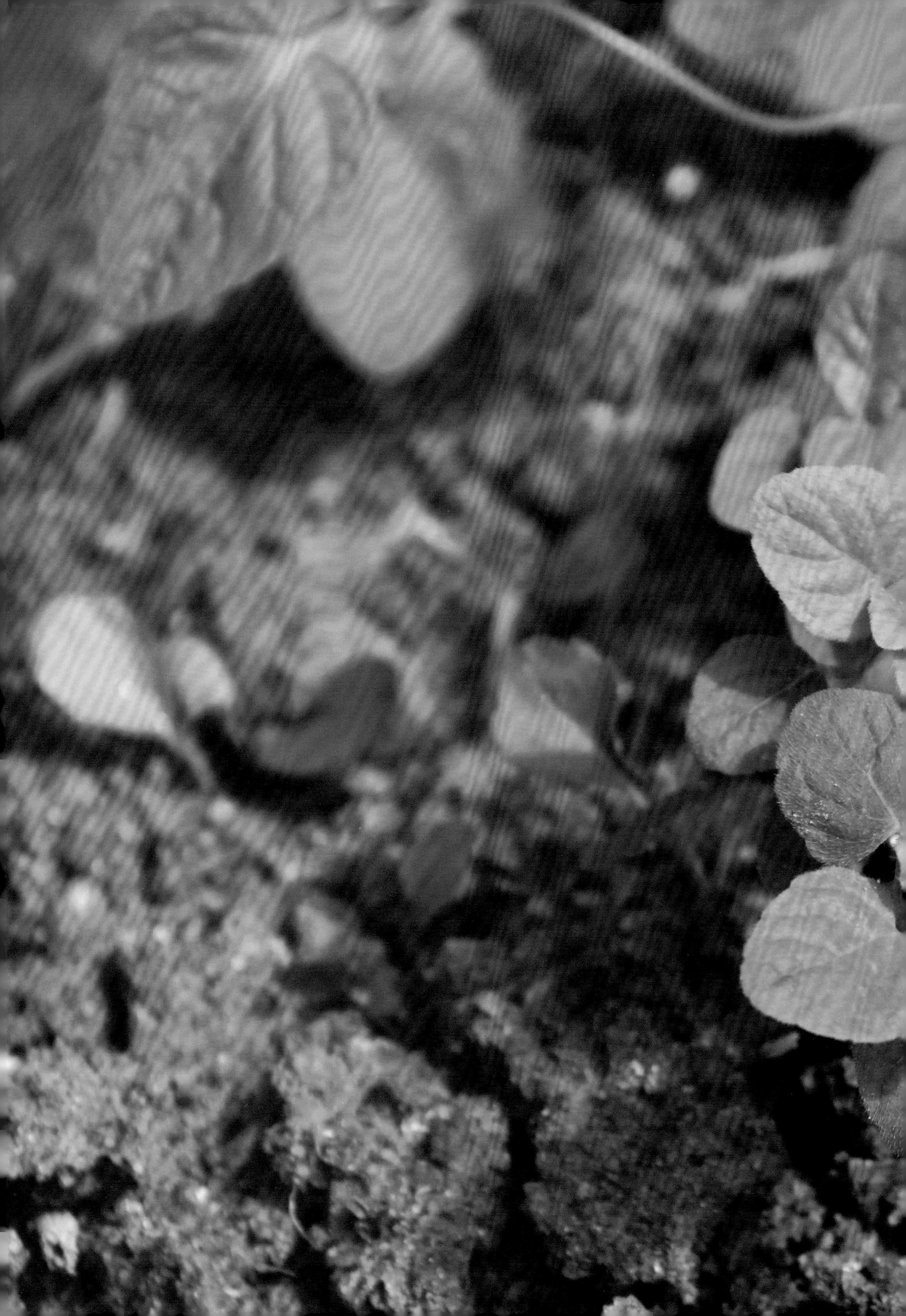

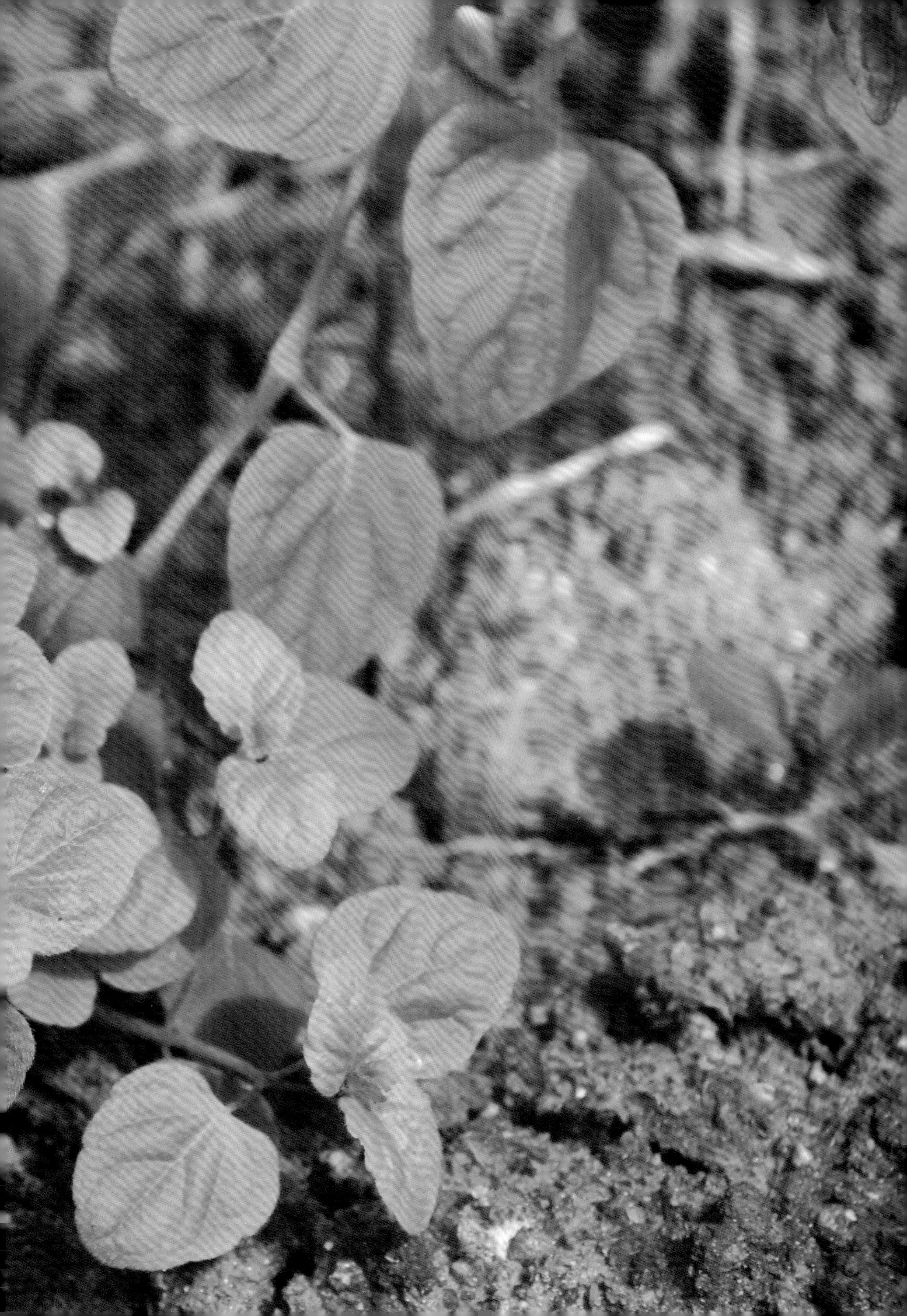

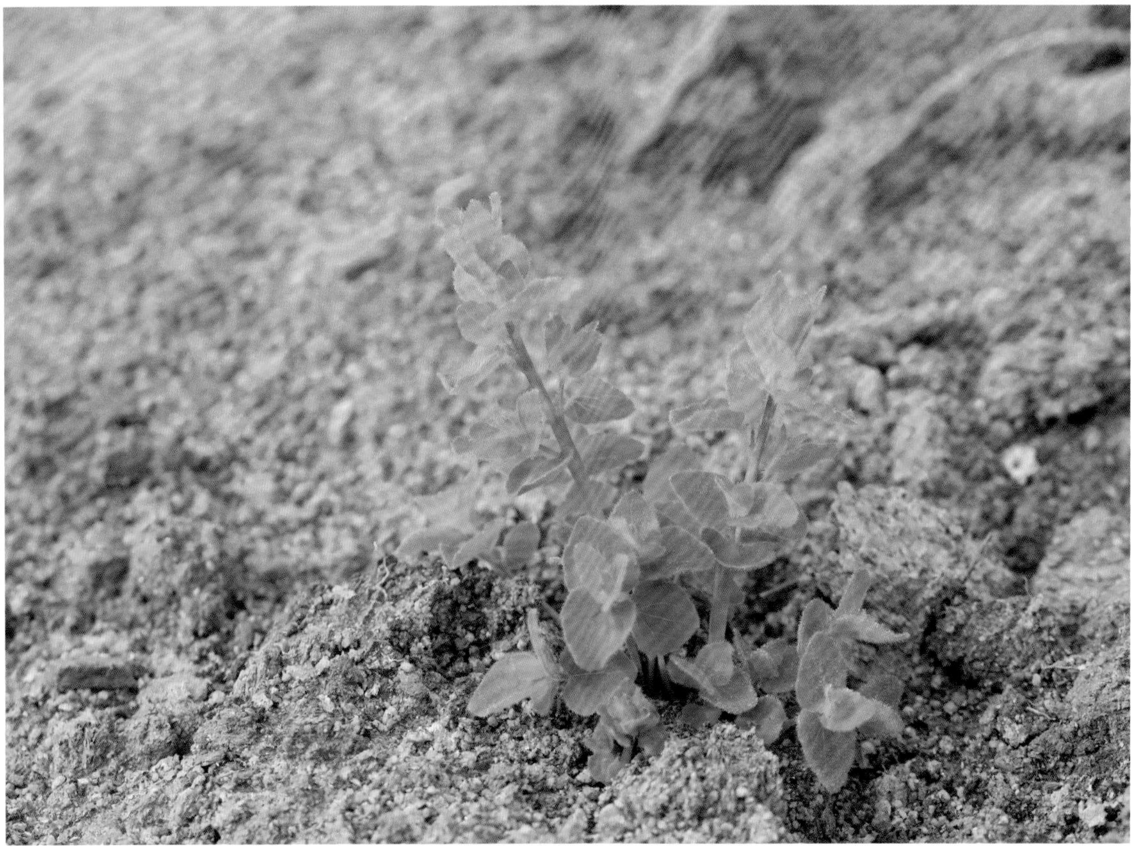

党参

识别特征

多年生草本，有白色乳汁，根肥大肉质，呈长圆柱形，顶端有膨大的根头，具多数瘤状茎痕；茎缠绕，长而多分枝。叶在主茎及侧枝上互生，在小枝上近对生，叶卵形，全缘或微波状，上面绿色，被糙伏毛，下面粉绿色，密被柔毛。花单生于枝端；花萼贴生至子房中部，花冠阔钟状，黄绿色，内面有紫斑。蒴果短圆锥状，种子细小，多数。花、果期 7—10 月。

生境分布

生长于山地林边及灌丛中。分布于山西、陕西、甘肃等省区及东北。以山西产的潞党参、东北产的东党参、甘肃产的西党参品质为佳。

采收加工

3 年以上者于秋季（9—10 月）采挖为佳。洗净泥土，按大小分别用绳串起，晒至半干，用手或木板搓揉，使皮部与木部紧贴，搓、晒交替，直至全干。

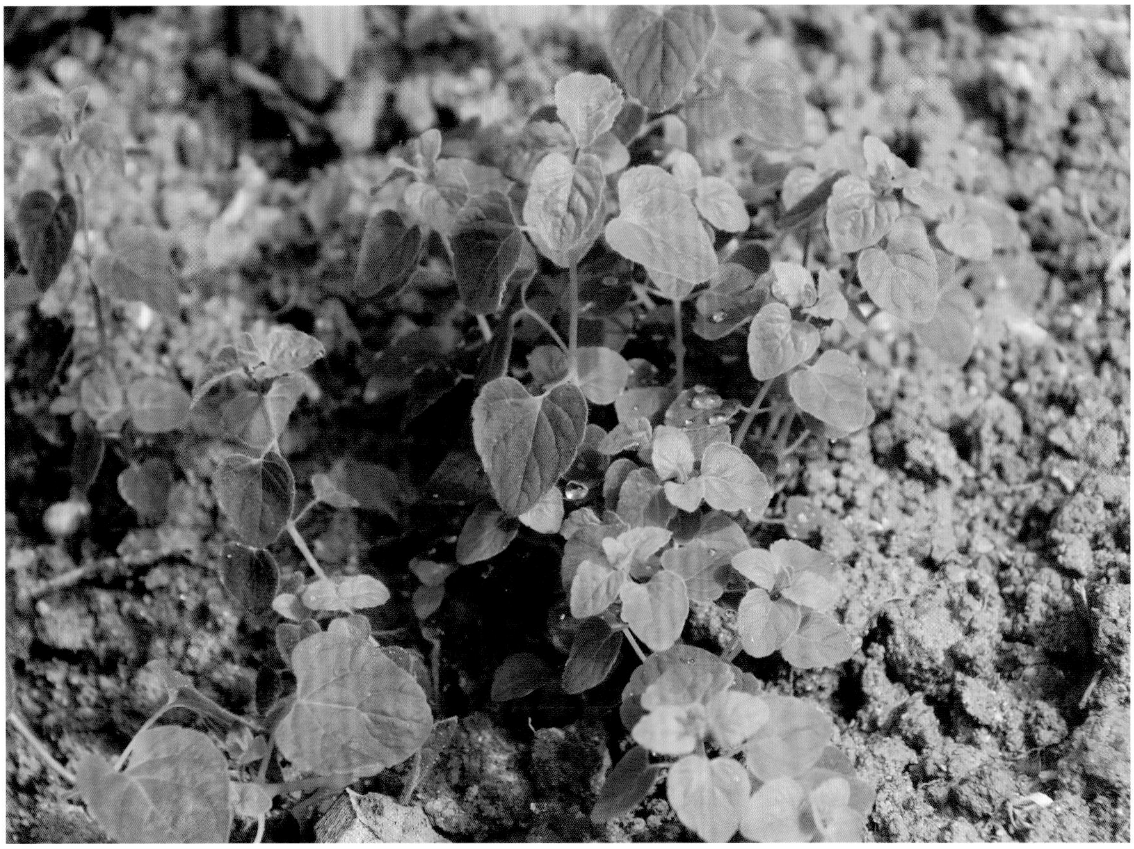

党参

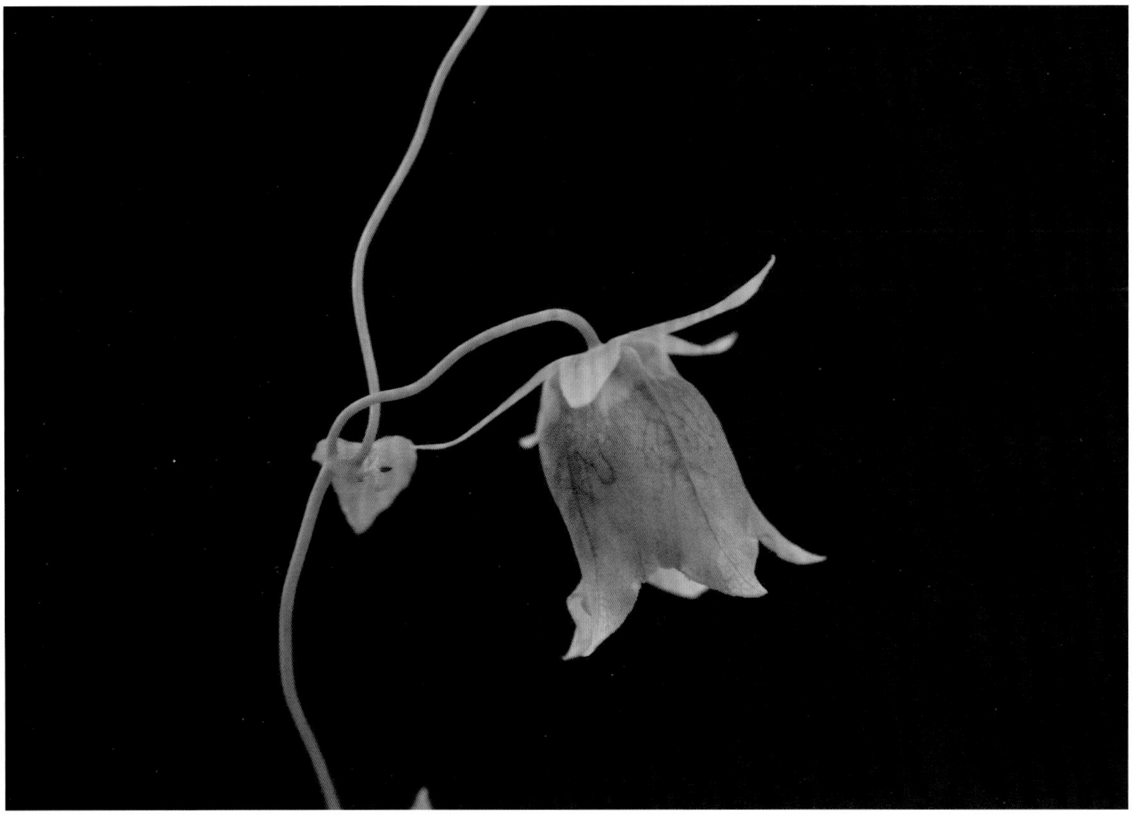

党参

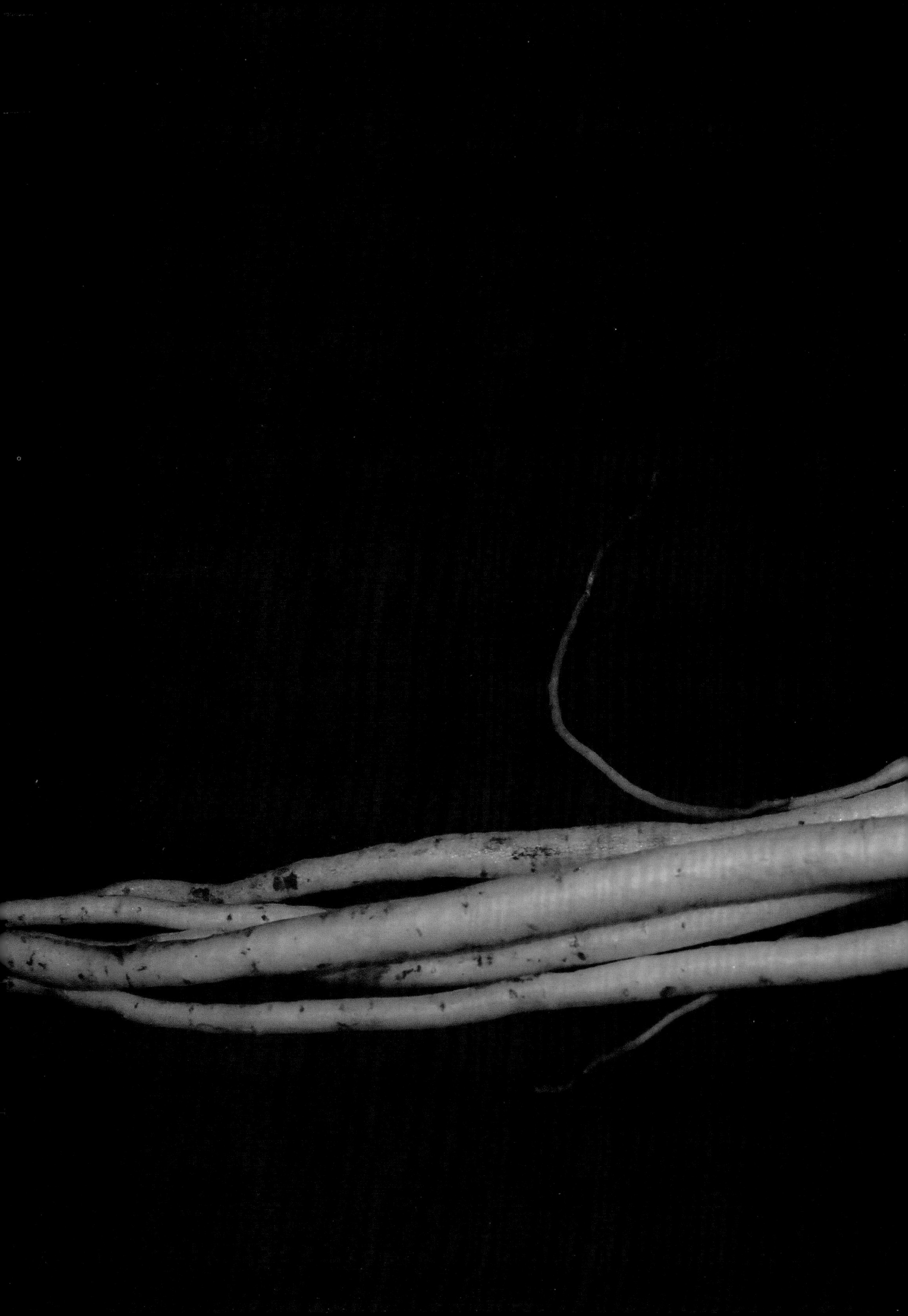

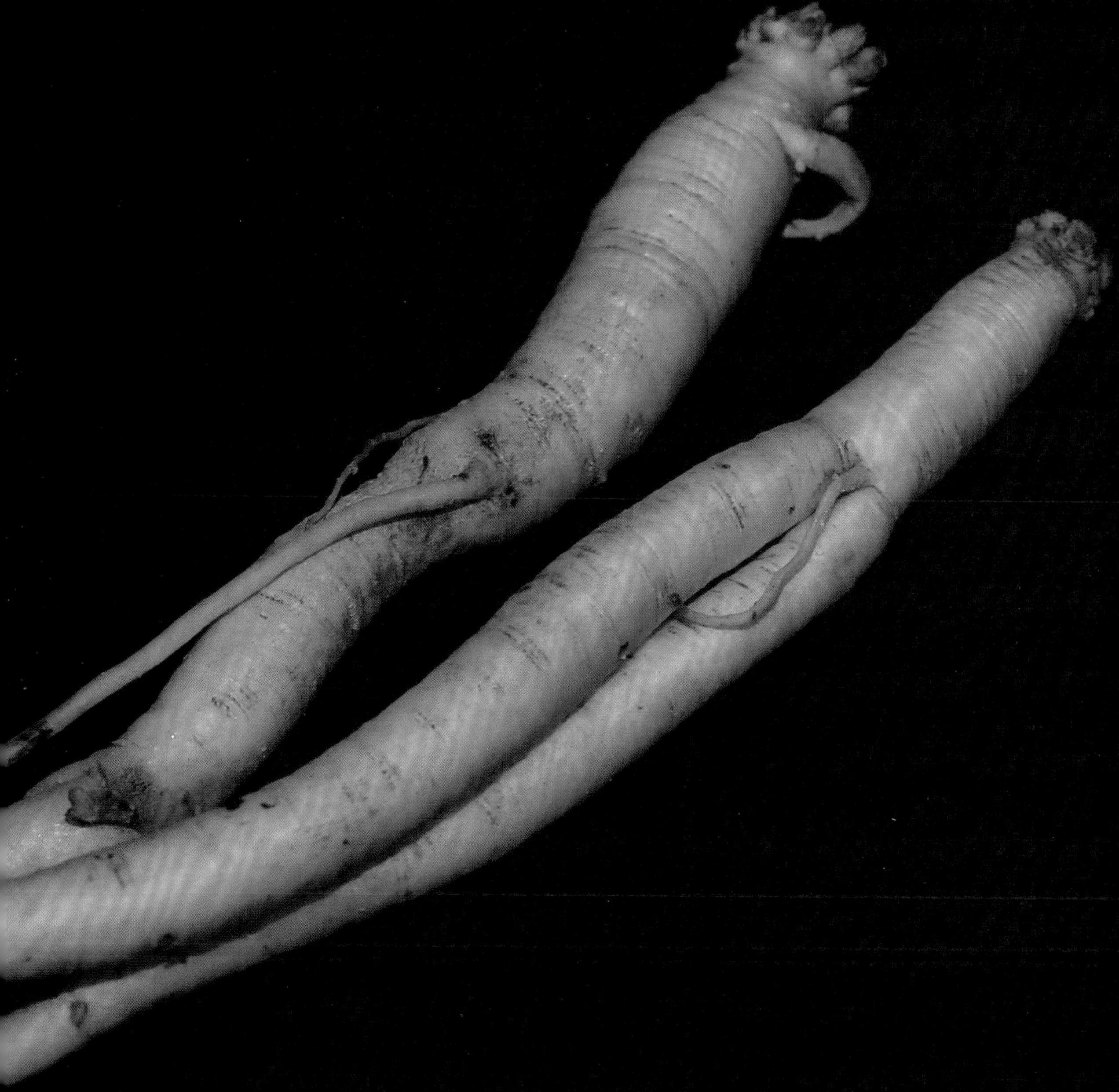

党参药材

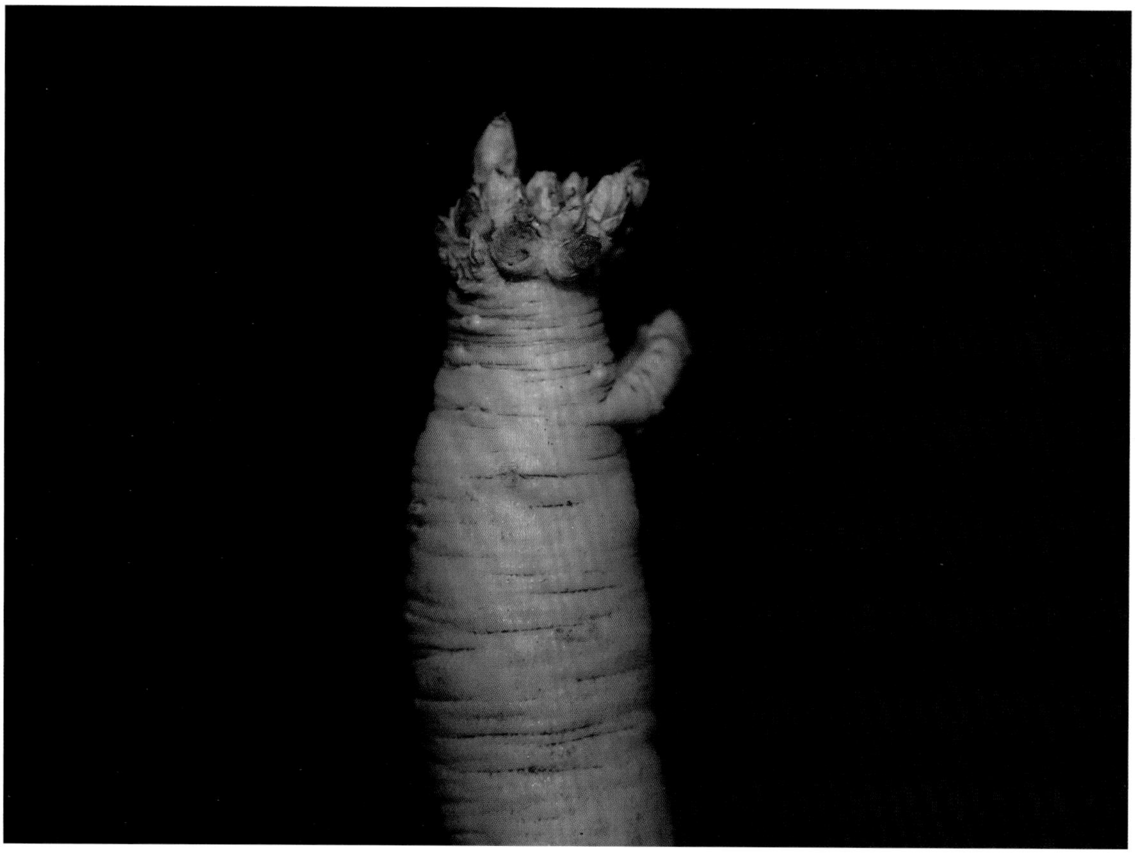

党参药材

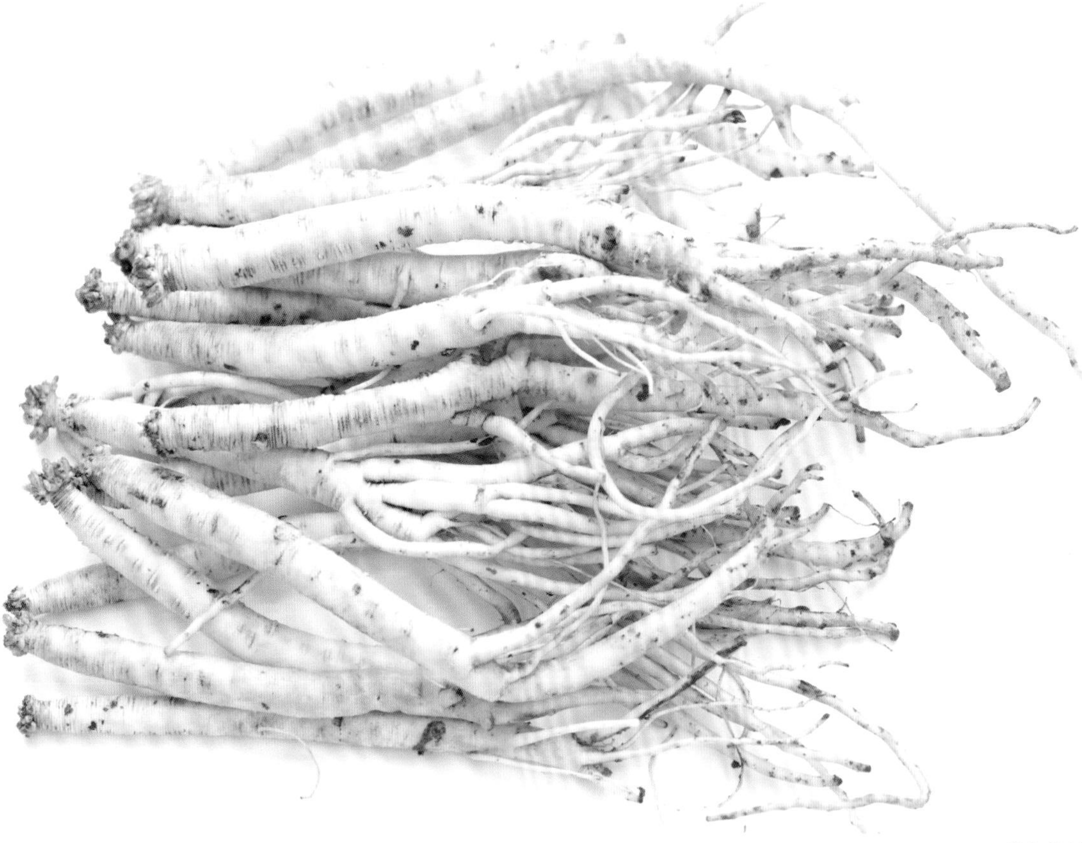

党参药材

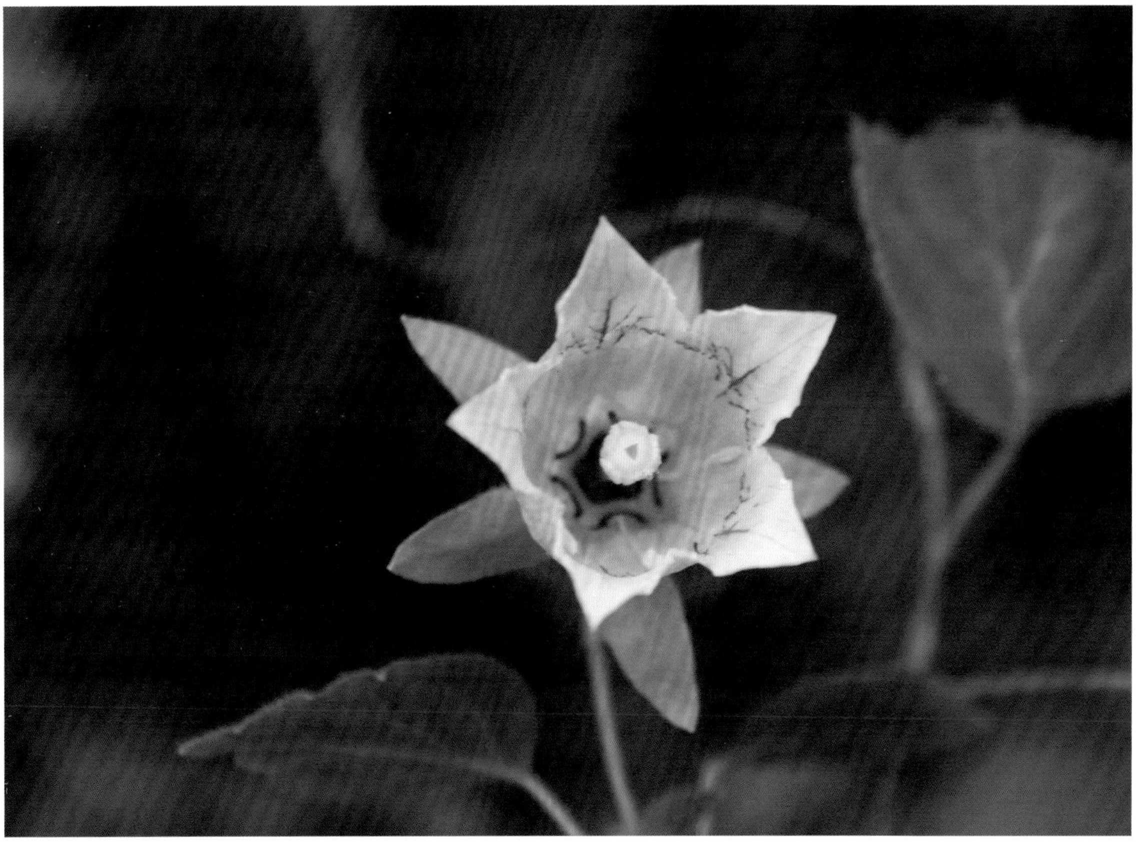

党参

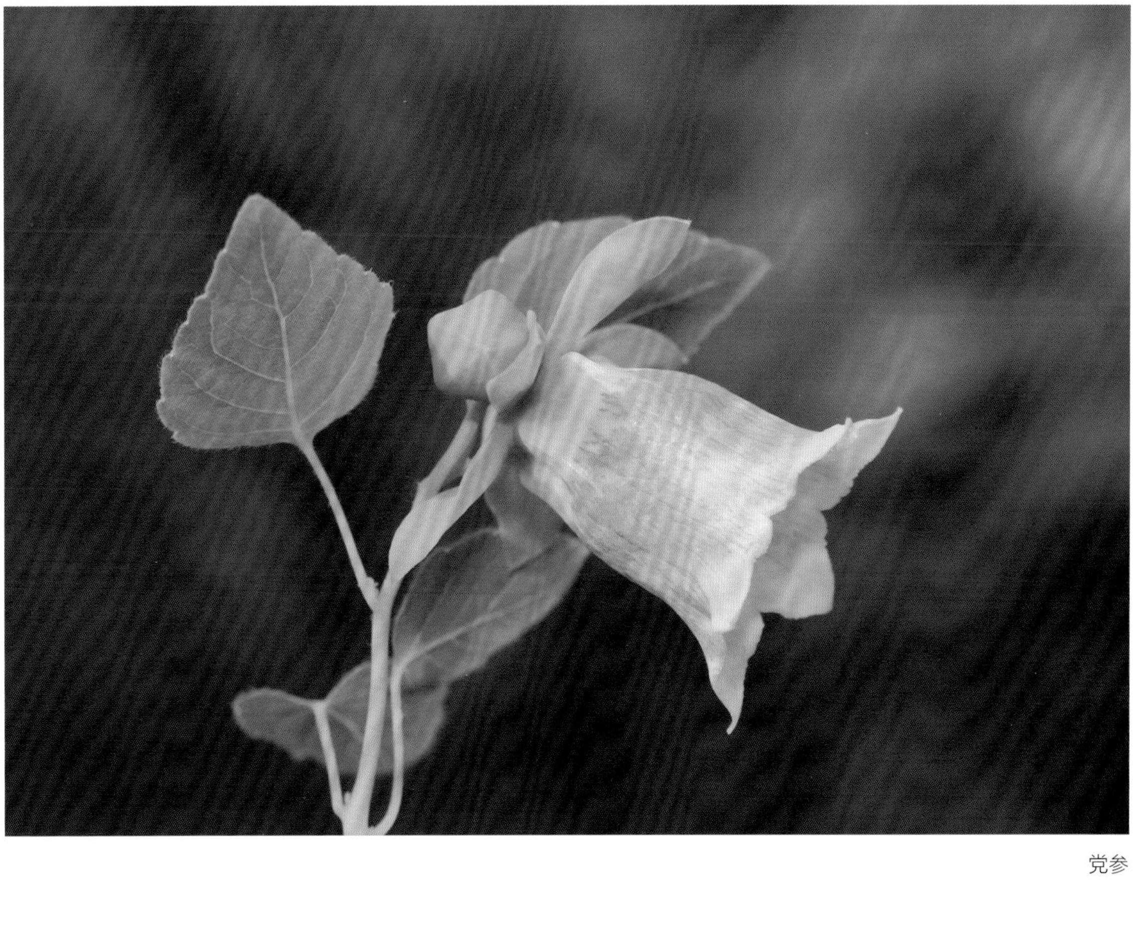

党参

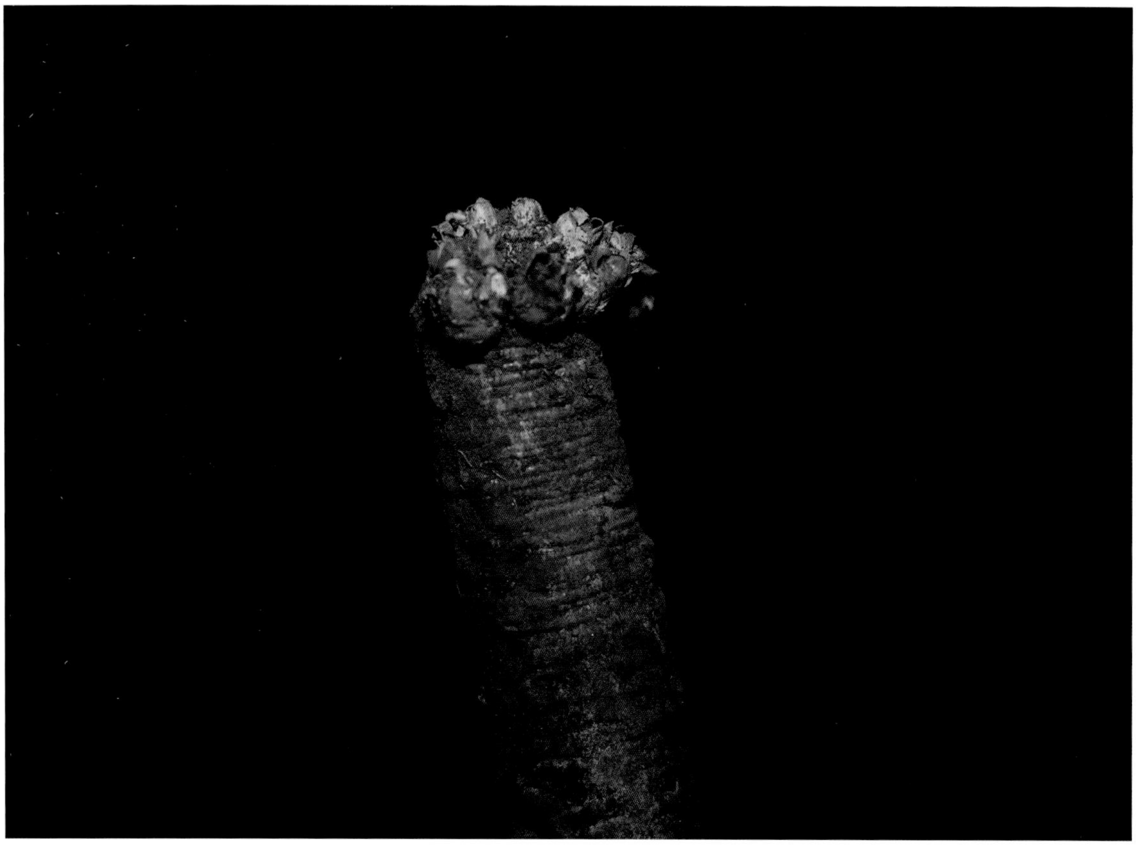

党参药材

药材鉴别

本品为类圆形的厚片。外表皮灰黄色至黄棕色，上部切片有致密的环状横纹，有时可见根头部有多数疣状突起的茎痕和芽。切面皮部淡黄色至淡棕色，木部淡黄色，有裂隙或放射状纹理，质稍硬或略带韧性，有特殊香气，味微甜。以条粗壮、质柔润、气味浓、嚼之无渣者为佳。

功效主治

补中益气，生津养血。本品味甘性平，善补中气，润肺生津。尤其可贵者，健脾运而不燥，滋胃阴而不湿，润肺而不犯寒凉，养血而不偏滋腻。故有补中益气、生津养血之功。

用法用量

内服：6 ~ 10 g，大剂量可用至 30 g，水煎服；或入丸、散。

民族药方

1. 小儿口疮　党参 50 g，黄柏 25 g。共为细末，吹撒患处。

2．心律失常 党参 10 g，麦冬 8 g，五味子 3 g。同研成细末，每日 1 剂，分 2 次服。

3．肝癌 党参、茯苓、白术、炙黄芪、炒扁豆各 9 g，薏苡仁 15 ~ 30 g，橘皮 6 g，炙甘草 3 g。每日 1 剂，水煎服。

4．心绞痛 党参 20 g，麦冬、黄芪、生地黄各 15 g，茯苓 12 g，丹参 18 g，甘草 6 g，五味子 9 g。水煎服。

5．糖尿病 党参 15 g，西瓜皮、枸杞子各 50 g。水煎服。

6．低血压症 党参、黄精各 30 g，炙甘草 10 g。水煎取药汁，每日 1 剂，顿服。

7．气血两亏之心悸 党参、五味子、麦冬、枸杞子、钩藤、牡蛎、白芍、当归、龙骨、甘草各适量。水煎取药汁，每日 1 剂。

8．冠心病 党参 25 g，麦冬、瓜蒌各 20 g，五味子、红花、赤芍、丹参、薤白各 15 g，桂枝 10 g。水煎取药汁。每日 1 剂，分 2 次服，30 日为 1 个疗程。

使用注意

本品虽药性平和，但味甘能补气生热助邪，虚弱无实邪者宜用。气滞者禁用，正虚邪实者不宜单独用。反藜芦，畏五灵脂。

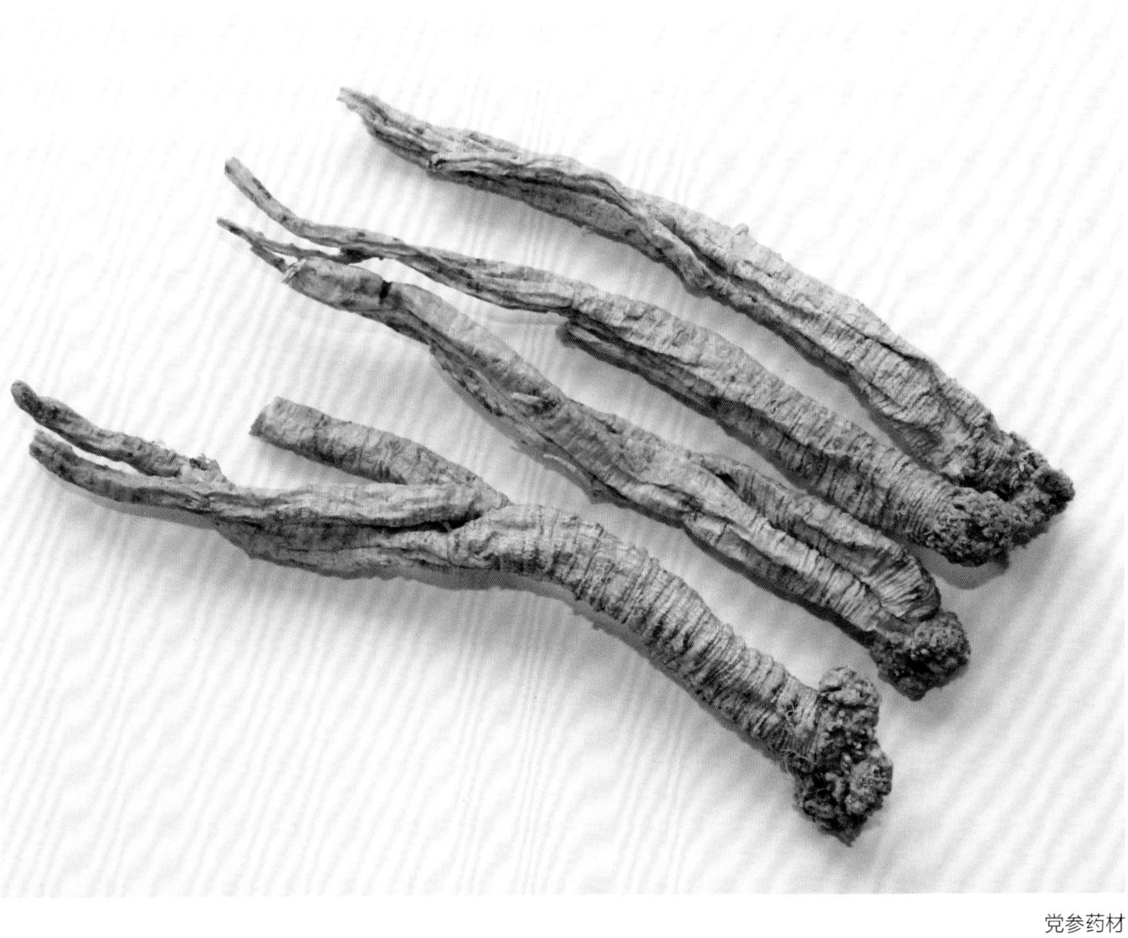

党参药材

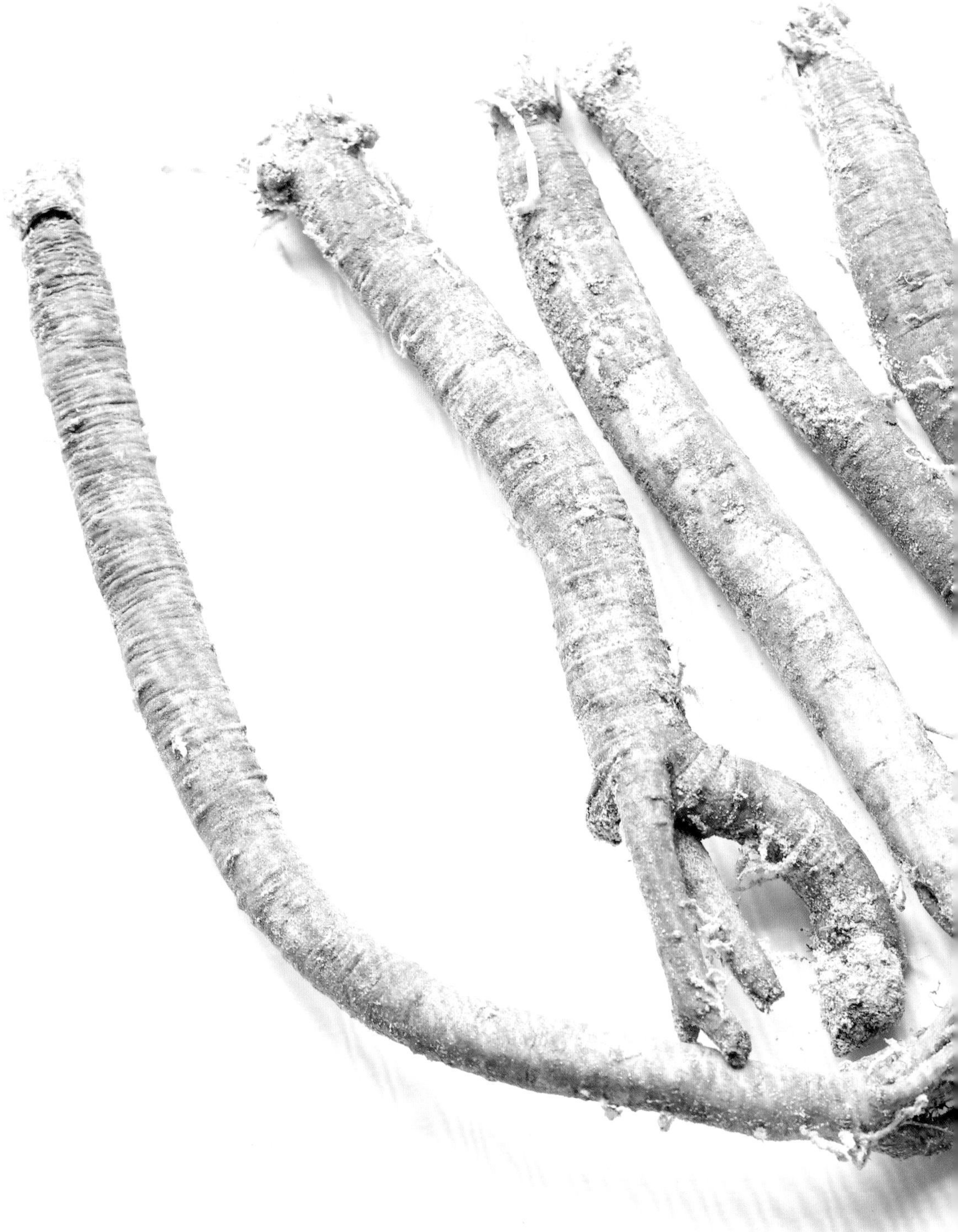

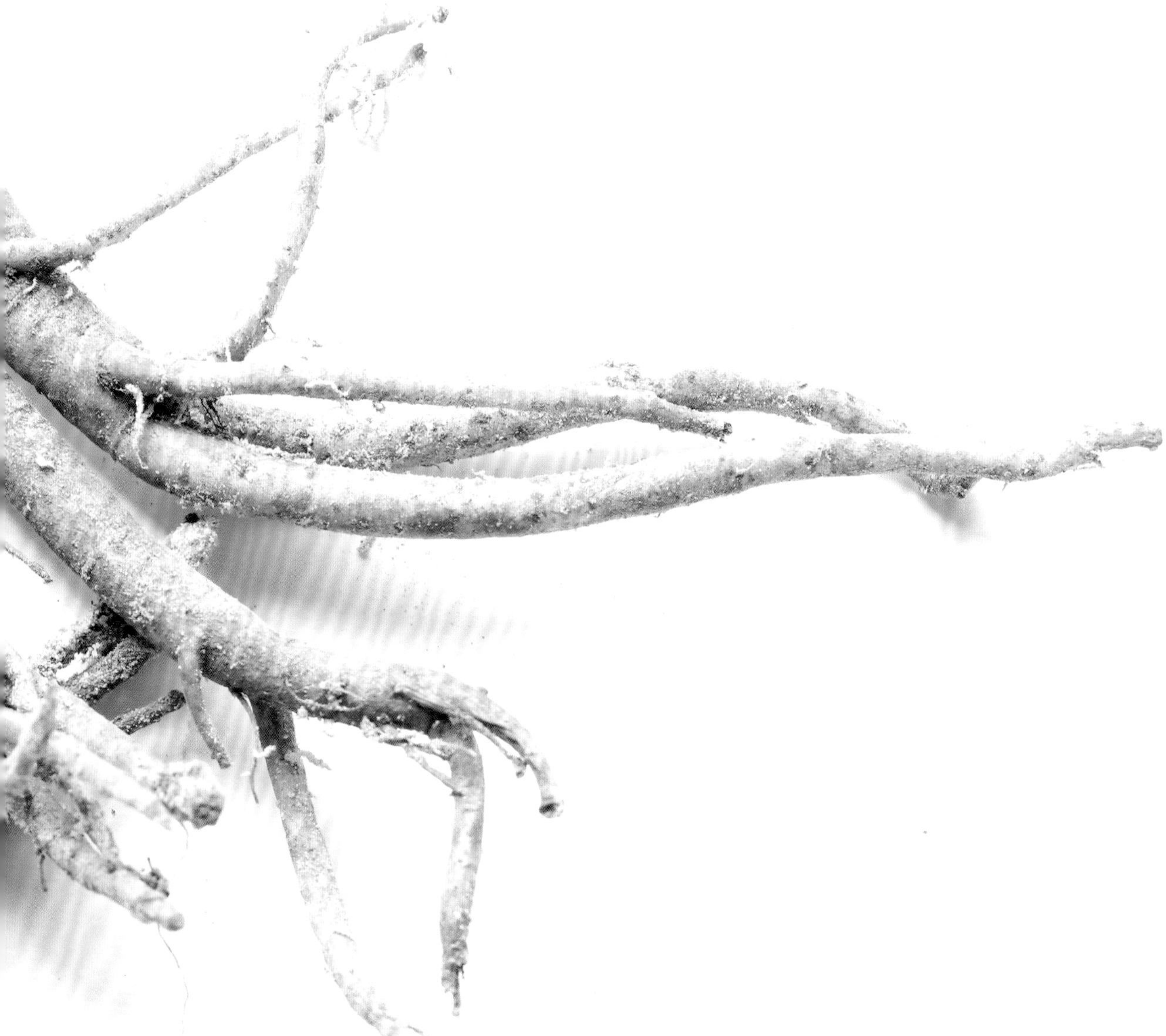

党参药材

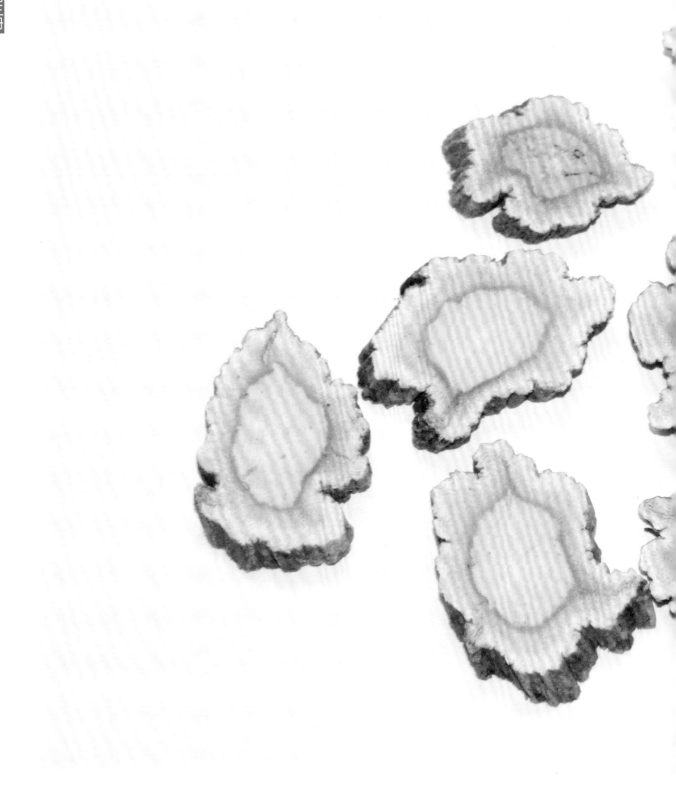

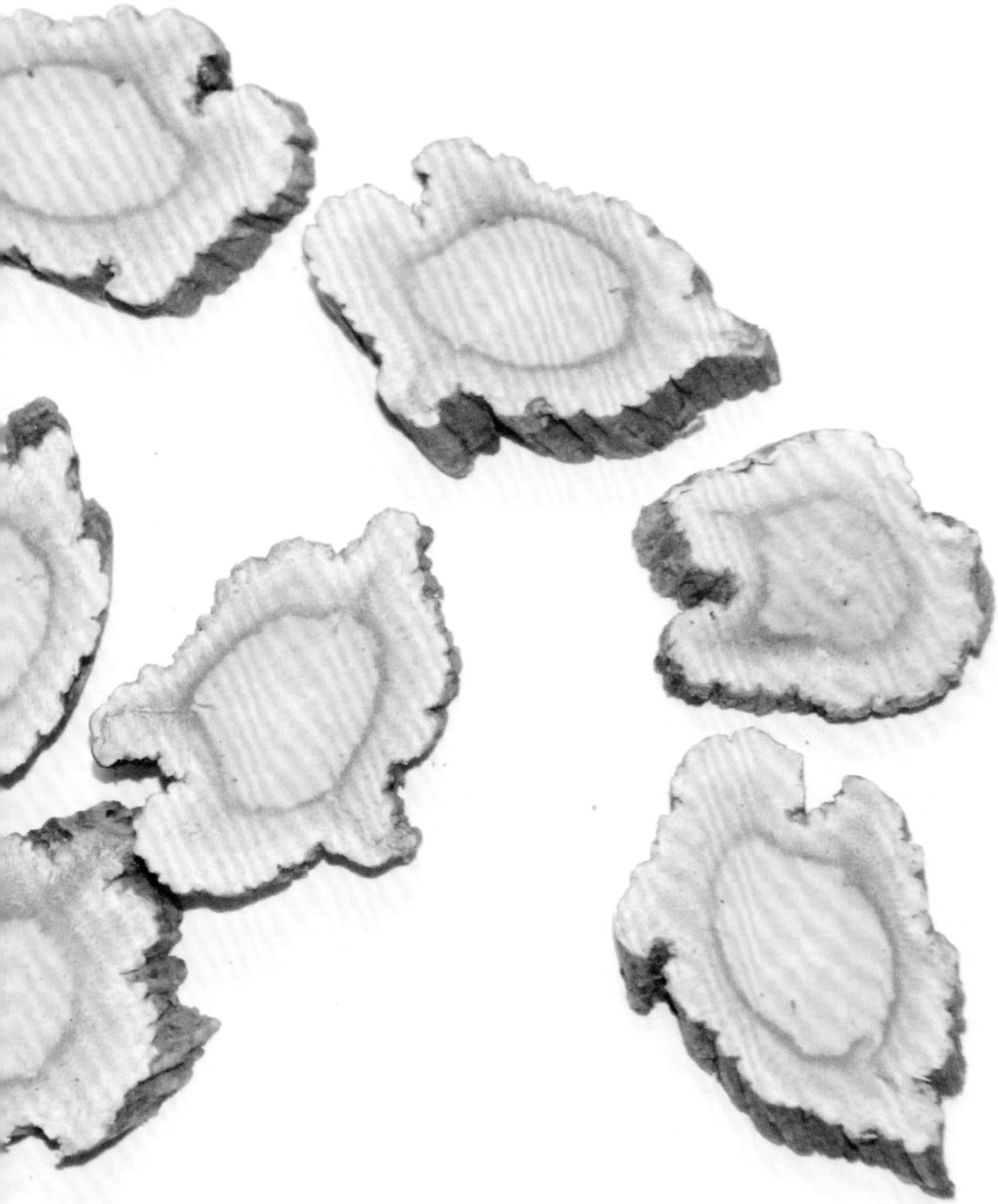

党参（野生）饮片

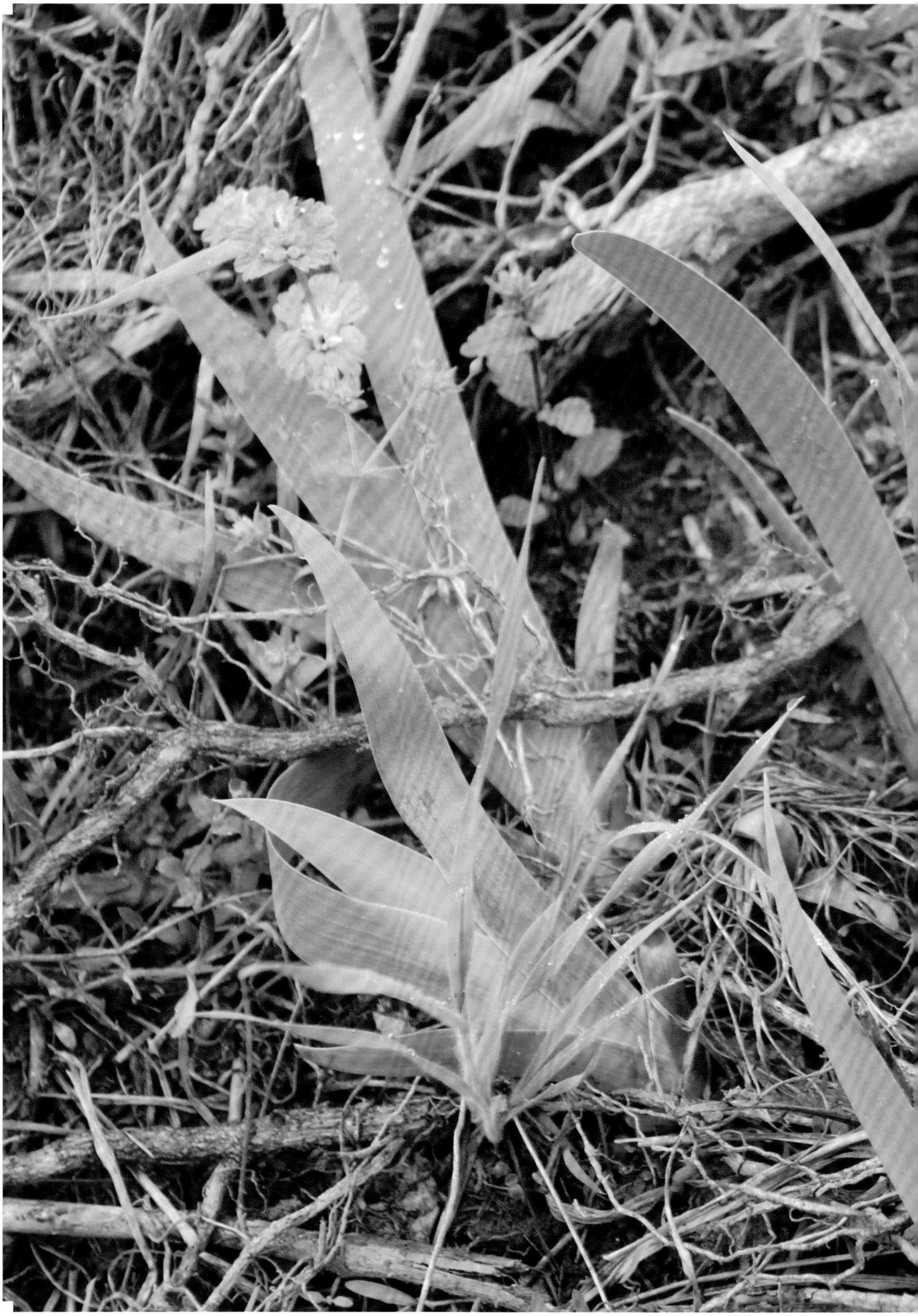

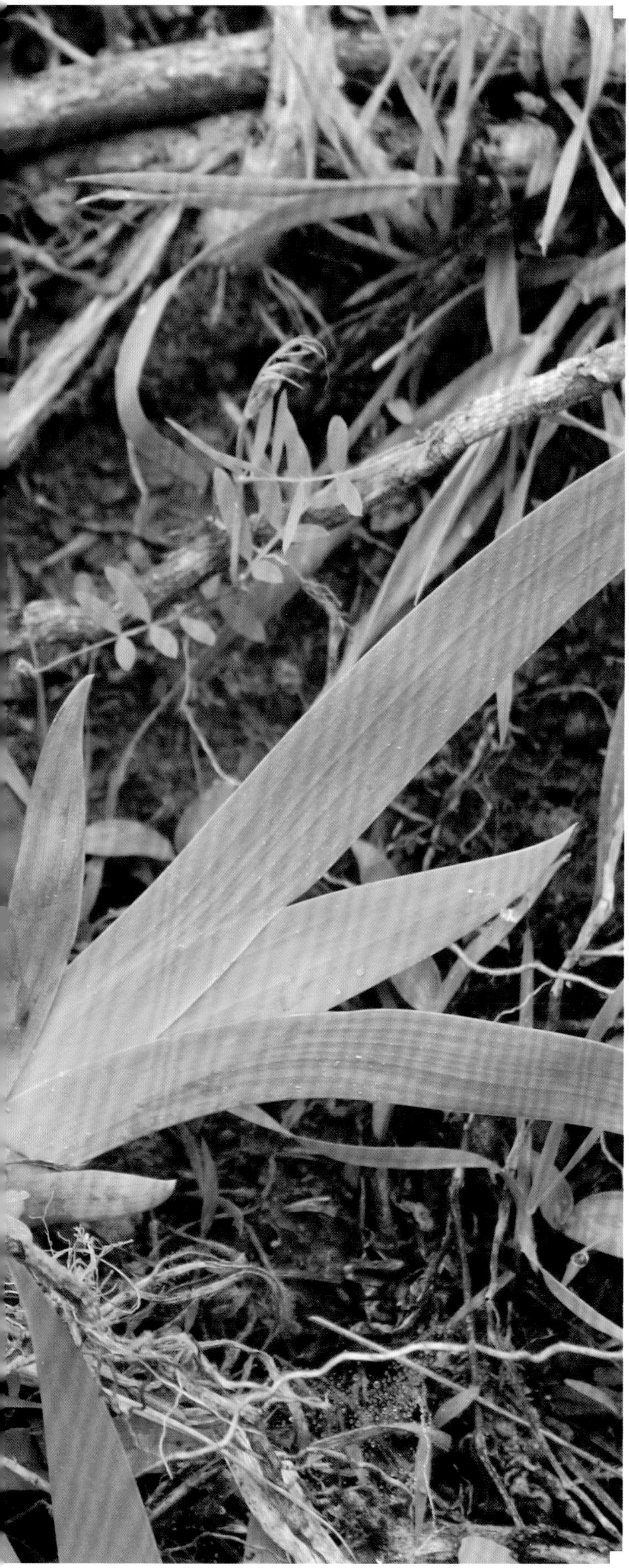

射干

【蒙药名】协日、沙日-查黑勒德格。

【别　名】扁竹、老君扇、布射勒泽。

【来　源】本品为鸢尾科植物射干 *Belamcanda chinensis*（L.）DC. 的根茎。

【性味归经】味苦，性寒。归热经。

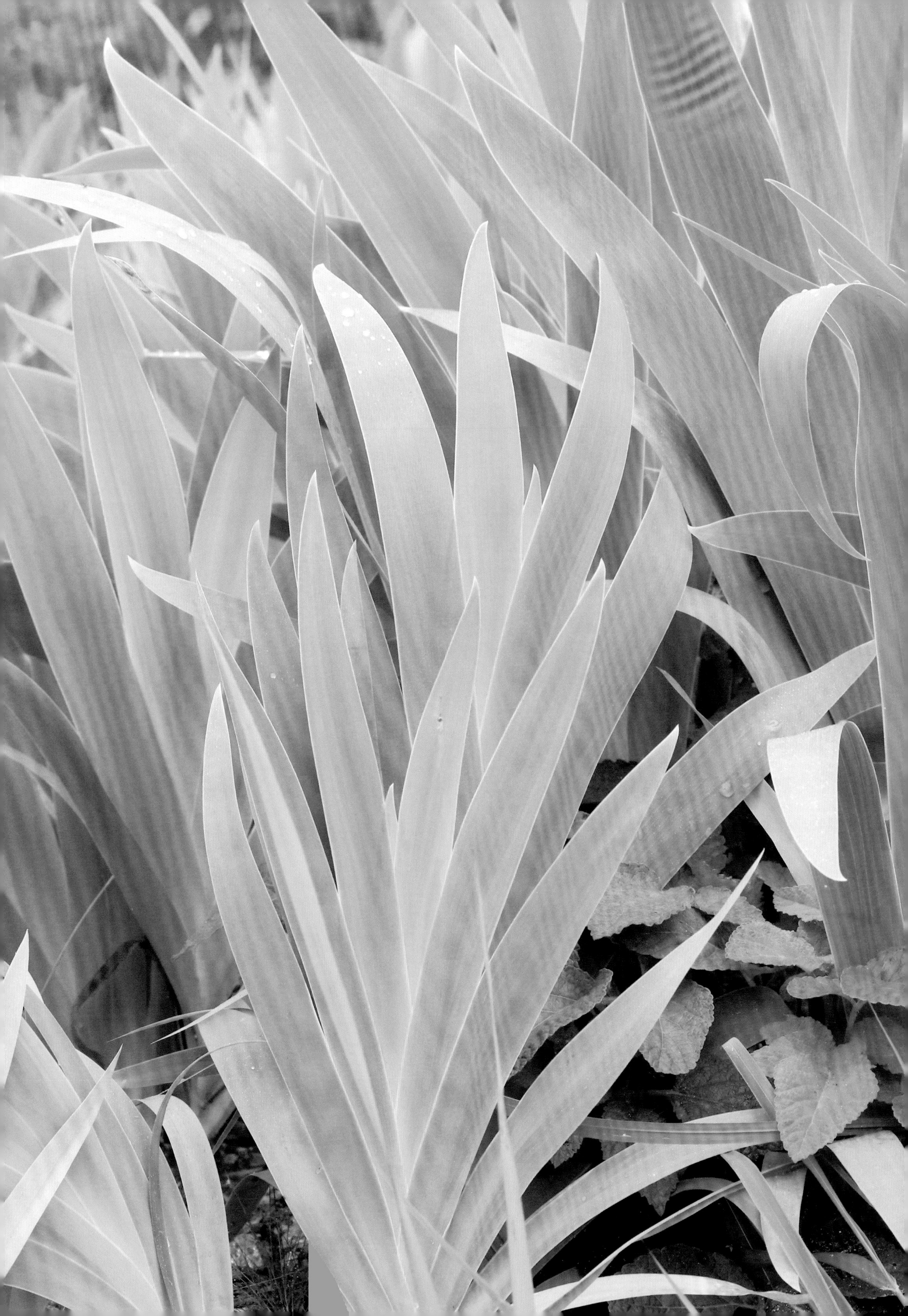

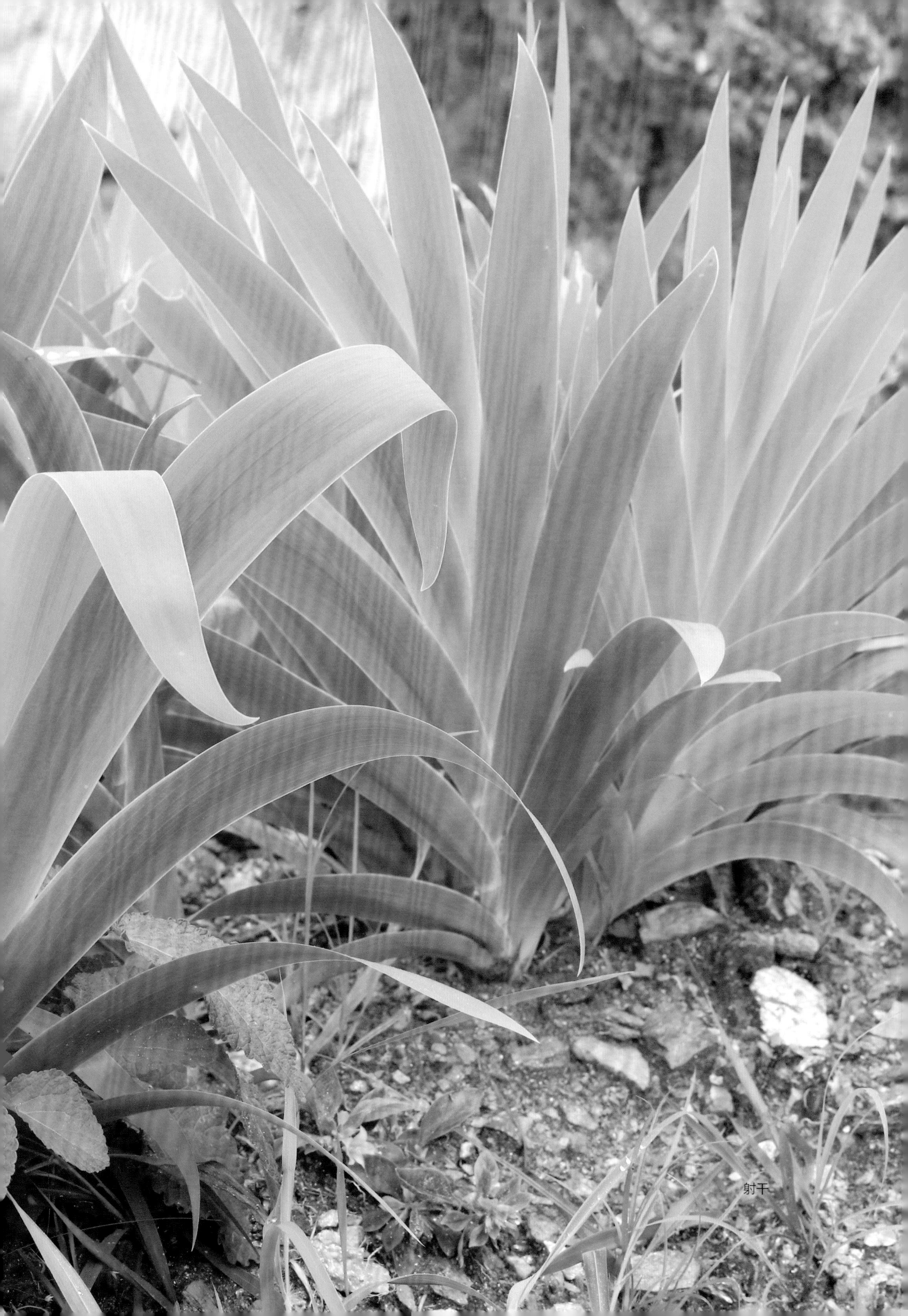
射干

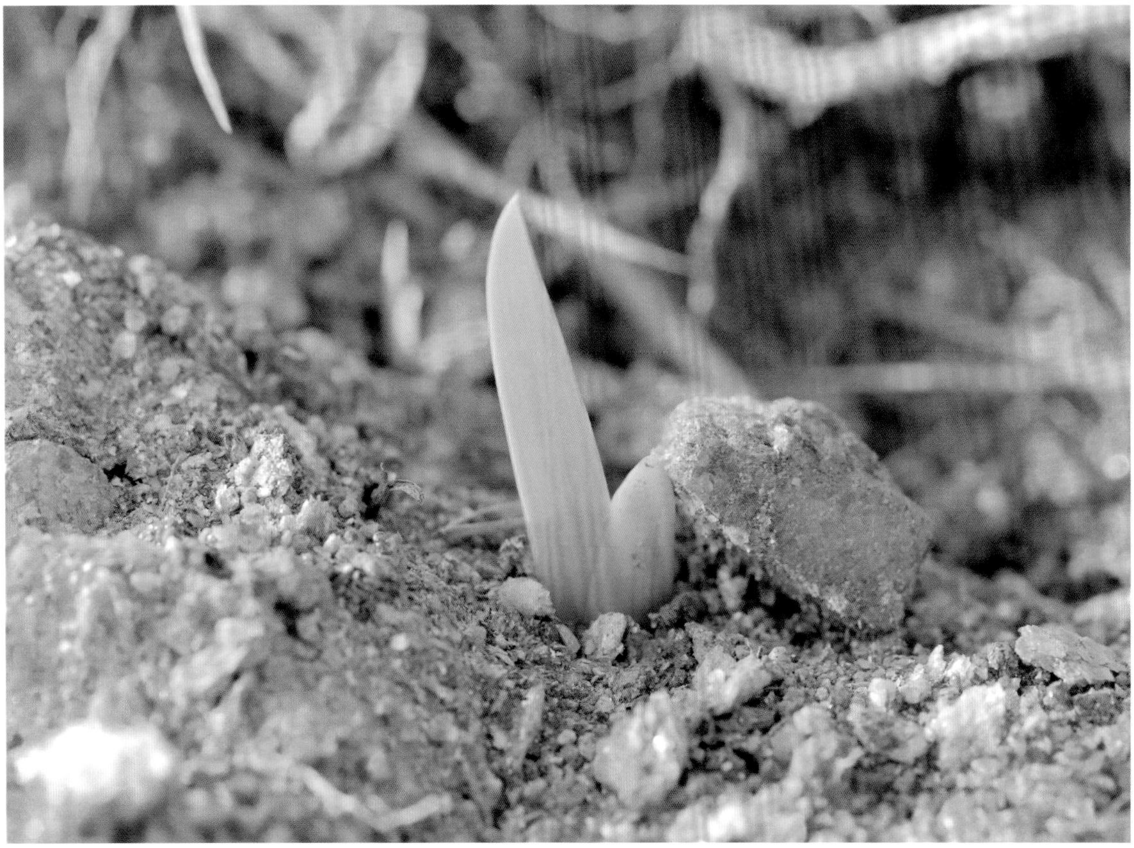

射干

识别特征

多年生草本植物，高达 80 cm。根茎横走，略呈结节状，外皮鲜黄色。叶 2 列，嵌叠状排列，宽剑形，扁平，长达 60 cm。茎直立。伞房花序顶生，2 歧状，苞状膜质；花橘黄色，花被 6，基部合生成短筒，外轮开展，散生暗红色斑点，内轮与外轮相似；雄蕊 3，着生于花被基部；花柱棒状，顶端 3 浅裂，被毛。蒴果倒卵圆形，熟时 3 裂，果瓣向内弯曲。种子近球形，黑色，有光泽。花期 7—9 月，果期 8—10 月。

生境分布

生长于山坡、草丛、路旁向阳处。分布于贵州、湖北、河南、江苏、浙江、安徽、湖南、广东、广西、云南等省区。

采收加工

栽后 2 ~ 3 年收获，春、秋二季挖掘根茎，洗净泥土，晒干，搓去须根，再晒至全干。

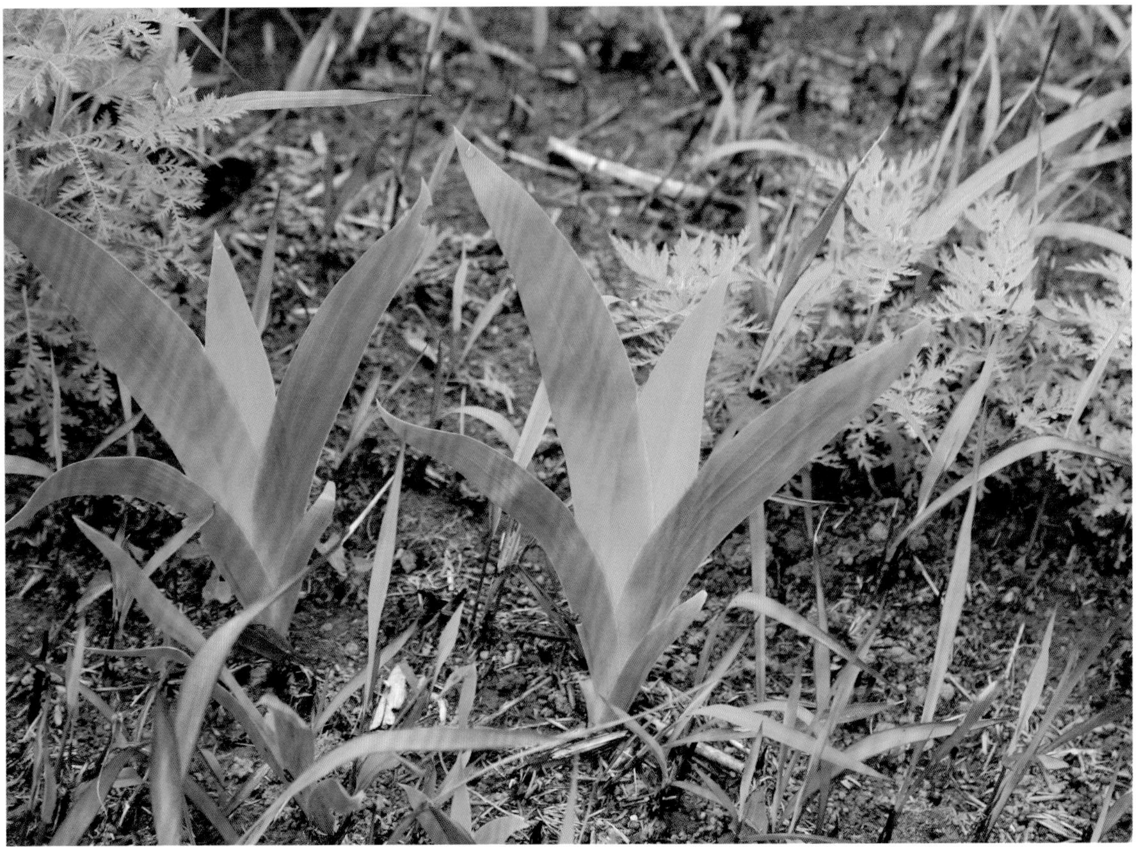
射干

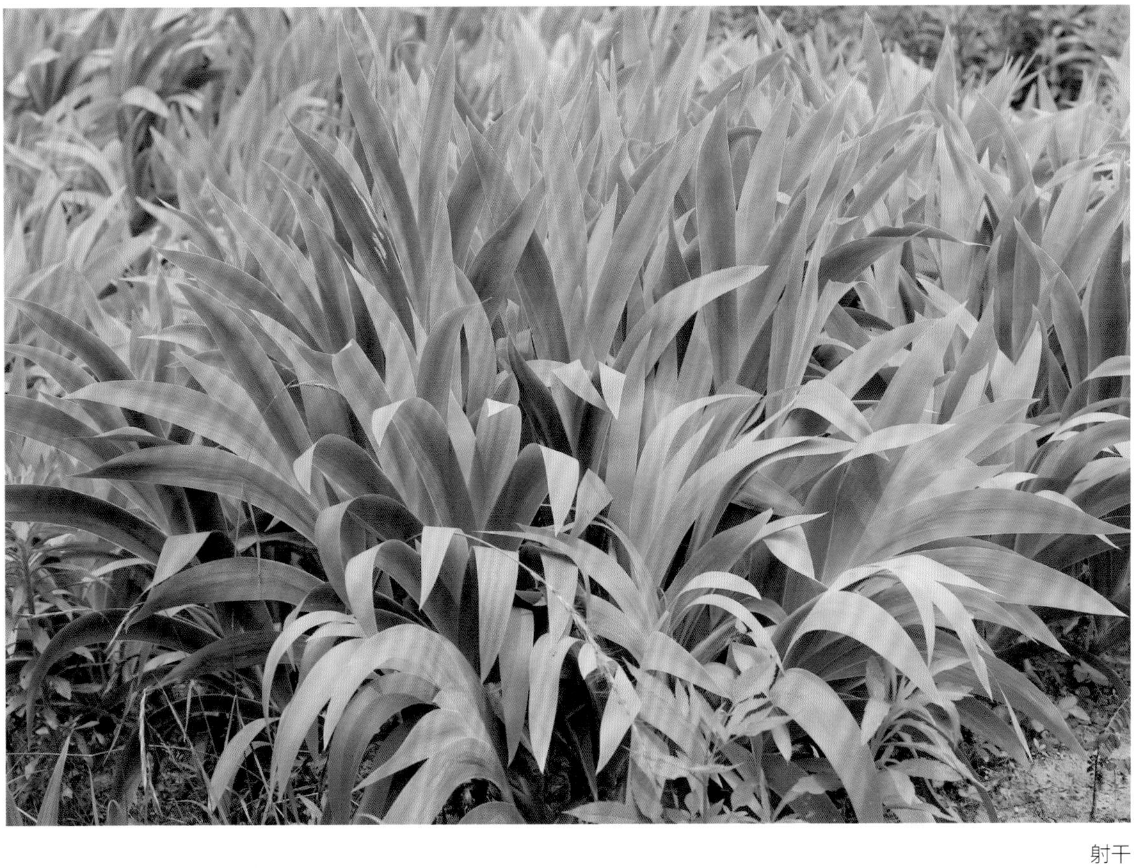
射干

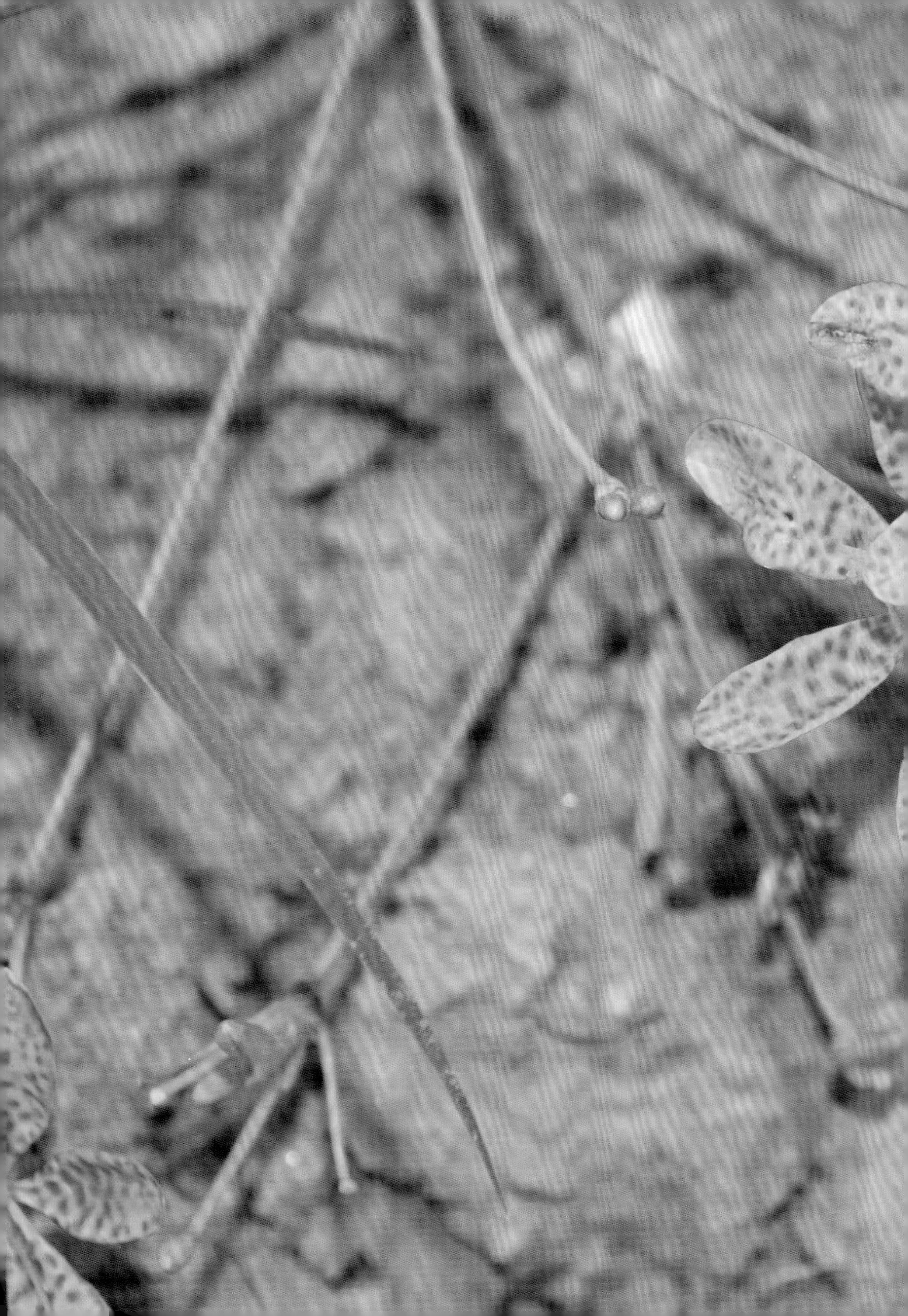

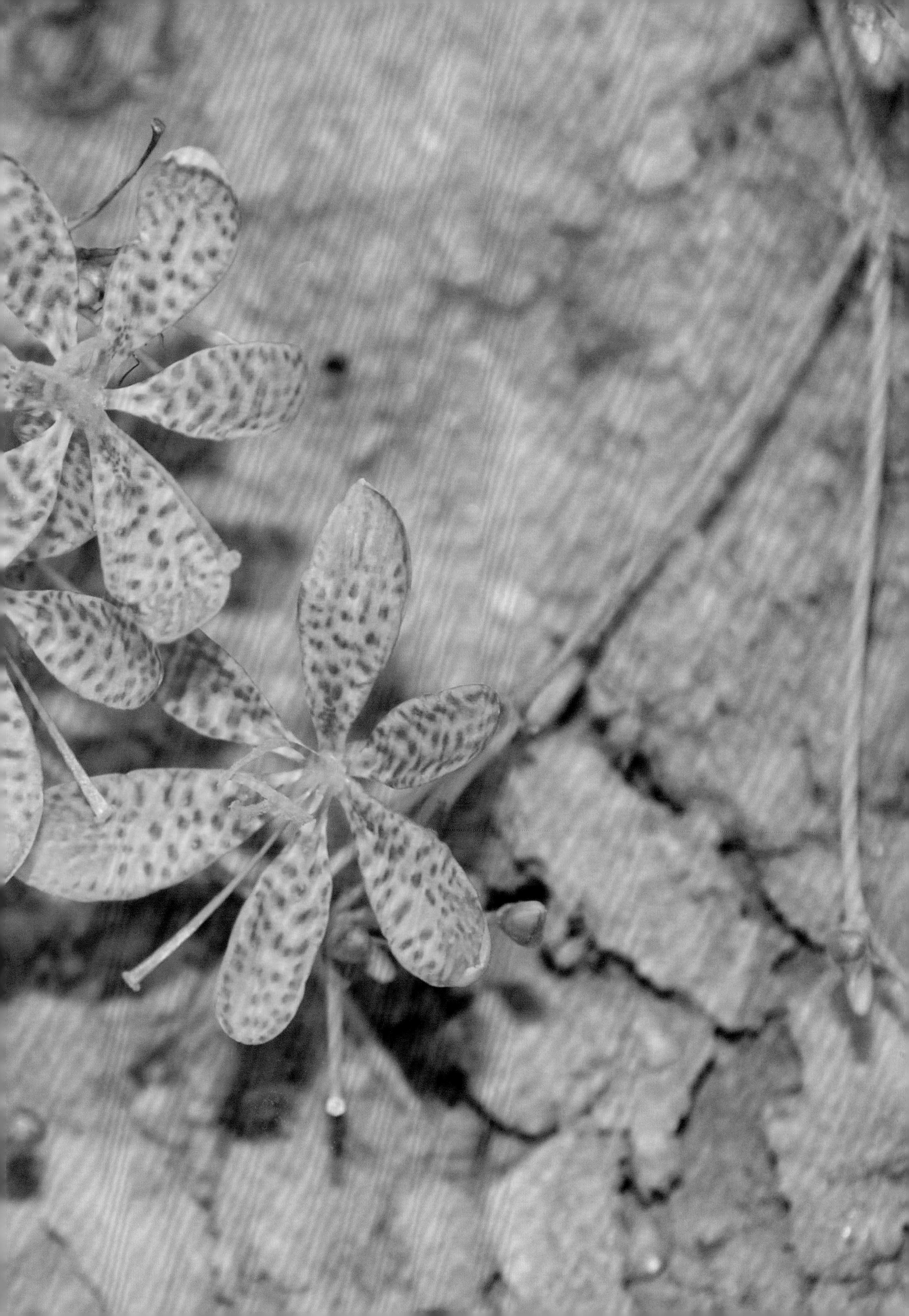

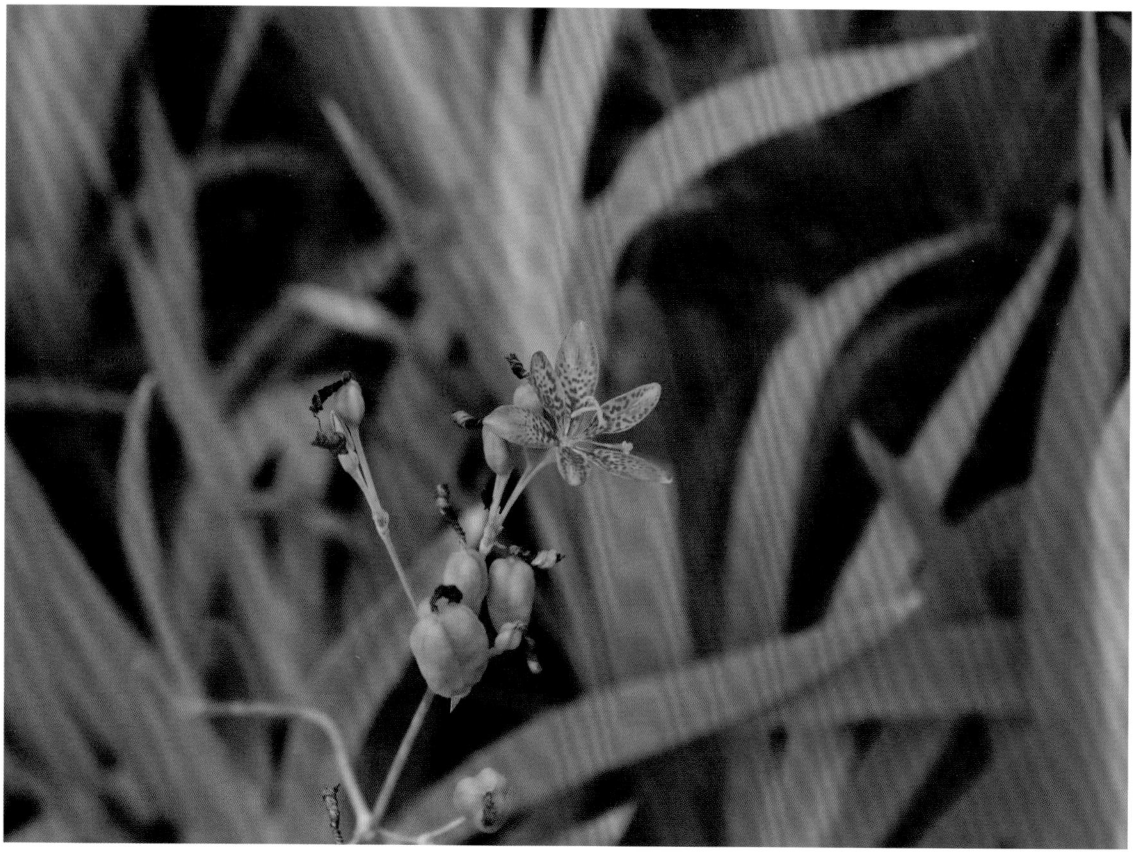

射干

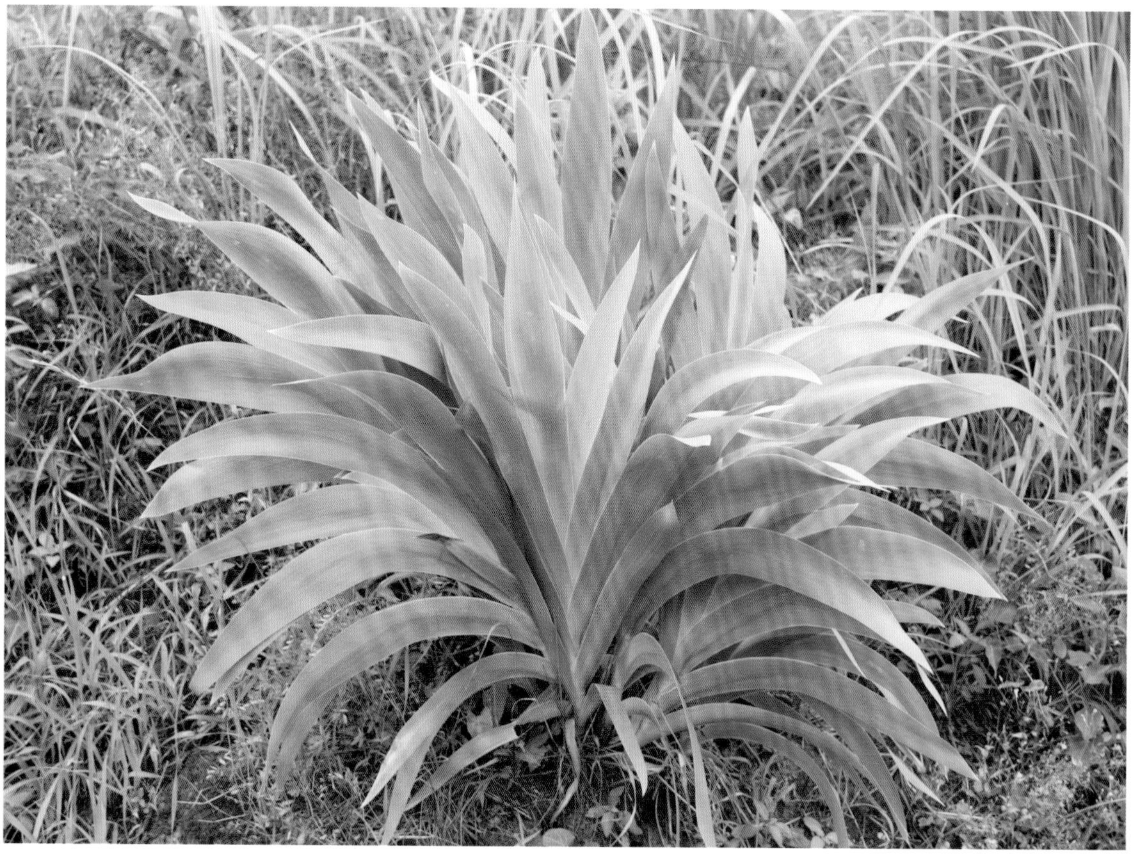

射干

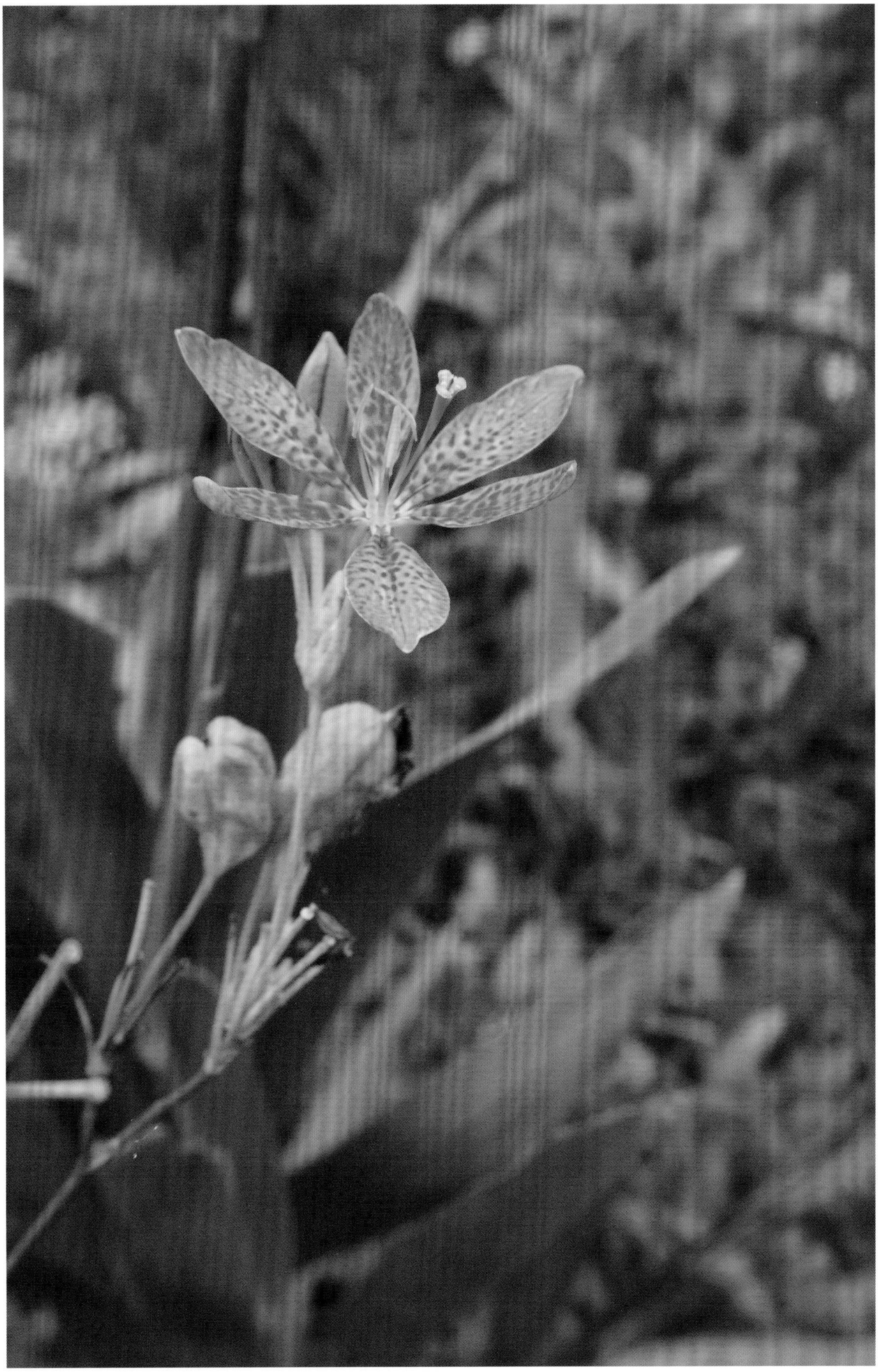

射干

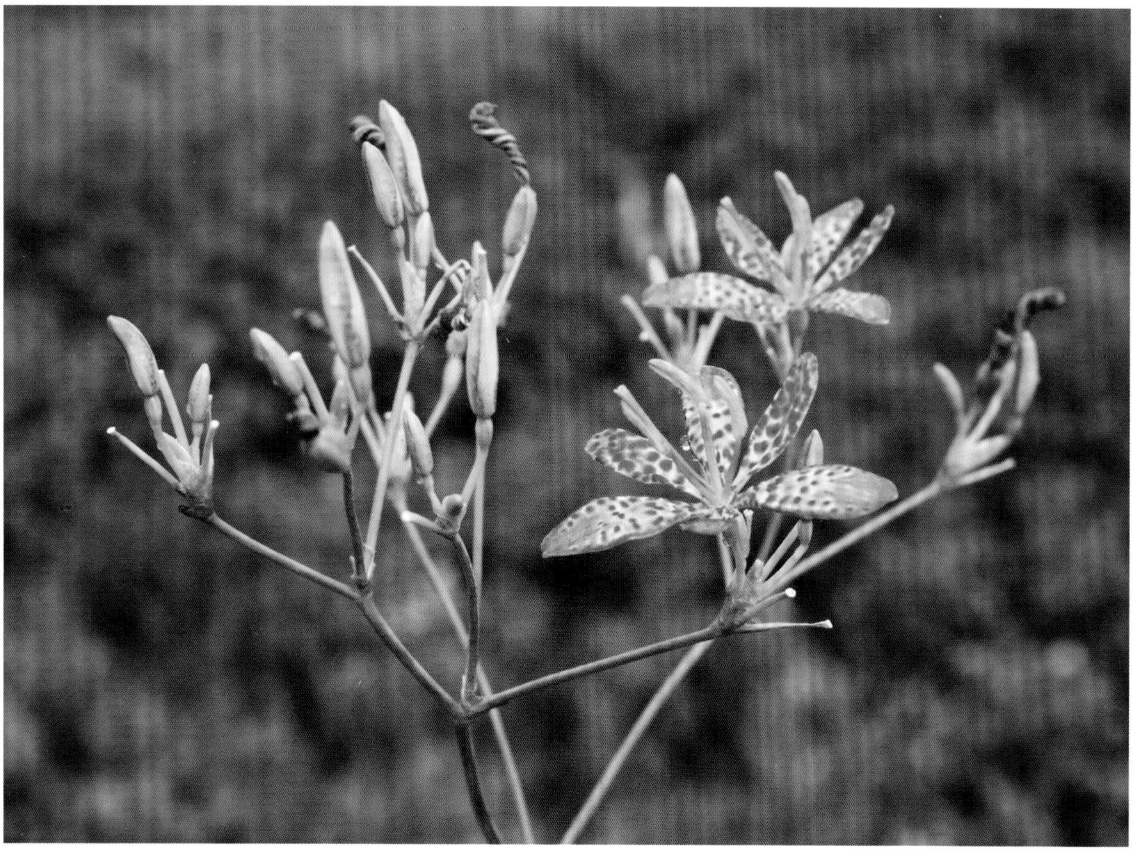

射干

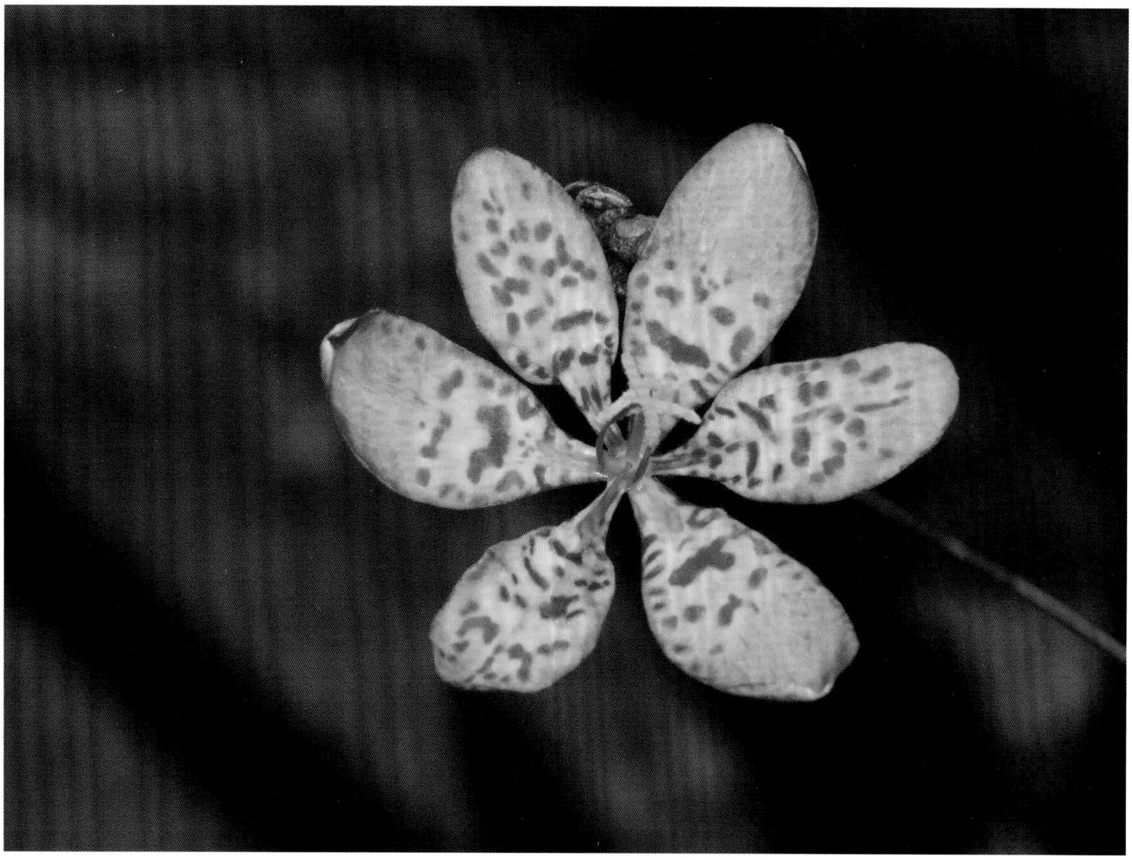

射干

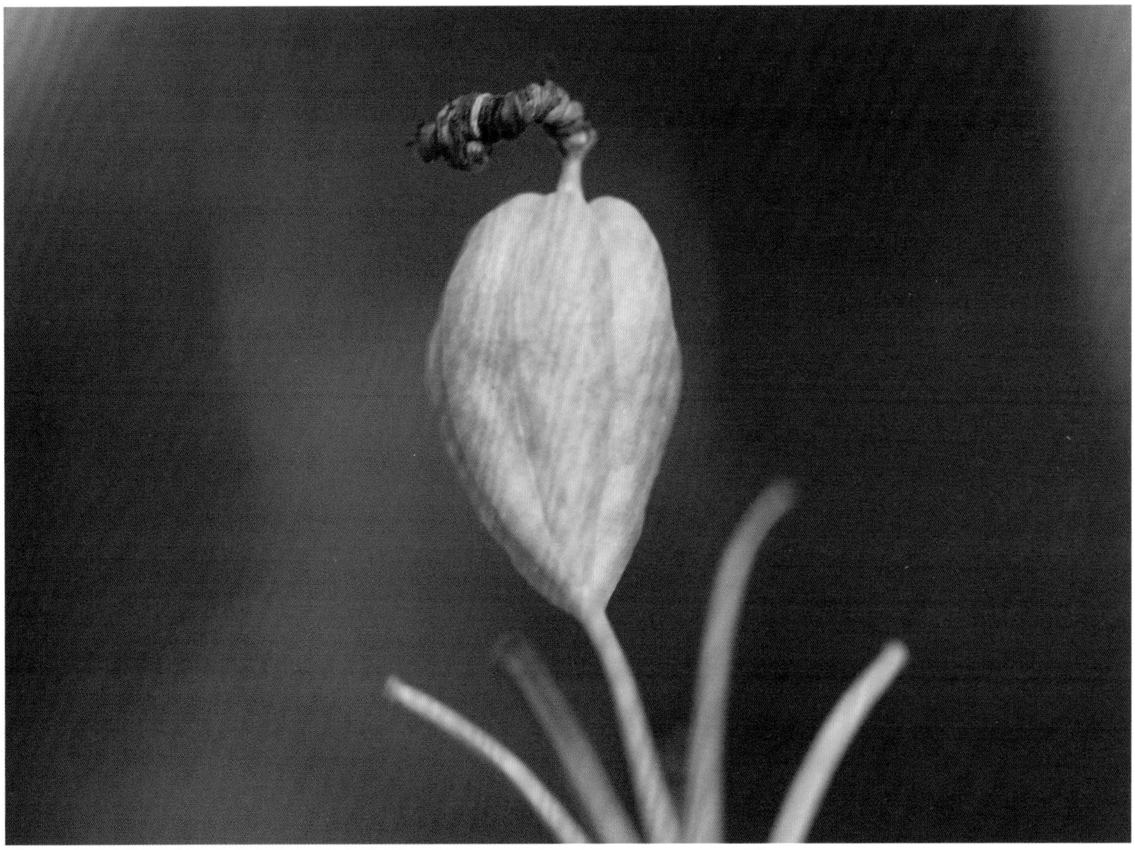

射干

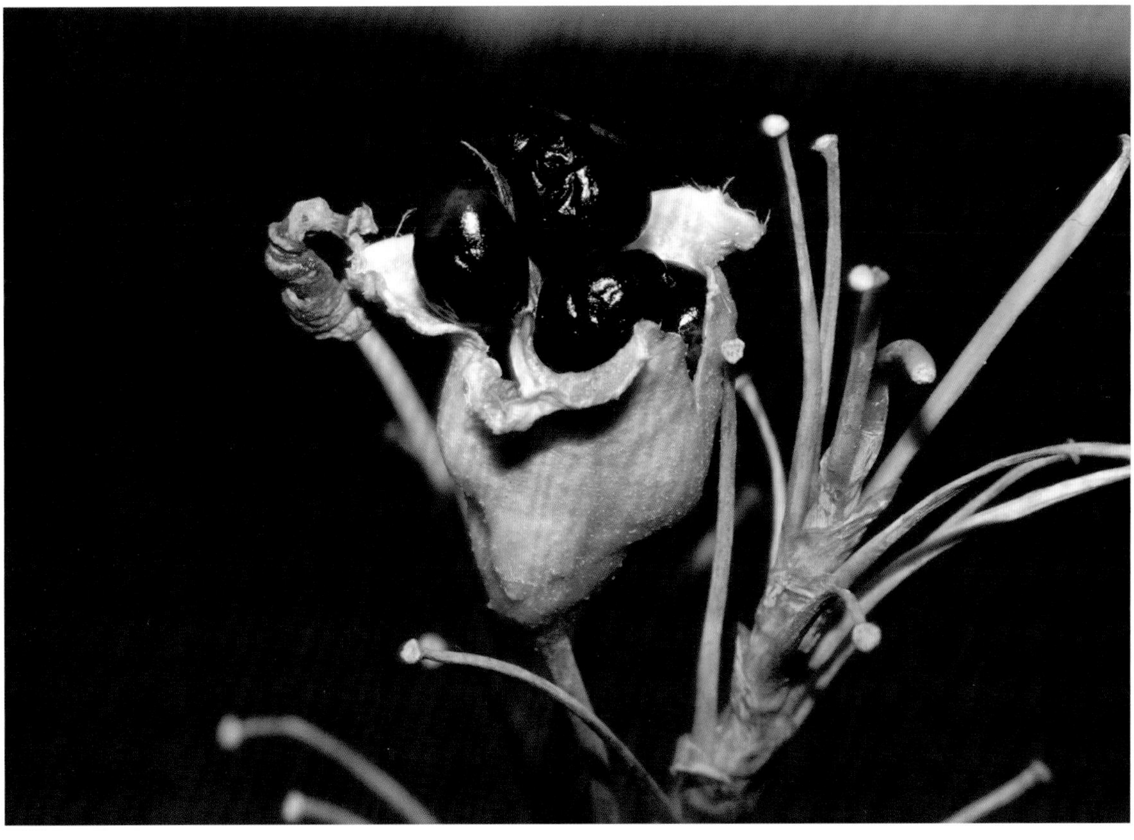

射干

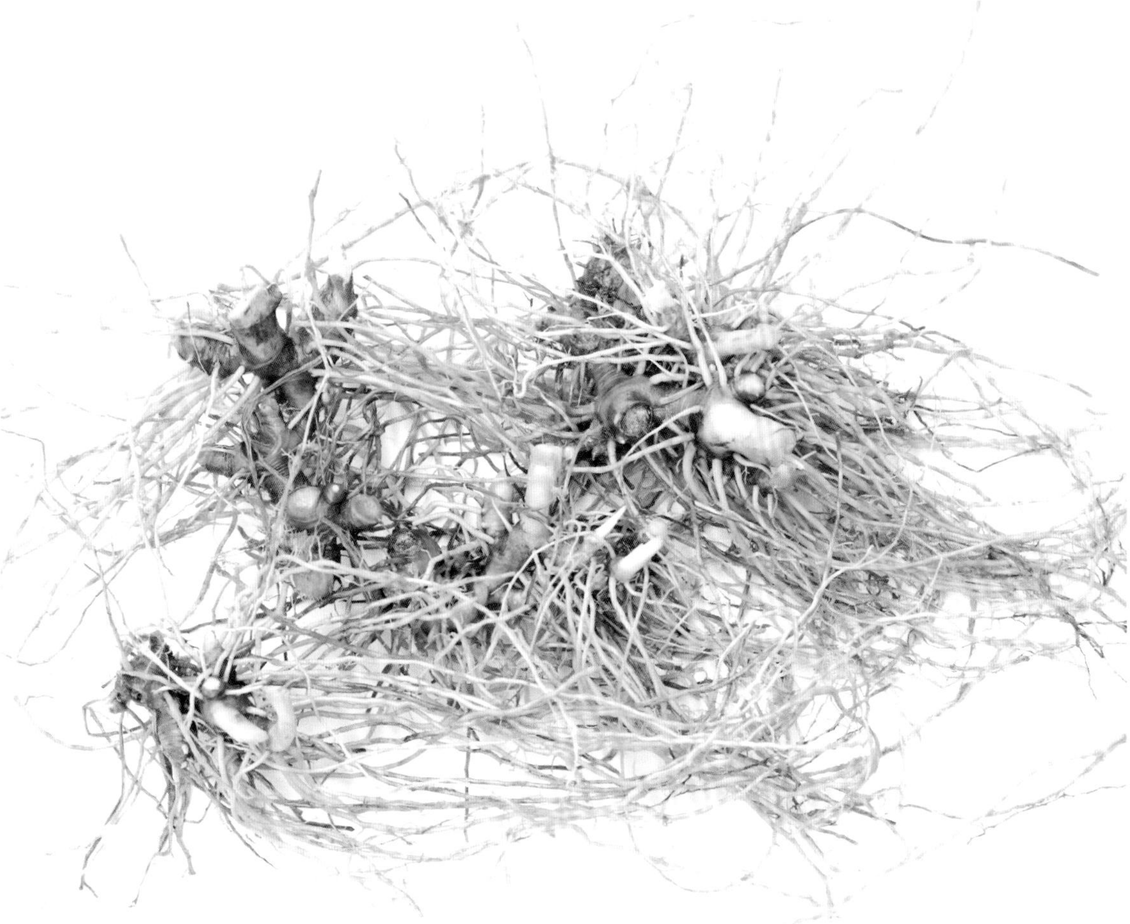

射干药材

药材鉴别

根茎呈不规则结节状，有分枝，长 3 ~ 10 cm，直径 1 ~ 2 cm。表面黄棕色、暗棕色或黑棕色，皱缩不平，有明显的环节及纵纹。上面有圆盘状凹陷的茎痕，有时残存有茎基；下面及两侧有残存的细根及根痕。质硬，折断面黄色，颗粒性。气微，味苦、微辛。以粗壮、质硬、断面色黄者为佳。

功效主治

清热解毒，祛痰利咽，消瘀散结。主治咽喉肿痛、痰壅咳喘、瘰疬结核、疟母癥瘕、痈肿疮毒。

用法用量

内服：煎汤，6 ~ 15 g；或入丸、散。

民族药方

1．咽喉疼痛，牙根肿痛　射干、车前草、朱砂根各 10 g。水煎服。

2．咽喉肿痛　射干 10 g，八爪金龙 15 g。水煎服。

3．龈根肿痛　射干 10 g，马鞭草 15 g。水煎服。

4．乳糜尿　射干 15 g。水煎加入白糖适量，每日 3 次口服。或制成水丸，每次 4 g，每日 3 次，饭后服，10 日为 1 个疗程。

5．水田皮炎　射干 750 g。加水 13000 ml，煎煮 1 小时后，过滤，加食盐 120 g，待药液温度在 30 ℃ ~ 40 ℃时涂洗患处。

6．包如病增盛期　射干、土木香、木香、巴沙嘎各等份。制成煮散剂，每次 3 ~ 5 g，每日 1 ~ 2 次。

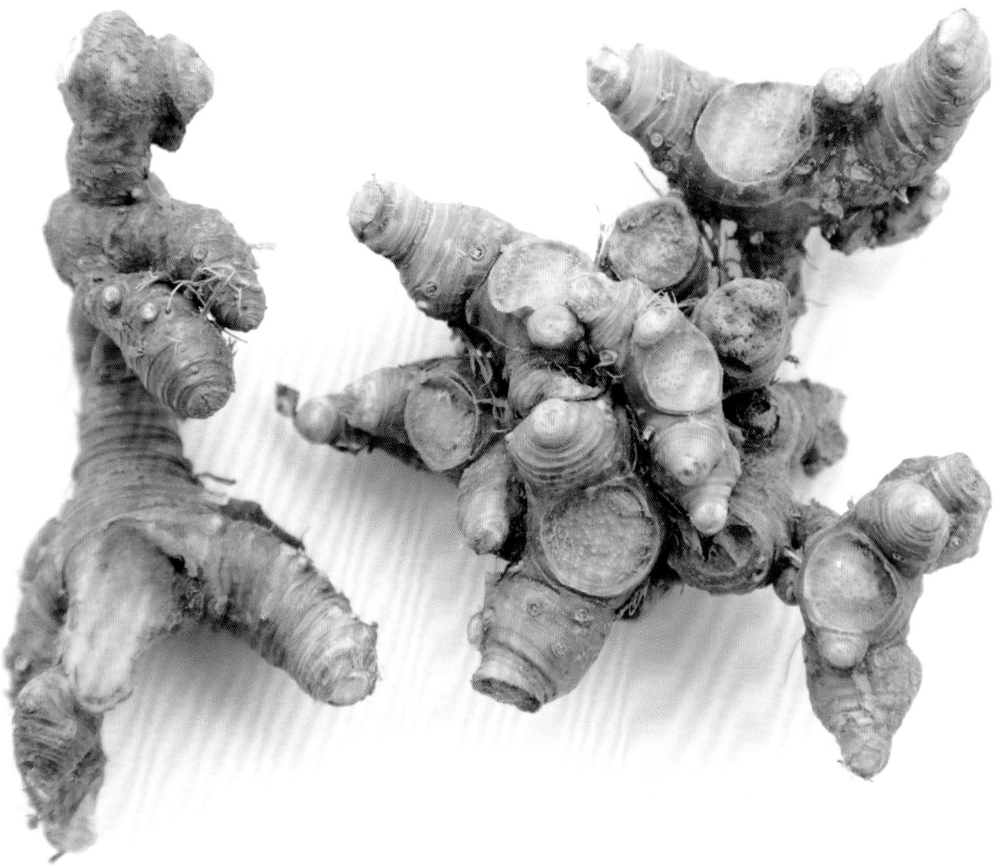

射干药材

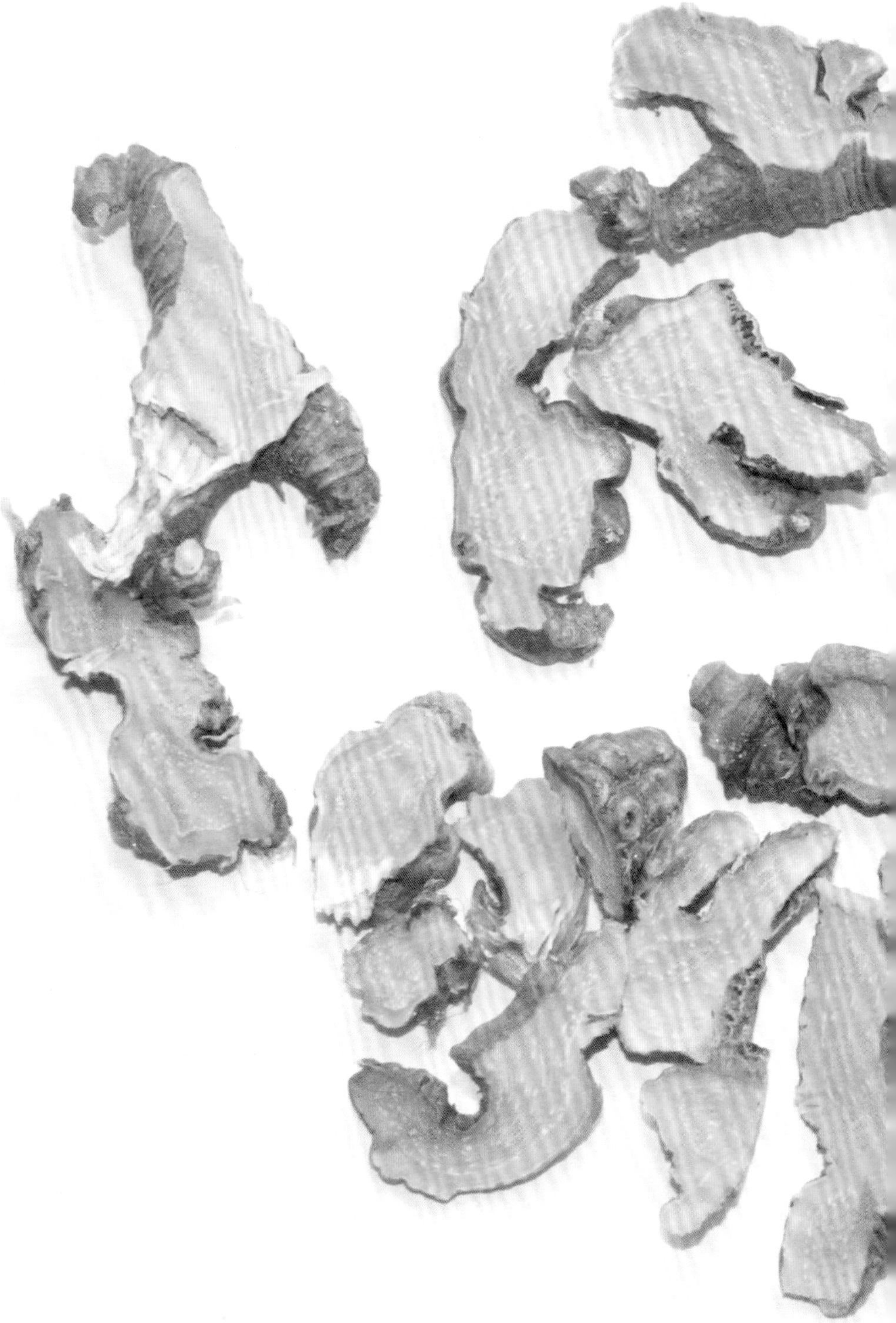

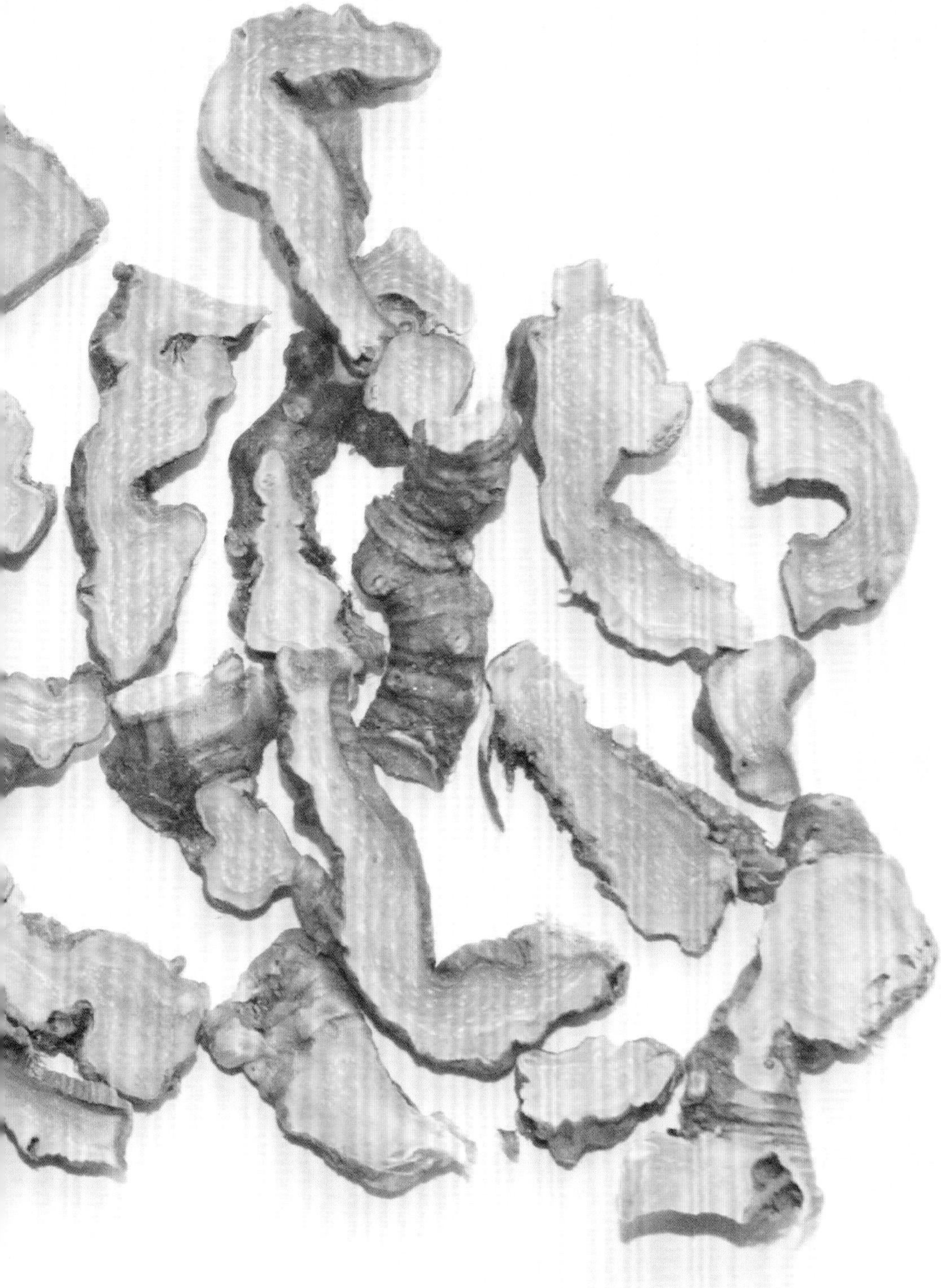

射干饮片

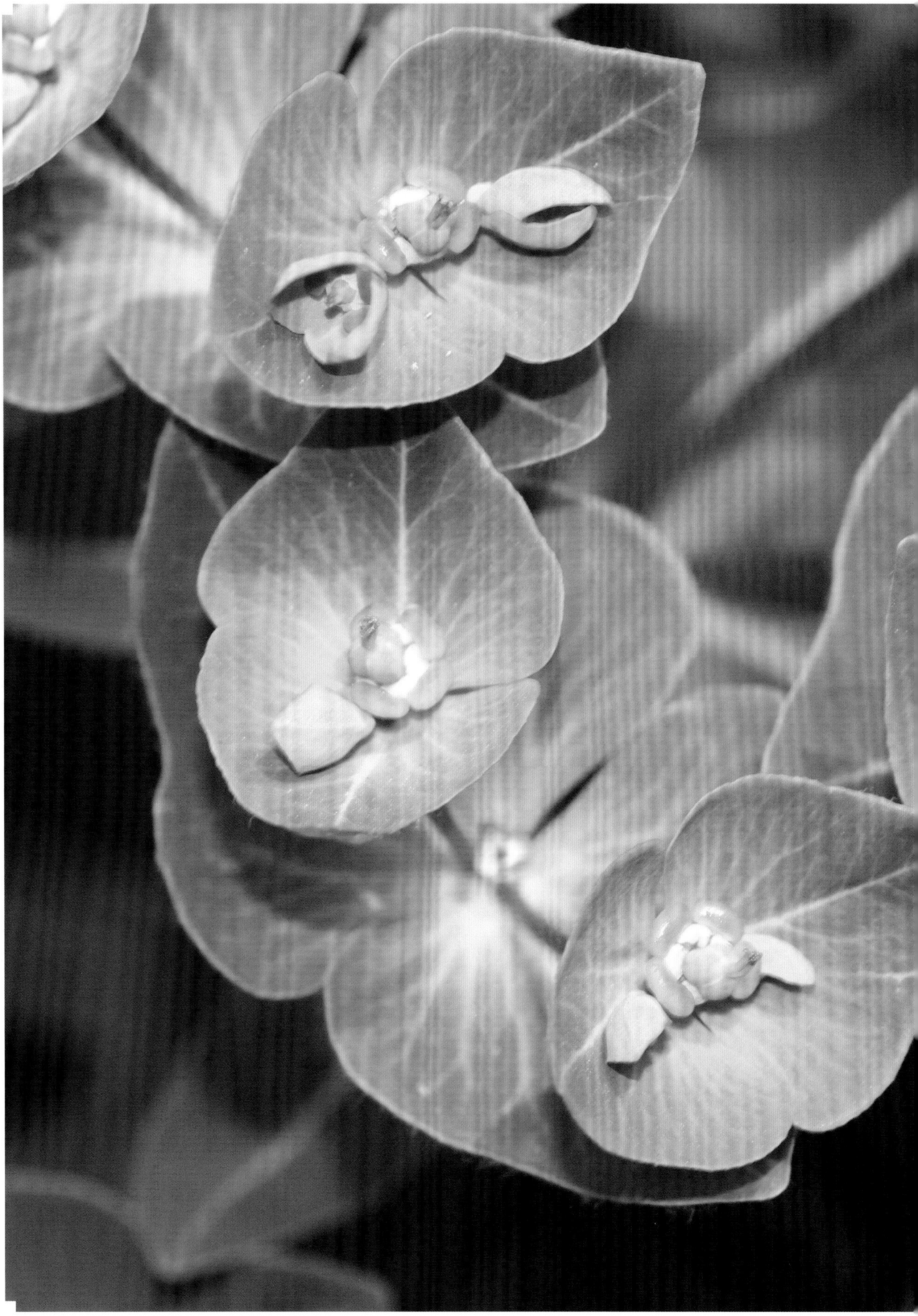

狼毒

【蒙药名】塔日努。

【别　名】伊和、协日、白狼毒、浩日特、川狼毒。

【来　源】本品为大戟科植物狼毒大戟 *Euphorbia fischeriana* Steud. 或月腺大戟 *Euphorbia ebracteolata* Hayata 的干燥根。

【性味归经】味辛、苦，性平；有毒。归肝、脾、肺经。

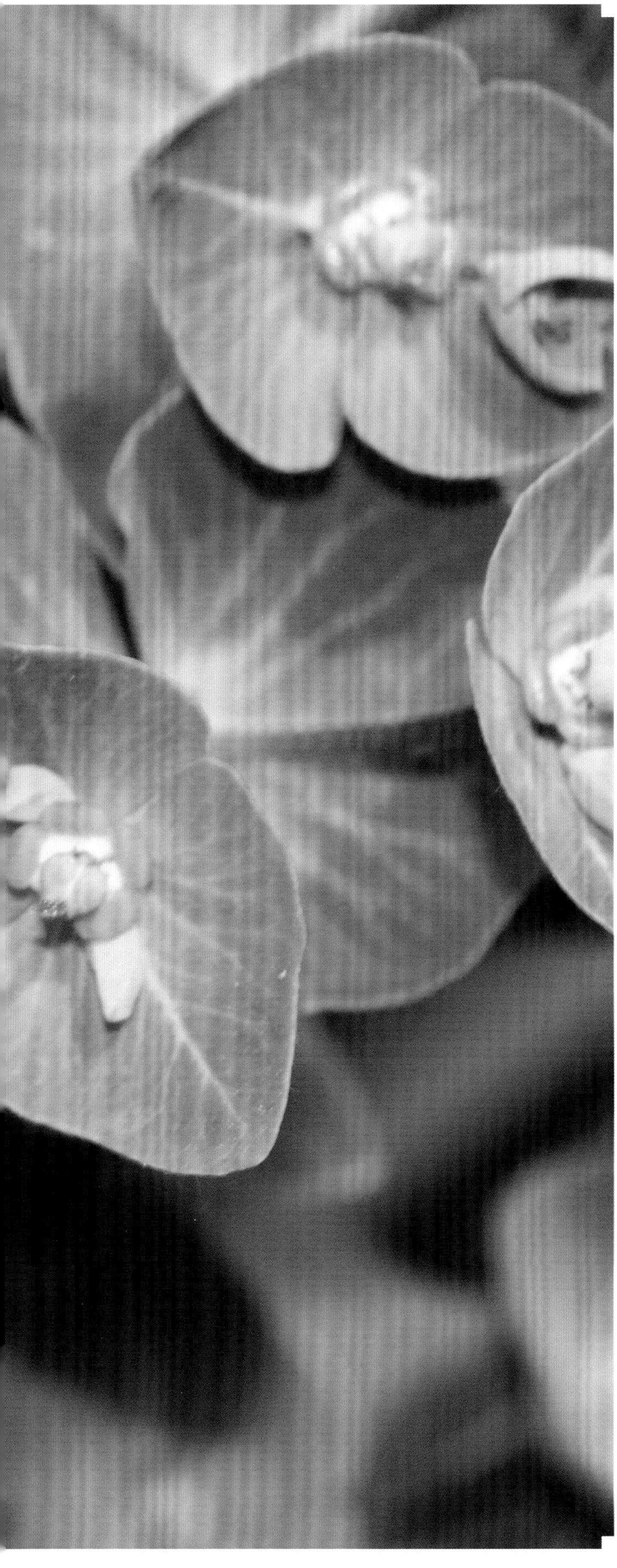

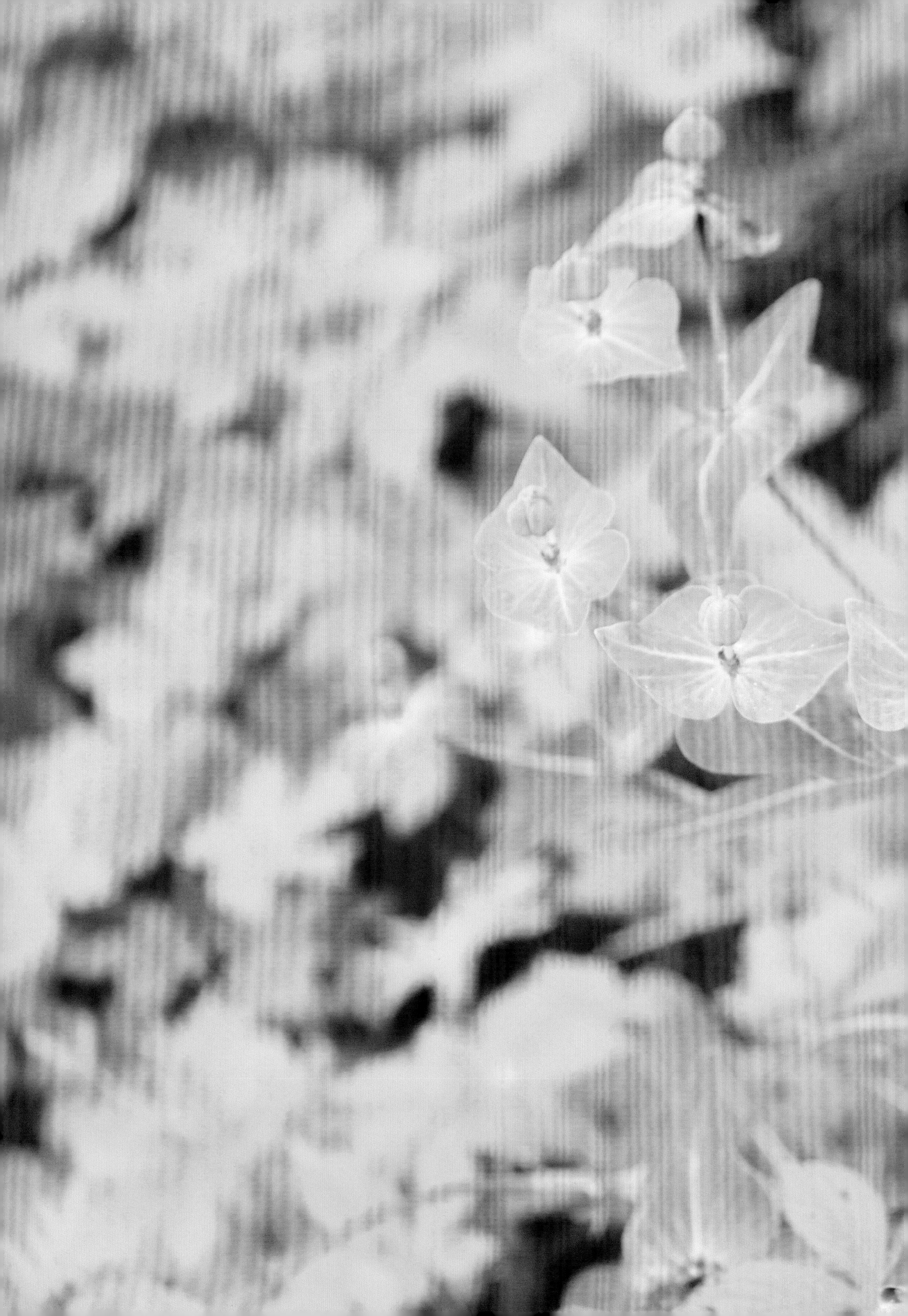

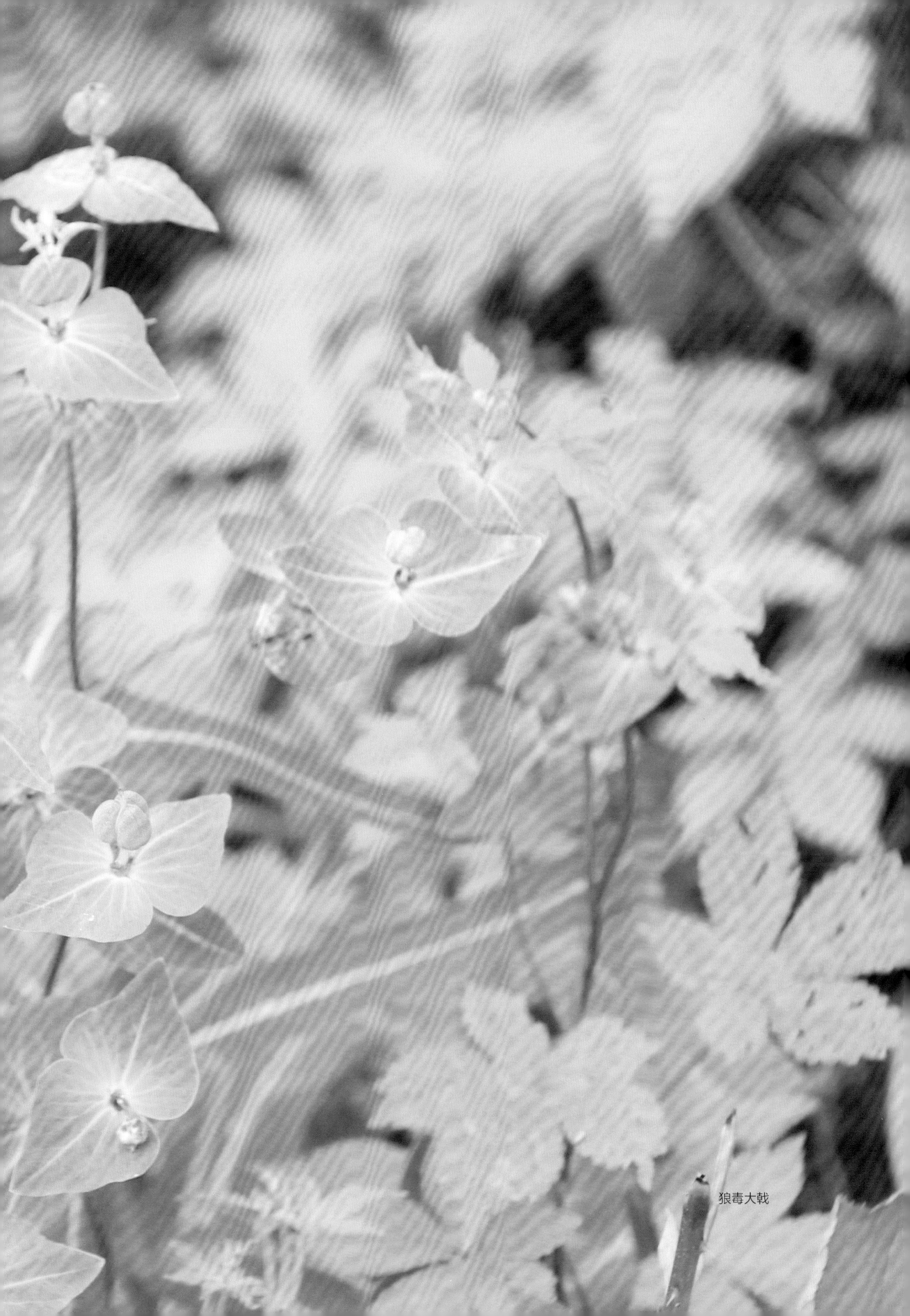

狼毒大戟

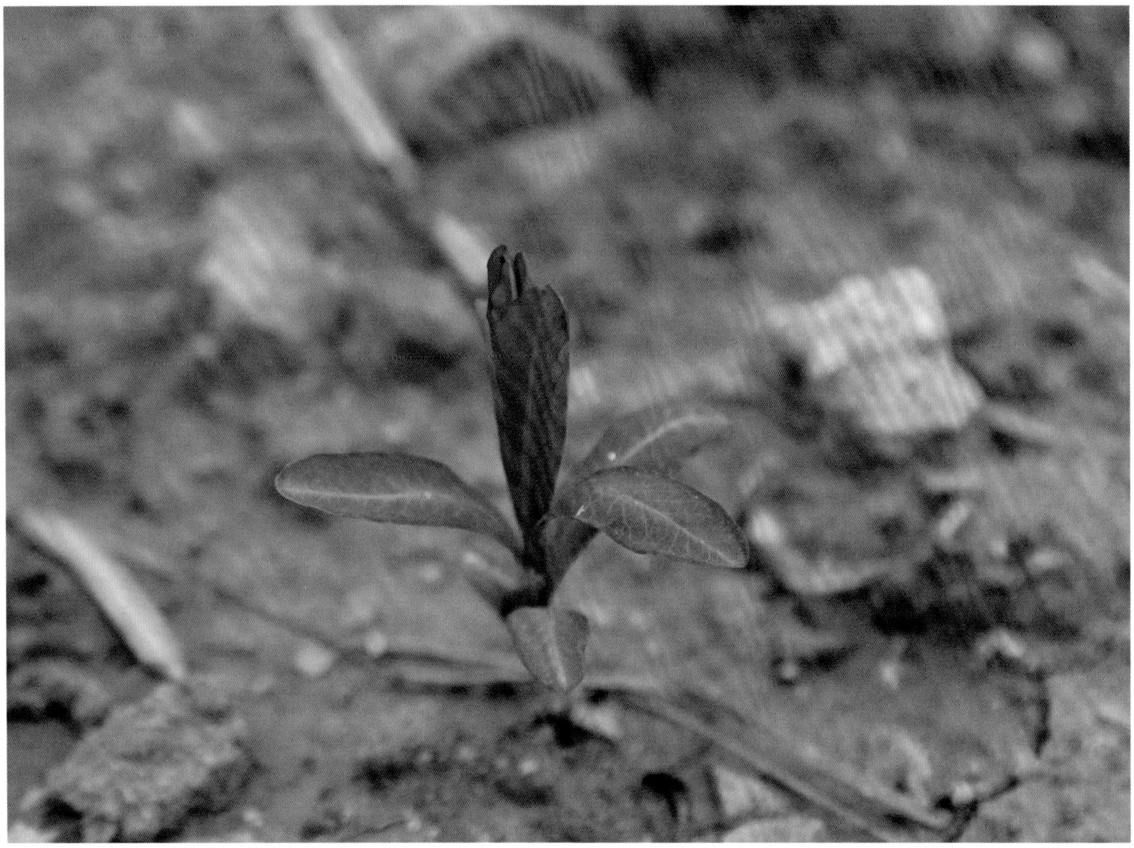

狼毒大戟

识别特征

多年生草本，高 30 ~ 60 cm。植物体具白色乳汁。根肉质，长圆锥形，外皮红褐色或褐色。茎直立，单一，疏生白色柔毛，尤以节间较多。叶互生；近无柄；茎中部以上的叶 3 ~ 5 枚轮生；叶片长圆形。总花序多歧聚伞花序，顶生，通常具 5 伞梗，每伞梗又生出 3 小梗或 3 ~ 4 小伞梗；杯状总苞外面有柔毛，内面近无毛，边缘有睫毛，腺体 4 个，肾形。总苞内有多数雄花，每花仅有一雄蕊；雌花 1 朵生于总苞中央，仅具一雌蕊，常伸出总苞而下垂，子房 3 室，花柱 3，柱头 2 裂。蒴果密生短柔毛或无毛。花期 5—6 月，果期 6—7 月。

生境分布

狼毒大戟分布于内蒙古、山西、四川、青海、甘肃、陕西、河南等省区；月腺大戟分布于安徽、河南、辽宁、黑龙江、吉林、江苏等省区。均系野生。

采收加工

春、秋二季采挖，除去茎叶、泥沙，晒干。

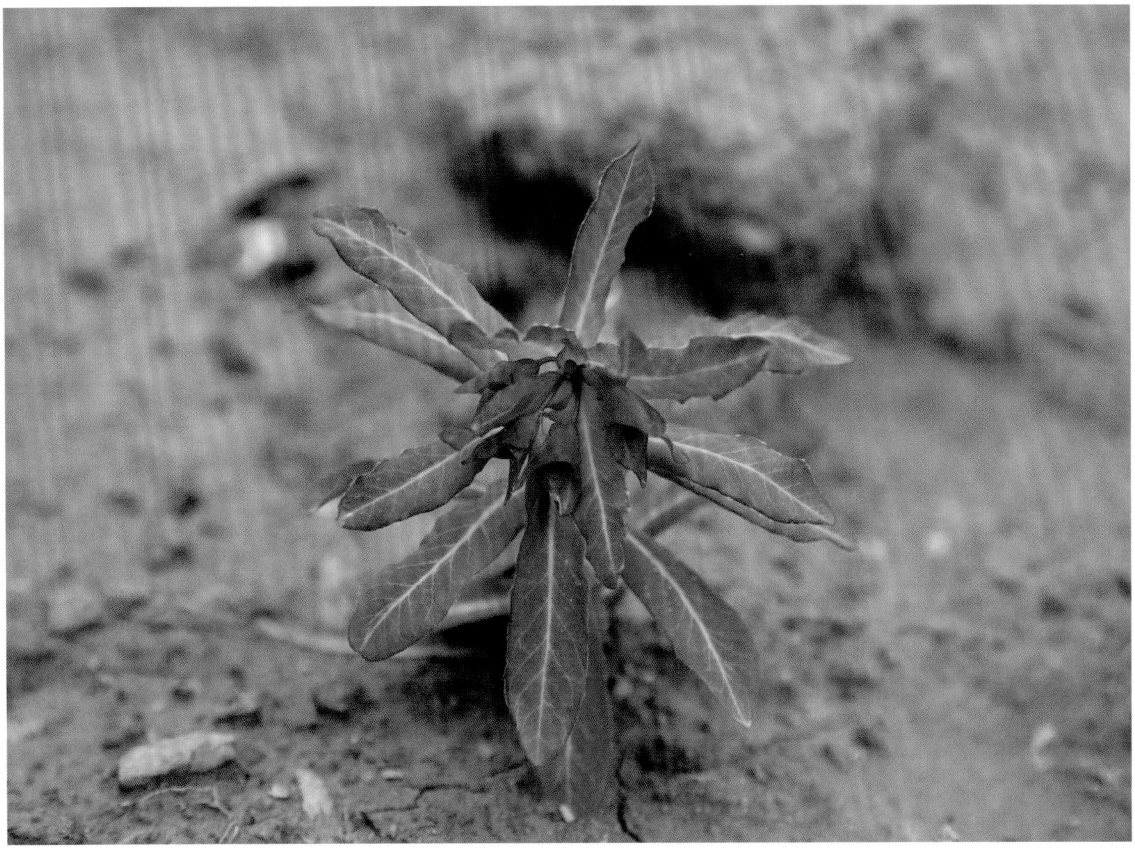
狼毒大戟

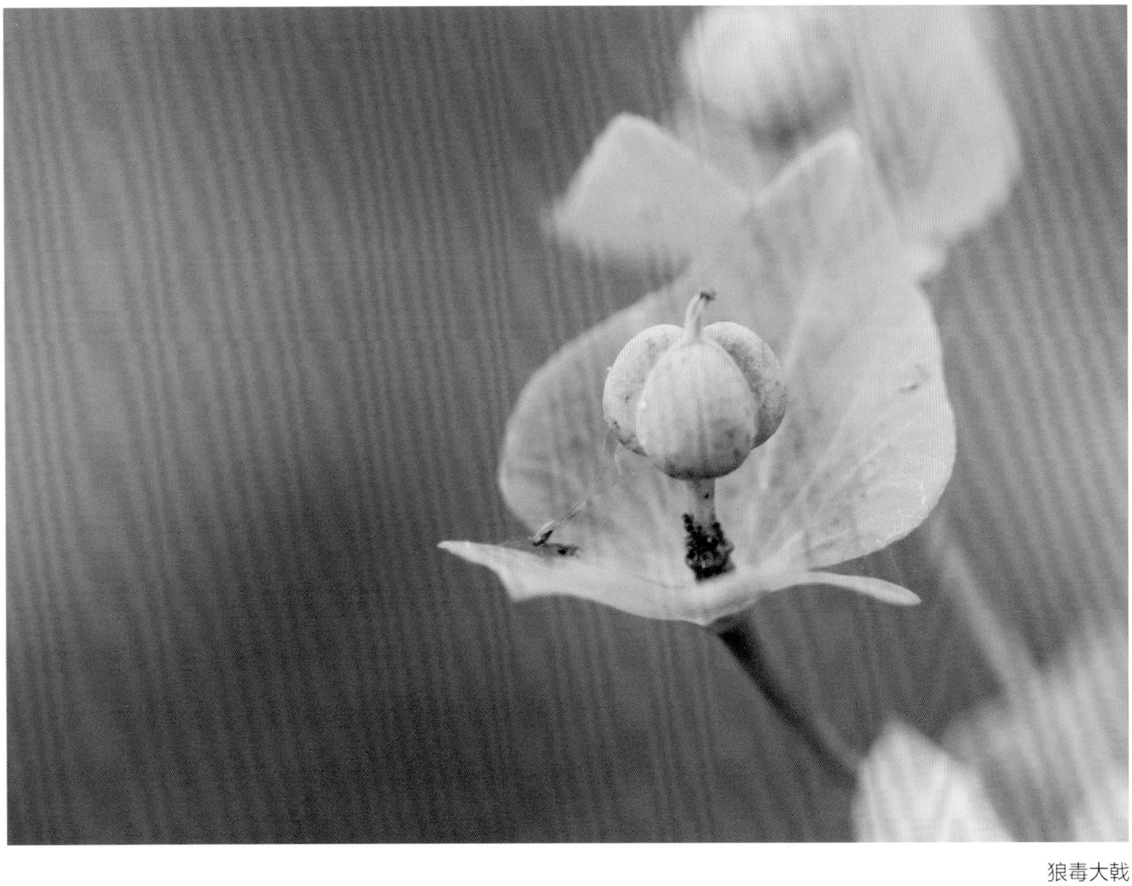
狼毒大戟

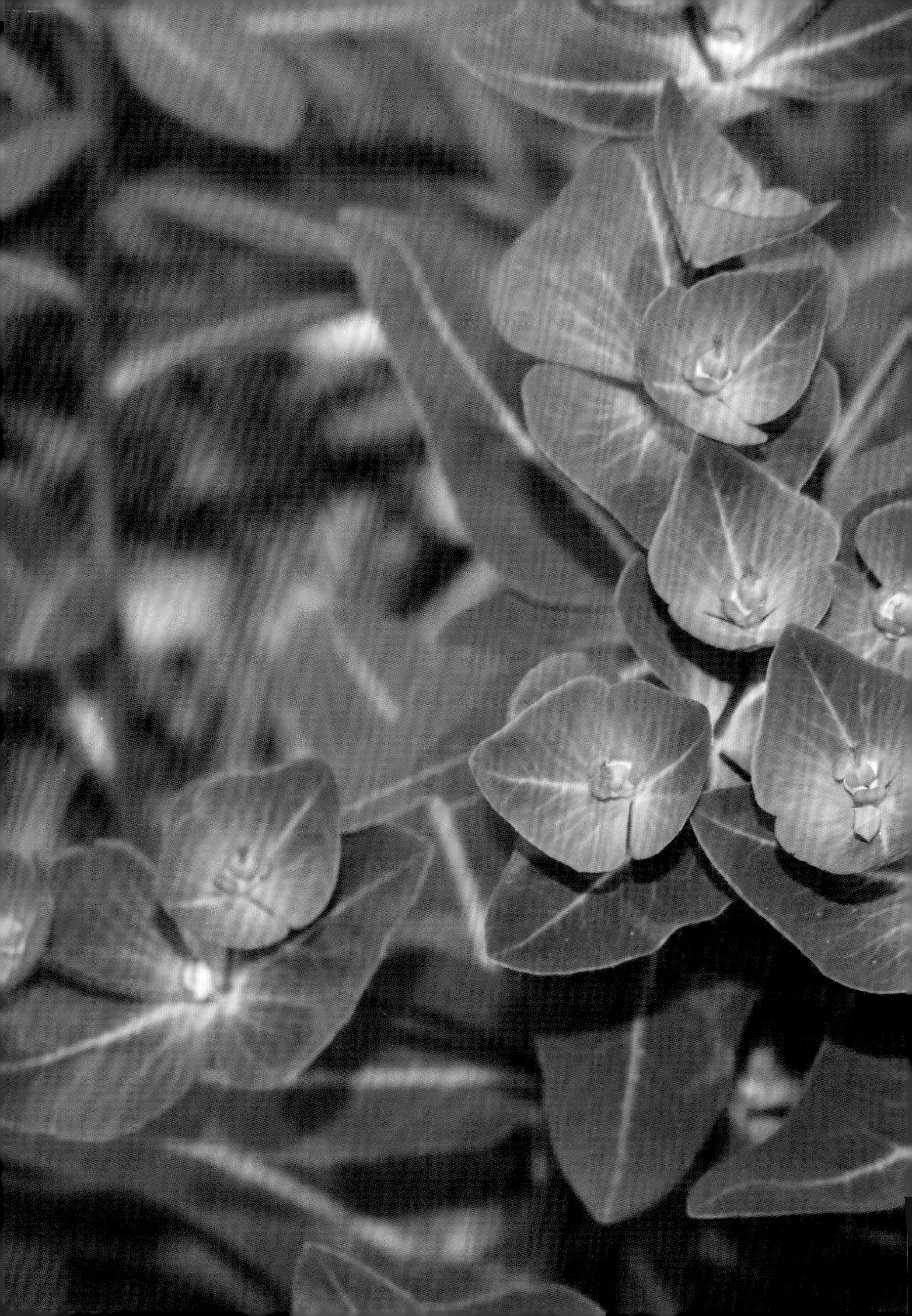

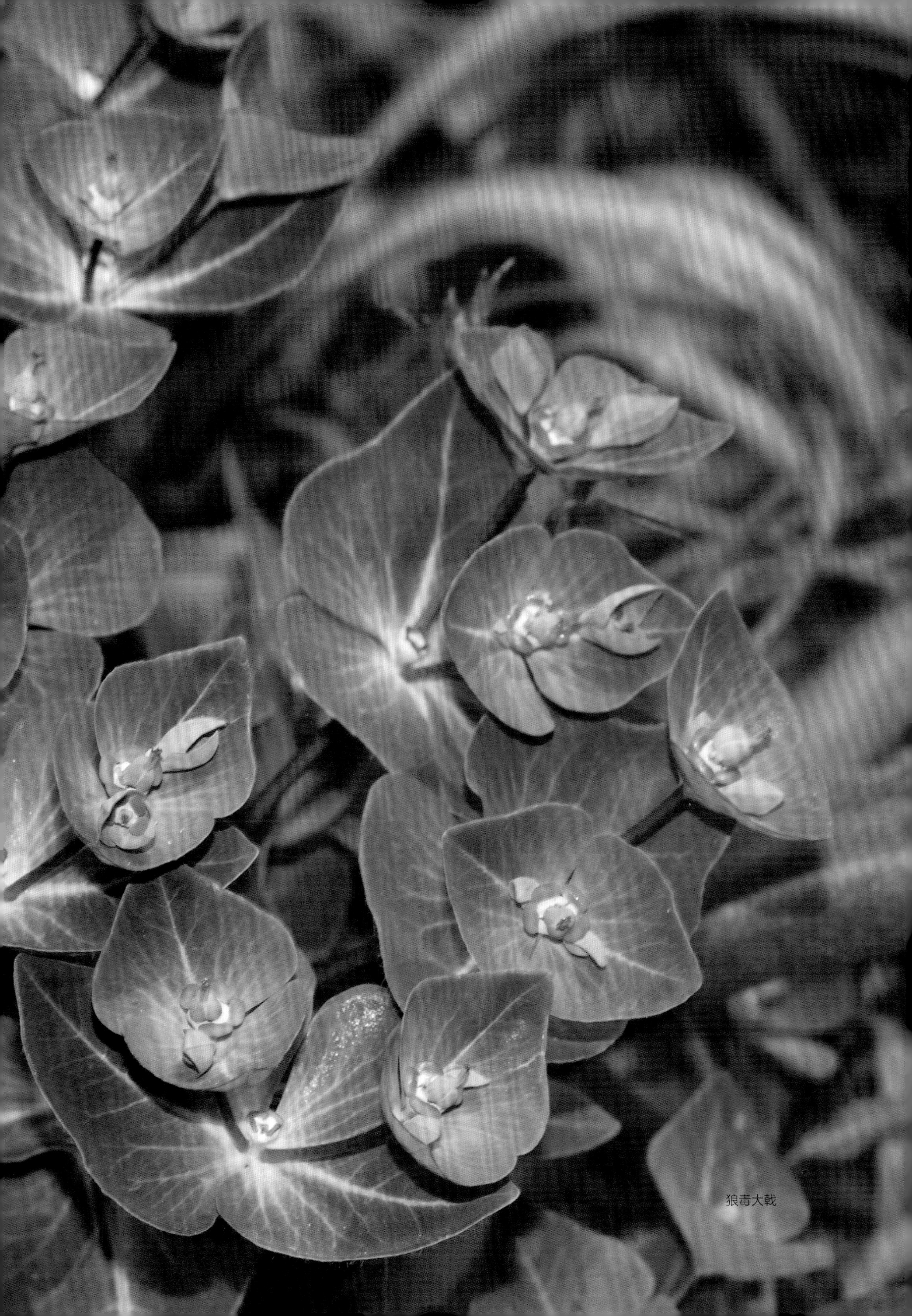

狼毒大戟

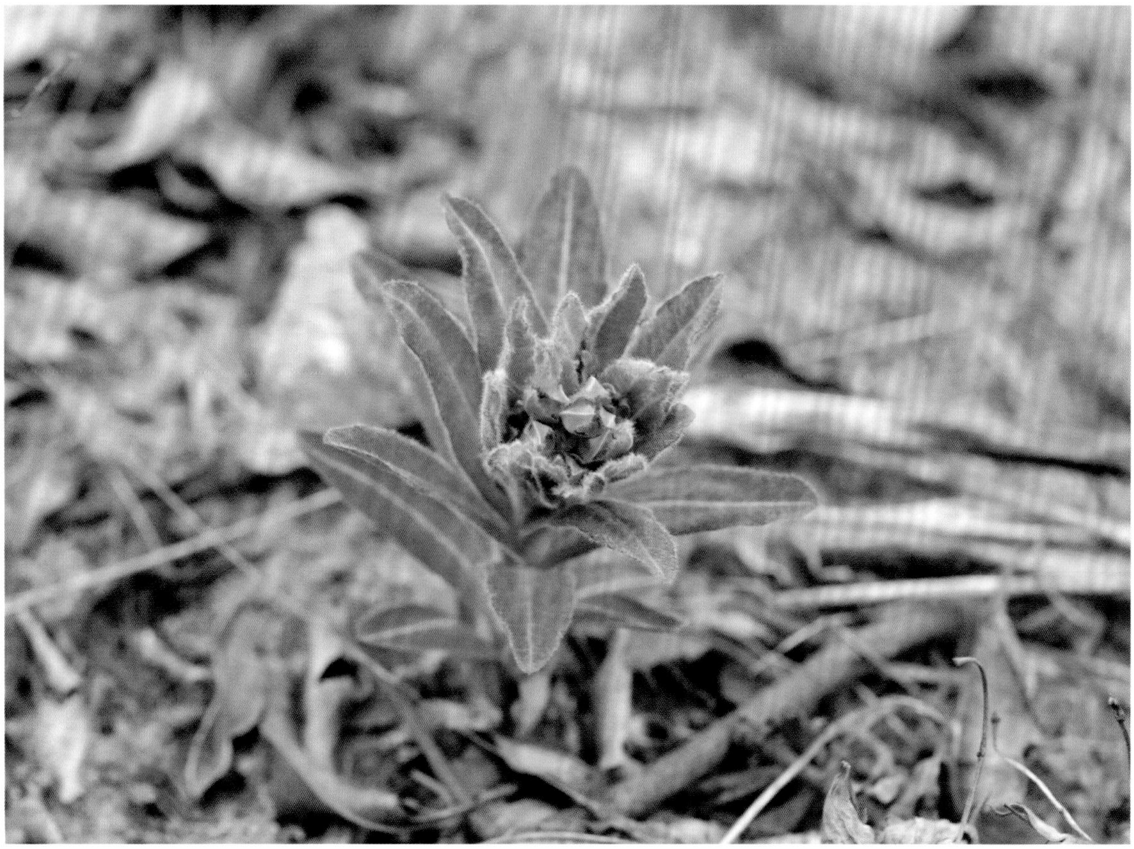

月腺大戟

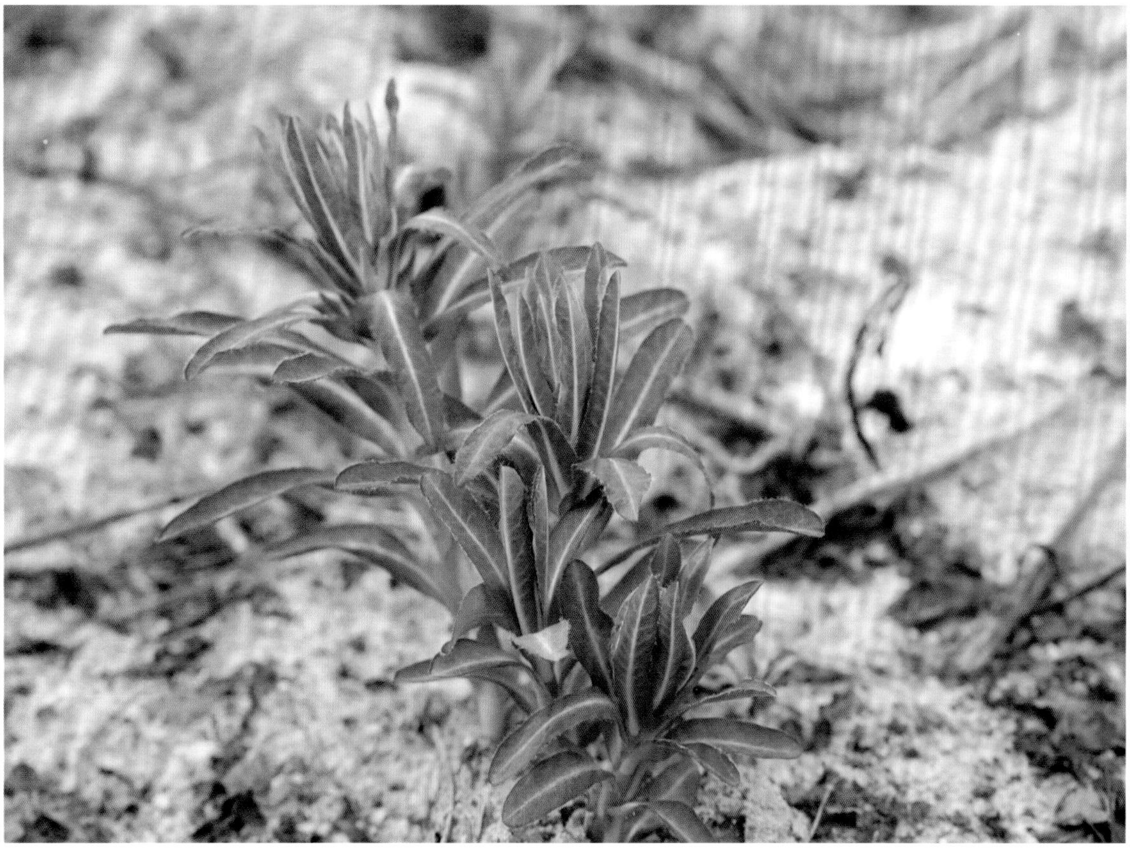

月腺大戟

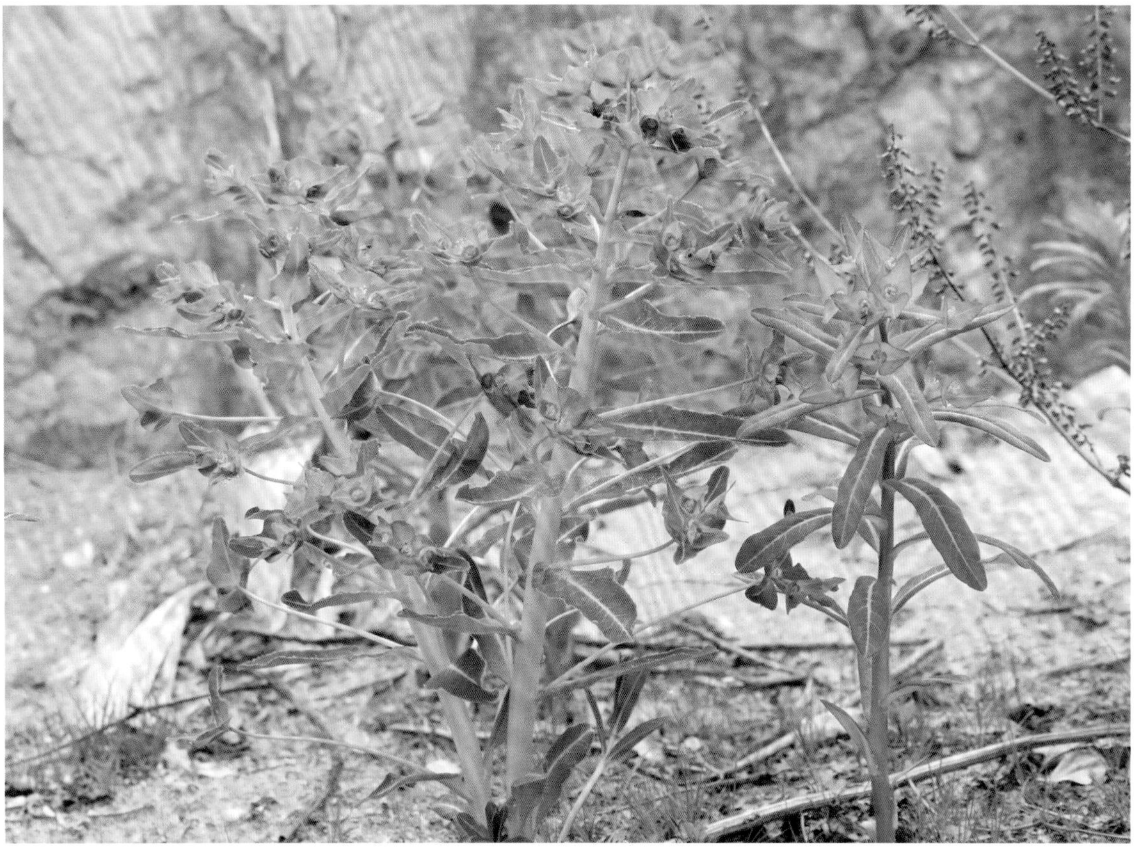

月腺大戟

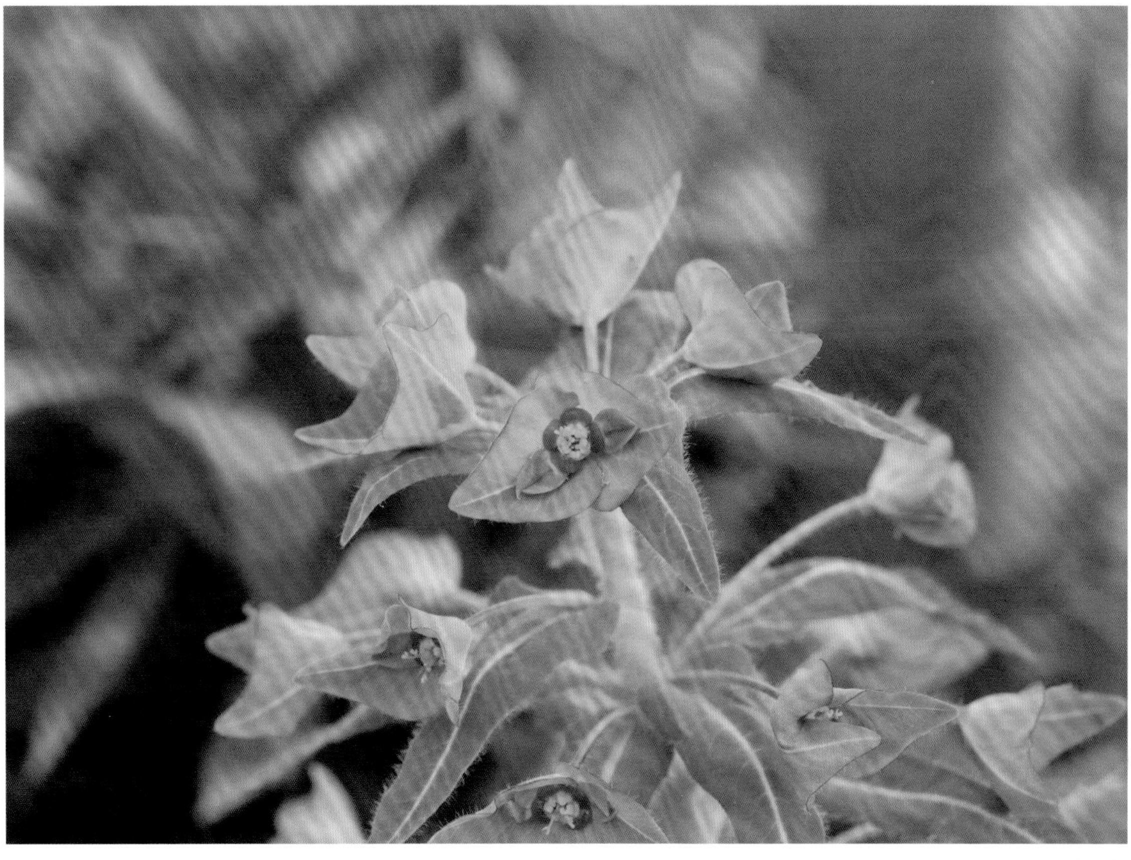

月腺大戟

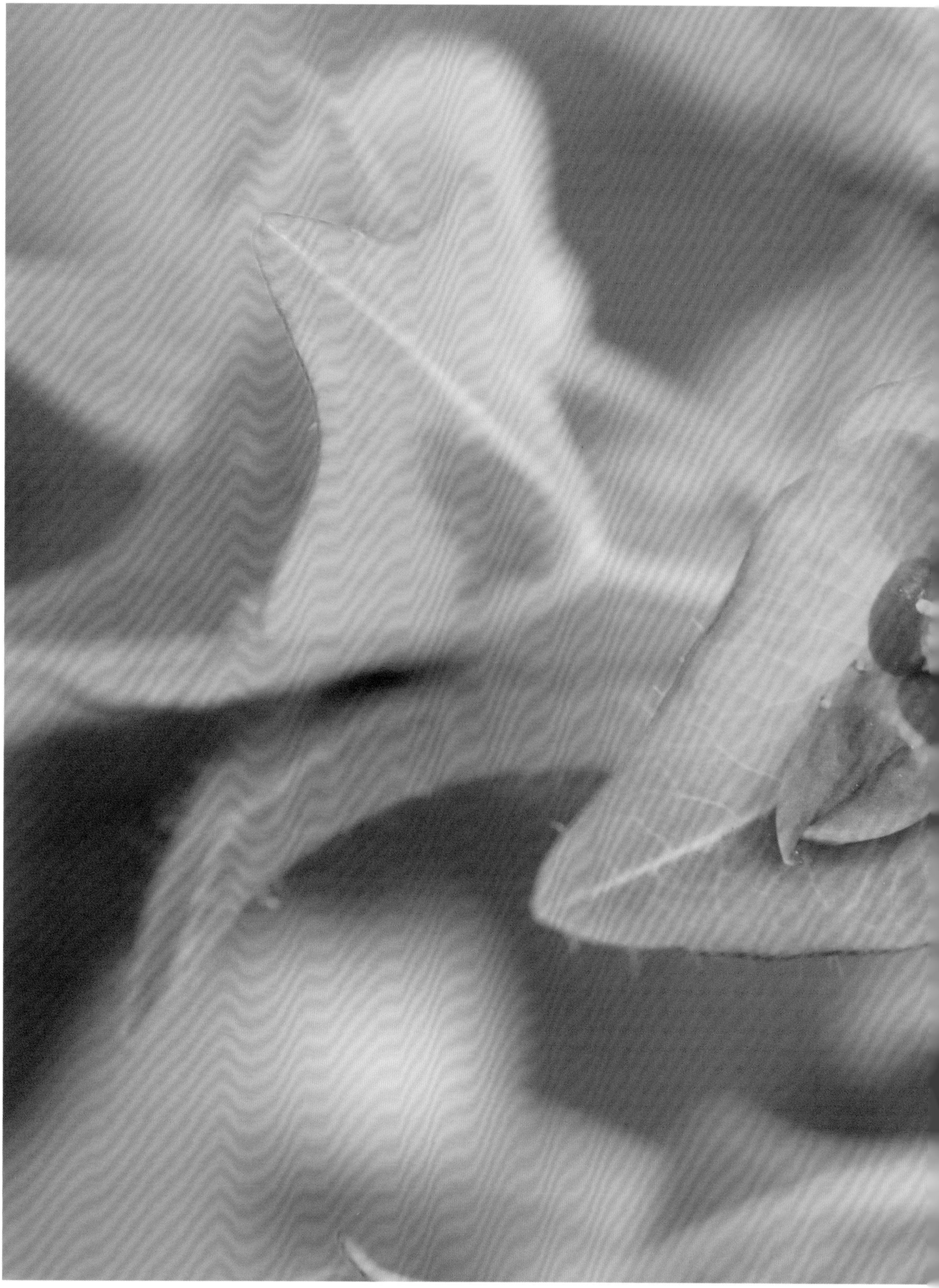

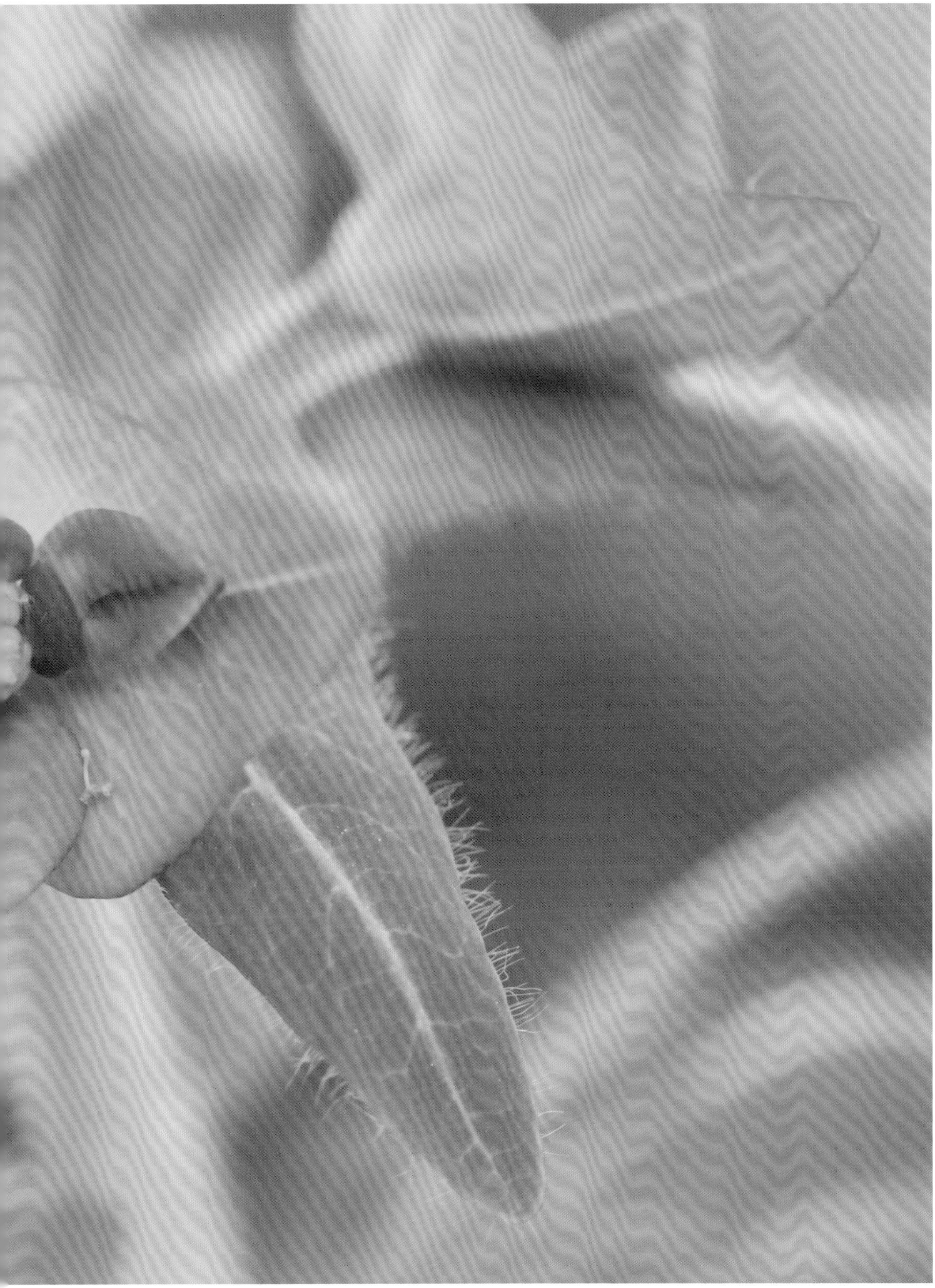

月腺大戟

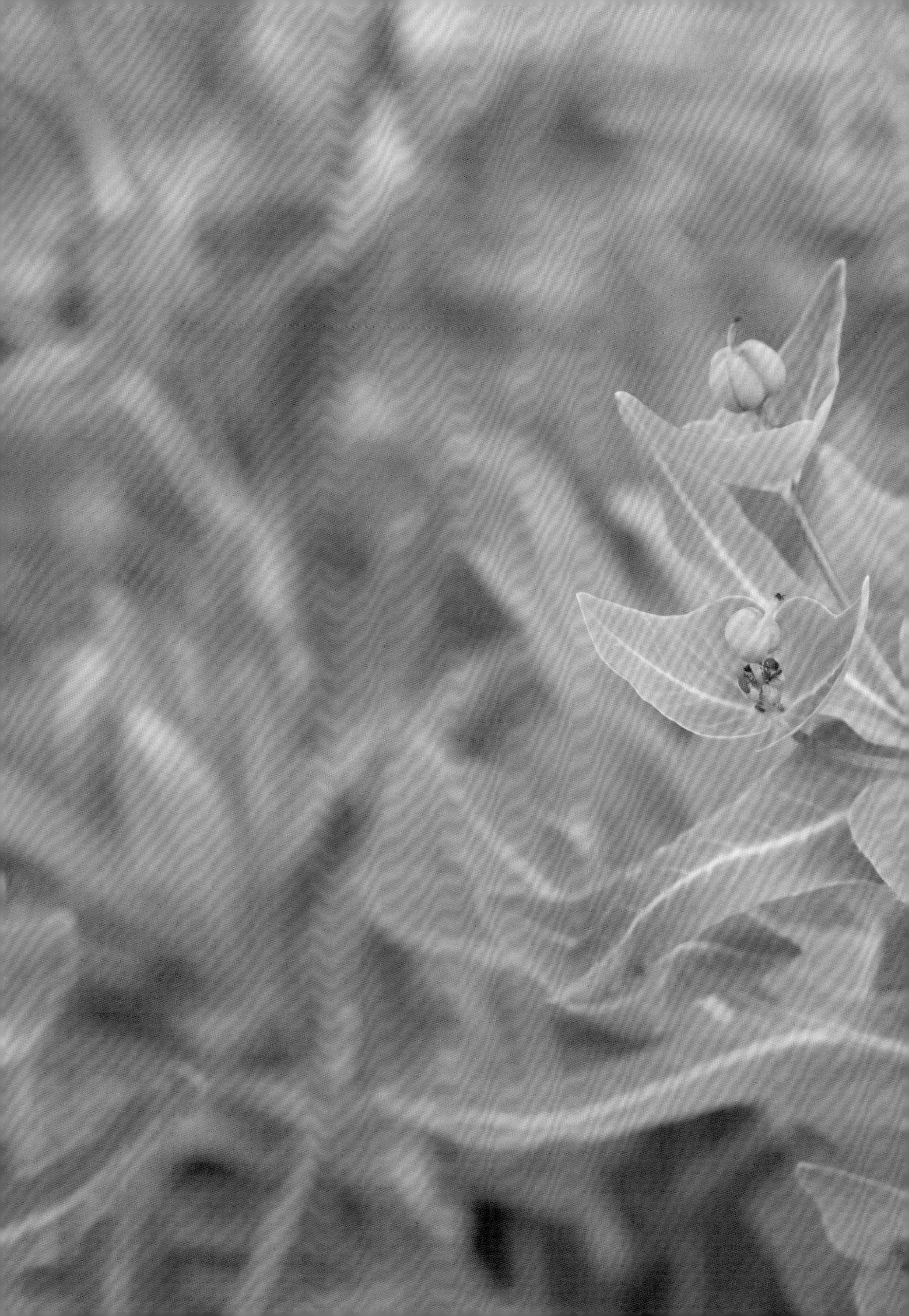

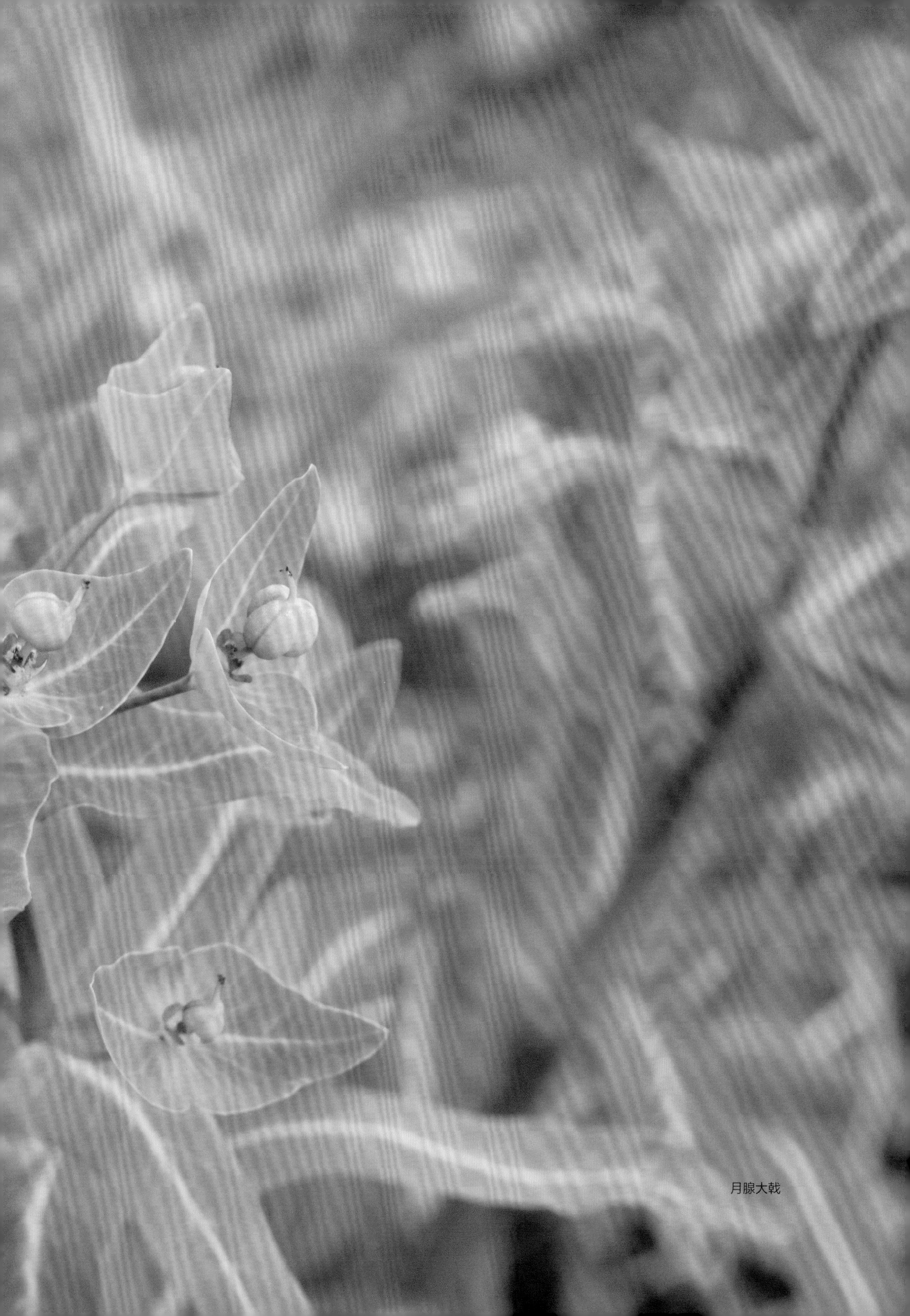

月腺大戟

药材鉴别

1. 月腺大戟 多为横、斜或纵切片，呈类圆形、长圆形或块状，直径 1.5 ~ 6.0 cm，厚 0.5 ~ 1.0 cm。栓皮灰褐色，呈重叠的薄片状，易剥落而显棕黄色。切面黄白色，有异型维管束，形成黄褐色或黄色的大理石样纹理或环纹，黄褐色或黄色部分常为凝聚的分泌物。质轻，折断面有粉性。气微，味甘。

2. 狼毒大戟 栓皮灰棕色，易剥落而显棕黄色或棕红色；切面黄白色，可见异型维管束形成较明显的同心环纹。花、果期 5—7 月。

功效主治

攻毒散结，破积杀虫，祛痰逐水。本品辛散有大毒，能以毒攻毒，又可散结消肿而治瘰疬疮毒。取其攻毒、散结、杀虫之功效，又可用于治疗疥癣。本品性味辛苦平，辛以宣肺平喘，苦能燥湿利水，故可用于治疗咳喘、痰饮、水饮等证。

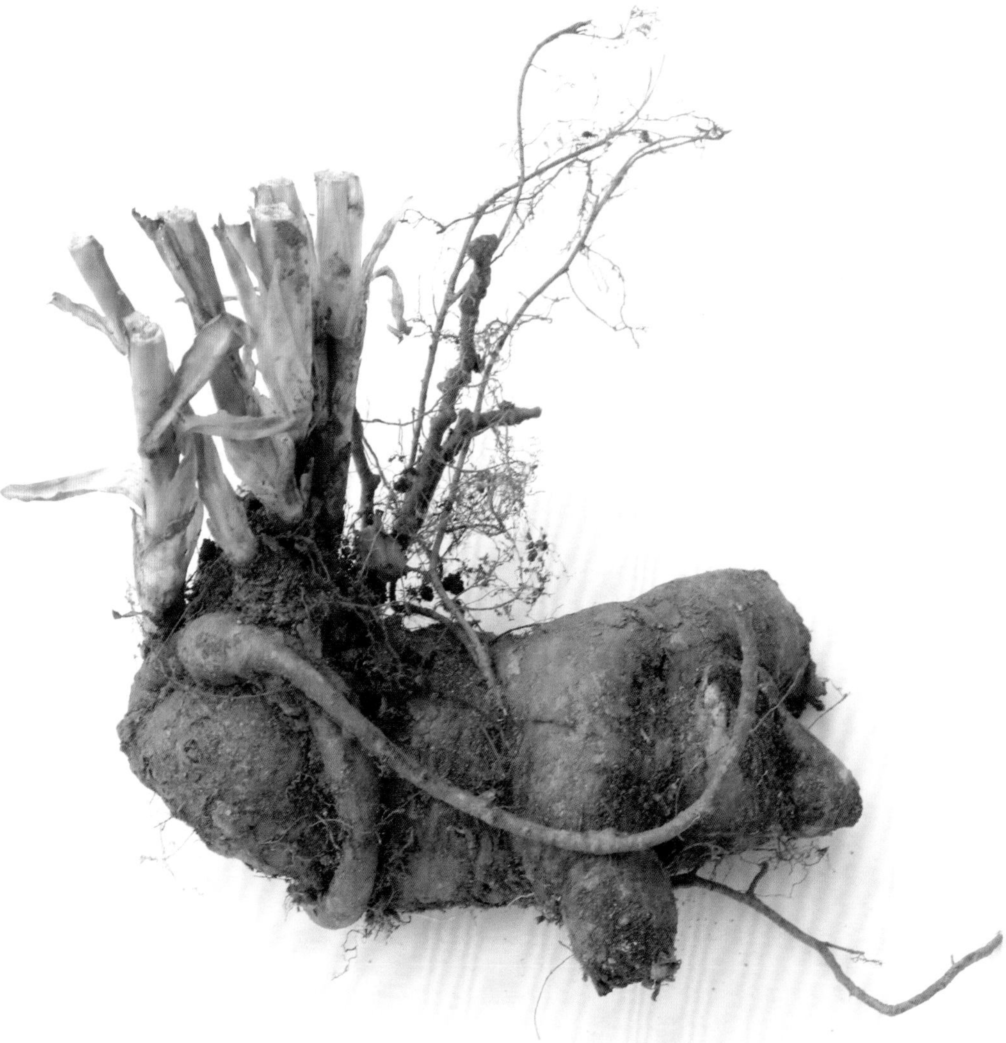

狼毒大戟药材

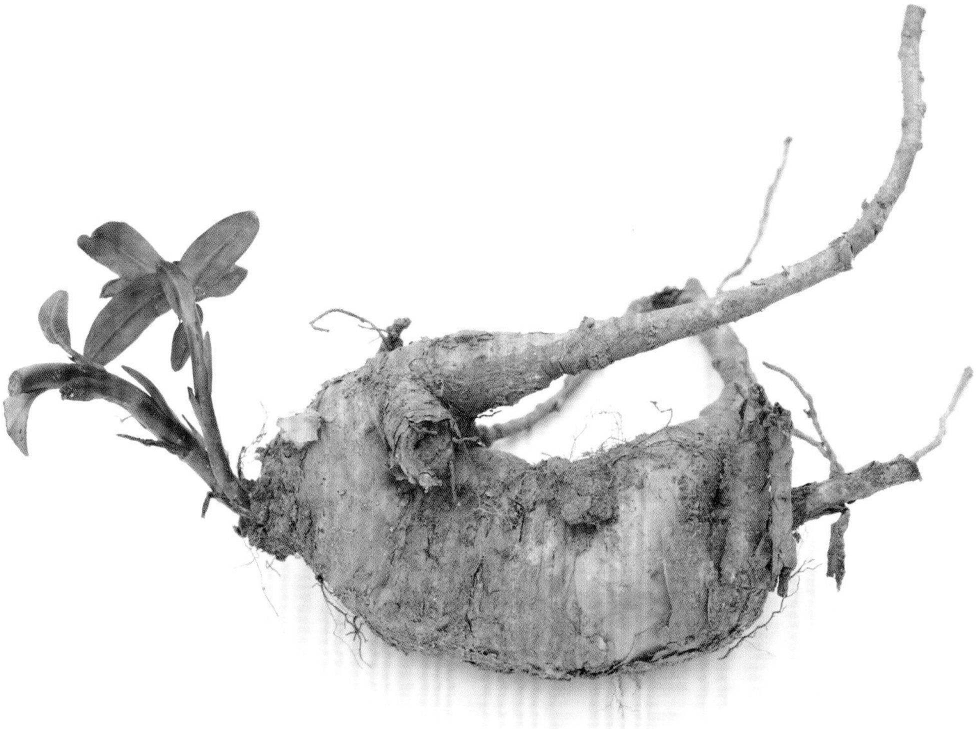

月腺大戟药材

用法用量

内服：0.5 ~ 3.0 g。煎汤或入丸、散。外用：适量，磨汁涂，研末调敷或煎汁收膏敷。

民族药方

1．皮肤病 狼毒适量。加水煎煮至用手一捻即成碎末为止，用纱布过滤，滤液继续煎煮浓缩至一定黏度，冷却后，用以涂抹患处，每日或隔日 1 次。

2．结核病 狼毒与大枣按 3 ∶ 4 的比例。狼毒入锅煎煮，大枣放于笼屉，约蒸煮 2.5 小时即成狼毒枣，成人每日 3 次，开始服狼毒枣每次 10 粒，视其有无副作用，逐渐递增或减少，每次最多 20 粒，连服 3 个月为 1 个疗程。

3．肿瘤 狼毒、鸡血藤、薏苡仁、半枝莲各等份。配伍制成复方狼毒注射液，每次 20 ~ 40 ml，每日 1 次，加于 5% 葡萄糖注射液中静脉滴注，或制成复方狼毒片内服。

4．慢性气管炎 狼毒煎剂或丸剂。每次 0.5 g，每日 3 次，饭后服。

使用注意

本品有毒，内服宜慎。体弱者及孕妇忌服。

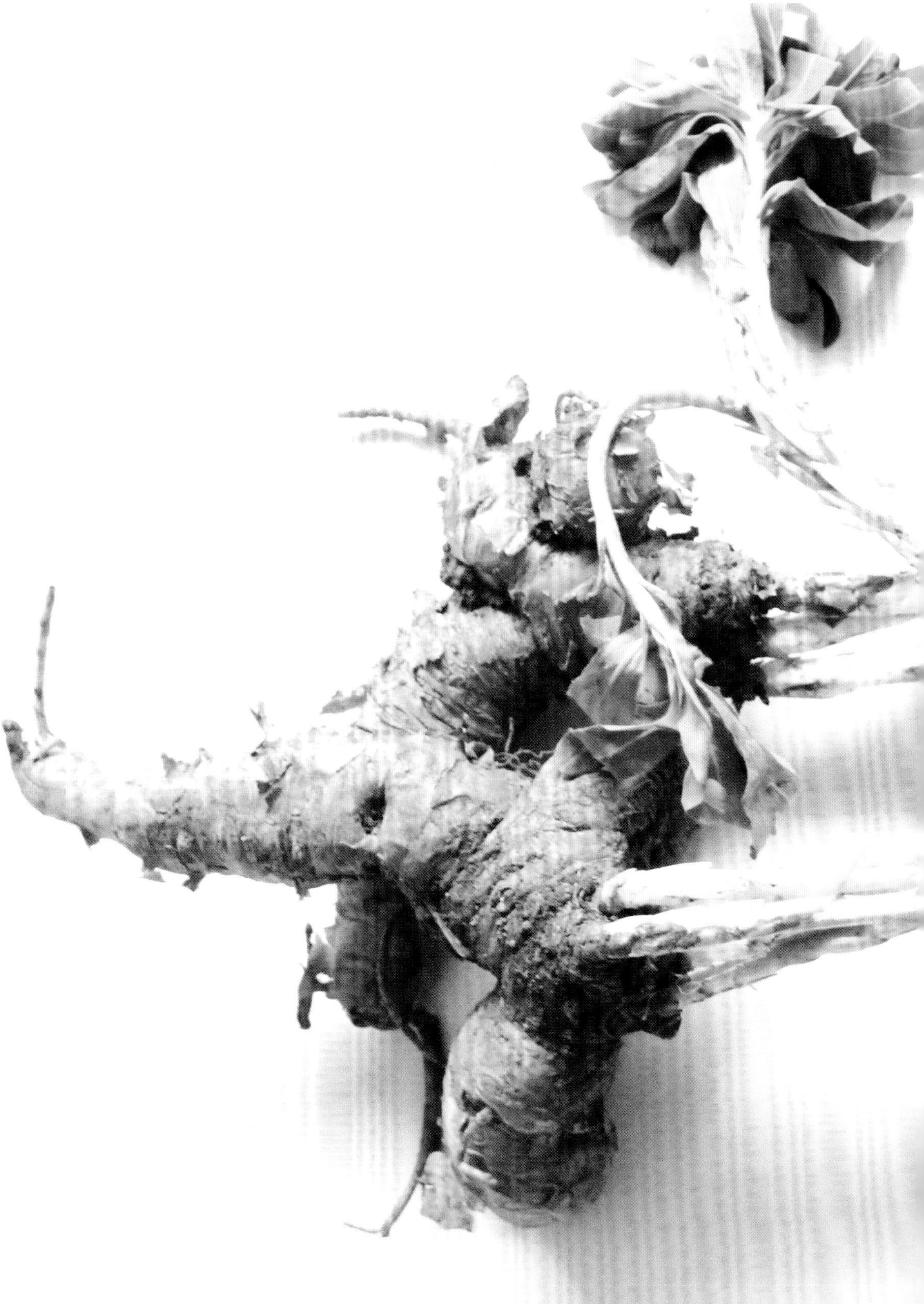

狼毒

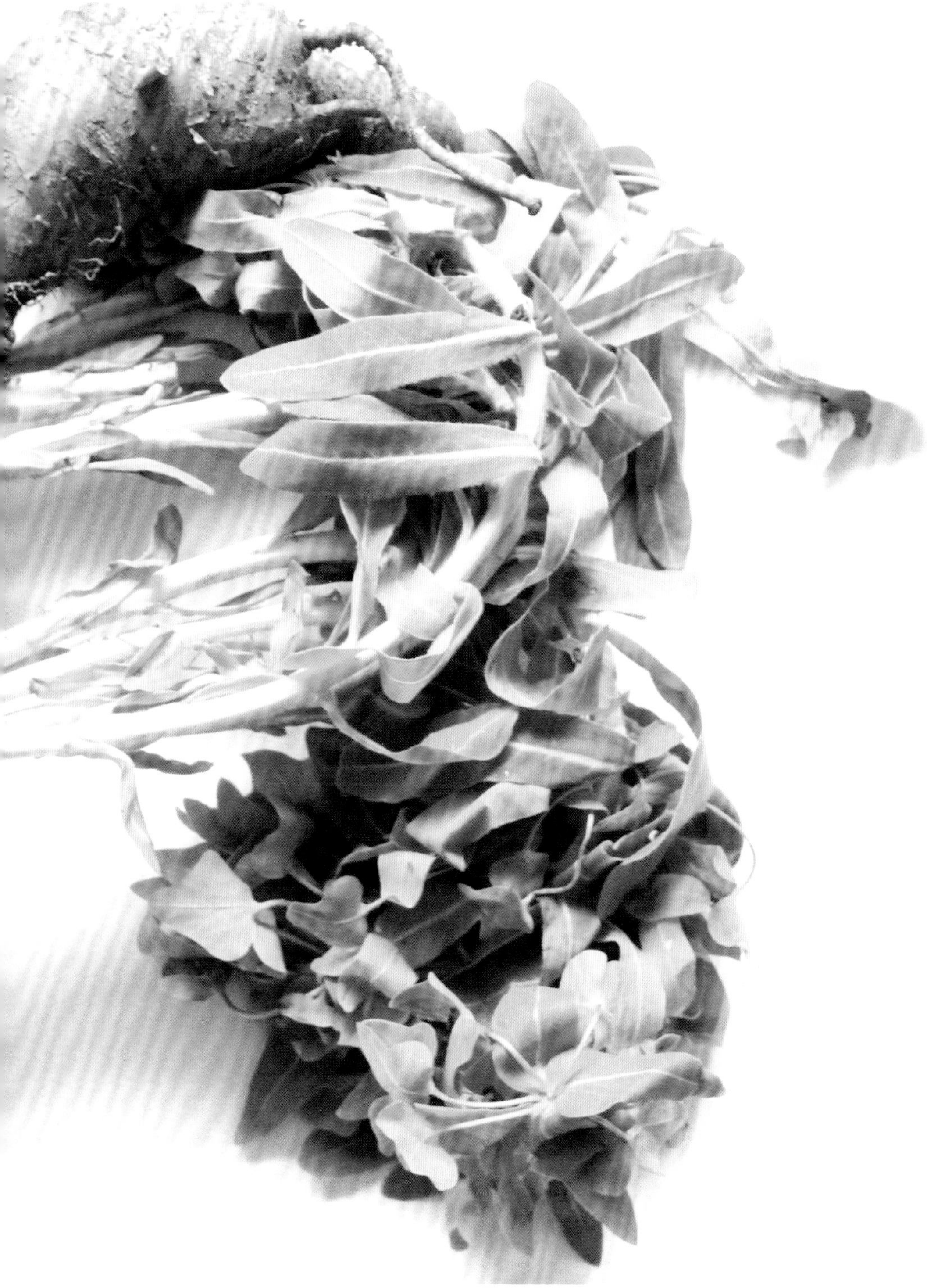

狼毒药材

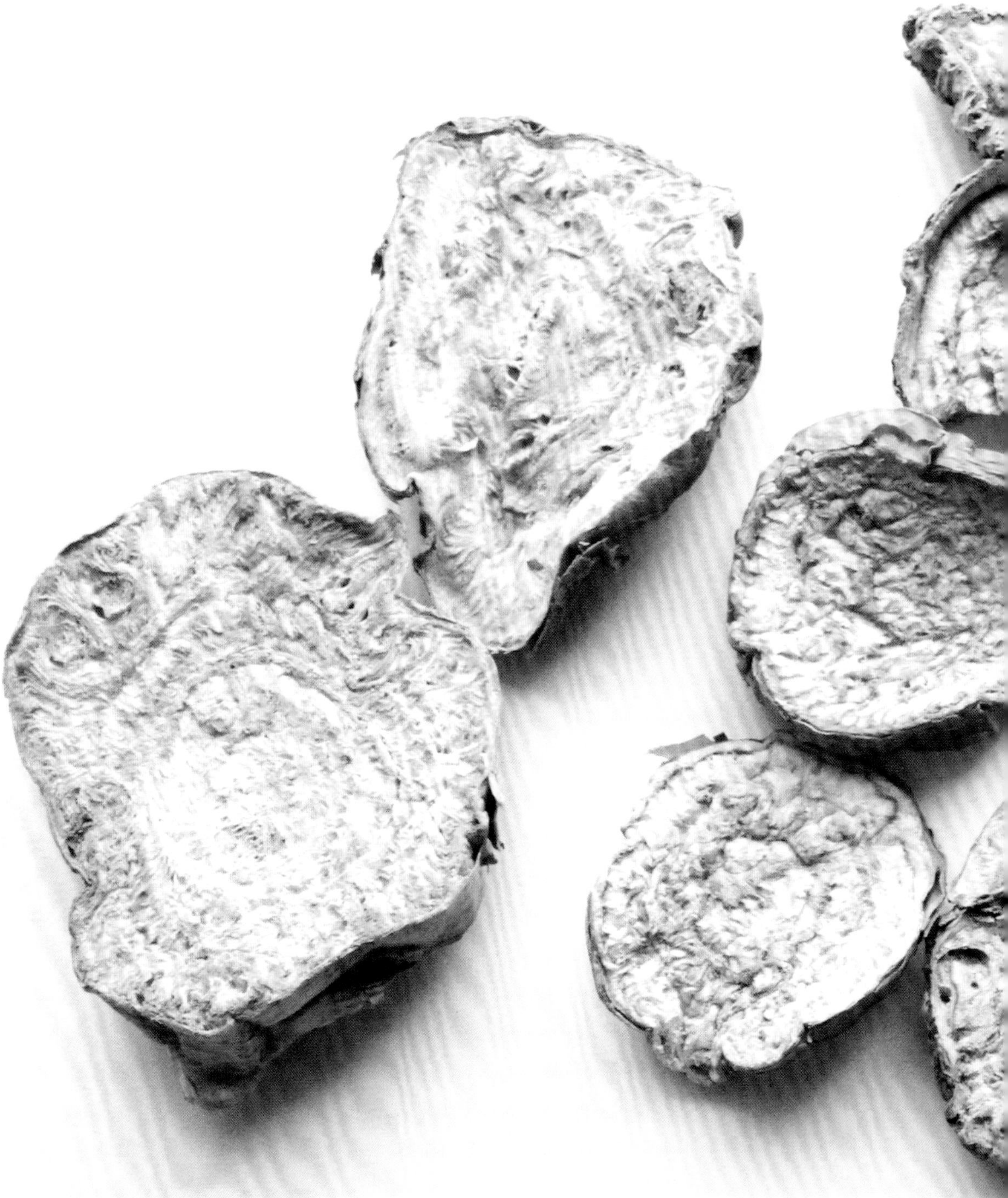

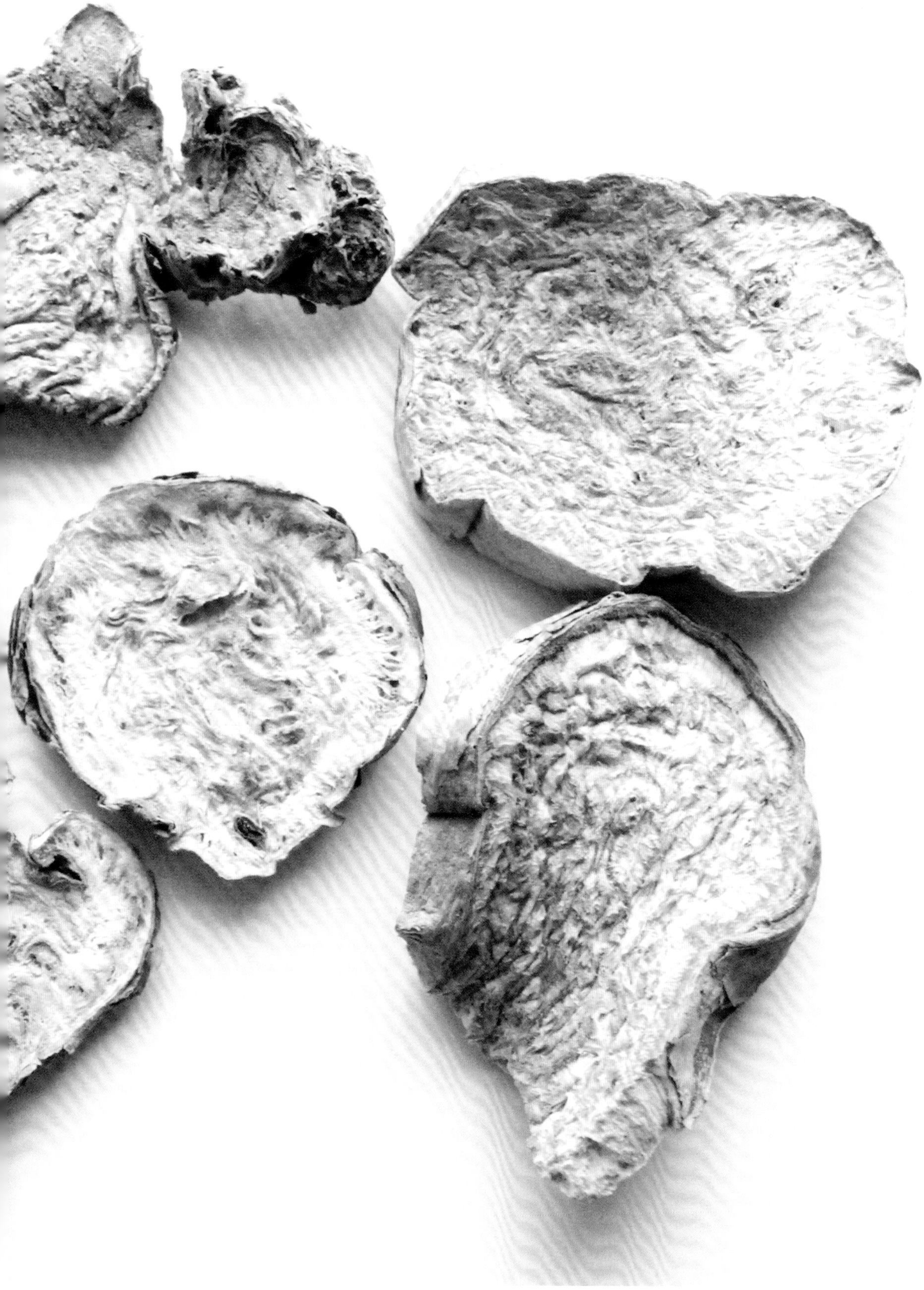

狼毒饮片

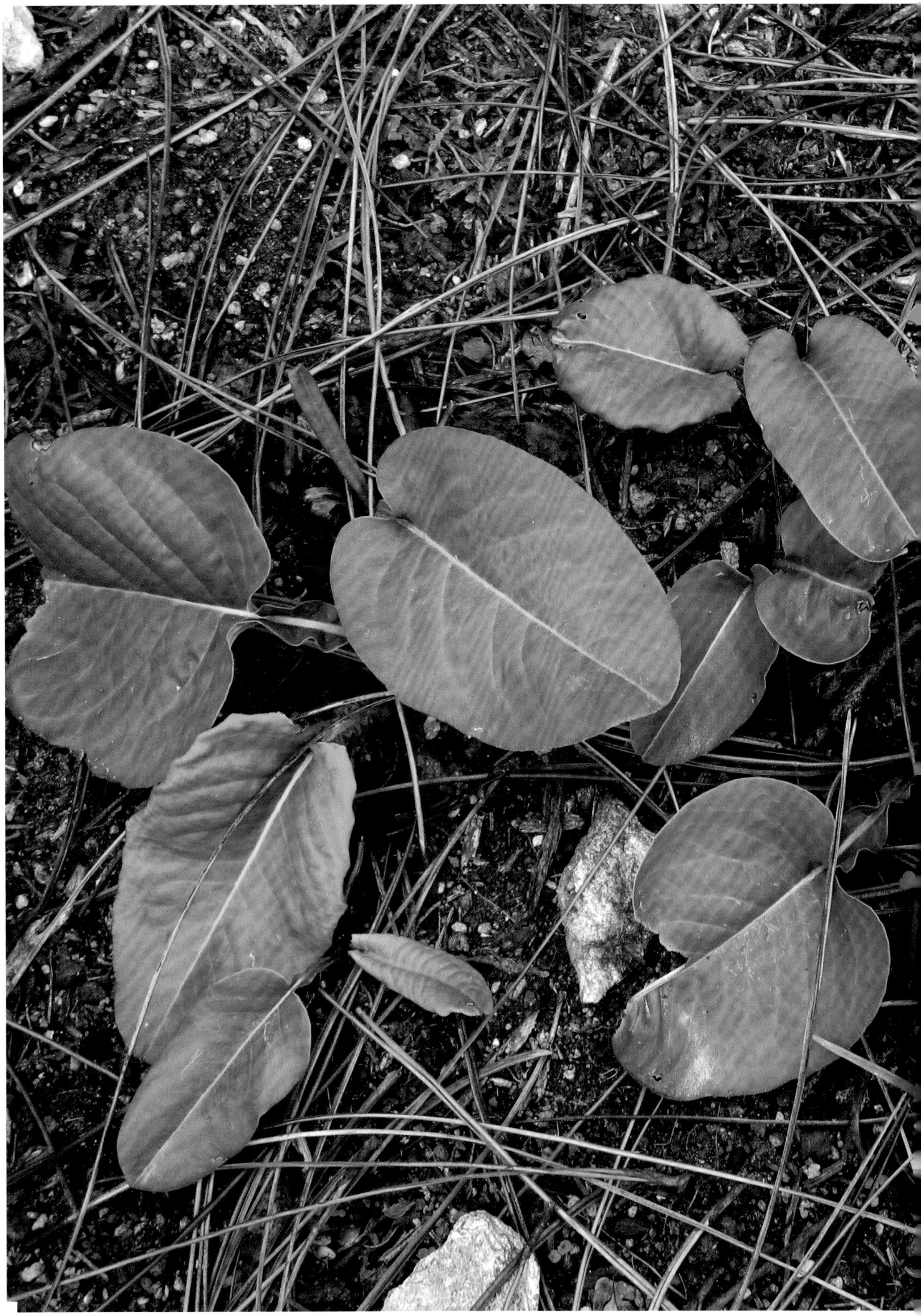

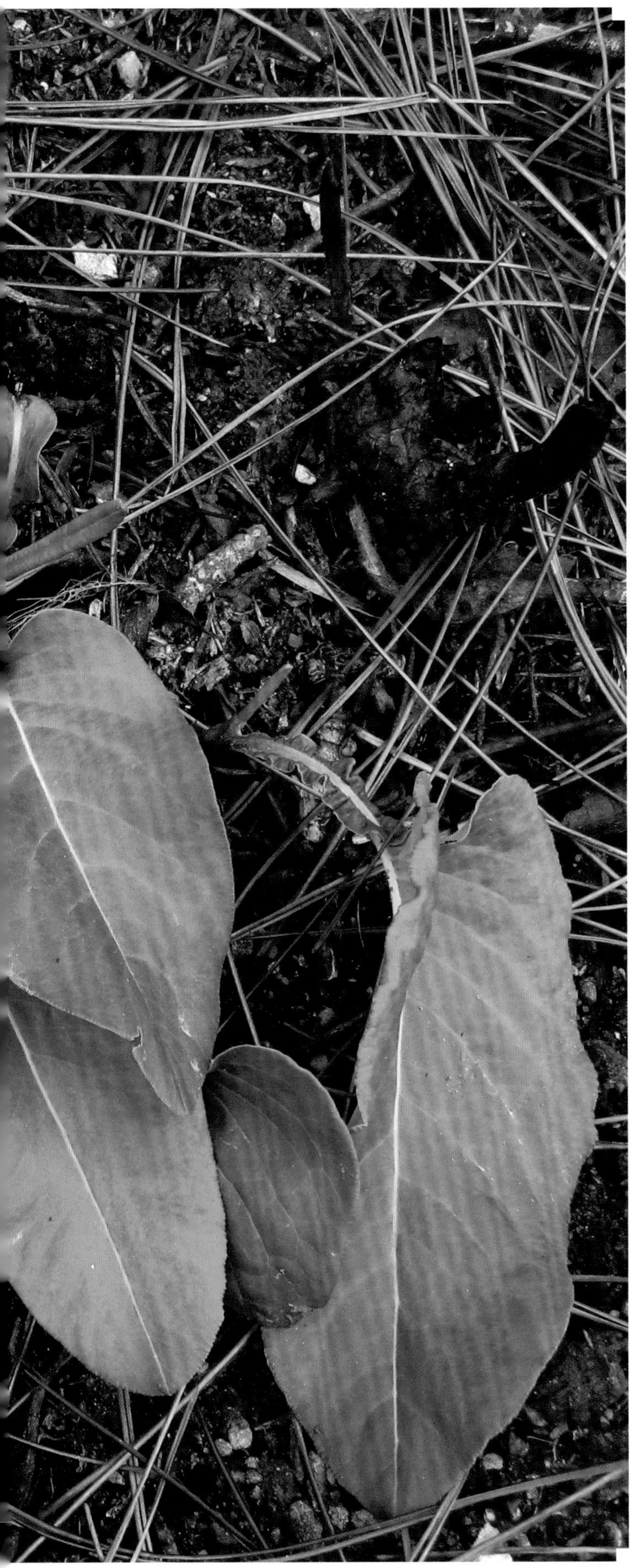

拳参

【蒙药名】莫格日。

【别　名】乌赫日、红三七、嘎都日、刀枪药、活血莲、利嘎都日。

【来　源】本品为蓼科多年生草本植物拳参 *Polygonum bistorta* L. 的干燥根茎。

【性味归经】味苦，性凉。归肺、肝、大肠经。

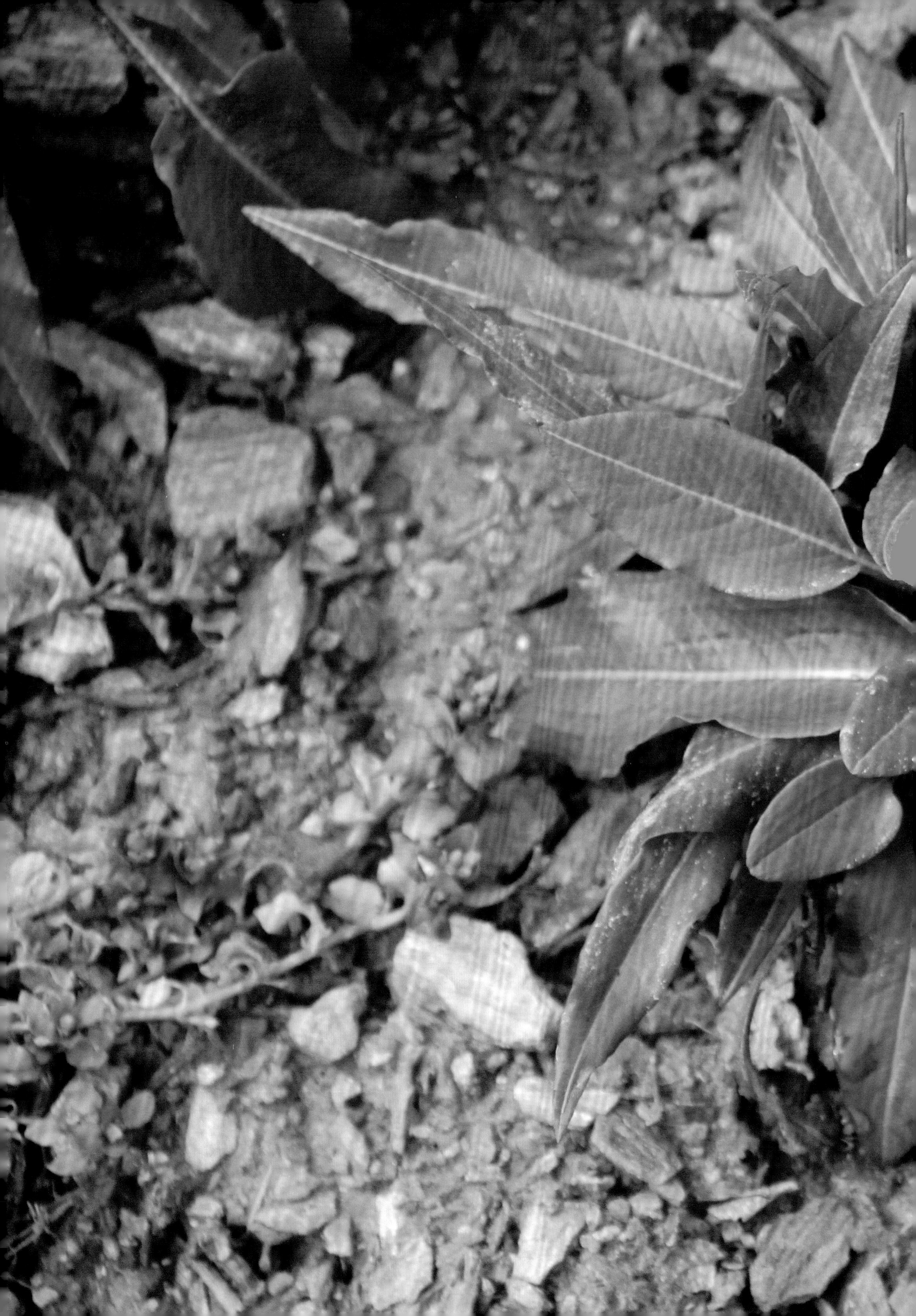

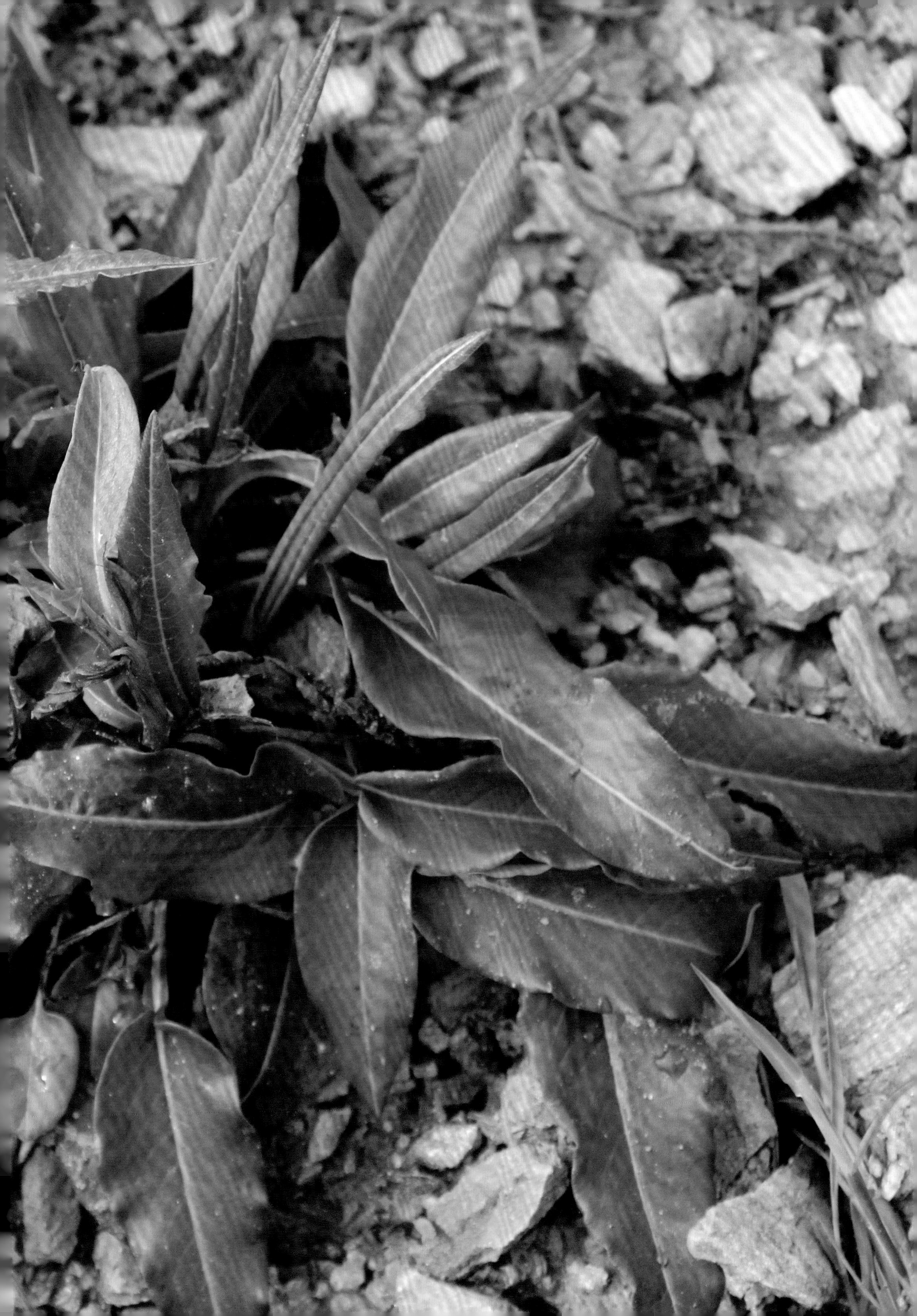

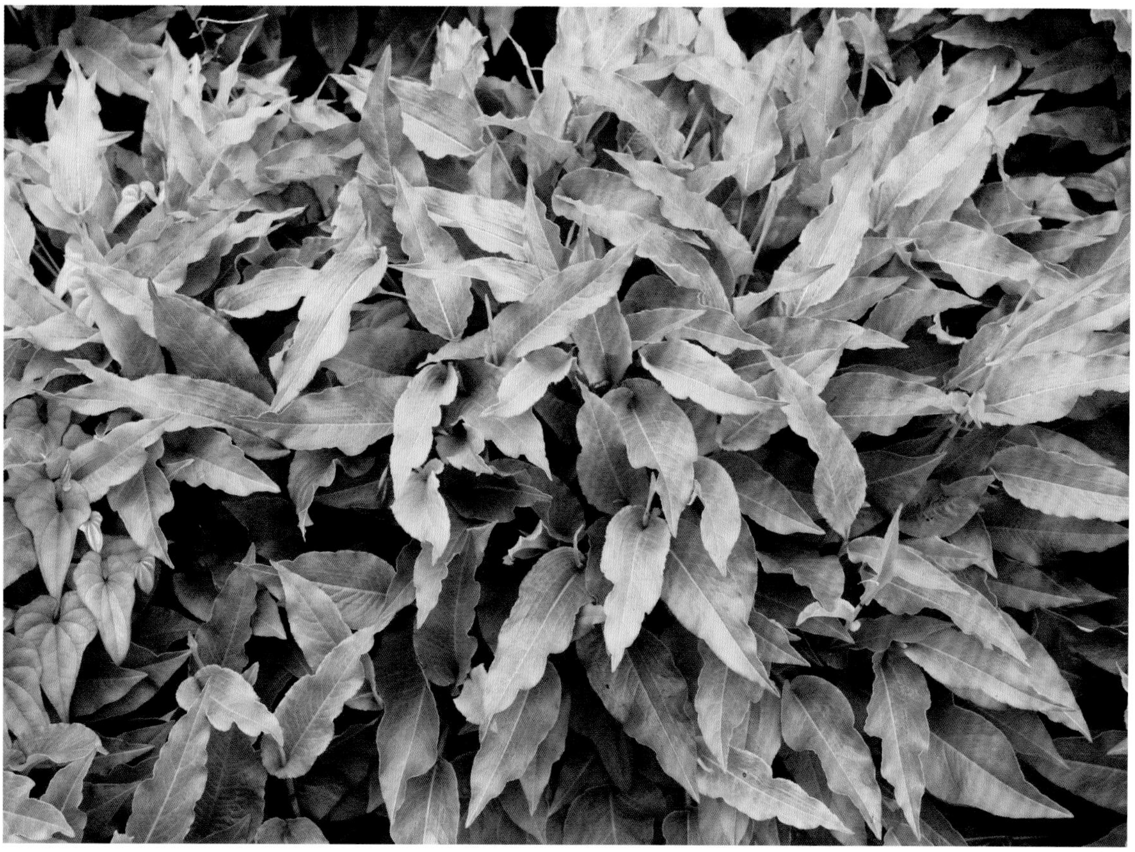

拳参

识别特征

多年生草本，高 35 ~ 85 cm。根茎肥厚，黑褐色。茎单一，无毛，具纵沟纹。基生叶有长柄，叶片长圆披针形或披针形，长 10 ~ 20 cm，宽 2 ~ 5 cm，叶基圆钝或截形，茎生叶互生，向上柄渐短至抱茎。托叶鞘筒状，膜质。总状花序呈穗状圆柱形顶生。花小密集，淡红色或白色。瘦果椭圆形，棕褐色，有 3 棱，稍有光泽。根茎呈扁圆柱形，常弯曲成虾状，长 1.0 ~ 1.5 cm，直径 1.0 ~ 2.5 cm，两端圆钝或稍细。花期 6—9 月，果期 9—11 月。

生境分布

生长于草丛、阴湿山坡或林间草甸中。分布于东北、华北及山东、江苏、湖北等省区。

采收加工

春季发芽前或秋季茎叶将枯萎时采挖，除去泥沙，晒干，去须根。

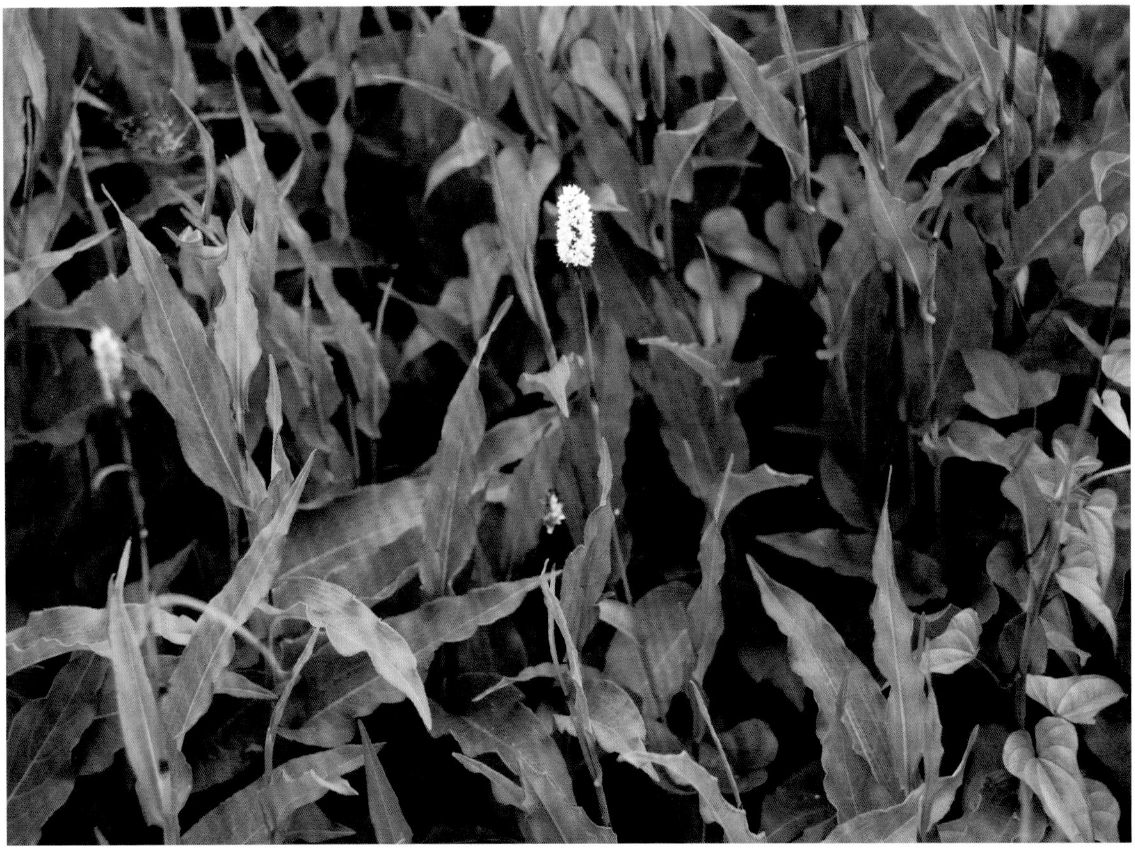

拳参

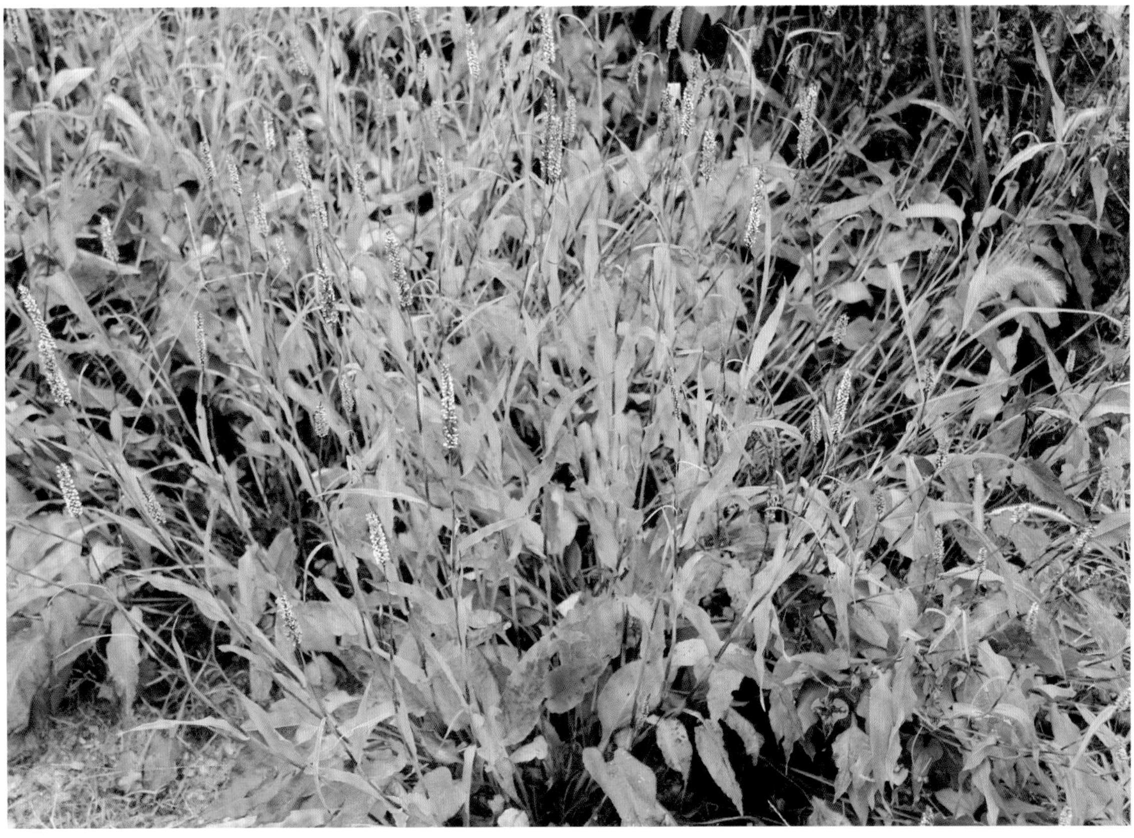

拳参

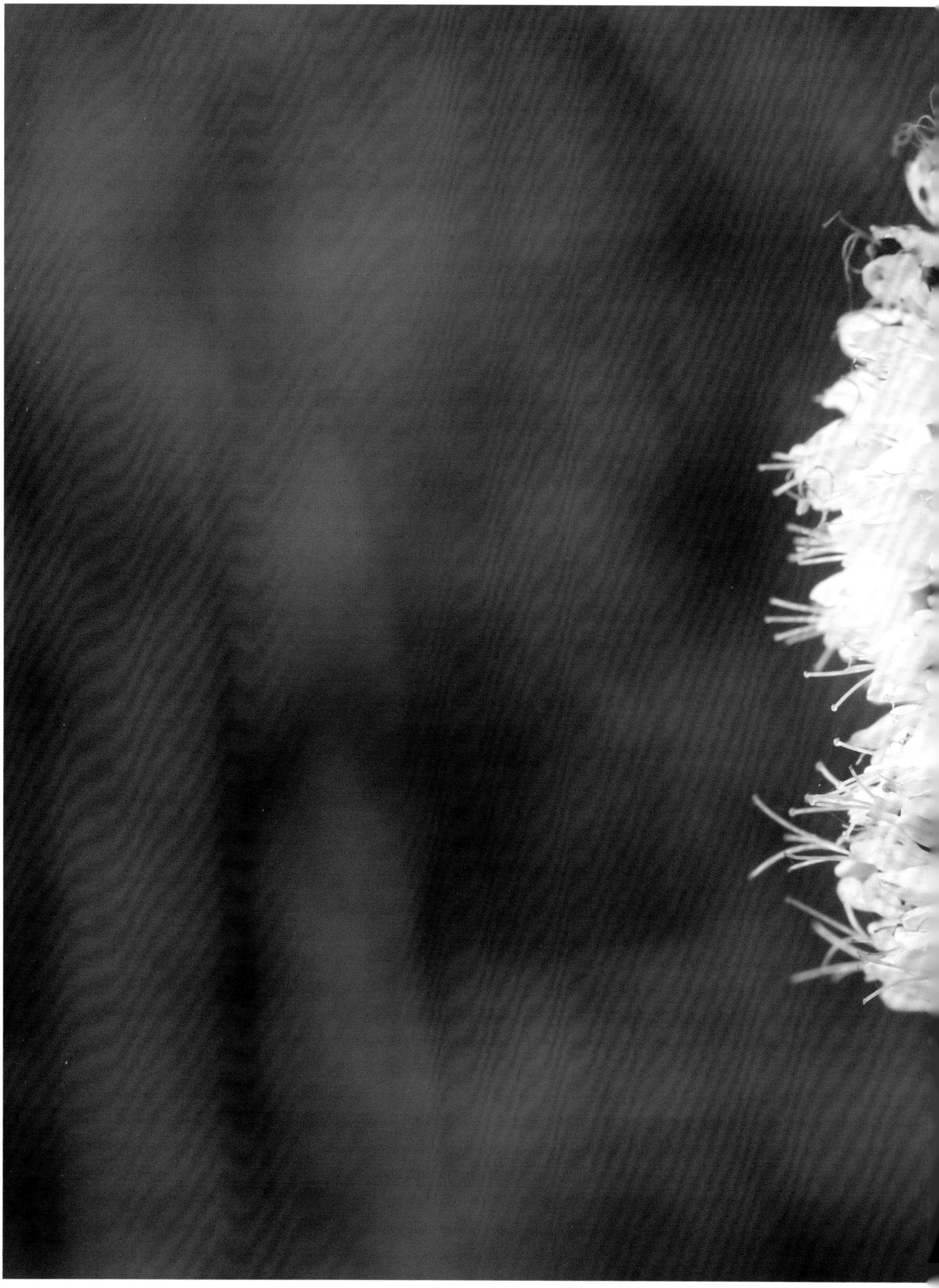

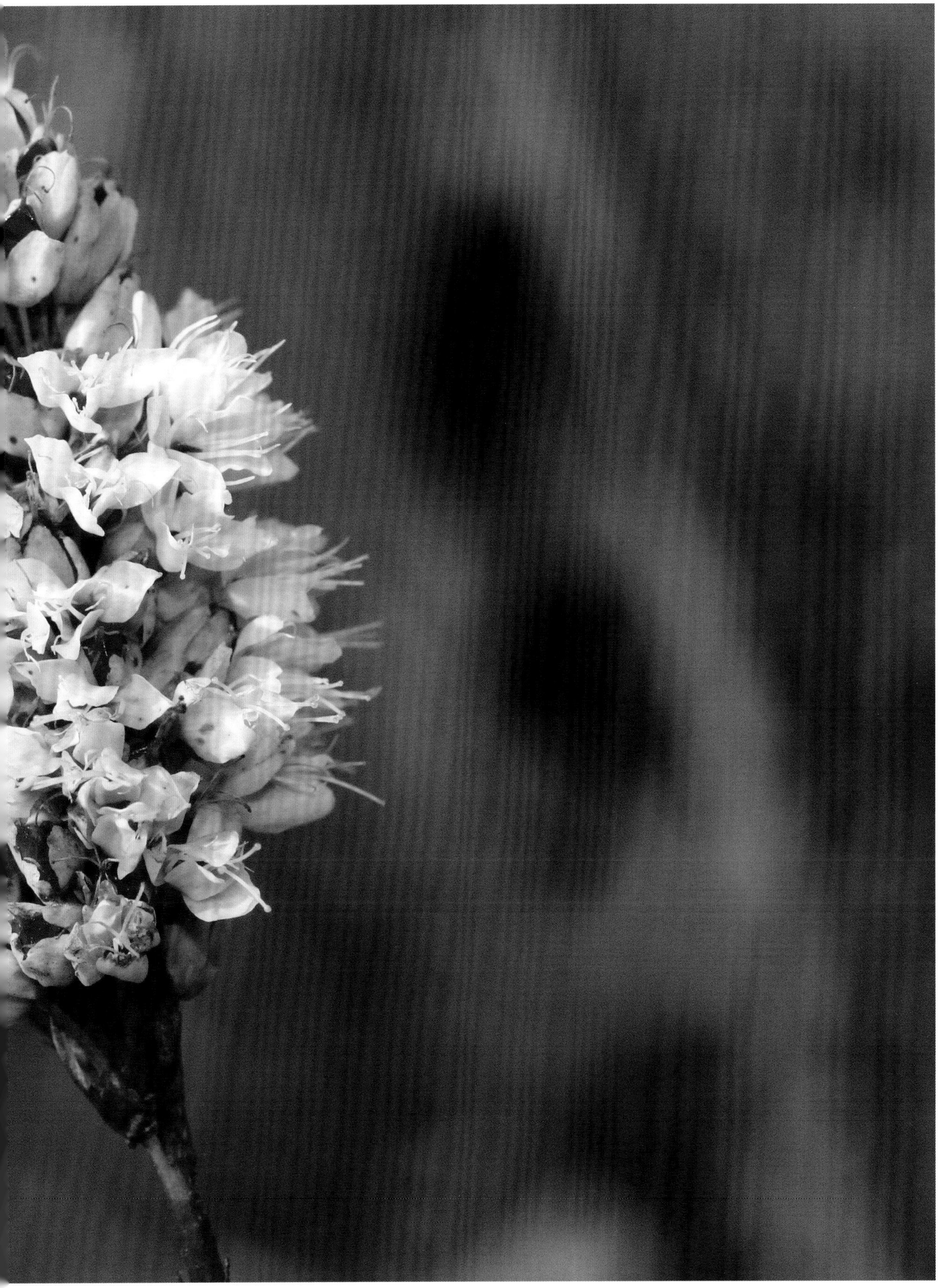

拳参

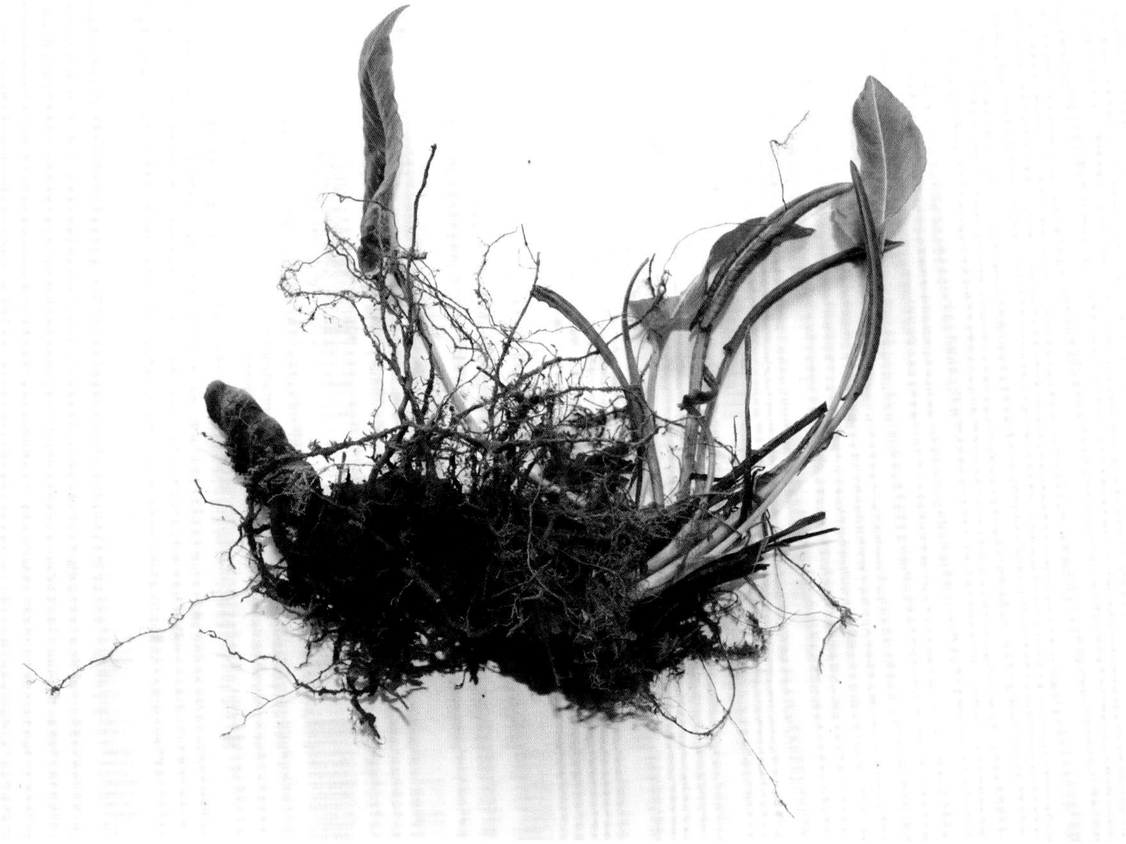

拳参

药材鉴别

本品为类圆形、肾形或不规则形的薄片，有的一边凹陷、一边呈弧形，直径1.0 ~ 2.5 cm。外表皮褐棕色至黑棕色，粗糙，可见多数残留短须根或须根痕及较密的横环纹。切面淡棕红色至棕红色，黄白色筋脉小点排列成环。质硬。无臭，味苦、涩。

功效主治

清热解毒，利湿，凉血止痢。本品味苦，善于清热、解毒、去湿。归阳明大肠经、厥阴肝经，能降泄其热毒湿邪，以凉血、止痢，故有此功效。

药理作用

拳参渗漉液与明胶等制成的“止血净”1号，用于犬和绵羊等各种止血实验（股动脉切断、肝脏剪口、脾脏切除等出血），均有一定止血效果。在体外对金黄色葡萄球菌、铜绿假单胞菌、枯草杆菌、大肠埃希菌等均有抗菌作用（平板打洞法）。拳参毒性很小，其提取液（100%）于小鼠腹腔注射的半数致死量为0.33 g/鼠。兔用“止血净”腹腔注射（0.2 g/kg），观察5日，于30日后解剖，未发现异常。“止血净”1号组织埋藏，可以吸收，初步证明有一定止血消炎作用。

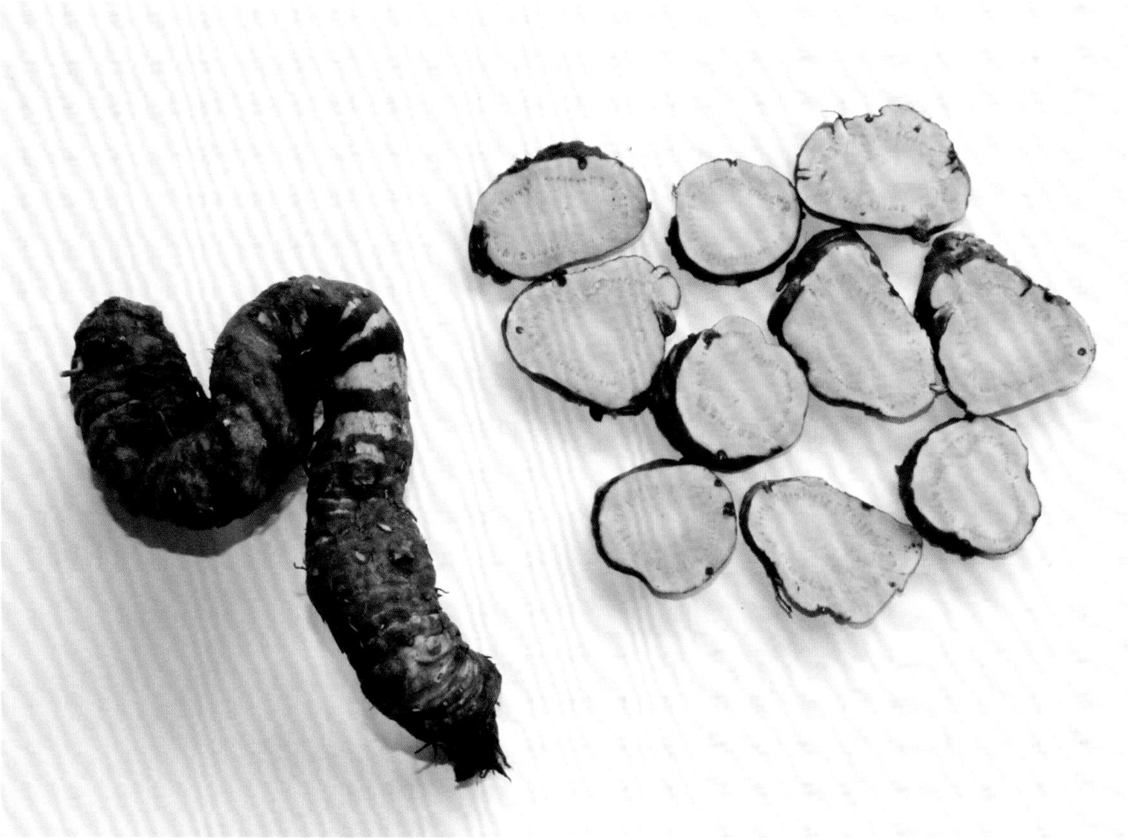

拳参药材

用法用量

内服：3 ~ 12 g，煎服。外用：适量。

民族药方

1．细菌性痢疾，肠炎　拳参 50 g。水煎服，每日 1 ~ 2 次。

2．肺结核　拳参适量。洗净，晒干粉碎，加淀粉调匀，压成 0.3 g 的片剂，成人每次 4 ~ 6 片，小儿酌减。

3．阴虚久咳，肺痨，喘嗽　拳参、蜜百合各 9 g，沙参、炙甘草各 6 g。水煎服。

4．肠炎，赤白痢疾　拳参 30 g。水煎服。

5．肺热刺痛，咳嗽痰多　拳参、紫草茸各 5 g，北沙参 50 g，甘草 30 g。制成煮散剂，水煎服，每次 3 ~ 5 g，每日 1 ~ 3 次。

6．腹热，肠刺痛，热泻　拳参、木通各 35 g，连翘 40 g，麦冬 25 g。制成煮散剂，水煎服，每次 3 ~ 5 g，每日 1 ~ 3 次。

使用注意

无实火热毒及阴证外疡者忌用。

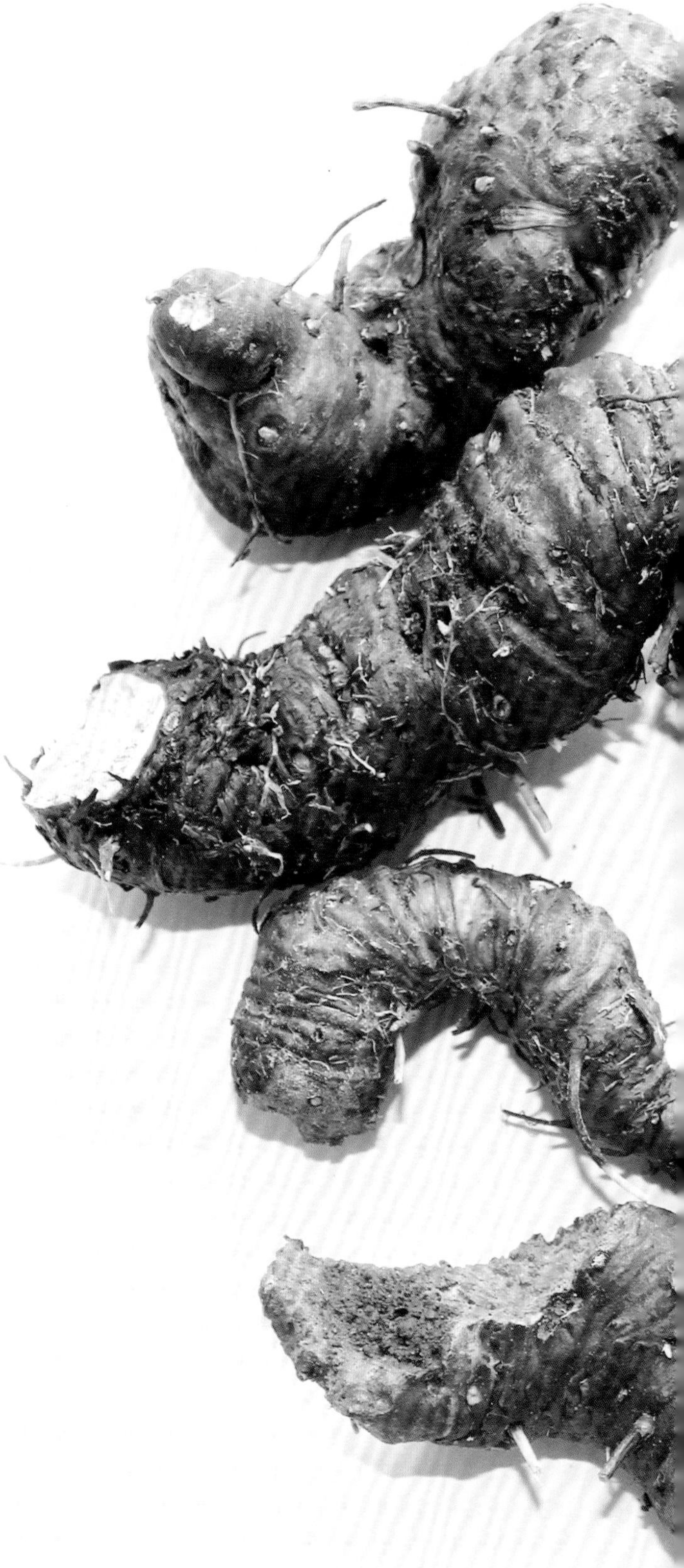

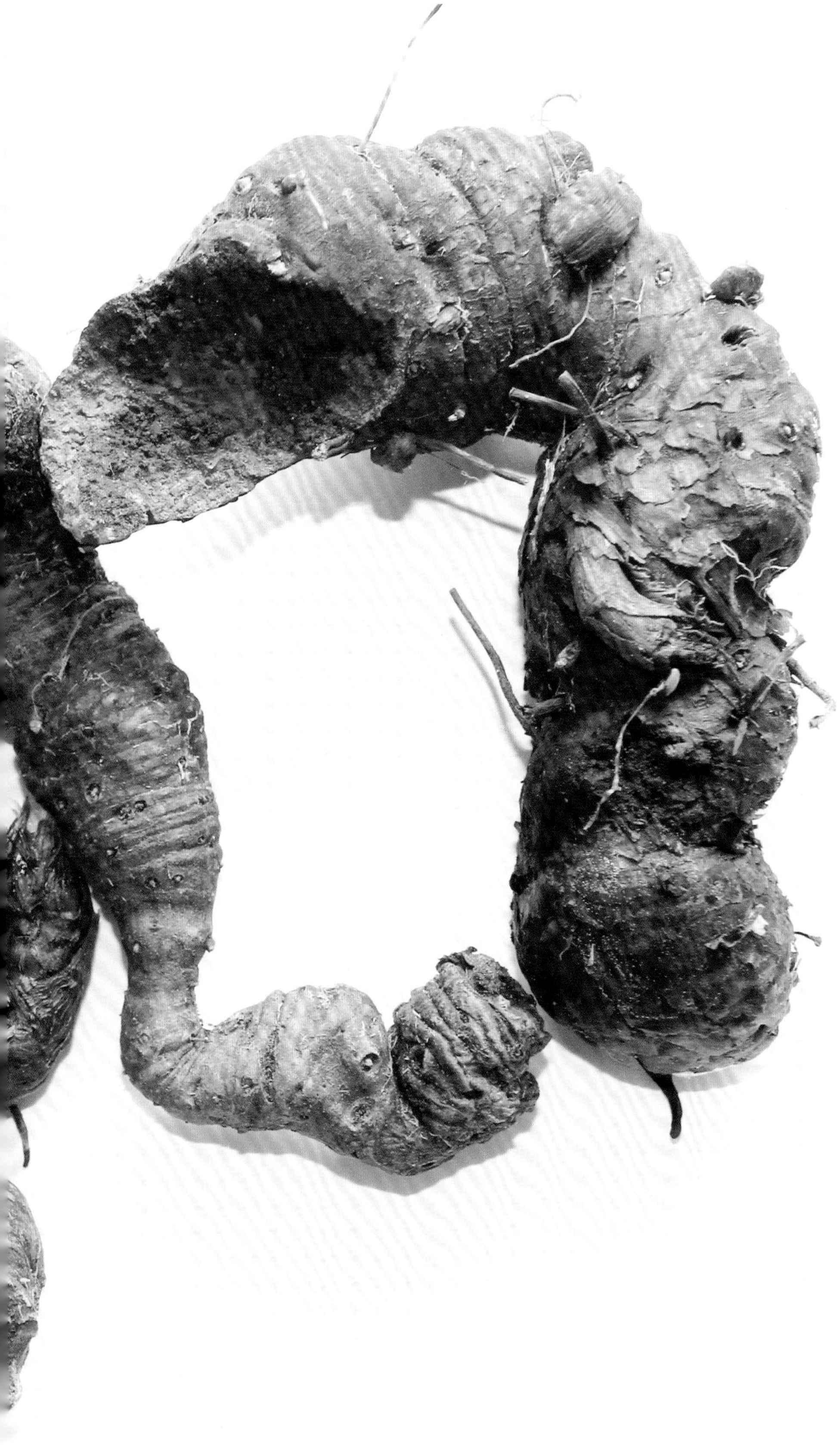

拳参药材

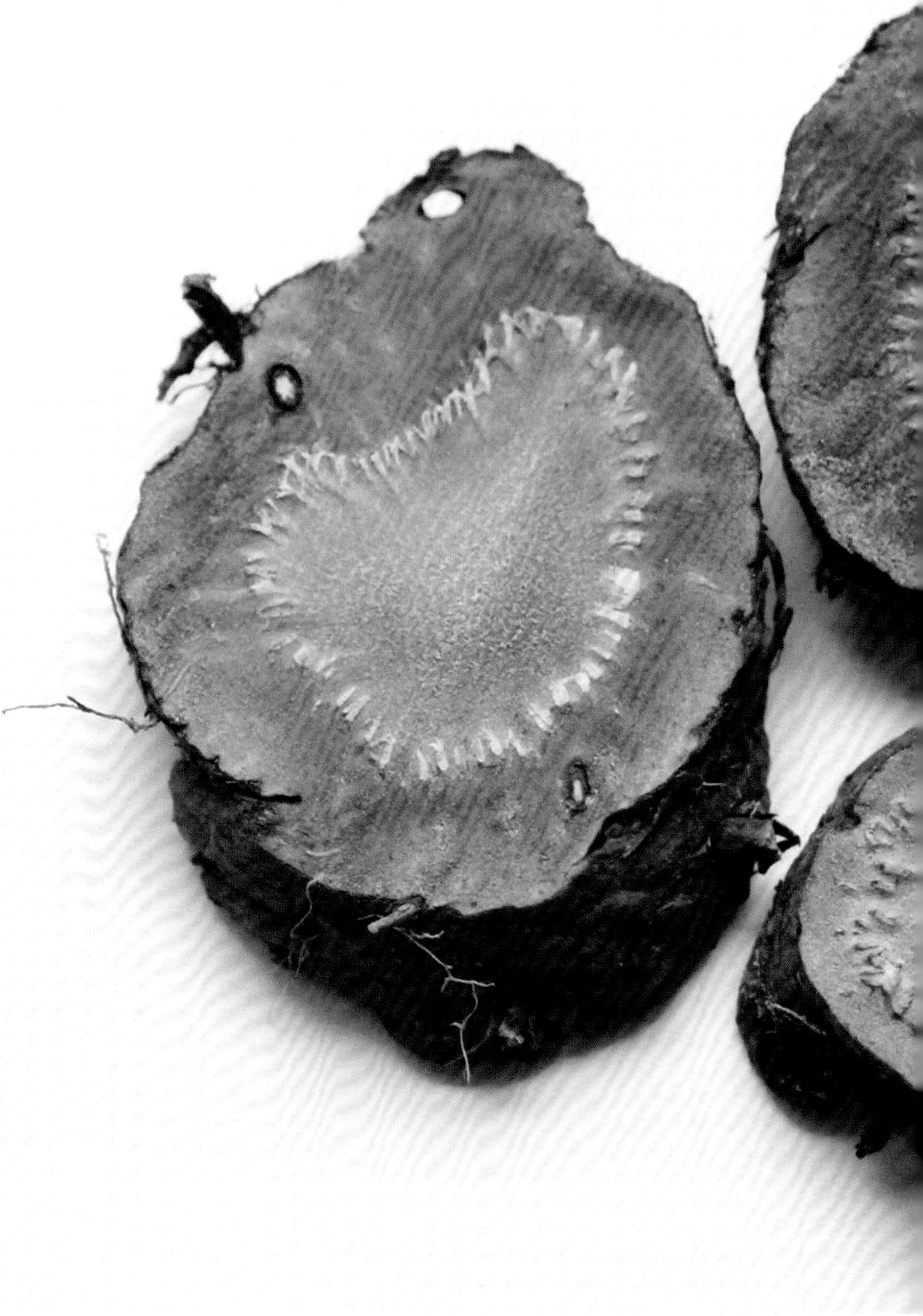

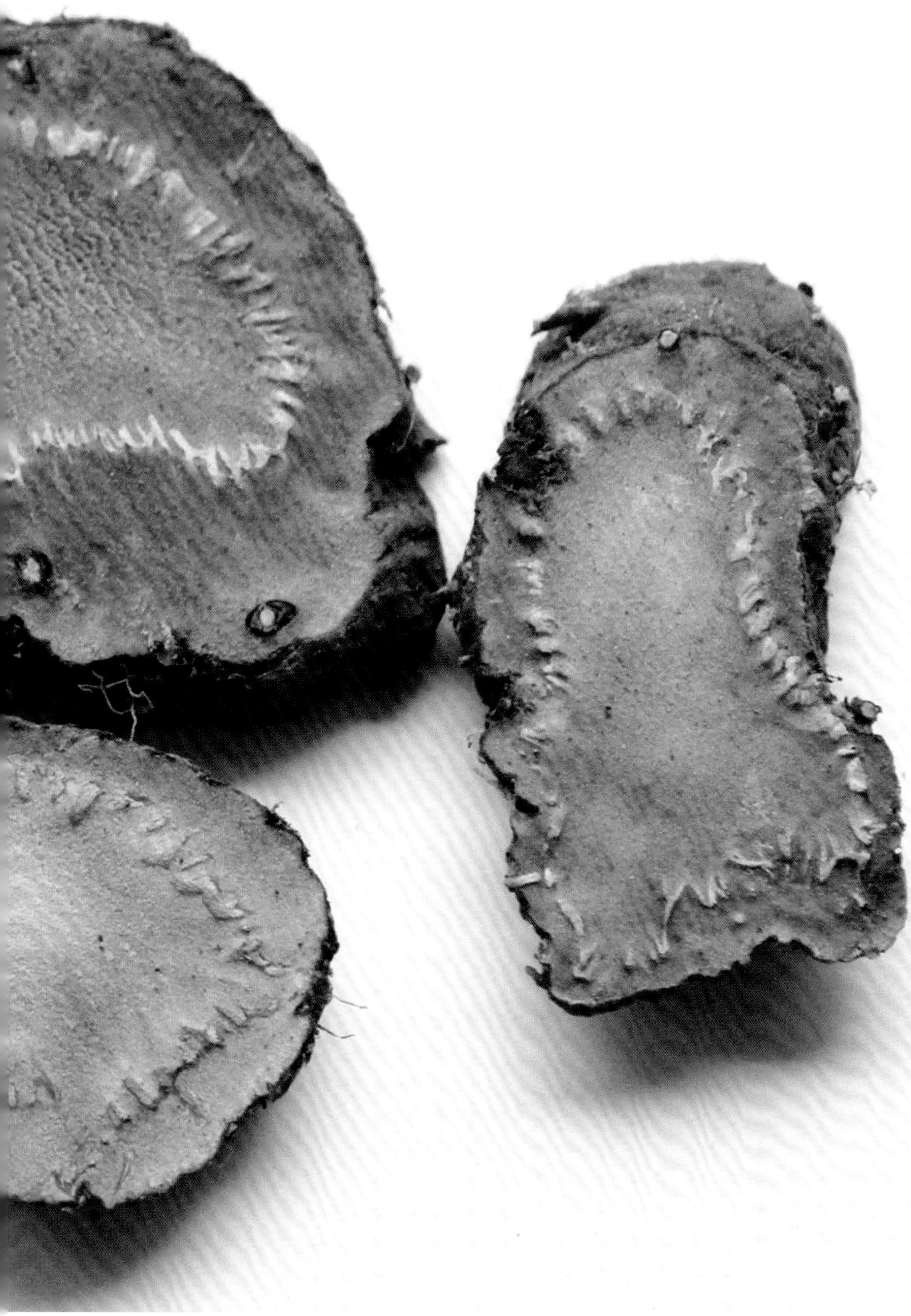

拳参饮片

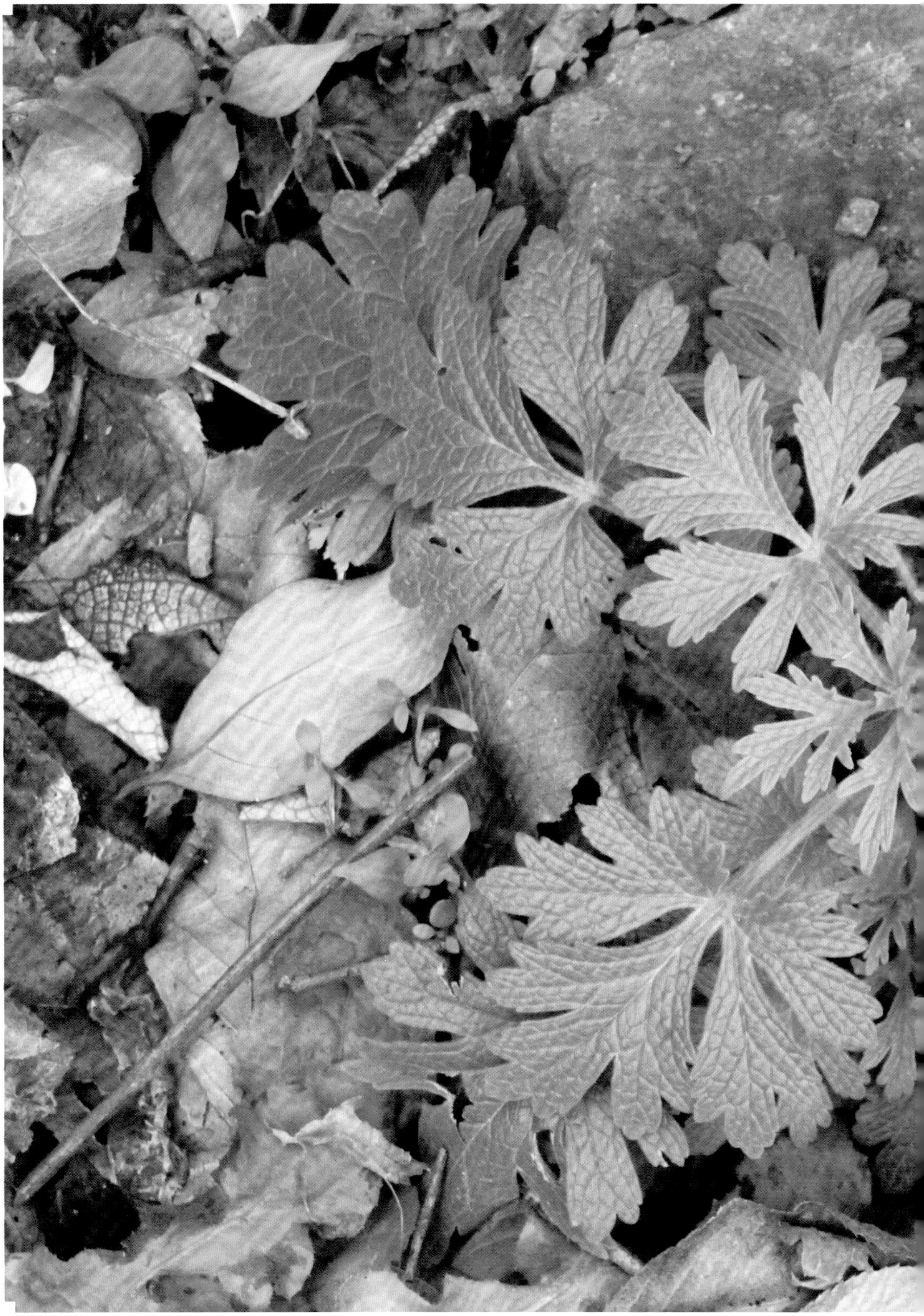

益母草

【蒙药名】都尔布勒吉。

【别　名】茺蔚、坤草、益母蒿、阿木塔图、西莫梯格勒。

【来　源】本品为唇形科植物益母草 *Leonurus artemisia*（Lour.）S. H. Hu 的全草。

【性味归经】味苦、辛，性微冷。归热经。

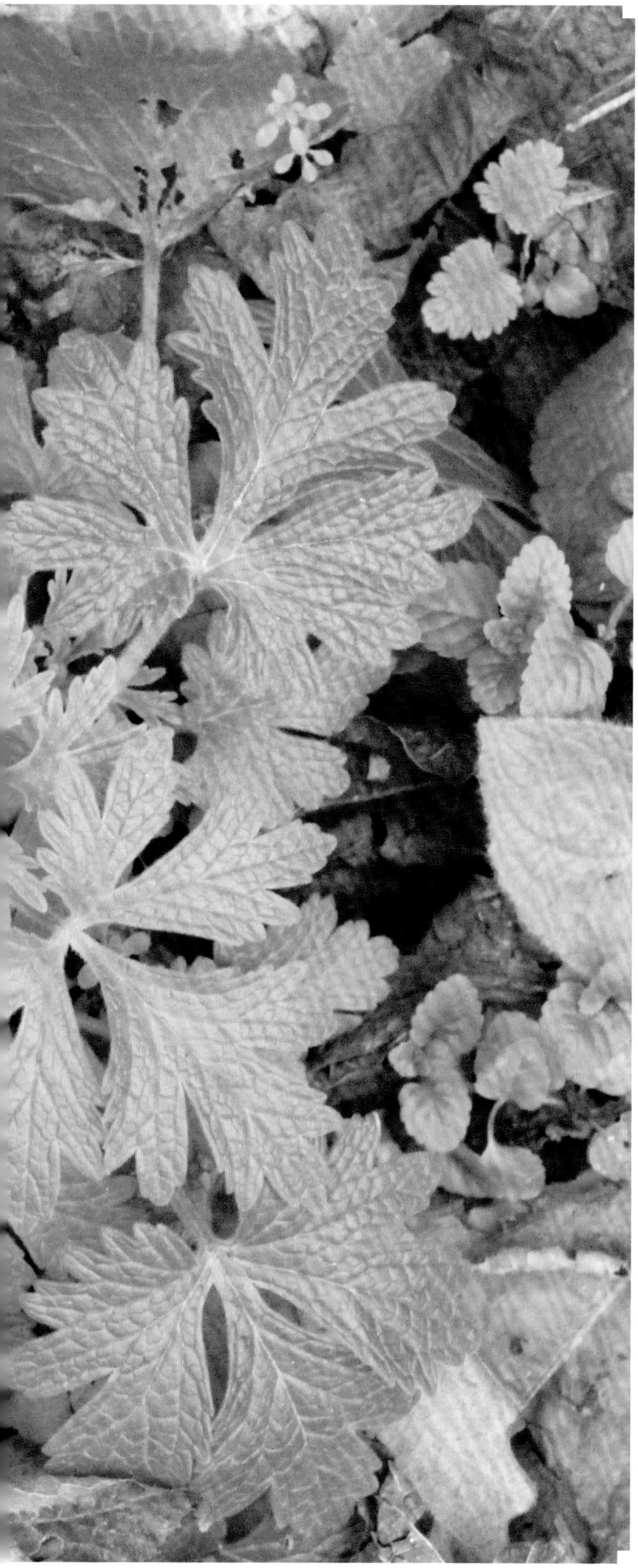

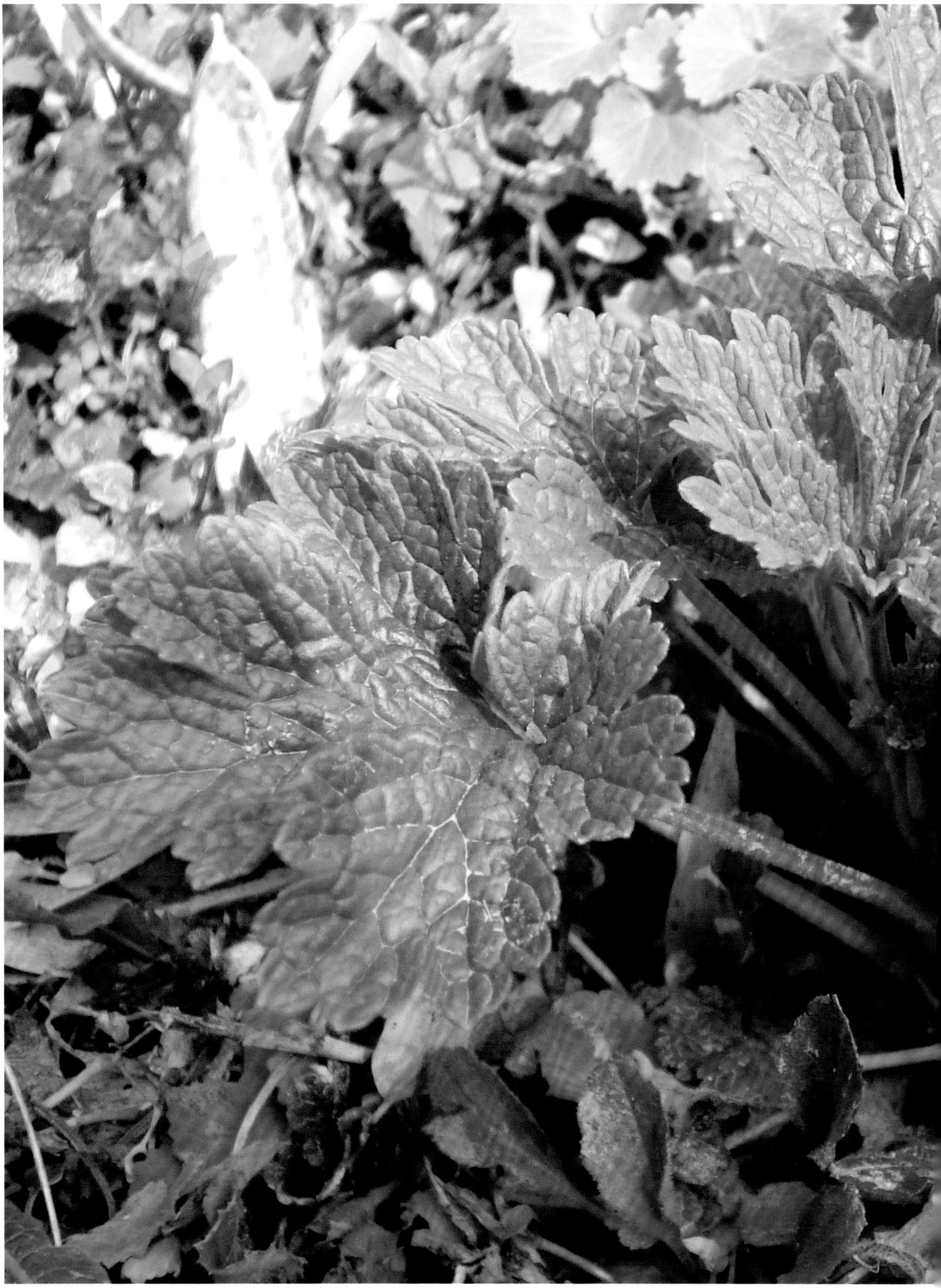

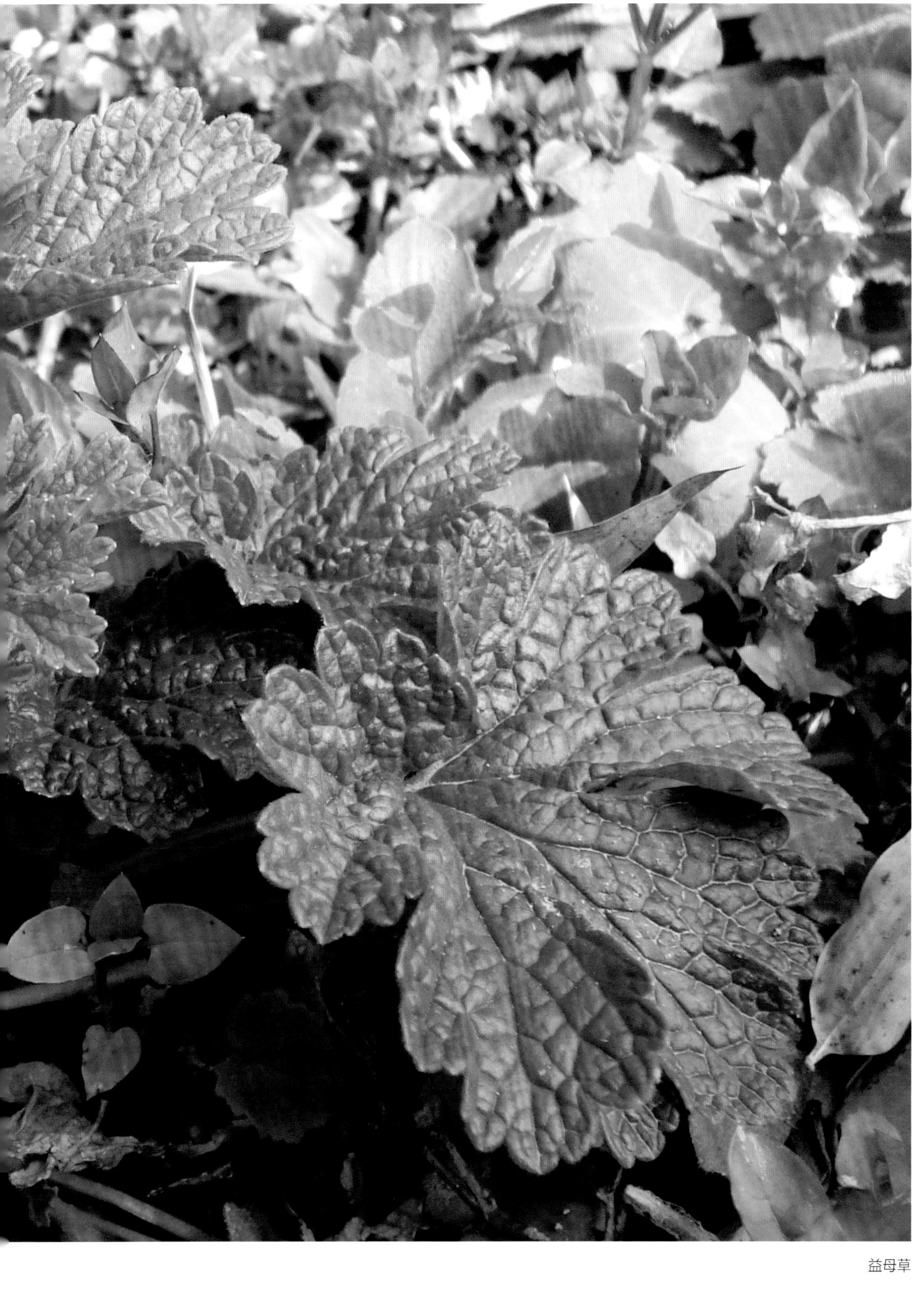

益母草

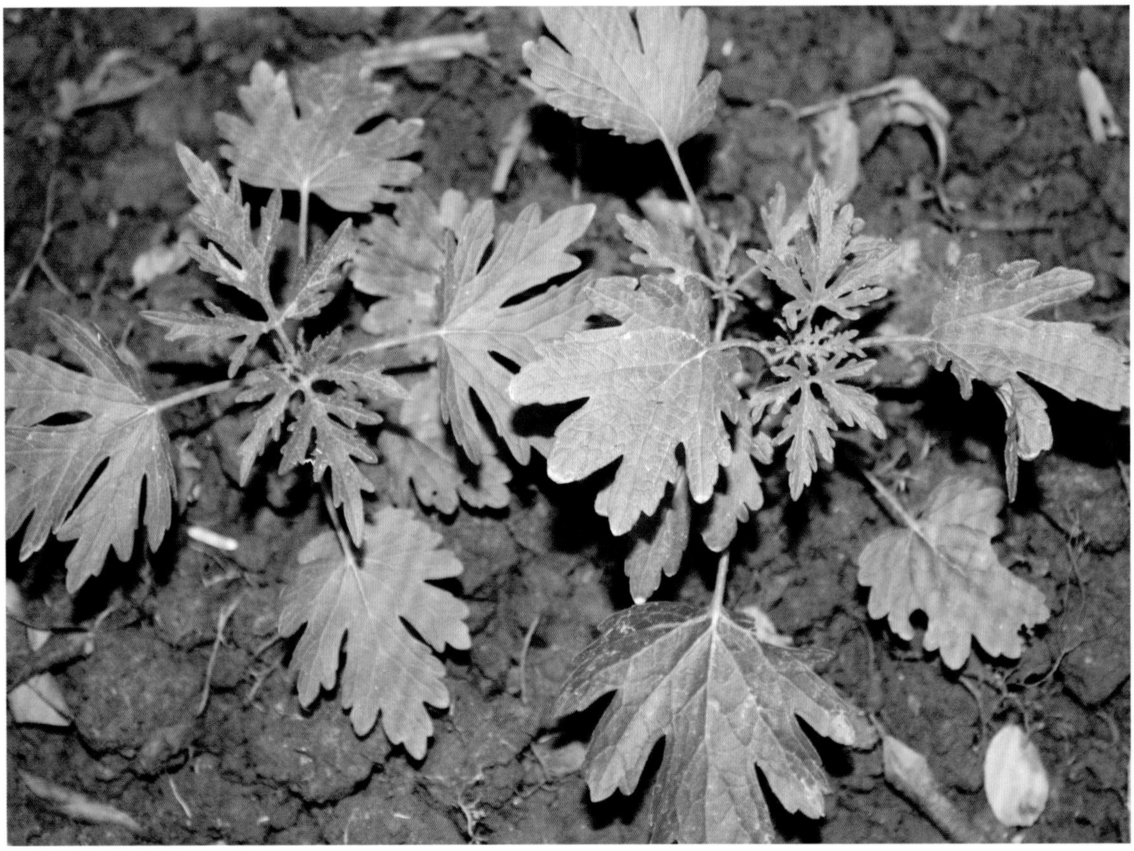

益母草

识别特征

一年或二年生草本植物。茎直立，方形，单一或分枝，高 100 cm。叶对生，叶形多种，一年生植物基生叶具长柄，叶片略呈圆形，直径 4 ~ 8 cm，叶缘 5 ~ 9 浅裂，裂片具 2 ~ 3 钝齿，基部心形；茎中部的叶有短柄，3 全裂；最上部的叶不分裂，线形，近无柄，上下两面均被短柔毛。花序上的叶呈条状披针形，全缘；轮伞花序，下部有刺状苞片；花萼筒状钟形，齿 5，前 2 齿长；花冠粉红色或淡紫色，花冠筒内有毛环，檐部 2 唇形，下唇 3 裂，中裂片倒心形；雄蕊 4，子房 4，柱头 2 裂。坚果三棱形。花期 6—8 月，果期 7—9 月。

生境分布

生长于山野荒地、田埂、草地、溪边等处。分布于全国各地。

采收加工

夏季生长茂盛而花未全开时，割取地上部分，鲜用或晒干备用。

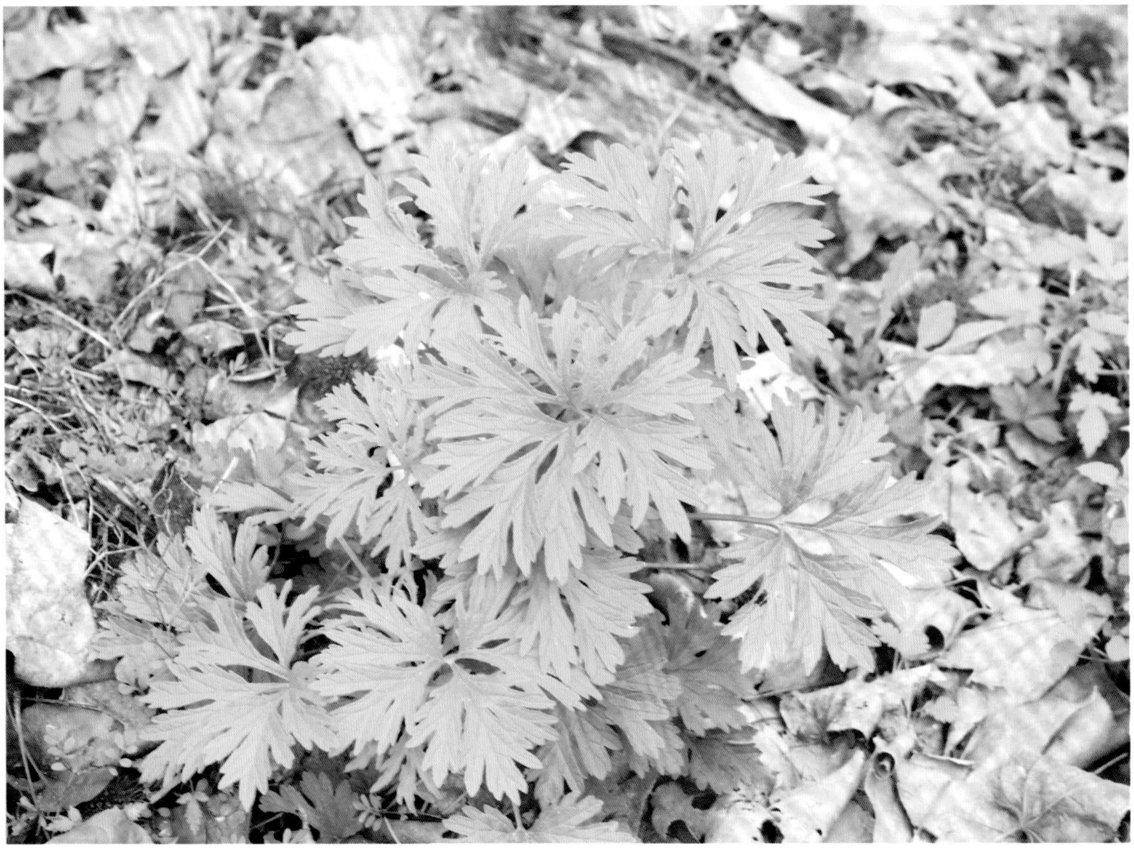

益母草

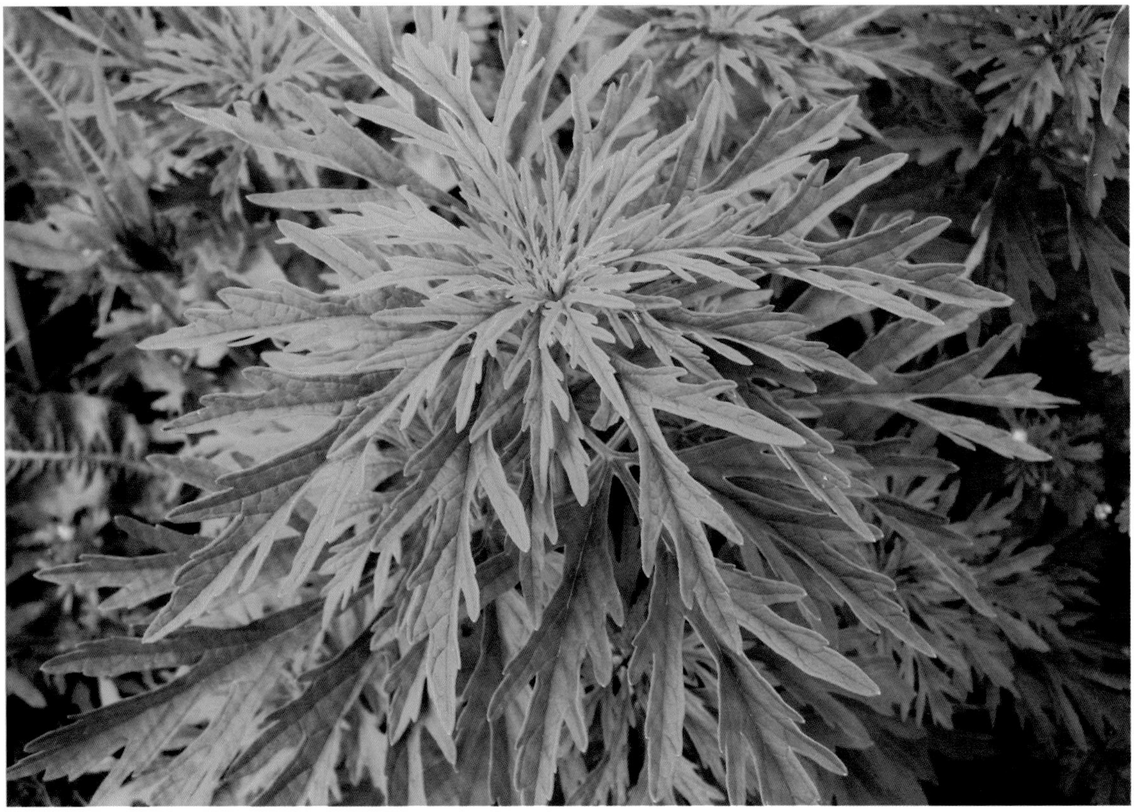

益母草

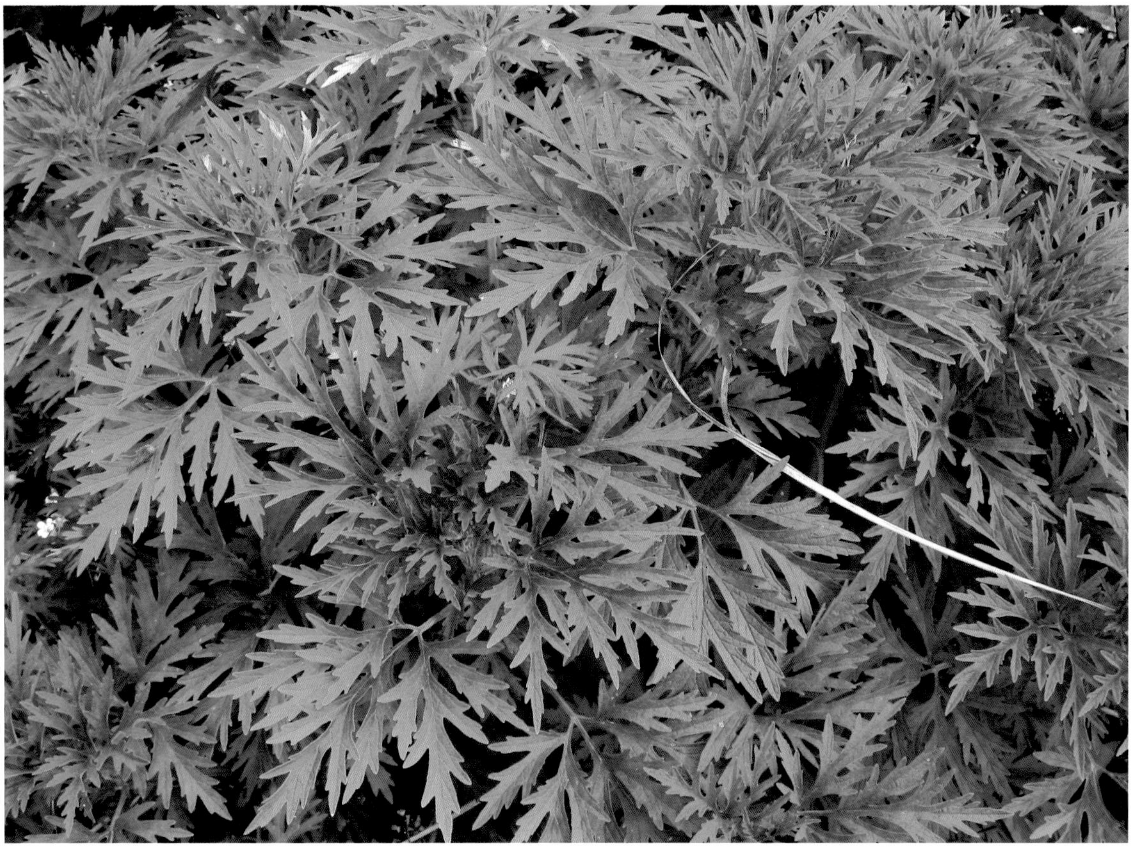

益母草

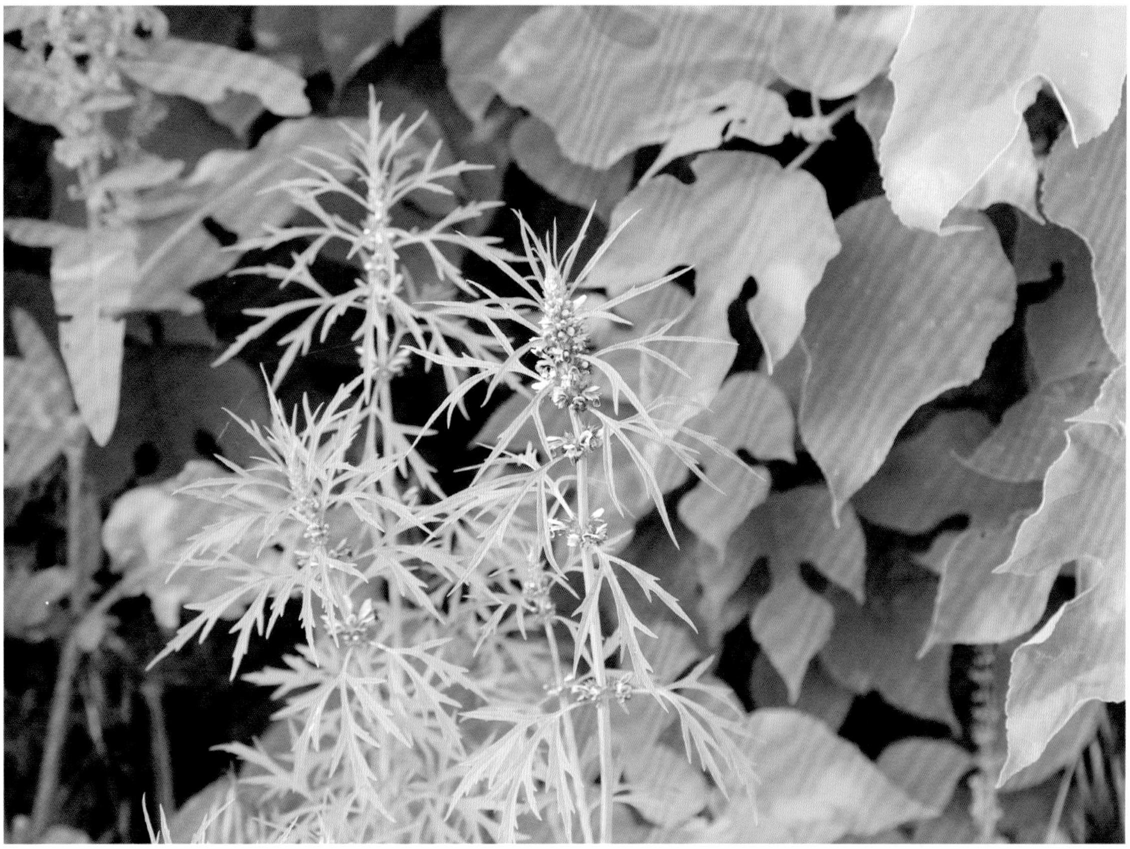

益母草

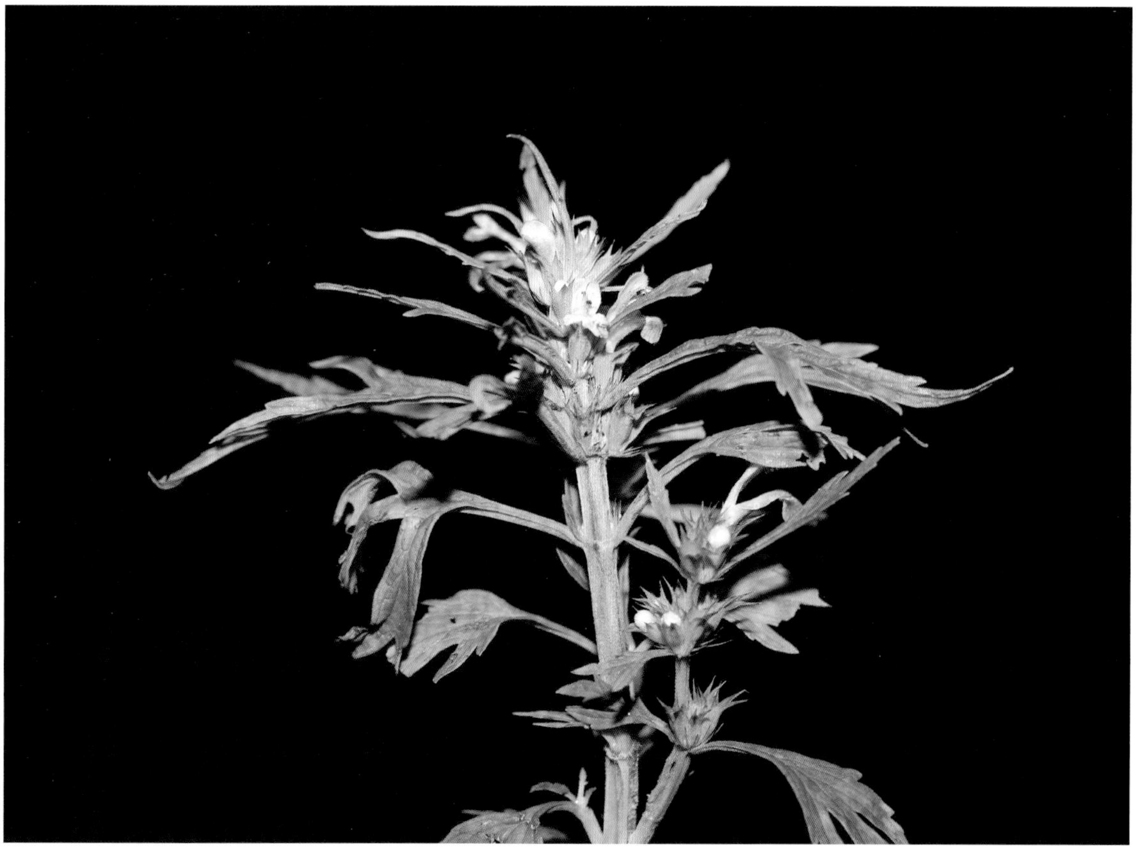

益母草

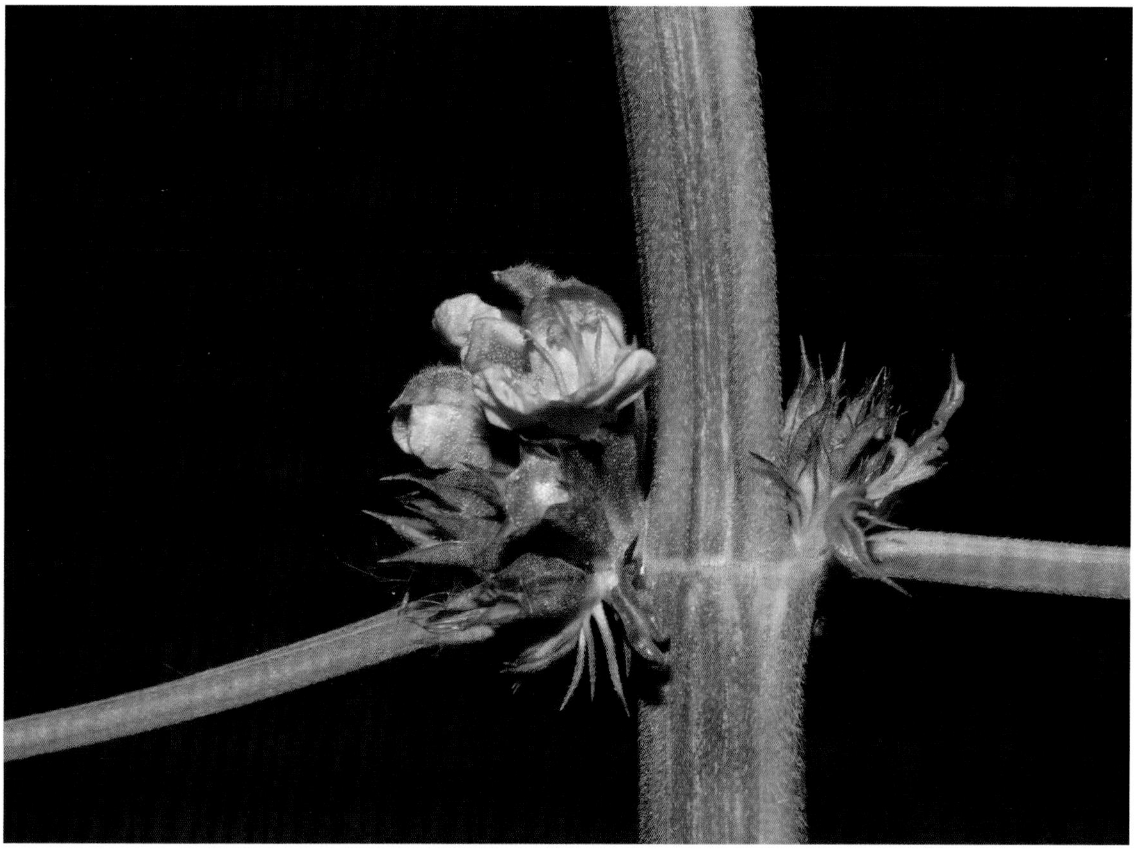

益母草

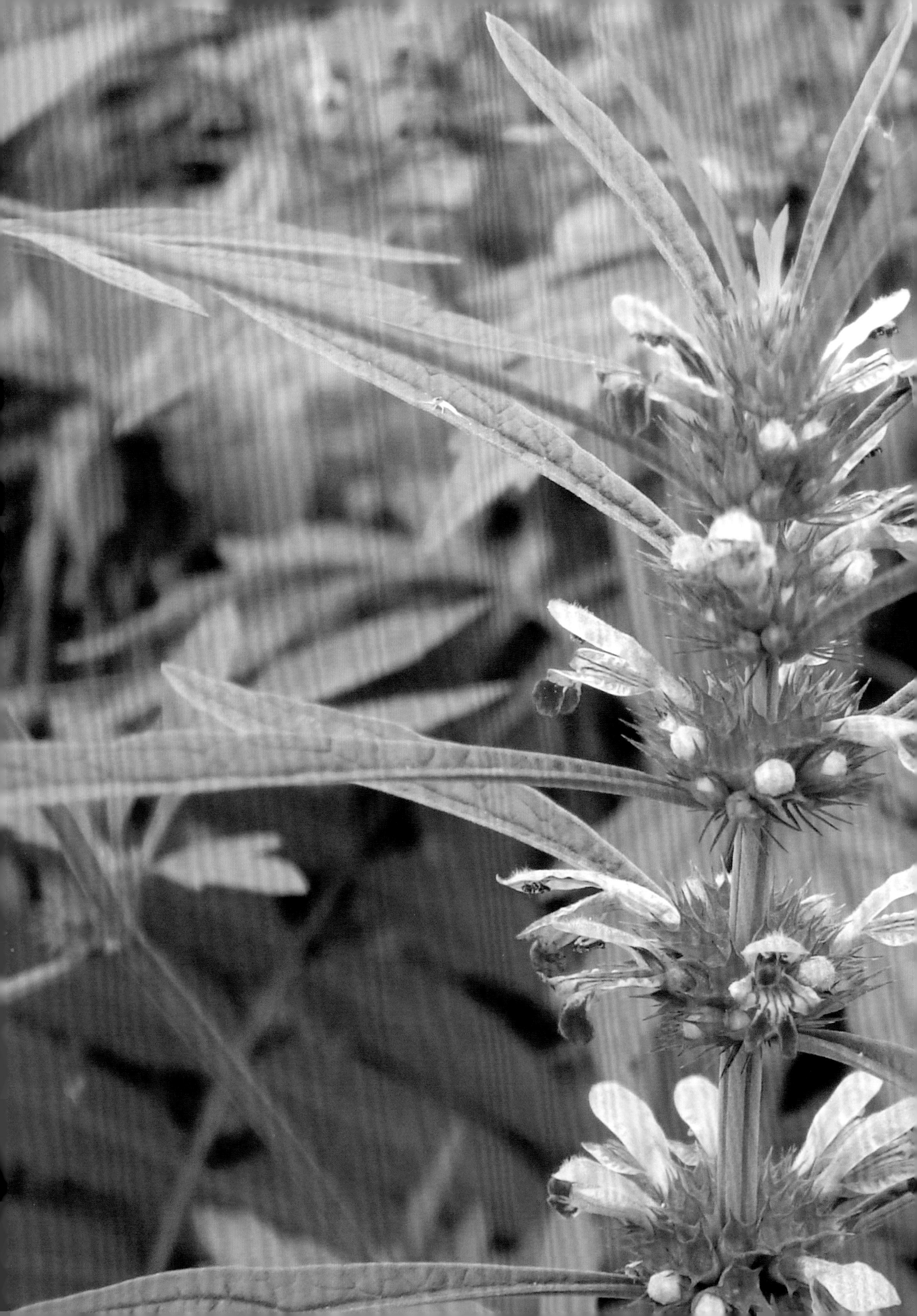

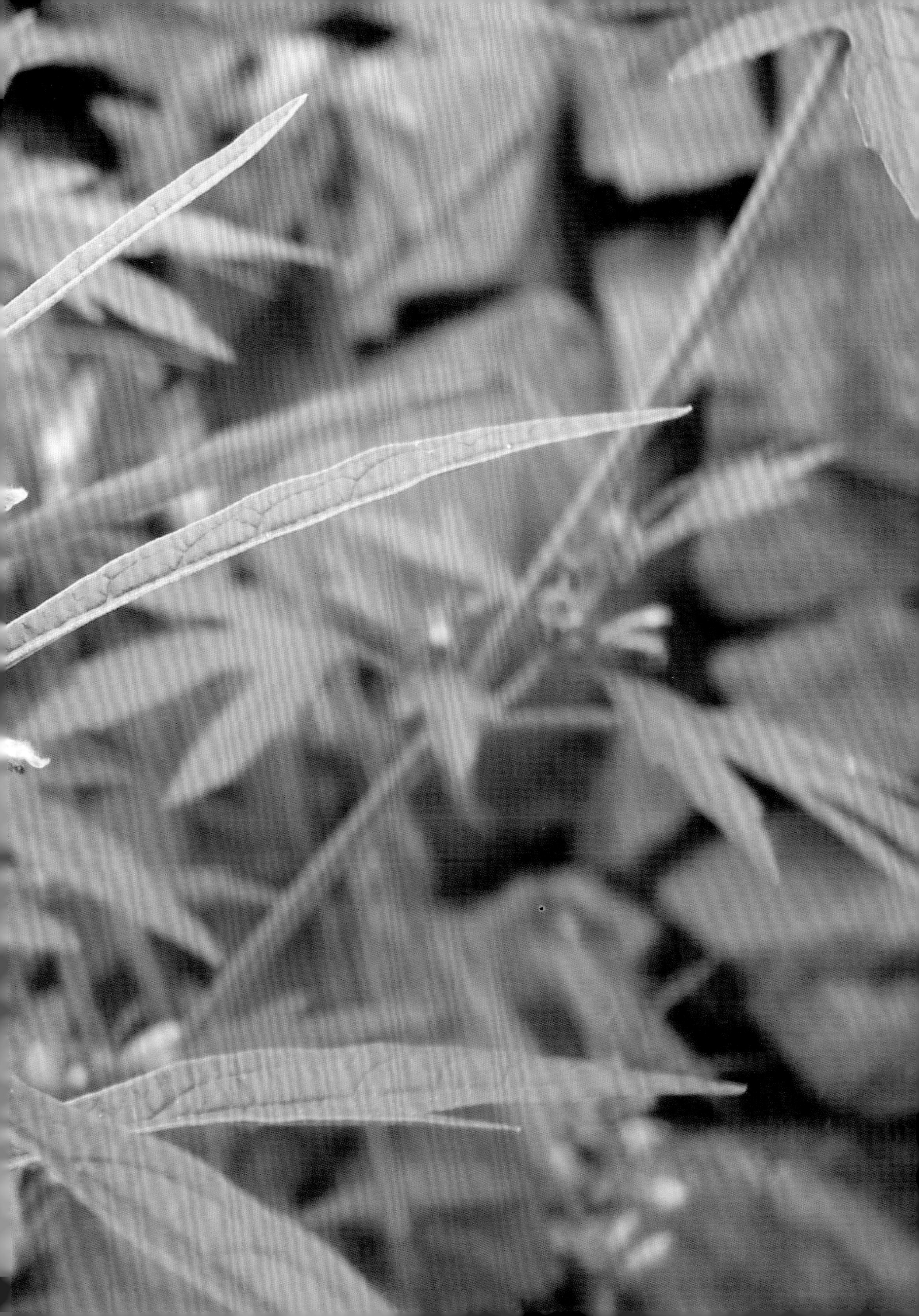

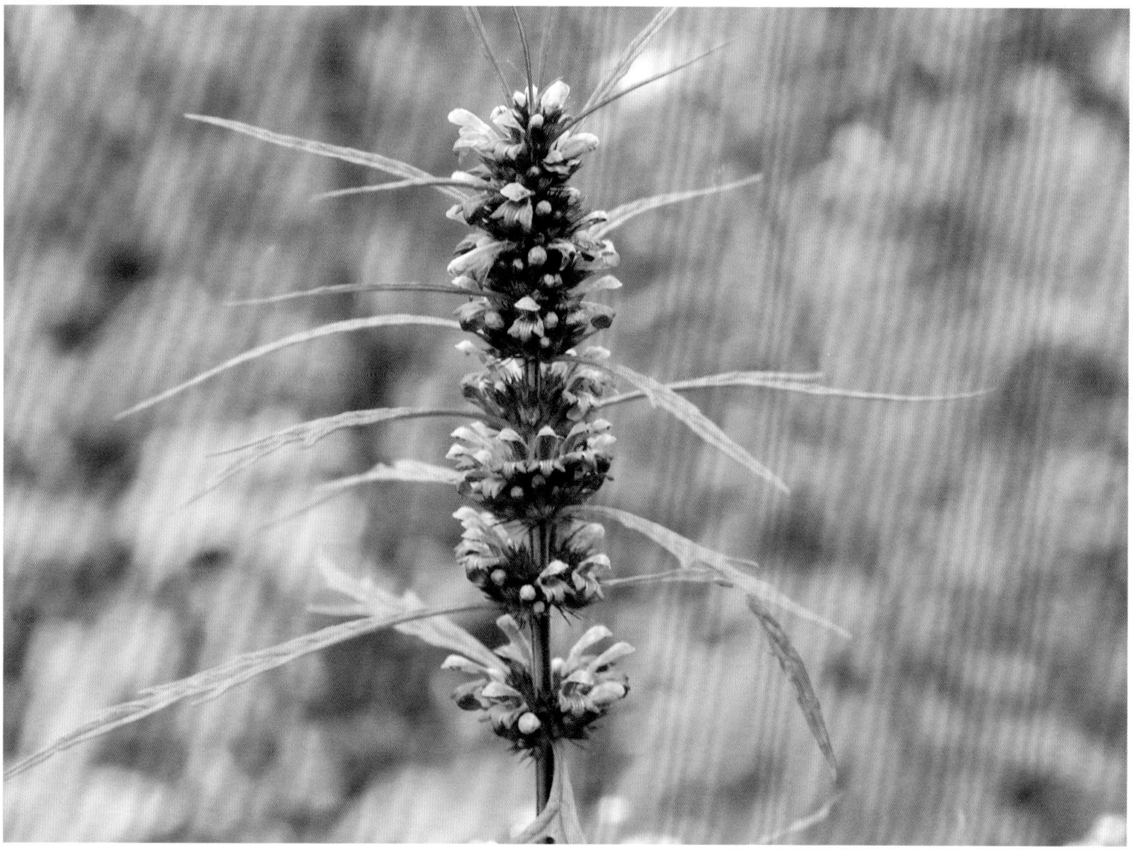

益母草

药材鉴别

茎呈方柱形，上部多分枝，四面凹下成纵沟，长 30 ~ 60 cm，直径约 0.5 cm；表面灰绿色或黄绿色；体轻，质韧，断面中部有髓。叶交互对生，有柄；叶片灰绿色，多皱缩，破碎，易脱落；完整者下部叶掌状 3 裂，上部叶羽状深裂或浅裂成 3 片，裂片全缘或具少数锯齿。轮伞花序腋生，小花淡紫色，花萼筒状，花冠二唇形。气微，味微苦。

功效主治

活血调经，利尿消肿。主治月经不调、痛经、经闭、恶露不尽、水肿尿少、急性肾炎性水肿。

用法用量

内服：煎汤 10 ~ 15 g；或煎膏；或入丸、散。外用：适量，煎水洗；或鲜草捣烂外敷。

民族药方

1. 月经不调 ①益母草 15 g，对叶莲 10 g。水煎服。②益母草、元宝草、马鞭草、小血藤各 15 g。水煎服。③益母草、仙鹤草各 30 g。水煎浓汁服。④益母草、红糖各 10 g，胡椒 2 g。前两药煨水后，加红糖服。

2．痛经 益母草 30 g。水煎服。

3．白带过多 益母草 15 g，夜关门、香椿皮各 10 g。水煎服。

4．产前产后诸病 益母草适量。煎水服。

5．经期腹痛 益母草、艾叶各 5 g，土牛膝、香附子、五花血藤各 3 g。水煎服，每日 3 次。

6．促进子宫收缩（产后 3 日） 益母草约 500 g。水煎，加红糖服，每日 3 次。

7．月经过多 益母草、大乌泡根、白糖各 10 g。煨水服。

8．产后血瘀痛、恶露不止 益母草 20 g，棕榈子（炒黑）5 g。煨水服。

9．经来腹痛头晕 益母草 3 g，小血藤、连钱草、紫苏各 2 g，月季花、红花各 1 g。泡酒 250 ml，每次 5 ml，每日 2 次。

10．经闭 益母草、算盘子根各 6 g，徐长卿、红牛膝、泽兰各 5 g。泡酒 500 ml，早、晚各服 10 ml。

11．骨折 鲜益母草、鲜酢浆草各等份。捣烂，加白酒适量，炒热包患处。

12．功能失调性子宫出血 益母草片。内服。每日相当于生药 15 g，可于 15 ~ 30 日止血。

使用注意

阴虚血少、月经过多、瞳仁散大者均禁服。

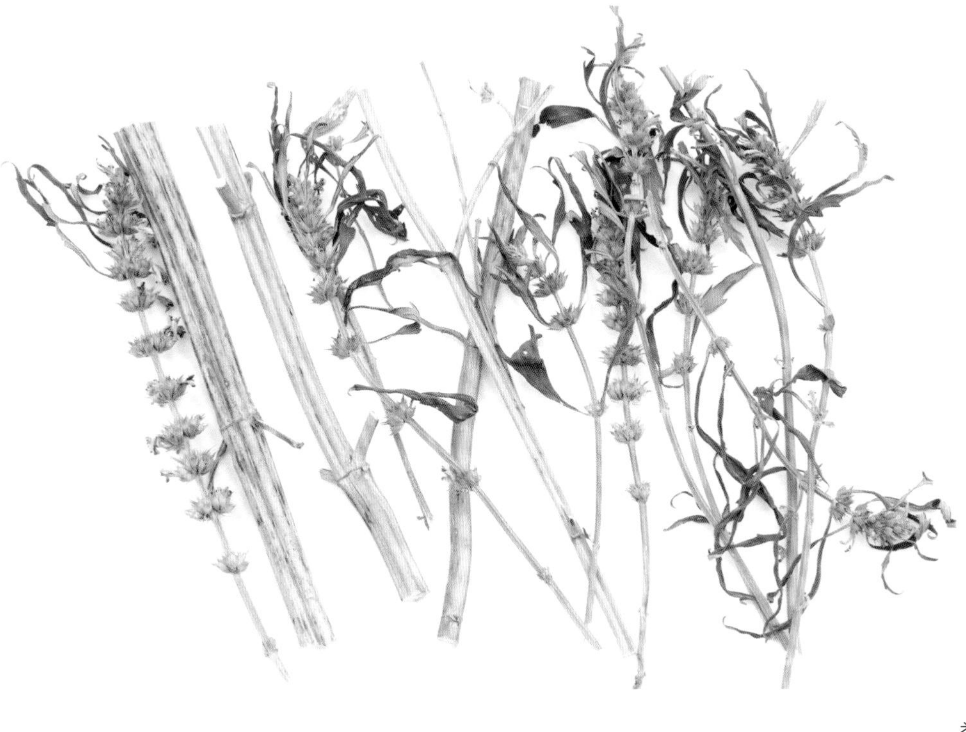

益母草药材

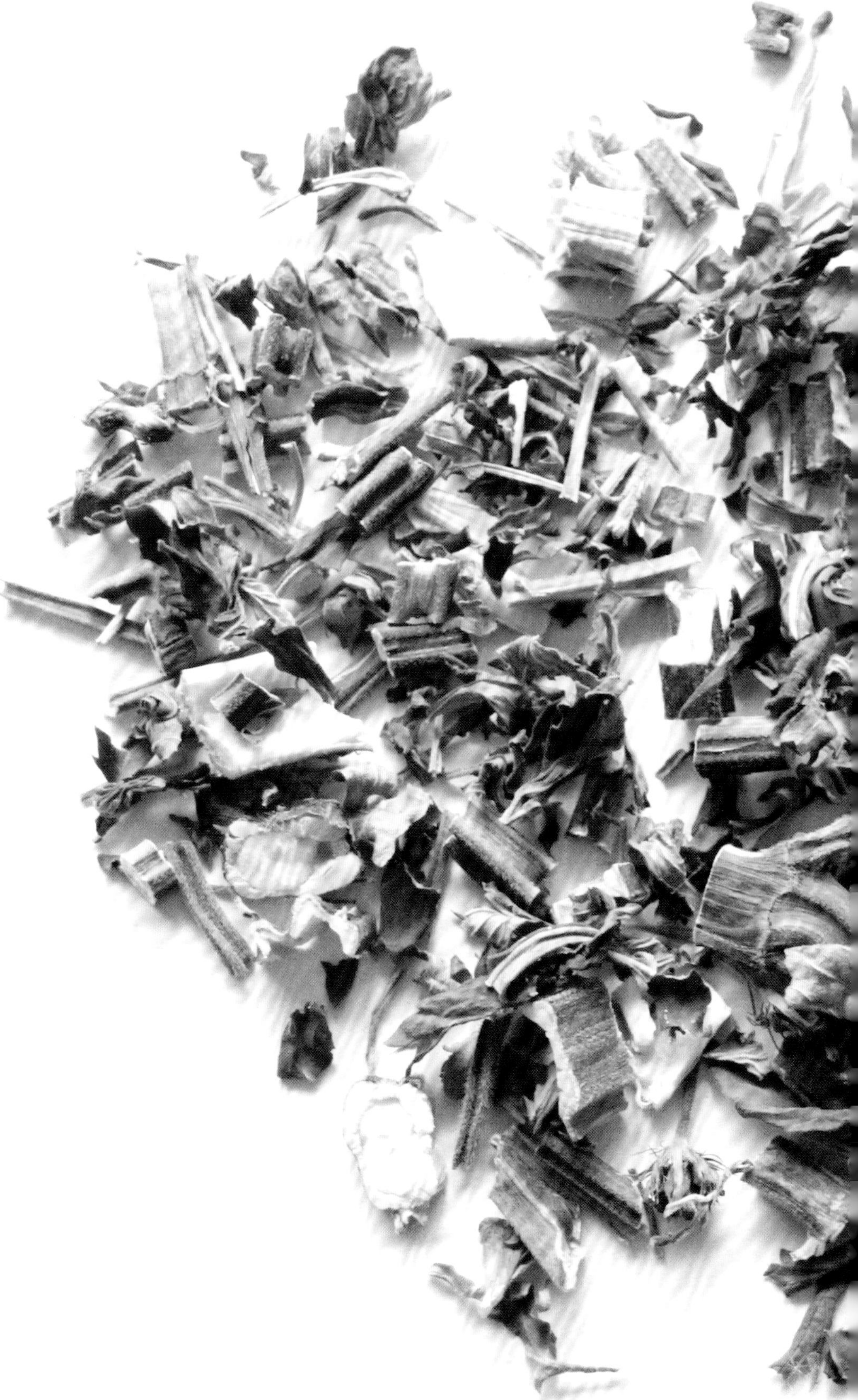

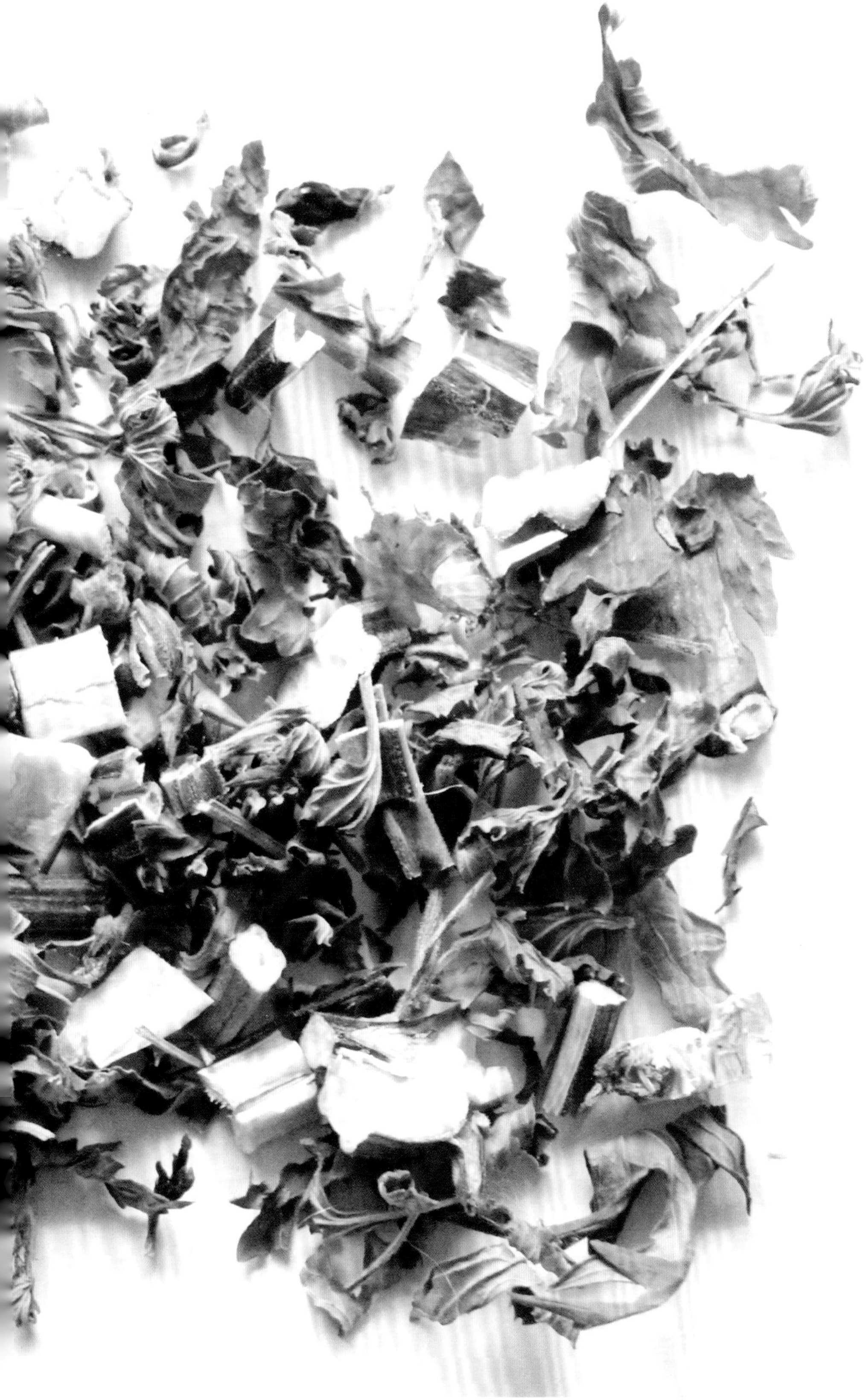

益母草饮片

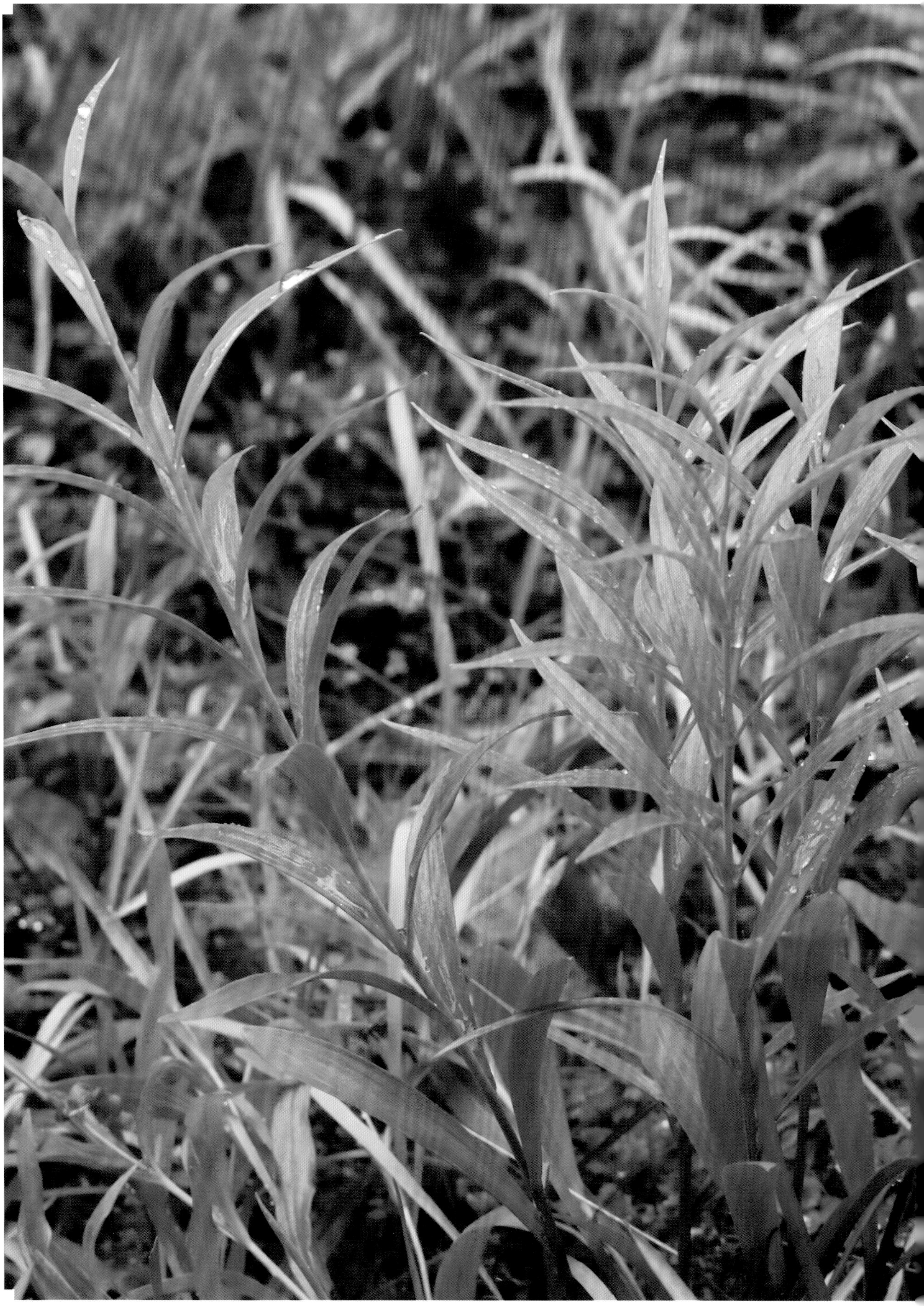

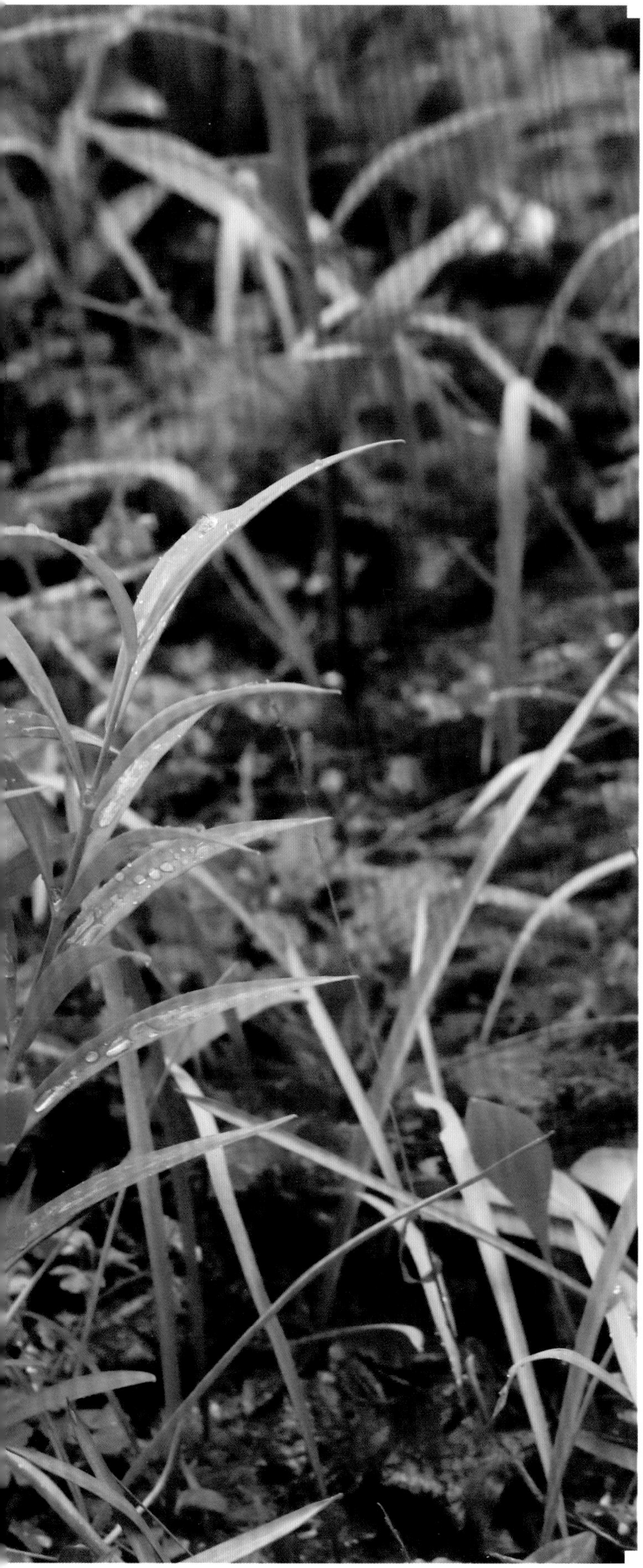

浙贝母

【蒙 药 名】陶日格。

【别　　名】浙贝、大贝、珠贝、元宝贝、珠贝母、象贝母、大贝母。

【来　　源】本品为百合科植物浙贝母 *Fritillaria thunbergii* Miq. 的干燥鳞茎。

【性味归经】味苦，性寒。归肺、心经。

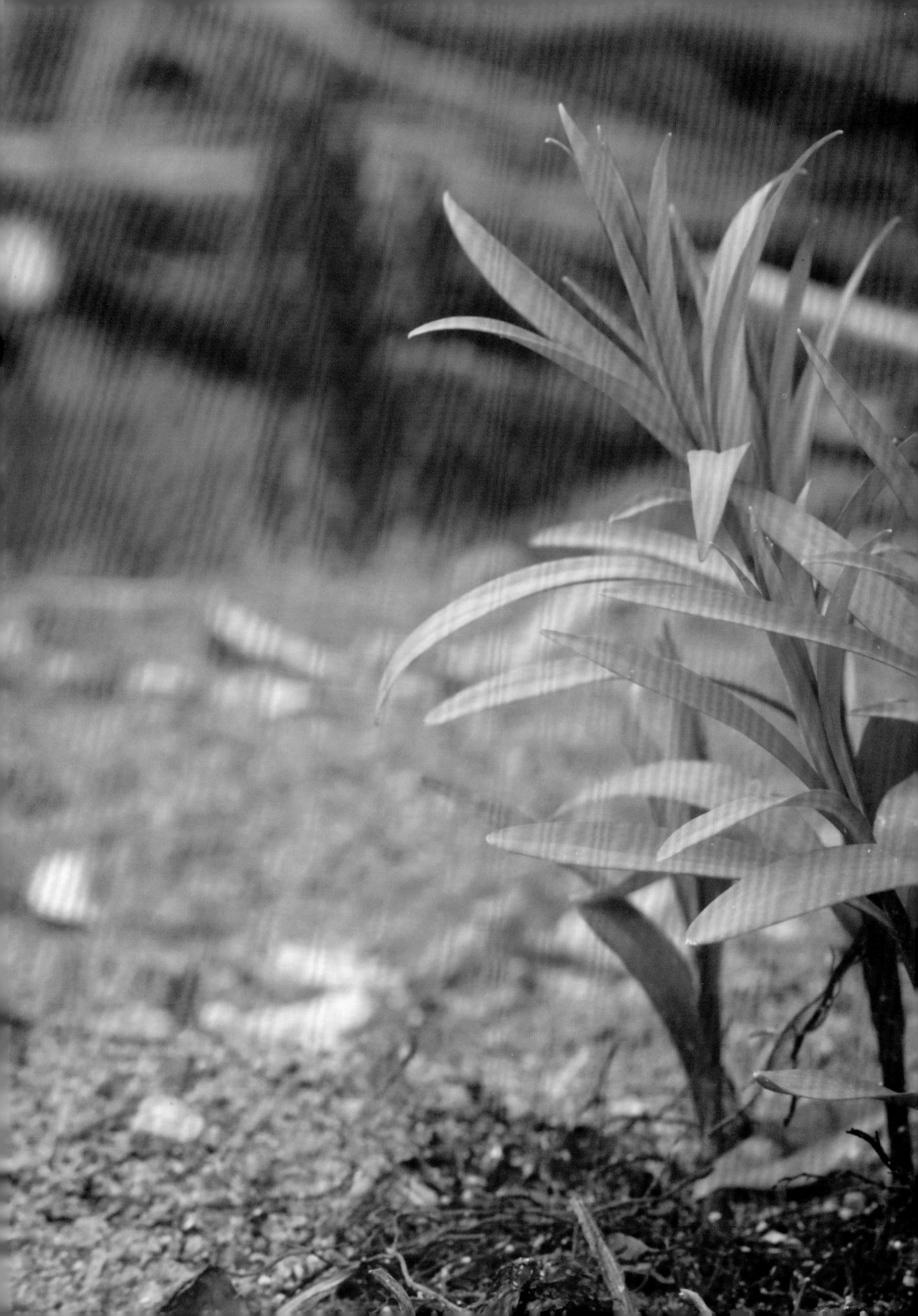

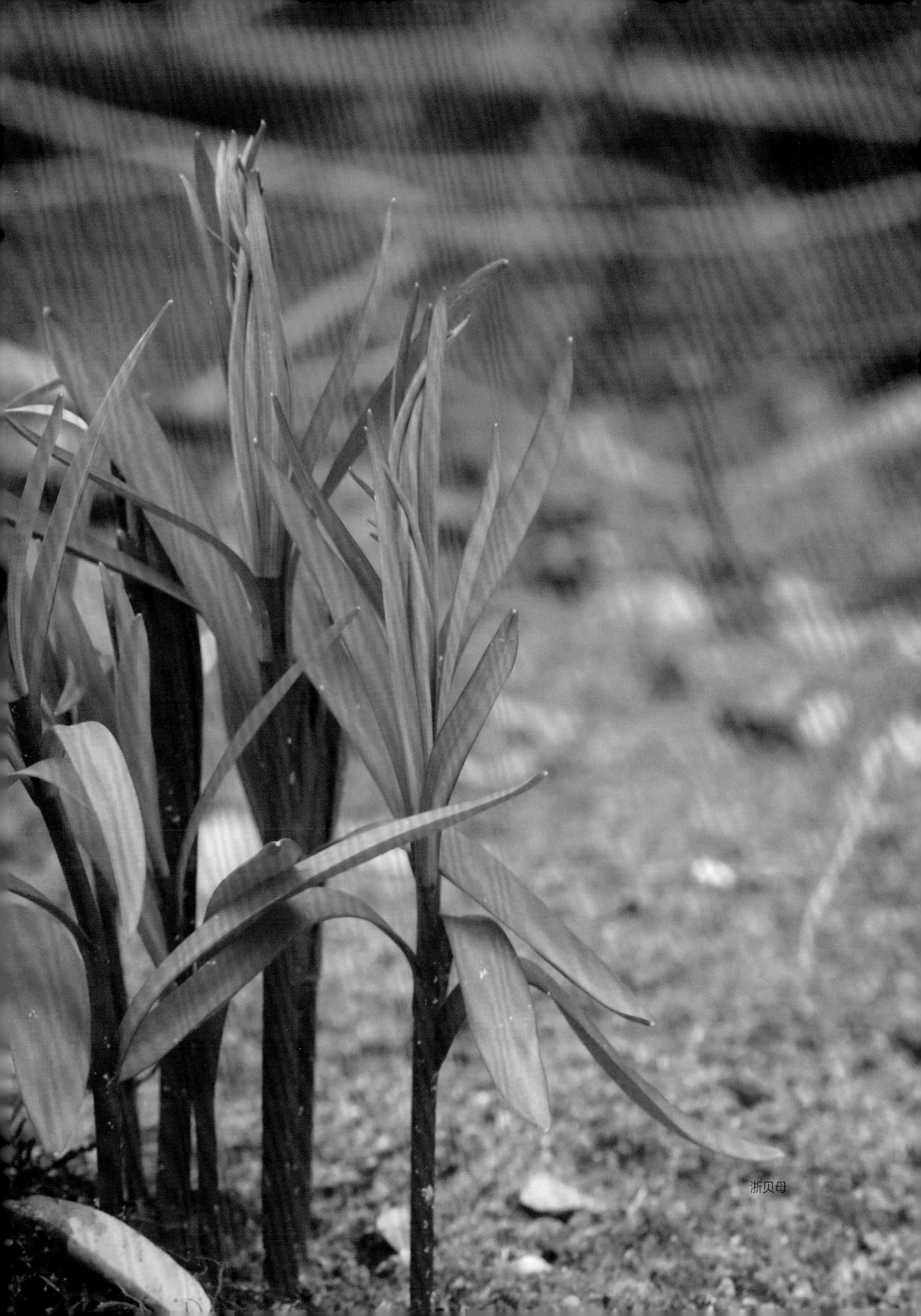

浙贝母

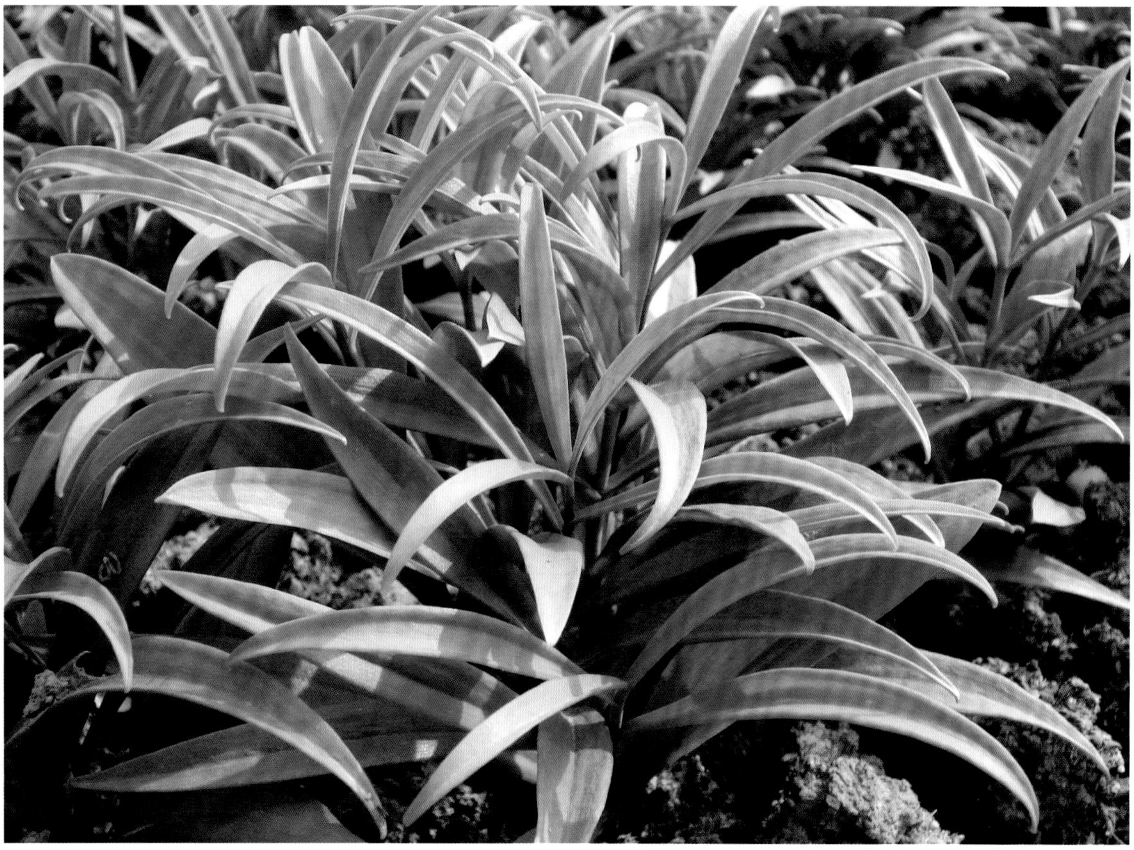

浙贝母

识别特征

多年生草本，鳞茎半球形，茎单一，直立，圆柱形，高 50 ~ 80 cm。叶无柄，狭披针形至线形，全缘。下部叶对生，中上部的叶常 3 ~ 5 片轮生，先端钩状；上部叶互生，先端常卷须状。花 1 至数朵，生于茎顶或叶腋，钟形，俯垂；花被淡黄色或黄绿色。蒴果卵圆形，有 6 条较宽的纵翅，成熟时室背开裂。花期 3—4 月，果期 5 月。

生境分布

生长于湿润的山脊、山坡、沟边及村边草丛中。原分布于浙江象山，故称象贝。现分布于浙江鄞州区樟树，均为人工栽培。江苏、安徽、湖南、江西等省区也产。以浙江产品质优，奉为道地药材。

采收加工

夏初植株枯萎后采挖，洗净泥土，按大小分开，大者摘去心芽，分别撞开，除去外皮，干燥。

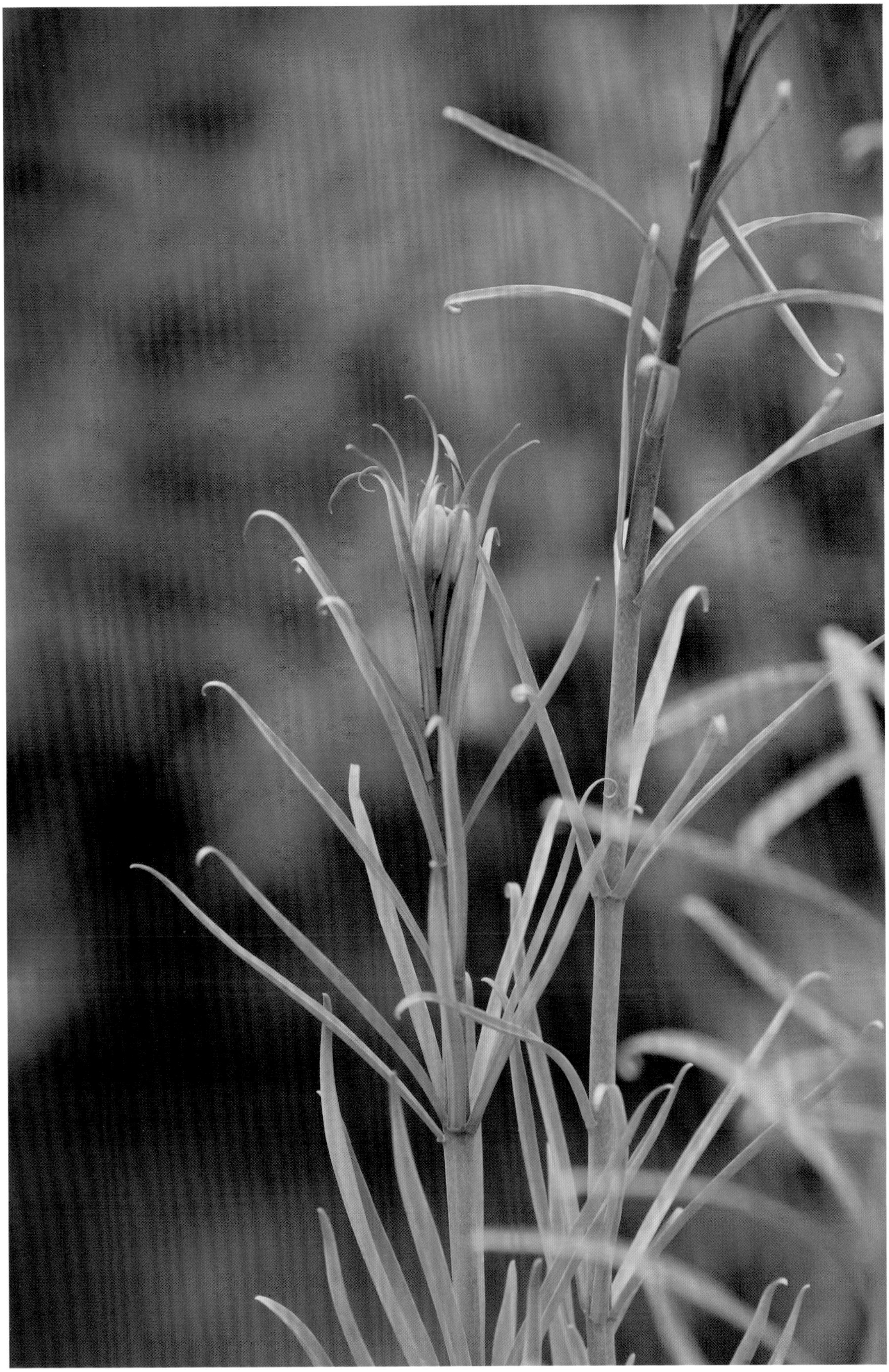

浙贝母

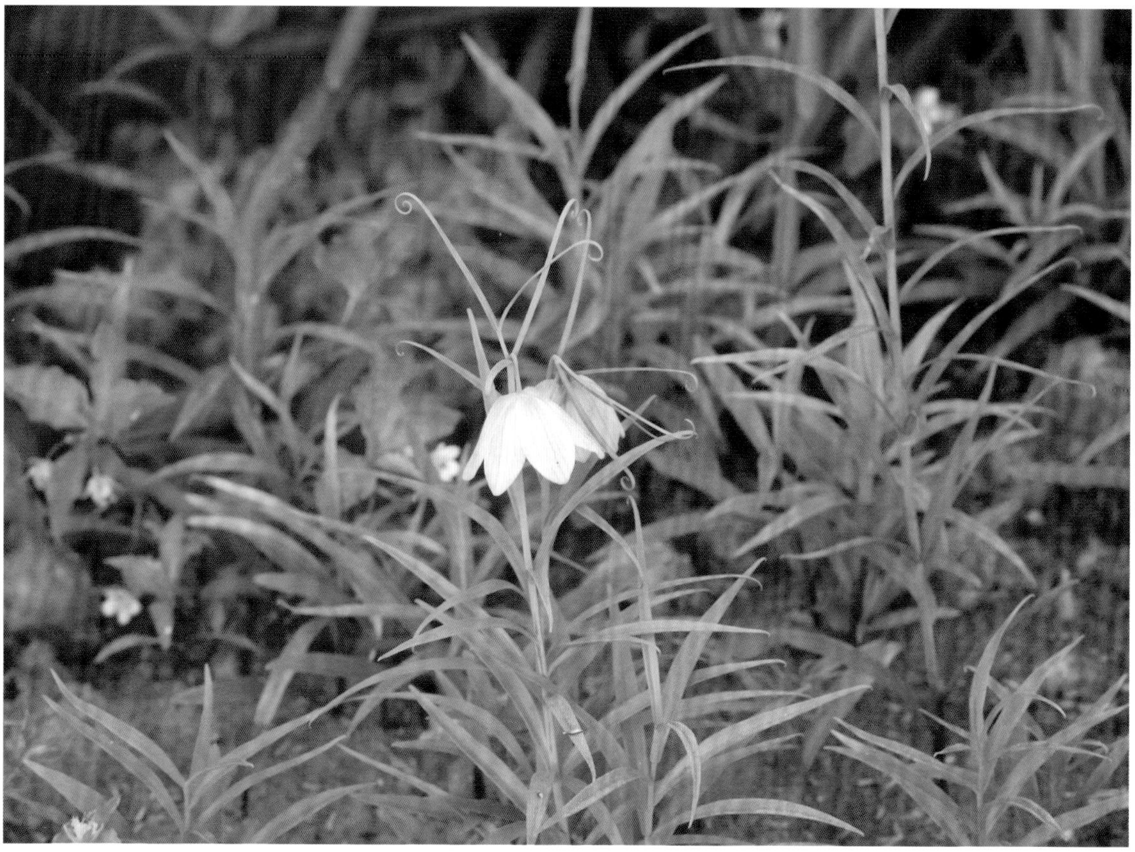

浙贝母

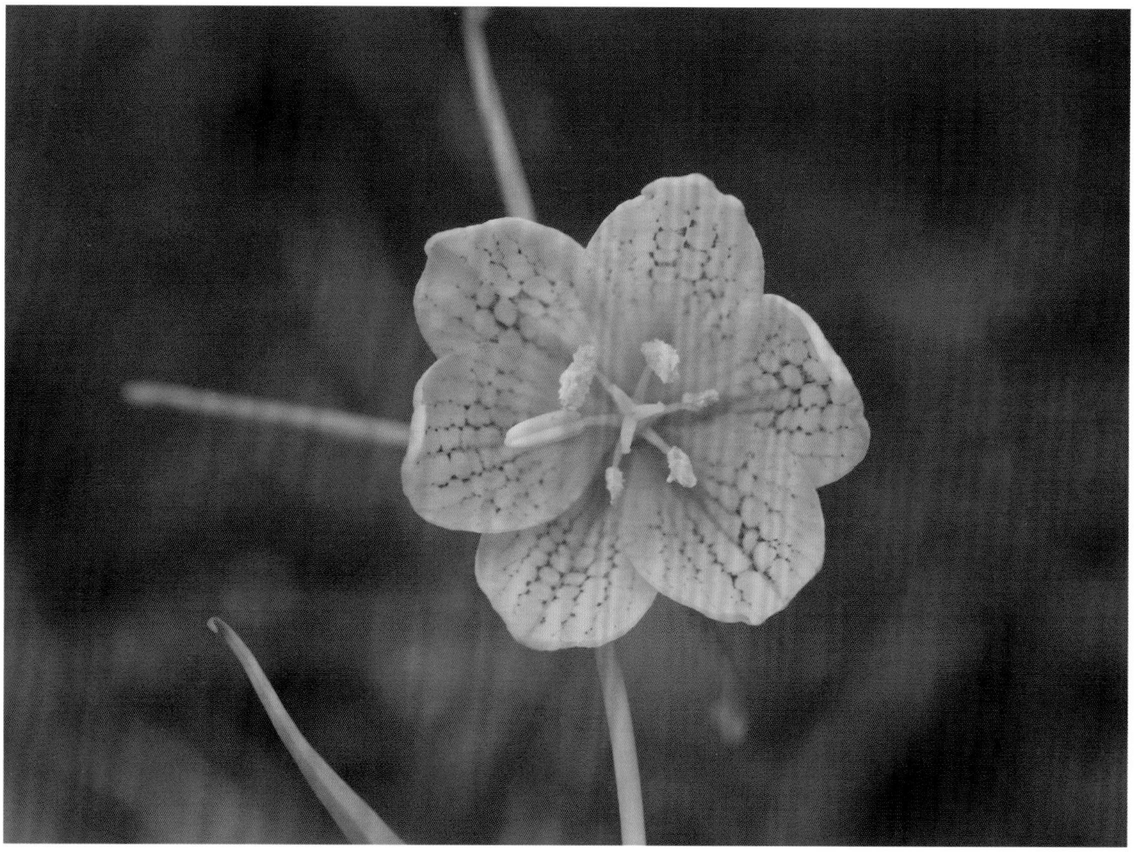

浙贝母

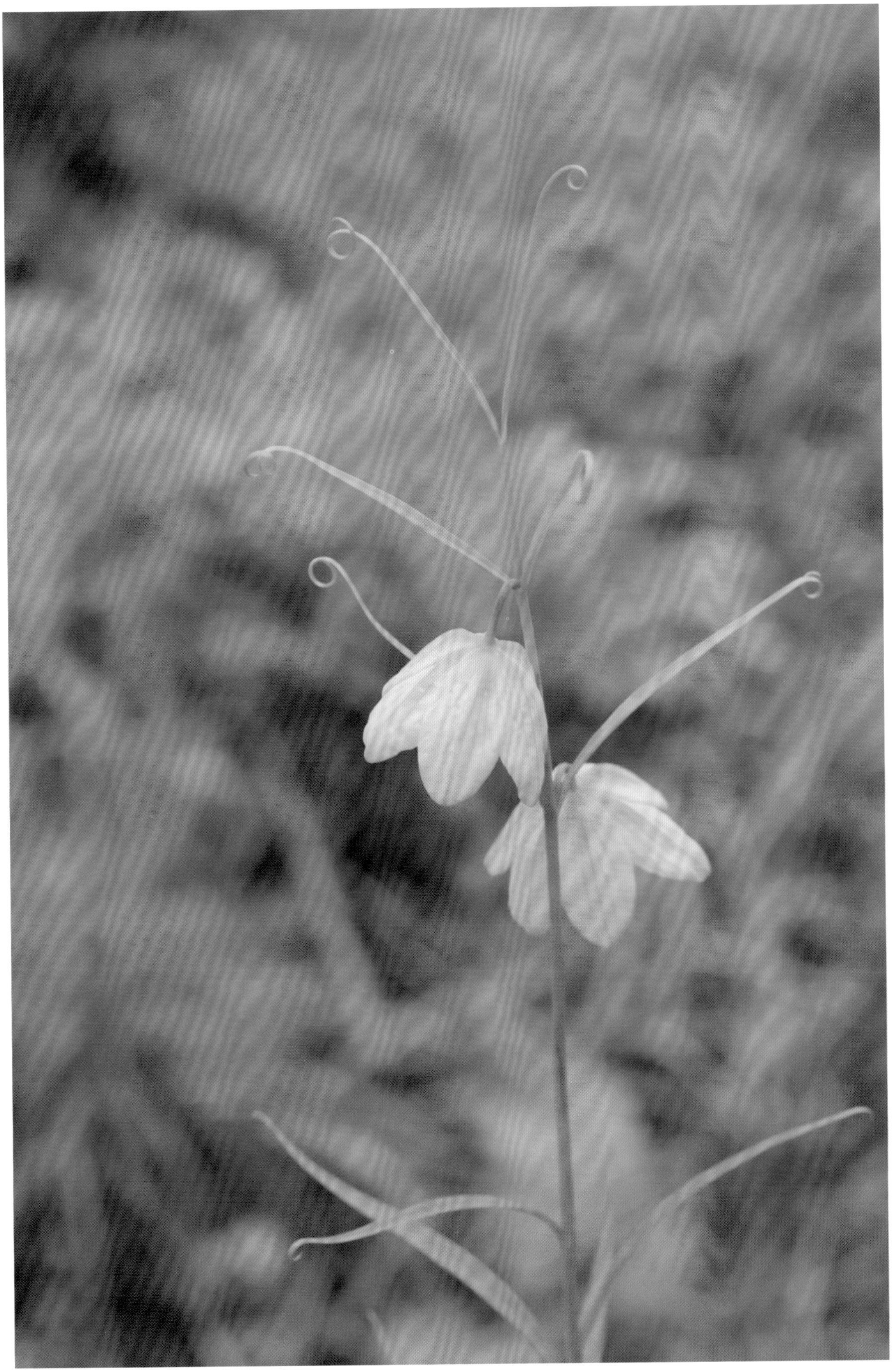

浙贝母

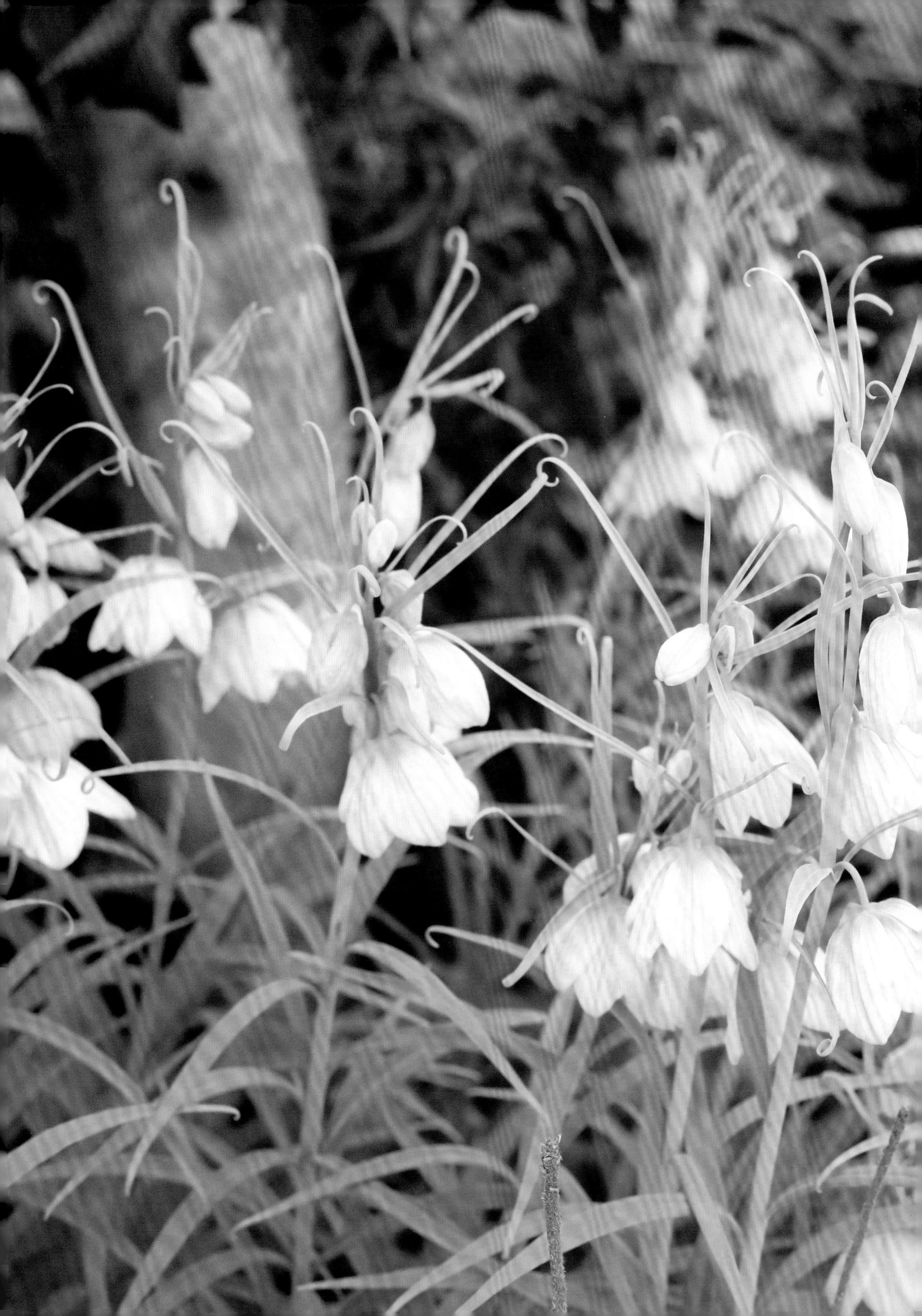

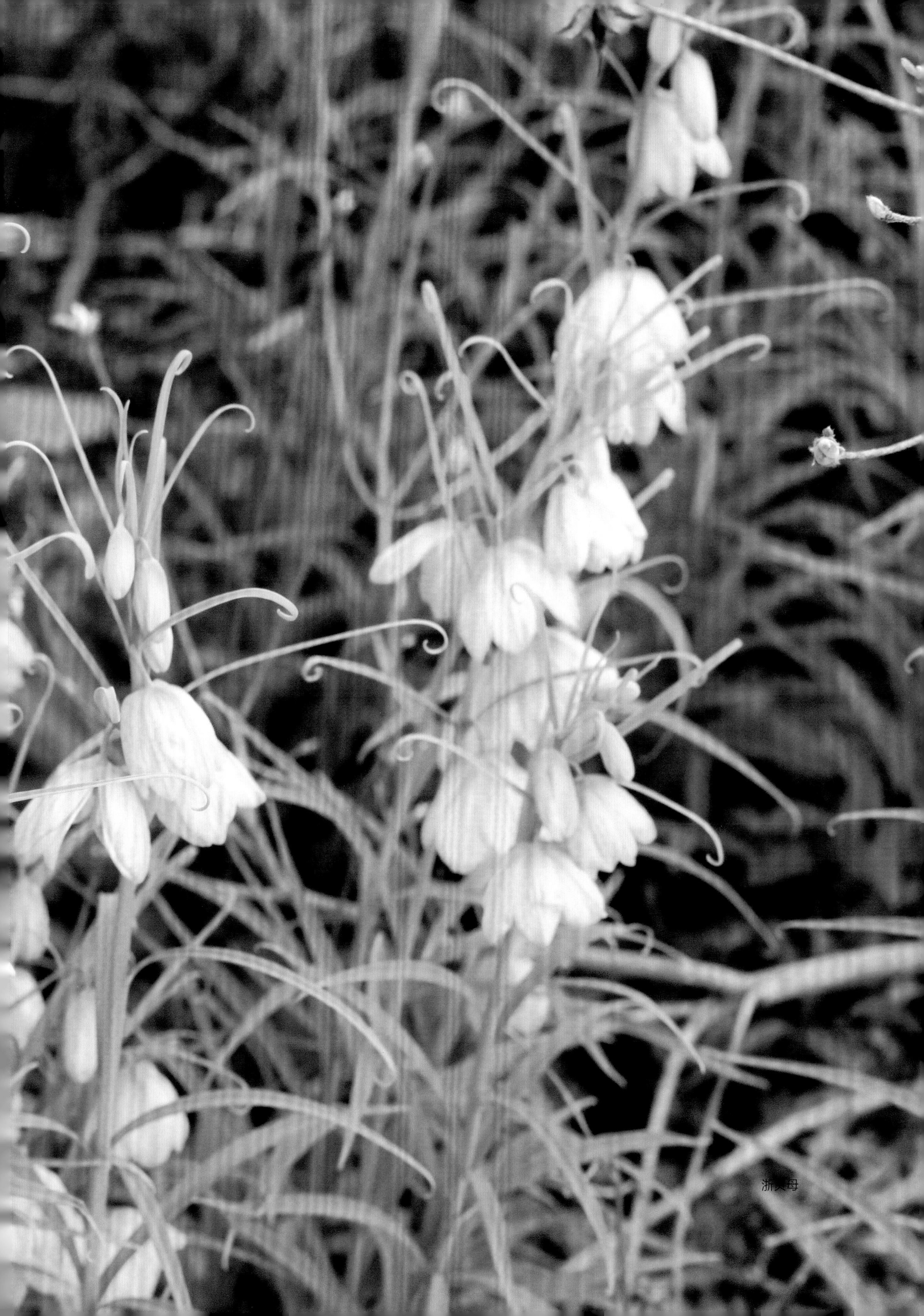

浙贝母

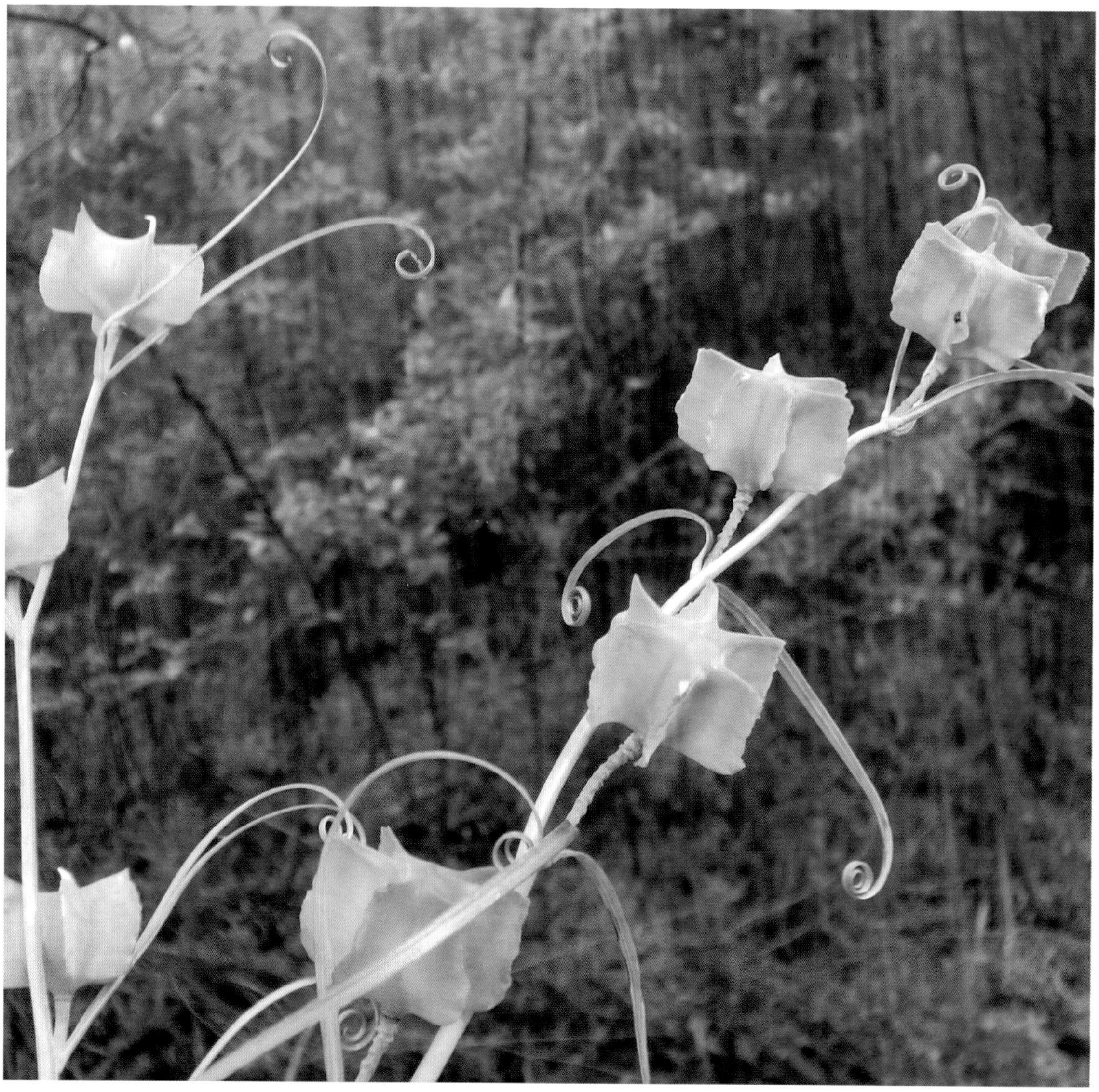

浙贝母

药材鉴别

本品为肾形、新月形或不规则形的薄片，直径 1 ~ 3 cm。外表面类白色至黄白色，未除尽外皮部分呈淡棕黄色至棕黄色，有的可见根的残基。切面类白色至淡棕黄色，粉性，边缘色较浅。气微，味苦。

功效主治

清热化痰，开郁散结。本品味苦气寒，开泄力大，能清降肺火而化痰止咳，降火消痰以散痈肿、瘰疬，故有清热化痰、开郁散结之功效。

用法用量

内服：3 ~ 10 g，煎服。

民族药方

1．疮痈肿毒　浙贝母、赤芍、当归、白芷、防风、皂角刺、穿山甲、天花粉、乳香、没药、甘草各3 g，金银花、陈皮各9 g。水、酒各半煎服。

2．颈淋巴结结核　浙贝母、莪术、三棱、龙胆各60 g，牡蛎（煅）300 g，生黄芪120 g，乳香、没药、朱血竭各30 g，玄参90 g。共研细末，蜜丸梧桐子大，每服9 g，用海带15 g，洗净切丝煎汤送下。

3．风火痰咳　浙贝母、知母各4.5 g，枳实2 g，甘草1 g，茯苓、陈皮、瓜蒌子、桑白皮各3 g，栀子、黄芩各3.5 g，生石膏6 g。共研为细末，加生姜3片，水煎服。

使用注意

本品性寒质润能滑肠，故寒饮及脾胃虚弱泄泻者忌用。反乌头。

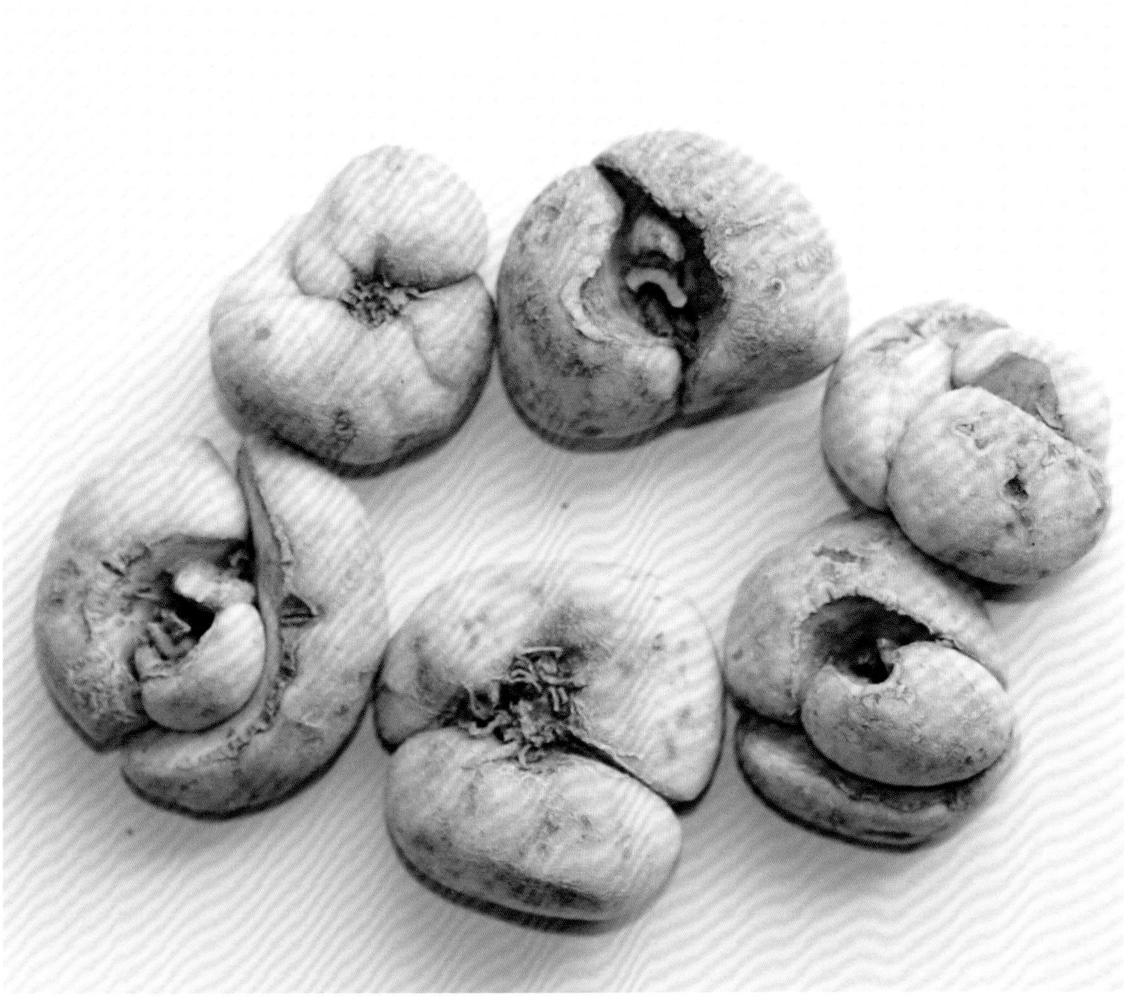

浙贝母药材

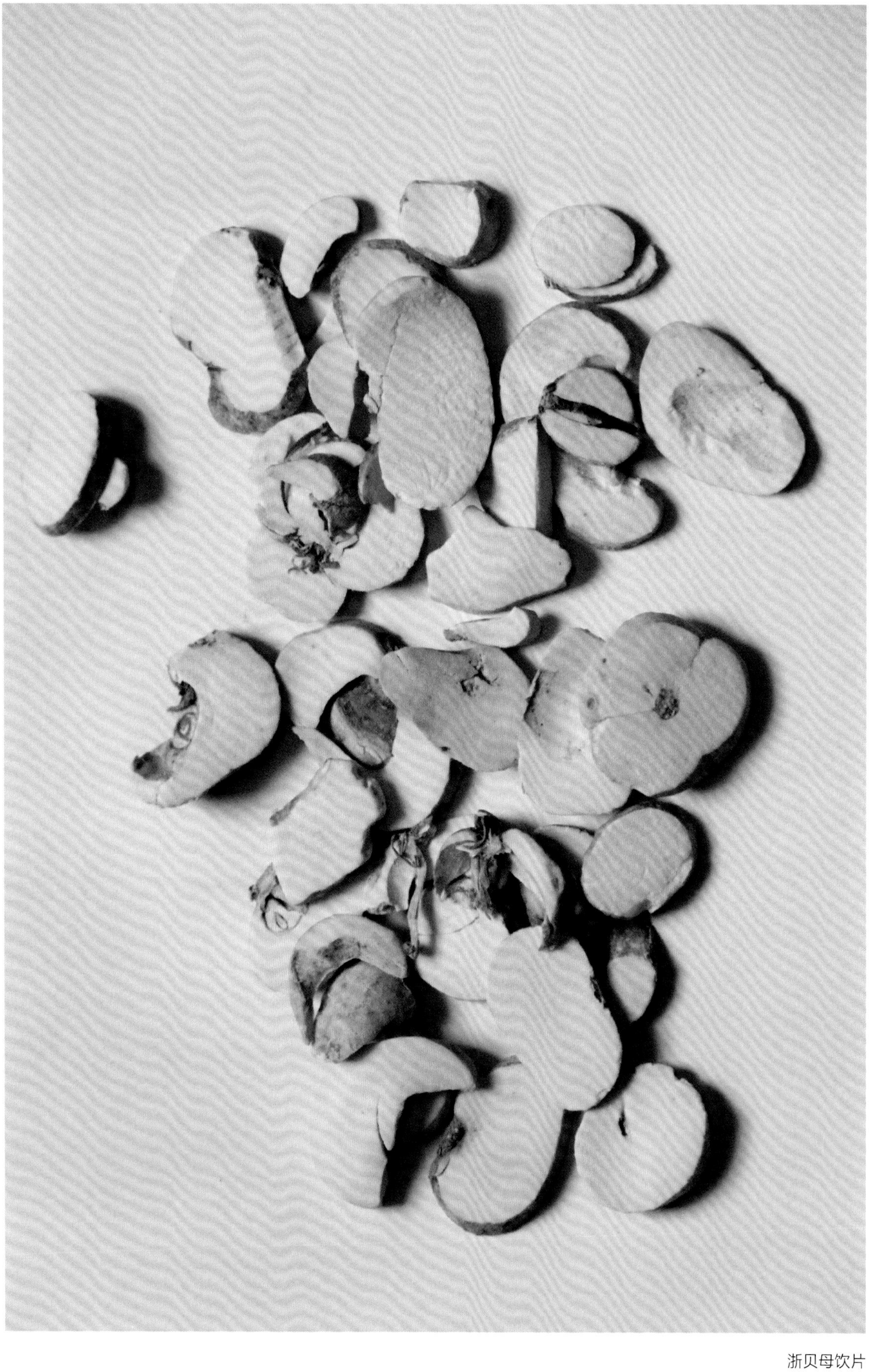

浙贝母饮片

图书在版编目（CIP）数据

中国民族药用植物图典. 蒙古族卷 / 肖培根, 诸国本总主编. — 长沙 : 湖南科学技术出版社, 2023.7
ISBN 978-7-5710-2324-9

Ⅰ. ①中… Ⅱ. ①肖… ②诸… Ⅲ. ①民族地区－药用植物－中国－图集②蒙古族－中草药－图集 Ⅳ. ①R282.71-64

中国国家版本馆 CIP 数据核字(2023)第 138942 号

“十四五”时期国家重点出版物出版专项规划项目
ZHONGGUO MINZU YAOYONG ZHIWU TUDIAN MENGGUZU JUAN DI-SAN CE
中国民族药用植物图典 蒙古族卷　第三册

总 主 编：肖培根　诸国本
主　　编：李其信　谢　宇　周重建
出 版 人：潘晓山
责任编辑：李　忠　杨　颖
出版发行：湖南科学技术出版社
社　　址：长沙市芙蓉中路一段 416 号泊富国际金融中心
网　　址：http://www.hnstp.com
湖南科学技术出版社天猫旗舰店网址：
　　　　　http://hnkjcbs.tmall.com
邮购联系：0731-84375808
印　　刷：长沙新湘诚印刷有限公司
　　　　　（印装质量问题请直接与本厂联系）
厂　　址：长沙市开福区伍家岭街道新码头路 9 号
邮　　编：410008
版　　次：2023 年 7 月第 1 版
印　　次：2023 年 7 月第 1 次印刷
开　　本：889mm×1194mm　1/16
印　　张：21
字　　数：310 千字
书　　号：ISBN 978-7-5710-2324-9
定　　价：1280.00 元(共四册)